Bewegungssystem und Kommunikation

Thomas Bochdansky

Bewegungssystem und Kommunikation

Ein systemtheoretisch-biokybernetisches Modell zur Bewegungstherapie

Springer

Thomas Bochdansky
Feldkirch, Österreich

ISBN 978-3-662-71736-3 ISBN 978-3-662-71737-0 (eBook)
https://doi.org/10.1007/978-3-662-71737-0

Die Deutsche Nationalbibliothek verzeichnet diese Publikation in der Deutschen Nationalbibliografie; detaillierte bibliografische Daten sind im Internet über https://portal.dnb.de abrufbar.

Planung/Lektorat: Renate Eichhorn
Springer ist ein Imprint der eingetragenen Gesellschaft Springer-Verlag GmbH, DE und ist ein Teil von Springer Nature.
Die Anschrift der Gesellschaft ist: Heidelberger Platz 3, 14197 Berlin, Germany

„Der Hörer/Leser bestimmt die Bedeutung und nicht der Sprecher/Schreiber."
(Foerster und Glasersfeld 2022)

Geleitwort

Die Fähigkeit, sich zu bewegen, ist eine elementare Funktion für alle mehr- und vielzelligen Lebewesen, die für das Überleben der Organismen essenziell ist. Beim Menschen ermöglicht die Bewegung einzelner Körperteile oder des gesamten Körpers einer Person die Teilhabe an allen für die Person wichtigen Lebensbereichen. Dies beinhaltet die Nahrungsaufnahme, die Zerkleinerung und Einnahme von Nahrung, die Kontrolle der Ausscheidungen sowie die Bewegung der Augen zum Schauen, des Kiefers, der Zunge und des Kehlkopfs zur Formung der Sprache. Auch innere Bewegtheit und Ergriffenheit können die Haltung und Bewegung beeinflussen, indem sie die Bewegungsabläufe modifizieren. Sie äußern sich in Veränderungen der Mimik, Gestik, Körperhaltung und der Dynamik von Bewegungen sowie in unterschiedlichen Atemlagen.

Im Prozess der Entwicklung von Kindern und Jugendlichen, der durch das Entdecken der Welt und die zunehmende Integration in das soziokulturelle Umfeld charakterisiert ist, manifestiert sich eine Vielzahl motorischer Fähigkeiten. Dieser Prozess ist nicht nur von Freude, sondern auch von Zwängen geprägt. Die Entfaltung verschiedener motorischer Fertigkeiten ist in bestimmten Entwicklungsphasen eines Babys, Kindes und Jugendlichen einerseits vom „Reifungsprozess" des senso-kognito-motorischen Systems abhängig und kann andererseits durch eine Vielzahl von fördernden Faktoren beeinflusst werden, darunter spielerische Aktivitäten, frühberufliche Tätigkeiten, Freizeitbeschäftigungen, sportliche Übungen sowie künstlerische Aktivitäten. Darüber hinaus ist der Erwerb von Bewegungskompetenzen auch durch die soziale und kulturelle Umgebung des Individuums geprägt. Im jungen bis mittleren Erwachsenenalter sind viele motorische Fähigkeiten einer Person in Abhängigkeit von ihren Neigungen in der Regel dann optimal ausgebildet. Unter gewissen Voraussetzungen – nämlich dem regelmäßige Gebrauch und der Übung von Bewegungen und Bewegungsabläufen – ist ein Erhalt dieser Funktionen über Jahrzehnte hinweg bis ins hohe Alter möglich. Die Qualität der Bewegungsfähigkeit und -sicherheit nimmt allerdings mit zunehmendem Alter eines jeden Menschen stetig ab.

Die Bewegungsfähigkeit ist für Menschen eine Selbstverständlichkeit, und nach nachhaltiger Aneignung von Bewegungskompetenzen können sie im Sinne der Zielbewegungsmotorik und Gleichgewichtskontrolle quasi automatisch und zuverlässig abgerufen werden. Auch emotional induzierte Bewegungen sind beim Menschen möglich und bewirken entweder eine Flucht oder führen zum körperlichen Erstarren. Bewegungsabläufe und -muster, wie beispielsweise der Gang, sind hoch individuell ausgebildet, und anhand ihrer Bewegungsmerkmale können einzelne Menschen mit einer hohen Sicherheit erkannt werden.

Alterungsbedingte Prozesse, Erkrankungen oder Traumata beeinträchtigen die Funktionalität des Bewegungssystems. Durch Adaption oder Kompensation unter erhöhter Aufmerksamkeit und vermehrtem Energieverbrauch können verlorene Funktionen entweder erhalten bleiben oder zielassoziierte Bewegungen weiterhin ermöglichen.

Die Optimierung alltäglicher Bewegungsabläufe, sei es im Kontext der Arbeit, der Nahrungsaufnahme, des Sports, der Musik oder anderer künstlerischer Aktivitäten, kann durch die Zusammenarbeit mit qualifizierten Coaches und spezifisches Training erreicht werden. Im Rahmen dieses Trainings festigen sich erlernte Bewegungsmuster nachhaltig und werden automatisiert. Bewegung sowie damit assoziiertes Üben und Trainieren setzen auch Effekte auf unterschiedliche Funktionssysteme, die für die Bewegung essenziell sind. Hierzu zählen die Sensomotorik, das Herz-Kreislauf-System, die Atmung, die neuroendokrinen Systeme sowie das subjektive Wohlbefinden. Der Zugang zur Prävention, die darauf abzielt, die mit Bewegung assoziierten Funktionssysteme möglichst lange zu erhalten und so häufigen mit Bewegungsmangel assoziierten Erkrankungen im Alter vorzubeugen, ist von entscheidender Bedeutung. Im Fall einer Erkrankung des Bewegungssystems wird die Wiederherstellung der Bewegungsfunktionen angestrebt, um die jeweilige Person in die Lage zu versetzen, ein möglichst eigenständiges Leben zu führen und dabei eine möglichst optimale Funktionsfähigkeit und Lebensqualität zu erreichen. Die Bewegungstherapie zur Herstellung der Bewegungsfunktionen mithilfe von Ärzten, Bewegungs- und Trainingstherapeuten sowie psychologischen Interventionen sind wesentliche Aufgaben in der Rehabilitation betroffener Personen mit Störungen des Bewegungssystems.

Obgleich die Grundlagen der Bewegung sowie deren Adaptierungs- und Kompensationsfähigkeit durch Lernen und Training in den letzten Jahrzehnten wissenschaftlich aufgearbeitet und zunehmend besser verstanden werden, sind die interaktiven Systeme, die diese Bewegung ermöglichen, hoch komplex und in vielen Teilbereichen nicht direkt wissenschaftlichen Beobachtungen zugänglich. In seinem Buch *Bewegung und Kommunikation* unternimmt der Autor den Versuch, einen Ansatz zu entwickeln, der die Komplexität der für die Bewegung wesentlichen physiologischen Strukturen und Funktionssysteme, einschließlich der psychoemotionalen, in der Senso-Kognito-Emotio-Motorik (SKEM) zusammenfasst. Zu diesem Zweck werden gängige physikalisch-technische, psychosoziale Denkmodelle herangezogen, um die Integration dieser Ansätze in die SKEM zu ermöglichen. Der Schwerpunkt liegt auf der Analyse der Kommunikation der verschiedenen beteiligten Systemkreise auf unterschiedlichen Ebenen (Mikro-, Meso- und Makroebene).

Das vorliegende Buch gipfelt in einer Analyse, die ermittelt, inwiefern die biologische Kommunikation des SKEM-Systems mit den fünf Kommunikationsaxiomen von Watzlawick in Einklang zu bringen ist. Im Rahmen dieser Abhandlung werden die lerntheoretischen Ansätze sowie die Bedeutung von Wohlbefinden und Einfühlungsvermögen für die Effekte der Bewegungs- und Trainingstherapie auf die

Herstellung und Optimierung von Bewegung durch Üben und trainieren erörtert. Darüber hinaus wird die Rolle des Vertrauens in Bewegungsabläufe beleuchtet. Das Buch beinhaltet eine umfassende Darstellung wesentlicher Prinzipien der Bewegungstherapie, die in insgesamt 22 Thesen erörtert werden. In diesem Zusammenhang behandelt der Autor neben den lerntheoretischen Übungs- und Trainingsgrundlagen auch wesentliche Aspekte einer optimalen Kommunikation zwischen Arzt/Therapeut und Patient sowie die Gestaltung der Umgebung ab. Letzteres zielt darauf ab, dass sowohl Patientin und Patientin als auch Therapeutin und Therapeut mit einer möglichst guten Befindlichkeit die Bewegungsfähigkeit der betroffenen Person herstellen und erhalten können.

Gerold Ebenbichler
Univ.-Prof. Dr. med.
Physikalische Medizin und Rehabilitation
Wien

Vorwort

Am würdigen Alten
In Treue halten
Am kräftigen Neuen
Sich stärken und freuen

Mit dem Begriff „Bewegungssystem" wird in diesem Buch eine klare Abgrenzung zum Begriff „Bewegungsapparat" vorgenommen. Als Apparat wird ein mechanisches Konstrukt (Maschine) beschrieben, das einen Zweck erfüllen soll. Dabei wird die Struktur der Elemente beschrieben, die an der Konstruktion dieser Maschine beteiligt sind, die mechanischen Eigenschaften und wie die verschiedenen Elemente sich miteinander bewegen.

Unter dem Begriff „System" wird beschrieben, wieso sich die mechanischen Elemente so bewegen, wie sie es tun, wie ihre Funktion ist.

Ein Apparat ist also eine Domäne der Anatomie – des „Aufschneidens" – und ein System eine Domäne der Physiologie – der Naturlehre.

Eine – zugegebenermaßen nicht ganz ernst zu nehmende – Naturlehre könnte als Märchen folgendermaßen beschrieben werden:

„Es war einmal vor langer Zeit, da hatte die Frau (Mutter) Natur eine Idee, dass es doch schön wäre, wenn sich die von ihr erschaffenen Wesen nicht nur bewegen, sondern auch fort-bewegen könnten. Sie hatte bereits Pflanzen entwickelt, die sich bewegen; es bewegten sich auch viele Dinge, die wir heute als ‚nicht belebt' bezeichnen würden, und manche dieser Dinge bewegten sich sogar fort, wie zum Beispiel Wolken oder das Wasser.

Lebewesen konnten das jedoch noch nicht, abgesehen von einigen Einzellern. Daher nahm sich die Frau Natur einen Stock eines Baumes oder auch eines Busches und überlegte, wie sich ein solches Element bewegen könnte.

Ein solches Element musste einmal beweglich sein, Biegsamkeit war jedoch nicht ausreichend. Das war schon bei den Bäumen bekannt. Um einen solchen Stock fortbewegungsfähig zu machen, musste er zunächst in mehrere Einzelteile zerlegt werden, die dann wieder miteinander verbunden werden mussten. Und wenn sich diese Einzelteile sogar noch selbstständig bewegen sollen, so brauchen sie dazu einen Motor. Und wenn sie einen Motor brauchen, dann braucht dieser Motor Energie. Und wenn dieser Motor Energie benötigt, dann braucht es eine Energiezufuhr. Und wenn die chemische Energie zugeführt werden soll, braucht es Kanäle. Und diese Kanäle müssen koordiniert werden mit den Motoren, und die Motoren der Einzelelemente müssen miteinander koordiniert werden.

Und somit entwickelte die Frau Natur einen einfachen Regenwurm. Er sah aus wie ein Rohr, hatte mehrere Einzelsegmente, jedes Segment bestand aus einem relativ stabilen Skelett (zwar noch nicht aus Knochen, aber aus derbem Bindegewebe), aus Muskeln, Nerven und Gefäßen. Die Nahrung (Energiezufuhr) kam oben durch das vordere Loch des Rohres herein, und am anderen Ende des Rohres kam das, was nicht gebraucht wurde, wieder heraus.

Nachdem sich dieses Grundmuster bewährt hatte, gab es laufend Verbesserungen. Die Segmentstabilität wurde durch Knochengewebe verbessert, die Nahrungsaufnahme wurde selektiver.

Manche der Würmer wurden zu Schlangen, und manche beschlossen, nicht mehr am Bauch dahinzukriechen. Diese bildeten kleine Extremitäten pro Segment, wobei sich herausstellte, dass es nicht nötig ist, so viele Abstützungen zu haben, da der Versorgungs- und Koordinationsaufwand ja sehr groß war. Nach und nach reduzierte sich die Zahl der Extremitäten von 1000 Füßen auf acht, dann auf sechs und schließlich auf vier Extremitäten. So konnte immer eine Extremität bewegt werden, und die restlichen drei ermöglichten immer noch eine gute und solide Stabilität.

Die Aufgaben und Anforderungen wurden zunehmend größer. Die ehemaligen Regenwürmer, die sich an ihre Vorfahren natürlich nicht mehr erinnerten, wollten mehr. Sie wollten mit ihrer Umwelt in Kontakt treten, wollten miteinander kommunizieren. Daher brauchte es immer komplexere Sinnesorgane, die Anforderungen an die Mobilität stieg. Manche dieser Vierbeiner, wollten immer mehr mit ihren Extremitäten machen und sie nicht nur für die Fortbewegung gebrauchen. Sie begannen, sich auf ihre Hinterbeine zu stellen und die vorderen beiden Extremitäten als Greifwerkzeuge zu nutzen. Dafür war ein immer größerer Koordinationsaufwand erforderlich, es brauchte mehr Nervenzellen. Dafür entwickelte die Natur eine Knochenschale, die wir heute als Kopf bezeichnen, und das obere Ende des Rohres wurde darin eingebaut.

Und somit war unsere Frau Natur immer wieder mit einer neuen Entwicklungsanforderung konfrontiert. Das war ihr dann bald einmal zu anstrengend, und so beschloss sie, das ganze System sich selbst evolutionär entwickeln zu lassen. Sie erfand ein komplex-adaptives-autopoietisches System.

Und wenn sie – die Natur – nicht gestorben ist, so entwickeln sich diese Systeme immer weiter fort."

Ausgangspunkt war also zuerst der Anspruch an Mobilisation, dann der Automobilisation. Wir Menschen haben dem Automobil (noch?) etwas voraus: Wir können uns selbst entscheiden, wann und wohin wir uns bewegen. In jedem Fall benötigen wir dafür ein System, das aus sehr vielen Elementen besteht, die sehr komplex miteinander funktionieren, interagieren und kommunizieren müssen.

Die Bewegungstherapie hat das Ziel, eine nichtoptimale Funktion so zu optimieren, dass das System wieder „funktionsfähig" ist – das Hauptziel dabei ist die optimale Mobilisation und Mobilität.

Dafür müssen wir uns ein Verständnis (Bild) über dieses Funktionssystem machen, das heißt, uns in Ermangelung eines vollständigen Verstehens ein Modell machen. Dieses Modell muss für jeden Menschen individuell abgestimmt und – falls erforderlich – adaptiert werden. Das gilt für alle am System beteiligten Personen, also sowohl für Patienten als auch für therapeutisch tätige Personen, aber auch für Angehörige – eine sehr große Aufgabe, die ein umfassendes Verständnis dieses Funktionssystems erfordert.

Dieses Buch soll dafür eine gedankliche Hilfestellung sein. Möge die Übung gelingen!

Danksagung In erster Linie möchte ich mich bei meiner Frau Silvia Kollos bedanken, die als Physiotherapeutin eine wichtige „Lehrerin“ in Sachen Bewegungstherapie war und ist.

Weitere „Lehrerinnen“ waren u. a. Inge Berlin und Sue Adler (PNF), Florence Kraus-Irsigler (Bobath), Ulli Trnka (Halliwick), Susanne Klein-Vogelbach (Funktionelle Bewegungslehre), Kirsten Götz-Neumann und Jacquelin Perry („Gehen“) und viele Therapeutinnen und Therapeuten, mit denen ich zusammenarbeiten konnte.

Wesentliche Impulse bekam ich unter anderem vor allem von Vladimir Janda, Hans Tilscher, Benno Nigg, Walter Herzog und Michael Morlock.

Bedanken möchte ich mich auch bei meinem Freund und Kollegen Gerold Ebenbichler und – posthum – bei Kurt Ammer für viele intensive Diskussionen.

Nicht zuletzt gilt mein Dank dem Springer Verlag (Renate Eichhorn und Kolleginnen) für die Unterstützung.

Entschuldigen möchte ich mich bei allen Menschen, die ebenfalls für meinen Weg bedeutend waren, die aber an dieser Stelle nicht aufgelistet sind.

Feldkirch
Juni 2025

Thomas Bochdansky

Inhaltsverzeichnis

Doch Laurent Thévenot bleibt nicht beim Objekt stehen. Gestützt auf Forschungen von Emmanuel Kessous (1997) über den Kinderwagen und seine Normierung auf europäischer Ebene, macht er vielmehr einige verwirrende Entdeckungen. So stellt er fest, dass die Beobachtung des Gebrauchs der Produkte Fähigkeiten der Zweckentfremdung, der Innovation, und der Entdeckung neuer Gebrauchsweisen enthüllt. Das ist meines Erachtens deshalb interessant, weil diese Gebrauchsweisen von den Planern des Objekts nicht vorgesehen, im Ding – das dieses Objekt gleichzeitig auch ist – allerdings potenziell angelegt waren, ohne dass dies zu Beginn jemand wusste. Im normierten Objekt schlummerte das Ding, das nur auf einen adäquaten menschlichen Impuls wartete, um zum Leben zu erwachen. Nicht irgendein Impuls freilich, sondern einer, der einen sensiblen Punkt berührte, eine Dimension des Erkennbaren des Dings, das bis dahin nicht bekannt war. Damit begann ein Wettlauf, in dem das Objekt gegenüber dem Ding das Nachsehen hatte. Anders und mit Bezug auf das Thema dieses Buches gesagt: Es begann ein Prozess, in dem die zwischen Ding und Objekt geratene Qualitätskonvention eines Produkts in Bedrängnis oder noch im Werden ist, von den Akteuren mit Blick auf ihre Interessen anders verstanden wird und in ein Spiel mit den Normen eintritt, die sie mitführt.

Tatsächlich bleibt Laurent Thévenot in diesem Text einem Verständnis des dem Menschen unterworfenen Objekts verhaftet; darauf weist seine Qualifizierung der Dinge als Unterstützer des menschlichen Handelns hin, er betrachtet sie als zugunsten gemeinsamer Urteile in menschliches Handeln engagierte, integrierte und eingefügte Objekte. Es ist dennoch wichtig hervorzuheben, dass er das Problem erkannt hat. Er ist gewissermaßen der „Spieleröffner", wie man im Rugby sagt. Mit Descartes und seinem Rationalismus hat das nichts mehr zu tun. Laurent Thévenot formuliert die Haltung der Konventionenökonomie, die in der Frage besteht, auf welche soziale Weise die Integration der Dinge in die Koordination des menschlichen Handelns vonstattengeht oder wie zumindest Kompatibilität erreicht wird. Des Weiteren bietet er Anknüpfungspunkte, um weiterzudenken.

Die Formatierung der Dinge als Objekte muss in der Standardökonomie nicht vorausgesetzt werden, wie unter anderem in den Axiomen des eigentlichen rationalistischen Modells. Dieses Modell geht von der Voraussetzung einer allgemeinen Anwendbarkeit eines präexistenten Rasters auf unterschiedslos alle Objekte aus, welches im Vorlauf und gleichsam auf einer Metaebene oberhalb ausgearbeitet worden ist. In der Konventionenökonomie stehen die Operationen der Umformatierung der Dinge in Objekte, die sich im menschlichen Handeln auflösen, dagegen im Mittelpunkt der Aufmerksamkeit, womit sie einen wichtigen und neuartigen Beitrag zu den Human- und Sozialwissenschaften leistet (Diaz-Bone 2018).

1 Das System

„für alle Teile gemeinsam gültige Grundlagen"

► Wir können nur das Bewegungssystem behandeln. Der Bewegungsapparat ist ein Systemelement davon.

1.1 System und Funktion

Ein lebender Organismus kann als lebendes System bezeichnet werden, das in einer permanenten Wechselbeziehung zu seinem Milieu steht, also zu ihn umgebenden Umweltsystemen. Verändert sich die Umwelt, hat jeder individuelle Organismus und somit auch die gesamte Spezies, die ja in einer Beziehung zu diesem umgebenden Umweltsystem steht, zwei Optionen: entweder sich an die Veränderung anpassen oder aussterben. Das evolutionäre Prinzip ist ja als „survival of the fittest" (Überleben des bestangepassten Organismus) bekannt.

Umgekehrt werden Veränderungen eines Umweltsystems auch durch Veränderungen eines individuellen Organismussystems bewirkt. So war z. B. *Johannes Kepler* (1571–1630) sicherlich nicht an sein damaliges „vor-herrschendes" System angepasst, seine „Veränderung" veränderte aber das ihn umgebende damalige Wissenschaftssystem. Die Wissenschaft hat sich letztlich dann doch an diese Veränderung angepasst und somit „überlebt".

Wenn wir alle, also das System Menschheit, unsere Umwelt verändern, müssen wir uns – als Resultat dieser Veränderung – auch anpassen oder …

Wir – als Elemente eines organischen Systems – bewegen uns (und funktionieren) in einer sich „laufend" verändernden Umwelt. Wir sollten uns daher als Teil dieses Systems „wahr-nehmen" und auch entsprechend „ver-halten".

Nehmen und Halten sind Funktionen, und dafür müssen in unserem individuellen System unterschiedliche Subsysteme zusammenwirken. Wenn eines der Systemelemente nicht funktioniert, kann auch das Gesamtsystem nicht funktionieren; dann

T. Bochdansky, *Bewegungssystem und Kommunikation*,
https://doi.org/10.1007/978-3-662-71737-0_1

können wir weder „nehmen" noch „halten". Wenn viele individuelle Menschen nicht funktionieren, kann auch das **Humansystem** nicht funktionieren.

Bewegungstherapie kann daher nur funktionieren (erfolgreich im Sinne einer Zielerreichung sein), wenn zum einen die Ziele definiert und zum anderen das System und deren Wechselbeziehung zu allen zusammenwirkenden Umweltsystemen analysiert und in das Konzept mit einbezogen werden. Wenn das Ziel Gesundheit ist, besteht das Humansystem aus **biologischen, psychischen, sozioökonomischen und kulturellen Systemelementen**.

Ein **System** besteht aus Funktionselementen und deren Wechselwirkungen untereinander. Es beschreibt ein Aggregat von Objekten und Subjekten sowie die Beziehungen zwischen den Objekten und Subjekten und ihren Merkmalen.

Objekte und Subjekte können – als Bestandteile eines Systems – auch als Elemente bezeichnet werden, und unter Merkmalen sind Eigenschaften der Elemente zu verstehen, die u. a. auch die Beziehungen zwischen den Elementen bestimmen. Beziehungen beschreiben auch den Zusammenhalt des Systems. Eine Funktionseinheit wird durch die Relationen beschrieben, die zwischen den Elementen bestehen, sowie durch die Aktionen, die von Subjekten ausgehen oder auf Objekte ausgeübt werden.

Ein System wird definiert als die Summe aller Elemente, die bei einer Systemveränderung beeinflusst werden (Hall 1956). Ein Kennzeichen eines Systems ist daher die Wechselbeziehung der Elemente, die nicht einem linearen Ursache-Wirkungsprinzip unterliegt.

Systeme müssen in Bezug auf ihre Grenzen definiert werden. Die Begrenzung kann geschlossen, teilweise begrenzt oder auch offen sein:

- **Geschlossenes System:** Es enthält einen einmaligen Input und erfährt keine weitere Beeinflussung.
- **Offenes System:** Laufender Input bewirkt laufende Veränderung des Outputs (es kann ein Fließgleichgewicht entstehen: „steady state").
  - **Deterministisch:** Elemente wirken vorhersehbar aufeinander, die Analyse ist regelhaft.
  - **Probabilistisch:** Elemente wirken unvorhersehbar aufeinander (stochastisch), die Analyse ist statistisch.

Ein System kann aus den Elementen einer einzelnen Zelle bestehen, aber auch das gesamte Universum umfassen, in dem die einzelne Zelle ein Sub-sub-sub-... -System in einer hierarchischen Struktur ist. Es kann sowohl mikroskopisch-molekular als auch makroskopisch-global bis universell definiert sein.

Wenn sich die Eigenschaften eines Systems grundsätzlich von den Eigenschaften der Einzelelemente unterscheidet, spricht man von einer **Emergenz** (lat. „emergere" = auftauchen, entstehen). Aufgrund der nichtlinearen Wechselwirkungen der Systemelemente entstehen neue Eigenschaften, die z. B. zu einer Selbstregulation (**Autoregulation**) (Jantsch 1982) führen können (siehe Abschn. 1.4.2.1).

Ein Mensch kann für sich allein als ein System gesehen werden, aber auch als ein Element eines sozialen Systems, einer Gemeinschaft. Geht man nur von den biologischen Grundfunktionen aus, kann der Mensch auf drei Subelemente reduziert werden (siehe Abschn. 2.2.5):

1. Bewegungssystem
2. Homöostasesystem
3. Fortpflanzungssystem

Auch innerhalb eines Menschen können verschiedene Subsysteme definiert werden, etwa das Herz-Kreislauf-System, das Immunsystem oder eben auch das Bewegungssystem. Und innerhalb dieser Subsysteme können Sub-Sub-Systeme differenziert werden, beispielsweise das Gefäßsystem, das Hormonsystem oder das Nervensystem. Die jeweiligen Abgrenzungen der zu beschreibenden Systeme sind willkürlich gezogene Grenzen und müssen daher für eine klare Beschreibung jeweils definiert werden. Das gilt auch für die oben beschriebene Dreiteilung.

Eine derartige Definition muss also beschreiben, welche hierarchische Beziehung ein zu untersuchendes System zu anderen Systemen hat.

In der Biologie sprechen wir von einem offenen System, wenn ein solches System in einer permanenten Interaktion mit der Umwelt, also mit seinem unmittelbaren Milieu, steht. Die Regeln eines geschlossenen Systems gelten daher in der Biologie nur unter sehr einschränkenden und zu definierenden Rahmenbedingungen. Da die Veränderung eines einzelnen Elements das gesamte System verändert, spricht man auch von einem **Ganzheitsprinzip**.

Diesem Prinzip entsprechend kann bei einem selbstregulierenden Kreisprozess auch bei ungleichen Ausgangssituationen das gleiche Endresultat (**Äquifinalität**) erreicht werden, und bei gleicher Ausgangssituation können auch ungleiche Endresultate entstehen (Watzlawick et al. 2017).

In einem geschlossenen System ist der Endzustand durch die Ausgangsparameter determiniert. In einem äquifinalen, offenen System hingegen erklärt sich das System selbst, und die Untersuchung seiner Organisation ist die zutreffende Methodik.

Eine **Funktion** beschreibt die Beziehung von Elementen untereinander und die Aufgaben innerhalb eines Systems. Ein Funktionselement wird als Teil eines Ganzen beschrieben, das einem bestimmten Zweck dient.

Wahrnehmen ist eine Funktion, die eine Relation zu einem Bezugspunkt beschreibt, also eine Beziehung wahrnimmt. Beziehungen können nicht reifiziert (verdinglicht) werden, d. h., sie sind nicht so zu verstehen, als seien sie naturgesetzlich determiniert oder würden den Gesetzen des Kosmos folgen (Berger 1991).

Die **Struktur** eines Systems beschreibt die Gesamtheit und Wechselwirkungen der Elemente eines Systems.

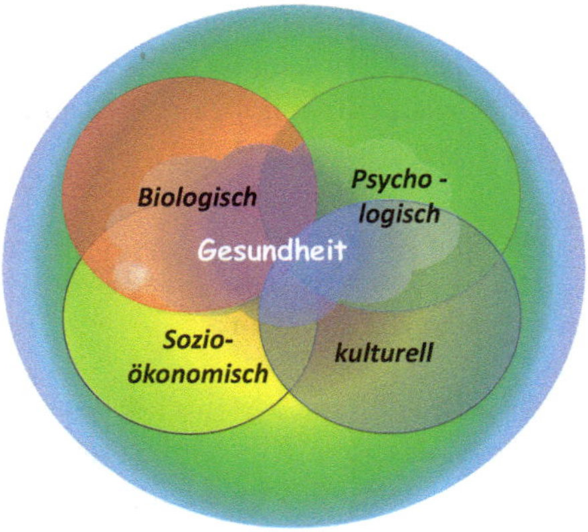

Abb. 1.1 4-Elemente-Modell der Gesundheit. Die vier Systemelemente Biologie, Psychologie, Sozioökonomie und Kultur bilden gemeinsam ein System, das Gesundheit beschreibt

Das erweiterte **System Mensch (Humansystem)** kann in vier grundsätzlichen Systemelementen beschrieben werden:

1. Biologie
2. Psychologie
3. Sozioökonomie
4. Kultur

Das oft beschriebene bio-psycho-soziale System sollte um die beiden Elemente Ökonomie und Kultur erweitert werden, da diese beiden Elemente unser Leben wesentlich beeinflussen und selbst beeinflusst werden können. Sie sind daher auch die Systemelemente, die **Gesundheit** determinieren (Abb. 1.1).

Da eines der übergeordneten Therapieziele (und somit selbstverständlich auch der Bewegungstherapie) grundsätzlich Gesundheit ist, wird der Begriff auch unterschiedlich definiert. Die Weltgesundheitsorganisation (WHO) definiert ihn wie folgt:

> *„Gesundheit ist ein Zustand des vollständigen körperlichen, geistigen und sozialen Wohlergehens und nicht nur das Fehlen von Krankheit oder Gebrechen." – („Health is a state of complete physical, mental and social well-being and not merely the absence of disease or infirmity.")* (WHO 1946)

Und in dem Buch *Bewegung – Gesundheit – Medizin* lautet die Definition:

> *„Gesundheit ist das Ergebnis aus subjektiver und objektiver Beurteilung der Funktionsfähigkeit und des Befindens einer lebendigen Person."* (Ammer et al. 2021)

- **Gesundheitszustand** beschreibt die aktuelle Ausprägung der subjektiven Befindlichkeit und der objektiv beurteilten Funktionsfähigkeit einer Person.
- **Befinden** beschreibt die subjektive Bewertung von körperlichen, psychischen Eigenwahrnehmungen insbesondere im Zusammenhang mit der Rezeption des physikalischen, sozialen, ökonomischen und kulturellen Umfelds eines Individuums.

- **Funktionsfähigkeit** beschreibt die Möglichkeit, Funktionen als geordnete Abläufe oder Prozesse, die auch ungeordnet sein können, stattfinden zu lassen.

Die menschliche Bewegung wird durch ein Zusammenwirken verschiedenster **Systemelemente** ermöglicht, die unter dem Begriff „**Bewegungssystem**" zusammengefasst werden.

Das menschliche Bewegungssystem (B) basiert auf den drei Grundelementen der Naturwissenschaften: Struktur (S) – Information (I) – Energie (E).

$$\mathbf{B} = \int (\mathbf{S}, \mathbf{I}, \mathbf{E})$$

► **Bewegung ist eine Funktion aus Struktur, Information und Energie. Sie entsteht durch das Zusammenwirken von Struktur und Information unter Energieumsatz.**

Wenn diese Formel dynamischer ausgedrückt werden soll, könnte man Bewegung als Veränderung des Ortes, also als vektorielle Größe, bezeichnen, und dann würde man auch von einer Strukturveränderung, von einer Informationsverarbeitung und von einer Energietransformation sprechen.

$$\vec{\mathbf{B}} = \int (\Delta\mathbf{S}, \Delta\mathbf{I}, \Delta\mathbf{E})$$

Als **Struktur** wird die Summe aller anatomischen Elemente bezeichnet, die für die Bewegung erforderlich sind, also nicht nur der Bewegungsapparat (Muskeln, Sehnen, Faszien und Knochen), sondern auch alle neuronalen Strukturen, Gefäße sowie Organe, die für den Energieumsatz und die Aufrechterhaltung der Homöostase erforderlich sind.

Als **Information** wird die Summe aller an der Bewegung beteiligten Signale definiert, mit denen die Kommunikation zwischen den verschiedenen Funktionselementen erfolgt.

Als **Energie** werden unterschiedliche Energieformen bezeichnet, deren Umwandlung in kinetische Energie zu einer mechanischen Bewegung führen.

1.2 Das Bewegungssystem: Ein komplexes System

In dem Buch *Bewegung – Gesundheit – Medizin* haben wir in einem Delphi-Prozess bereits einige Begriffe versucht zu definieren (Ammer et al. 2021a).

Bewegung selbst hat bereits viele verschiedene Bedeutungsebenen, etwa als „Veränderung eines Objekts in Form und Raum" oder systemtheoretisch als „Veränderung der Verteilung von Elementen in Systemen". Die technisch-mechanische Beschreibung in der Dynamik differenziert – vereinfacht beschrieben – zwischen Kinematik (Beschreibung der Bewegungsbahnen) und Kinetik (Beschreibung der dabei einwirkenden Kräfte).

Komplexität (lat. „complexum“, Partizip Perfekt Passiv von „complecti“ = umschlingen, umfassen, zusammenfassen) beschreibt die Anzahl von Elementen, die Anzahl an Verknüpfungen (Beziehungen) und deren Funktionalität (linear, nichtlinear). Die Komplexität eines Systems steigt mit der Anzahl an Elementen, der Anzahl an Verknüpfungen zwischen diesen Elementen sowie der Funktionalität und Unüberschaubarkeit dieser Verknüpfungen (z. B. Nichtlinearität; Milling 1981).

Komplexität beschreibt zwei verschiedene Aspekte eines Systems: ein komplexes **Verhalten** und eine komplexe **Struktur**.

Davon ist der Begriff „**Kompliziertheit**“ zu unterscheiden, bei dem zwar viele Elemente eines Systems beschrieben werden, jedoch mit einfacher (geringer) Struktur (Dittes 2021).

In den verschiedenen Fachbereichen der Wissenschaft wird darüber hinaus eine Vielzahl an weiteren Definitionen für den Begriff „Komplexität“ verwendet, was jedoch zu weit von unserem eigentlichen Thema wegführen würde (siehe z. B. die Definitionen des Max-Planck-Instituts für Dynamik komplexer technischer Systeme Magdeburg).

Eines kann bereits an dieser Stelle festgehalten werden: Unser Bewegungssystem mag vielleicht manchmal kompliziert erscheinen, es ist jedoch sicherlich als sehr komplex zu beschreiben, da es ein komplexes Verhalten und eine komplexe Struktur besitzt.

Die einzelnen Systemelemente des Bewegungssystems haben sehr unterschiedliche Größenordnungen. So bestehen die Strukturen in einem synaptischen System aus mikroskopisch-molekularen Elementen, während im peripheren Nervensystem (PNS) makroskopisch-zelluläre Strukturen vorherrschen. Wir können daher folgende Ebenen unterscheiden:

- **Mikroebene:** Molekular, intrazellulär
- **Mesoebene:** Zellulär und einzelne Organe
- **Makroebene:** Interaktion von mehreren Organen in einem Organsystem (Funktionskreise)

Eine Beschreibung des Bewegungssystems steht vor derselben Herausforderung wie die Beschreibung der Systemtheorie: Sie erfordert eine interdisziplinäre Betrachtungsweise, also ein systemisches Denken.

Karl Ludwig von Bertalanffy (1901–1972) war einer der ersten Systemtheoretiker aus der Biologie, der eine allgemeine Systemtheorie beschrieb und in seiner Theorie von offenen Systemen in Physik und Biologie auf Interdisziplinarität aufbaute (von Bertalanffy 1950a, 1950b).

In **offenen** Systemen stellt sich ein **Fließgleichgewicht** ein, in dem mit der Umgebung Materie und/oder Energie ausgetauscht wird. Es ist durch die Konstanz einer Größe charakterisiert, die durch **primäre Regulation** (Rückwirkungen, die auf einfachen Prinzipien der Kinetik und Thermodynamik beruhen) bewirkt wird.

In **geschlossenen** Systemen gibt es ein **echtes** Gleichgewicht, wenn weder Materie noch Energie mit ihrer Umgebung ausgetauscht wird. Es stellt dann den Zustand maximaler Entropie dar, das System kann also keine Arbeit mehr verrichten. Alle makroskopischen Zustandsgrößen sind konstant, auch wenn Prozesse auf mikroskopischer Ebene weiterlaufen. Ein Beispiel ist chemisches Gleichgewicht.

Homöostatisches Gleichgewicht, ebenfalls ein Fließgleichgewicht, stellt sich in **offenen** Systemen durch **sekundäre Regulation** ein. Diese Systeme sind mit einem speziellen Informationssystem ausgestattet, das eine negative Rückkopplung bewirkt.

Kybernetik (griech. „κυβερνήτης, kybernetes" = Steuermann) ist ein weiteres Feld, in dem systemisches Denken essentiell ist. *Norbert Wiener* (1894–1964), amerikanischer Mathematiker, und *W. Ross Ashby* (1903–1972), britischer Psychiater, Biochemiker und Mathematiker, werden allgemein als Begründer der Kybernetik angesehen.

Wiener beschreibt Kybernetik als *„die Wissenschaft von Steuerung und Kommunikation in Lebewesen und Maschine"*, entsprechend der Kunst des Lotsen beim Steuern eines Schiffes (Wiener 1948) oder auch als *„Lehre von Informationsübertragung und Kontrolle bei Maschinen und auch bei Lebewesen"* (Wiener 1971).

Ashby definiert Kybernetik als *„Erforschung von Systemen, die offen für Energie, aber abgeschlossen für Information, Regelung und Steuerung sind (Systeme, die ‚informationsdicht' sind)"* (Ashby 2016). Für ihn sind komplexe Systeme *„[...] dynamisch und interdependent, sodass die Veränderung eines Faktors sofort zu einer Veränderung anderer Faktoren führt"*. Diese allgemeine Beschreibung trifft im Besonderen auf das Bewegungssystem zu.

Manche Prozesse werden in der Wirtschaftswissenschaft als kybernetische Regelkreise beschrieben (Liesegang und Ullmann 1994). Sie laufen im Allgemeinen in folgenden sechs Schritten ab:

1. Diagnose des momentanen Status nach einer Analyse
2. Prognose, wohin die Entwicklung führen kann
3. Zielsetzung, wohin die Entwicklung führen soll
4. Planung und Organisation der einzelnen Schritte
5. Realisation der einzelnen Schritte
6. Evaluation und – falls erforderlich – Korrektur des Zieles

Die in diesem Regelkreis aufgelisteten Schritte können im Rahmen der Bewegungstherapie komplett übernommen werden. Diese Grundelemente zeigen sich bereits im PDCA-Zyklus (PDCA = Plan – Do – Check – Act) nach Deming (1982).

Bei *Richard Wagner* (1893–1970), einem deutschen Physiologen in Innsbruck und München, gilt die Grundgleichung der Dynamik auch für Willkürbewegungen: In jedem Zeitmoment muss unsere Muskelkraft ebenso groß sein wie die Summe der Trägheits-, Reibungs- und elastischen Kräfte. Alle drei Summanden wirken gleichzeitig in unbekannter Größe. Nur wenn man den Grenzfall annimmt, dass Reibungs- und elastische Kräfte vernachlässigbar klein (gegen 0) sind, kann man annähernd beurteilen, wie Rückenmark und Gehirn die Muskeln steuern. Eine Störung wird durch Rückkoppelung beseitigt (Wagner 1971). Wagner beschreibt damit ein kybernetisches Bewegungssystem.

„Das Ziel, unsere psycho-physischen Grundrelation zur Natur im Physischen mit der Konstruktion von technischen Systemen zu objektivieren", wird von *Hermann Schmidt* (1894–1968), einem deutschen Physiker und Kybernetiker in Berlin, in seiner *Allgemeinen Regelkreislehre* als Basis der Kybernetik bezeichnet (Schmidt 1971). Ein organischer Regelkreis ist für ihn ein System miteinander verkoppelter Regelkreise für Homöostase, also Systeme mit kreisrelationaler Struktur.

Manche Regelkreise unterliegen einem hierarchischen Prinzip. Am Beispiel der Atmung ist zu erkennen, dass die willkürliche Kontrolle durch eine automatisierte (unwillkürliche, autonome) „overruled" werden kann, also eine sich selbst regulierende Instanz bildet, unter Ausschluss einer willkürlichen Steuerung. Das gilt – in eingeschränktem Maß – auch umgekehrt. Willkürlich können wir unsere Atmung beeinflussen, indem wir die Luft anhalten oder sie forcieren. In beiden Fällen gibt es aber eine physiologische „unwillkürliche" Begrenzung.

Ist ein Krankheitssymptom durch falsche Regelung entstanden, so kann dies nicht mit einer Korrektur des Symptoms behandelt werden, sondern mit einer Korrektur des Regelkreises (z. B. therapeutisches Üben, Training; Hassenstein 1971).

In der Biologie spielt die dosierte **Hemmung** eine wesentliche Rolle im Zusammenspiel der verschiedenen Systeme.

Bernhard Hassenstein (1922–2016), deutscher Biologe und Biokybernetiker in Freiburg, greift bereits diesen Aspekt auf und formulierte seine These des Maximalwertdurchlasses (Hassenstein 1977). In einem Organismus, der als komplexes adaptives System funktioniert, können nicht alle Prozesse gleichzeitig ablaufen, da die dafür erforderliche Kapazität begrenzt ist. Daher sind manche Prozesse in Regelkreisen rückgekoppelt, während andere durch hemmende Stellglieder reguliert werden. Durch diese Form einer hemmenden Rückkoppelung entsteht eine Entweder-oder-Schaltung, in der nur eine Verhaltenstendenz wirksam wird. Andere Verhaltenstendenzen sind dabei nicht verschwunden, sondern nur gehemmt und können bei einer Veränderung (z. B. Hemmung der Hemmung) ihrerseits wirksam werden.

Der Maximalwertdurchlass sorgt dafür, dass die intensivste dieser Verhaltenstendenzen sich zuerst durchsetzt. Nach Ausführung des ersten Prozesses kann dann die zweitstärkste Verhaltenstendenz als nun stärkste wirksam werden. Gleichzeitig vorhandene Verhaltenstendenzen zeigen sich somit in einem Nacheinander der Verhaltensweisen.

Ein Beispiel für eine solche Begrenzung ist ein Fingerverwechslungsversuch, bei dem bei überkreuzten Händen ein bestimmter Finger durch visuelles Feedback isoliert bewegt werden soll. Ein weiteres Beispiel für das biologische Prinzip der Hemmung ist die laterale Inhibition zur Erhöhung der Sehschärfe (Photosensoren der Retina) oder auch zur Rauschunterdrückung („sensor noise suppression"; Boss 2001).

Im zentralen Nervensystem (ZNS) hat der Thalamus (insbesondere der thalamische retikuläre Kern) eine bedeutende Rolle in der zentralen Hemmung, die für die sensorische Verarbeitung, Aufmerksamkeit und Kognition entscheidend sind (Li et al. 2020; Martinez-Garcia et al. 2020). Störungen dieser thalamischen Subnetzwerke auf einer Mikro- und Mesoebene spielen auch eine Rolle in der Schlafregulation auf der Makroebene. Durch diese kortiko-thalamischen Feedback-Mechanismen können kortikale Areale die thalamische (hemmende) Erregbarkeit modulieren und dadurch den eigenen sensorischen Input beeinflussen (Martinetti et al. 2024).

▶ **Die hemmende Dosierung der Hemmung ist also wesentlich für eine optimale Hirnfunktion.**

Dieses Prinzip der Hemmung kann auch auf einer Zeitachse erfolgen. Pyramidenzellen im Hippocampus bilden ein kleines Netzwerk, das Berechnungen aufgrund externer Eingaben durchführt (Zeldenrust 2009). Durch unterschiedlich schnelle synaptische Übertragungsgeschwindigkeiten kommt es zu Ausbreitungsverzögerungen und kurzfristiger Erleichterung (**Fazilitation**) oder Hemmung (**Inhibition**). Hemmung und die Details der Mikroschaltkreisorganisation spielen eine wichtige Rolle bei der Informationsverarbeitung dieses kleinen neuronalen Schaltkreises.

Eine weitere Studie konnte zwar eine modalitätsspezifische Konkurrenz in der zerebralen Informationsverarbeitung zeigen, nicht jedoch zwischen unterschiedlichen Sinnen (visuell – akustisch – taktil; Porcu 2014; Riels 2020).

Für die Synchronisierung menschlicher Bewegungen mit bewegten Objekten sind neben der visuellen Information sehr oft auch auditive Informationen gleichzeitig vorhanden. Diese multimodale Gleichzeitigkeit wird z. B. in der Bewegungstherapie bei Patienten mit Morbus Parkinson mit der Verwendung von rhythmisierender Begleitmusik eingesetzt („cueing"; Noy et al. 2017; Ghai et al. 2018; García-Casares et al. 2018; Jola et al. 2022). Und auch dabei ist eine dosierte Hemmung der hemmenden Prozesse für ein optimales Funktionieren erforderlich.

Regelkreise müssen koordiniert (also gesteuert/geregelt) sein. Dies kann als **direkte** Intervention erfolgen (Systeme höherer Ordnung greifen in die Aktionen untergeordneter Systeme ein) oder als **indirekte** Intervention (Systeme höherer Ordnung beeinflussen die Zielsetzung und verändern die Parameter untergeordneter Systeme). Eine indirekte Intervention ist physiologisch wirksamer (Mesarovic 1968).

1.3 Regeln, Steuern und Anpassen

Hans Joachim Flechtner (1902–1980), deutscher Naturwissenschaftler und Publizist, differenziert in seinem Buch über die Grundbegriffe der Kybernetik zwischen Steuerung und Regelung (Flechtner 1984):

- **Steuerung:** Das Ziel (Sollwert) wird dem System von außen gesetzt. Richtung und Art des Verhaltens werden von außen dirigiert.
- **Regelung:** Das Ziel wird von außen gesetzt, aber das System verändert selbst sein Verhalten so, dass dieser Sollwert erreicht wird.
- **Anpassung:** Das System verändert sein Verhalten so, dass sich ein Gleichgewichtszustand zwischen System und Umwelt einspielt – dieser selbst entwickelte Sollwert wird jetzt für die zukünftige Regelung zugrunde gelegt.

Eine weitere Definition dieser Begriffe ist folgendermaßen beschrieben (Ammer et al. 2021a, Glossar):

- **Steuerung („open loop control"):** Ein Vorgang bei einem System, bei dem eine oder mehrere Größen als Eingangsgröße andere Größen als Ausgangsgrößen aufgrund der dem System eigentümlichen Gesetzmäßigkeiten beeinflussen.
- **Regelung („closed loop control"):** Technik (DIN IEC 60050-351:2009-06): Vorgang, bei dem fortlaufend eine variable Größe – die Regelgröße – erfasst, mit einer anderen variablen Größe – der Führungsgröße – verglichen und im Sinne einer Angleichung an die Führungsgröße beeinflusst wird. Der sich dabei ergebende Wirkungsablauf findet in einem geschlossenen Kreis, einem Regelkreis, statt.

Der Vollständigkeit halber sei an dieser Stelle darauf hingewiesen, dass zwischen einer Vorwärtsregelung („feedforward") und einer Rückwärtsregelung („feedback") zu unterscheiden ist.

In der Technik werden zwei Arten von Reglern beschrieben:

1. **Halteregler:** In einem 2-Punkt-Regler erfolgt eine Verpolung durch ein Relais um einen Circulus vitiosus zu vermeiden, der je nach eingestelltem Schwellwert entweder aktiv („ein") oder inaktiv („aus") ist. Auch in biologischen neuralen Systemen findet sich diese Regelung.
2. **Programmregler:** Ein Sollwert kann sich verändern (z. B. je nach Tageszeit). Dieses Prinzip ist u. a. für die Körpertemperaturregulation von Bedeutung. Diese Regler ermöglichen eine bessere Vorwärtsregelung („feedforward") durch Veränderung (und somit Anpassung) an Veränderungen der Führungsgrößen.

Eine weitere Unterscheidung ist möglich:

- **Proportionalregler:** Proportional zur Messgröße
- **Differentialregler:** Die Änderung der Messgröße berücksichtigend
- **Integralregler:** Die Zeitdauer der Messgröße berücksichtigend

In der Biologie sind oft verschiedene Regeltypen miteinander vermischt (in einem neuronalen Netzwerk verbunden), um die Funktionsfähigkeit eines Organismus zu gewährleisten.

Jeder Regler hat auch eine unterschiedliche „Totzeit", also eine Zeit, die erforderlich ist, bis ein Signal zu einer Reaktion führt. Daraus ergeben sich dann unterschiedliche Frequenzen der Informationsweiterleitung in Form von Aktionspotentialen.

Biologisches Steuern und Regeln

Ein einfaches Beispiel einer biologischen Regelung findet man in der Regelung der Muskelkraft auf einer monosegmentalen Ebene durch die Muskelspindel bereits 1925 bei R. Wagner (zitiert nach Keidel 1989: 50). Dieser einfachste Regelpro-

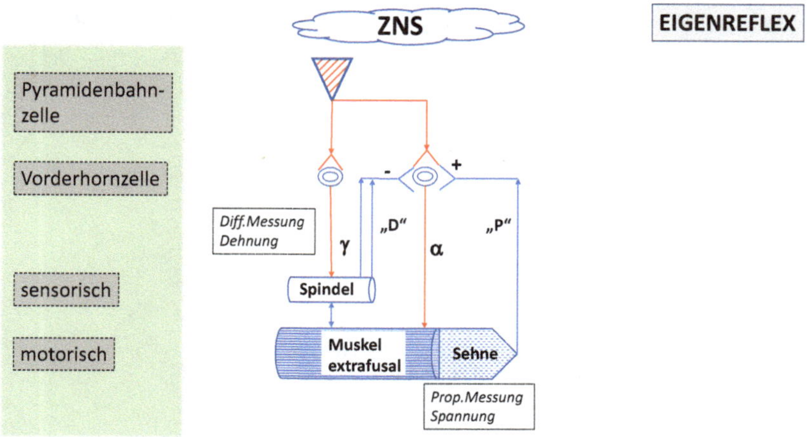

Abb. 1.2 Regelprozess eines monosegmentalen Eigenreflexes. Dabei werden extrafusale und intrafusale Muskelfasern getrennt dargestellt, die sich aber wechselseitig beeinflussen. Die Vorderhornzelle übernimmt in diesem Modell die Funktion eines Reglers. Afferente Informationen an das zentrale Nervensystem (ZNS) werden aus Gründen der Übersichtlichkeit nicht dargestellt. α, γ: efferente Aktivität der Alpha-Motorik und der Gamma-Motorik; „P“: proportionale Kraftmessung; „D“: differenzierende Dehnungsmessung. (Modifiziert nach Keidel 1989)

zess wird im Modell eines **Eigenreflexes** dargestellt (Ranke 1960, in Keidel 1989; Abb. 1.2).

Eine erste Erweiterung von Eigenreflexen sind **Fremdreflexe** (Abb. 1.3). Die Regelung der Muskulatur (Muskel als Stellglieder) wird von verschiedensten Reizinformationen (intern und extern) modifiziert.

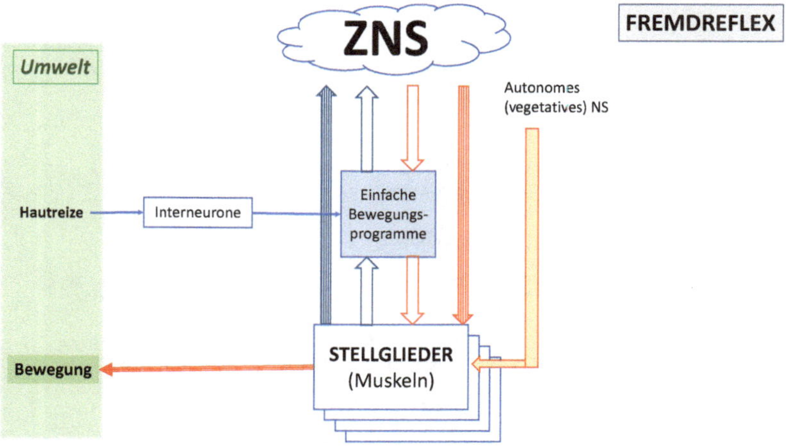

Abb. 1.3 Regelprozess eines polysegmentalen Fremdreflexes. Ein Fremdreflex – beispielsweise ausgelöst durch Hautreize und weitergeleitet über verschiedene Interneurone – läuft langsamer ab, die Auslösung (und Hemmung) erfolgt durch Reizsummation. Autonome (vegetative) Einflüsse auf die Muskeln modulieren deren Funktion. (Modifiziert nach Keidel 1989)

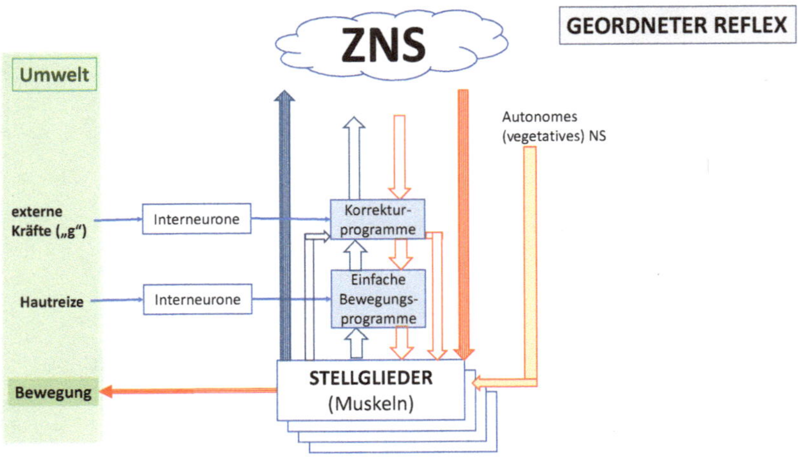

Abb. 1.4 Regelprozess eines polysegmentalen geordneten Reflexes. Zusätzliche externe Kräfte modulieren über zum Teil multisegmentale Reize Bewegungsprogramme. „g": Beschleunigungskräfte. (Modifiziert nach Keidel 1989)

In einer weiteren Ebene wirken dann **geordnete** Reflexe (festgelegte Bewegungsmuster; Abb. 1.4).

Bei den bedingten (erlernten) Reflexen werden unter deutlicher Mitbeteiligung des Gehirns zusätzliche Programme (Bewegungsmuster) in die Modulation/Regelung der Muskulatur und somit der gesamten Bewegung einbezogen (Abb. 1.5). Beschrieben wurden **bedingte** (konditionale) Reflexe von *Iwan Petrowitsch Pawlow*

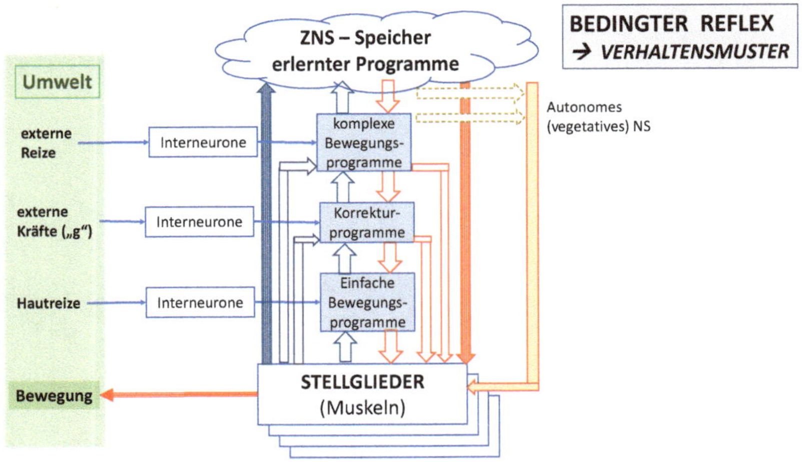

Abb. 1.5 Regelprozess eines polymodalen, multisegmentalen „bedingten" Reflexes. Unter Beteiligung kortikaler Areale des ZNS lösen sensorische Informationen „bedingte" komplexe Bewegungsprogramme aus. (Modifiziert nach Keidel 1989)

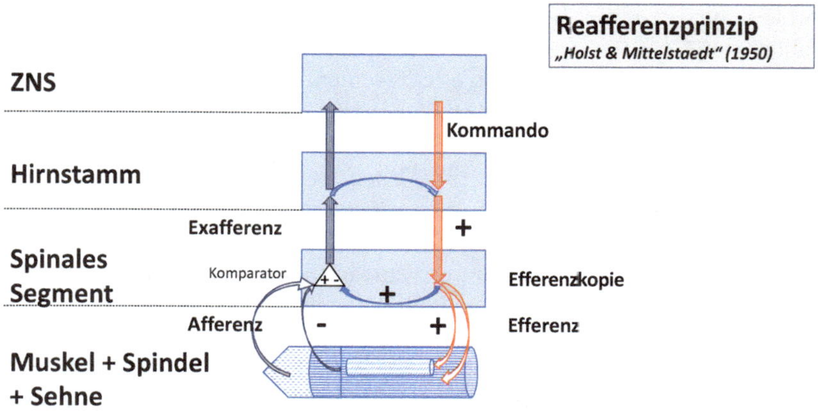

Abb. 1.6 Regelprozess der Bewegungskontrolle nach dem Reafferenzprinzip nach Holst und Mittelstaedt. Kommando: zentrales Startsignal für eine Bewegung. +: efferente Informationen; –: primäre afferente Informationen. + und – werden in einem Komparator gegeneinander „verrechnet", und nur das Ergebnis (Exafferenz) wird afferent weitergeleitet. (Modifiziert nach Keidel 1989)

(1849–1936), einem russischen Physiologen und Nobelpreisträger in Sankt Petersburg. Sie waren auch Grundlage für seine Arbeiten in der Verhaltensforschung (Konditionierung) bis hin zur Psychiatrie (Neurosen). (Pawlow 1955; Windholz 1990; Clark 2004).

Ein komplexes Beispiel für ein Regelmodell der Bewegungskontrolle stellt das **Reafferenzprinzip** dar (Abb. 1.6; Holst und Mittelstaedt 1950; Mittelstaedt 1971). In diesem Modell geht man nicht davon aus, wie ein extern ausgelöster Reiz (afferent) in der Folge intern verarbeitet wird, sondern wie ein intern erfolgter Impuls (efferent) sich auf diesen Input auswirkt. Es handelt sich hierbei um ein Modell mit Feedforward-Elementen.

Ein von höheren Zentren generiertes Kommando (Efferenz) wird sowohl als Kopie (Efferenzkopie) abgespeichert als auch als wirksame Efferenz auf den Muskel-Sehnen-Apparat geleitet. Afferenzen aus Muskelspindel, Sehnenorgan, Gelenksensoren etc. registrieren die muskuläre Aktivität und bilden – in Summe – eine gesammelte Afferenz. Diese Information wird in einem spinalen Zentrum (Komparator) mit der Efferenzkopie abgeglichen und nur die Differenz (kleinere Informationsmenge) als Exafferenz in höhere Zentren (Hirnstamm) weitergeleitet. Dort kann dann – gegebenenfalls – die motorische Efferenz moduliert werden (Feedback). Durch dieses Prinzip der Autoregulation können zentrale Kapazitäten freigehalten werden für andere Aufgaben der Bewegungskontrolle.

Dieses Modell wird auch benutzt, um die unterschiedlichen optischen Informationen zu differenzieren, die entweder durch Bewegung des Objekts oder durch Bewegung des Kopfes entstehen – wie im Fall des optokinetischen Nystagmus (Sperry 1950). Darüber hinaus ermöglicht das Reafferenzprinzip auch eine Unterscheidung zwischen willkürlicher, selbst induzierter (endogener) Bewegung (aktiv, autochthon) und exogener Bewegung, die von äußeren Kräften ausgelöst wird (passiv, allochthon).

In einem Eigenversuch kann festgestellt werden, dass man sich selbst nicht wirklich kitzeln kann, da ja der Reiz bereits erwartet wird und somit keine „Überraschung" mehr ist (Claxton 1975).

Lebewesen müssen die Umwelt (ihr Milieu) permanent wahrnehmen, während sie mit ihr interagieren. Ihre Handlungen verändern jedoch ihre Umgebung. Daher ist es wichtig, im Vorhinein (antizipatorisch) zu wissen, welche Veränderung erwartet werden kann, und diese von unerwarteten zu differenzieren, da unerwartete Veränderungen womöglich auch eine Bedrohung darstellen können.

Für einen Organismus ist es auch lebenswichtig zu erkennen, ob er sich selbst zu einem Objekt zubewegt oder das Objekt auf ihn zukommt. Diese Form der Selbstüberwachung durch eine Efferenzkopie stellt eine Voraussetzung dar für normale kognitive Funktionen bei der Planung, Kontrolle und Vorwegnahme der Folgen motorischer Handlungen. Eine Efferenzkopie eines efferenten motorischen Befehls ermöglicht die Erstellung einer Vorhersage. Damit ist es möglich, sensorische Folgen einer Bewegung vorwegzunehmen, womit die mit diesen Empfindungen verbundenen Wahrnehmungen abgeschwächt werden und die Bedeutung von Empfindungen mit externer Ursache erhöht werden kann (Shergill 2005).

Wenn wir also Schmerzen erwarten, werden sie weniger schmerzhaft empfunden. Wenn wir eine Last erwarten, dann erscheint sie weniger schwer. Physiologisch (und auch therapeutisch) macht es daher Sinn, **das Unerwartete zu erwarten**.

Ein Kontroll- und Korrektursystem, das ausschließlich auf Feedback-Systemen aufbaut, wäre vor allem bei schnelleren Bewegungen einfach zu langsam.

Ein antizipatorisches System ist aber nicht nur für die zeitliche Bewegungskontrolle wichtig, sondern auch sinnvoll bei der Einschätzung einer zu erwartenden Muskelkraft, die für bestimmte Aufgaben notwendig ist. Wenn wir beispielsweise ein rohes Ei als solches erkennen und tragen wollen, ist es wichtig, die Faustschlusskraft von vornherein (antizipatorisch) entsprechend in einem „Grobtuning" anzupassen. Ein Feedback kann uns dann informieren, ob nun die Kraft optimal dosiert wurde, also ein „Feintuning" vornehmen.

In der Bewegungstherapie gibt es eine Phase, in der eine durch den Therapeuten extern assistierte Bewegung stattfinden muss, um eine erforderliche Wiederholungszahl zu ermöglichen. Der Patient muss dabei lernen, den Anteil der „externen" (**allochthonen**) Assistenz von der selbstinduzierten (**autochthonen**) Bewegung zu unterscheiden (Cullen 2004). Eine Steigerung von einer „passiven" (geführten) „allochthonen" Bewegung bis zu einer vollständigen „autochthonen", „aktiven" (selbstständigen) Bewegung ist nur dann möglich, wenn der Patient diese Differenzierung spürt (oder auch unterstützend z. B. über ein optisches oder akustisches Biofeedback-System erkennt) und somit der autochthone Anteil für eine definierte Bewegung „Schritt für Schritt" erhöht werden kann. Dieses Prinzip gilt auch für eine Unterstützung durch Elektrostimulation.

Wie in jedem Modell, gibt es auch für das Modell des Reafferenzprinzips Gegenargumente (Olah 2001); neuere Untersuchungen verwenden jedoch dieses Modell weiterhin (Odstrcil 2022; Chagnaud 2012; Straka 2017, 2018). Anstelle des Begriffs

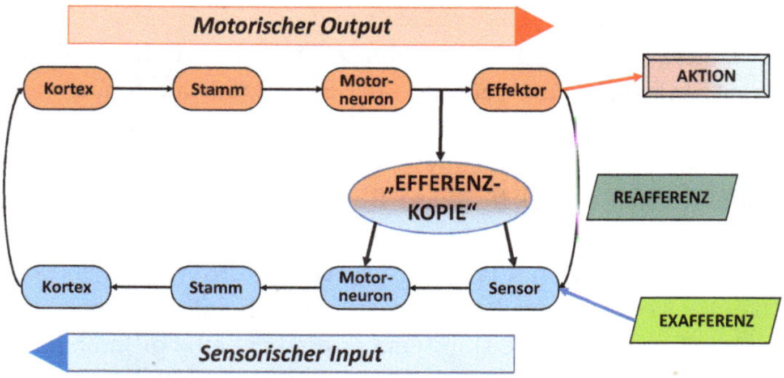

Abb. 1.7 Efferenzkopie. Schema eines sensorisch-motorischen Schaltkreises, der aus einem sensorischen Pfad (blau) und einem motorischen Pfad (rot) besteht. Jeder Pfad umfasst mehrere Ebenen, die die Komplexität der durchgeführten Verarbeitung und die Entfernung von der Peripherie darstellen. Ein Zweig vom motorischen Pfad zum sensorischen Pfad (rot-blau) liefert die Efferenzkopie. (Modifiziert nach Crapse 2008)

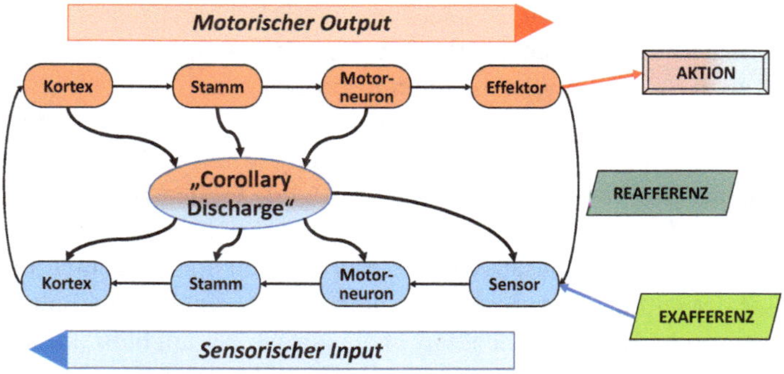

Abb. 1.8 Corollare (begleitende) Entladung. Motorisch-sensorische Signale sind nicht auf exakte Kopien beschränkt, die auf frühe Ebenen des sensorischen Kanals abzielen. Sie können auf fast allen Ebenen des motorischen Pfades entstehen und auf jede Ebene des sensorischen Verarbeitungsstromes abzielen. (Modifiziert nach Crapse 2008)

„Efferenzkopie" wird in diesen Publikationen der Begriff „Corollary Discharge" (CD, Begleit-Entladung) verwendet.

Als **„Reafferenz"** werden „selbsterzeugte" sensorische Informationen bezeichnet (Afferenzen, die durch autochthone, „intrinsische" Bewegungen entstehen) und der Begriff **„Exafferenz"** hingegen wird für Afferenzen verwendet, die von außen wirken (allochthone, „extrinsische" Bewegungen). Diese unterschiedliche Definition desselben Begriffs kann zu Missverständnissen führen.

In der Literatur wird unterschieden zwischen den beiden Begriffen „Efferenzkopie" und „Begleit-Entladung" (CD). Vereinfacht beschrieben finden Efferenzkopien auf einer spinalen Ebene (Abb. 1.7) und Begleit-Entladungen auf einer höheren zentralnervösen Ebene (Abb. 1.8) statt (Crapse 2008).

„Corollary Discharges“ (CDs) werden in dieser Publikation unterteilt in eine niedere und höhere Ordnung. In der **niederen** Ordnung werden Reflexe gehemmt und sensorische Informationen gefiltert, als Beispiele für die Sinneswahrnehmung durch das ZNS. Zur **höheren** Ordnung zählen sowohl das sensorisch-motorische Lernen und Planen als auch das Analysieren der sensorischen Information und ihre Stabilisierung. Ein Beispiel für diese Bewegungskontrolle ist die Regulierung der Sensitivität bei der Wahrnehmung von Position, Bewegungsgeschwindigkeit und -beschleunigung, die durch Propriozeptoren und das Vestibularsystem erfolgt. CD wirkt bei der Kontrolle der Kopfbewegung und bei der Aufrechterhaltung des Gleichgewichts (Balancefähigkeit) mit und ermöglicht eine differentielle Verarbeitung aktiver und passiver Kopfbewegungen durch die Vestibulariskerne – ein weiterer Fall, in dem CD im Dienste der Reflexhemmung wirkt.

Nicht jede sensorische afferente Information ist gleichbedeutend in der Bewegungskontrolle.

In einem kognitiven Feedforward-Modell, in dem auch Erfahrung und Wissen eine Funktion besitzen, wird gezeigt, dass anhand eines solchen Modells neue Einblicke in die Signalverarbeitung für sequentielle Entscheidungsprozesse gewonnen werden können (Subramanian 2019). Diese mathematisch formulierten Modelle dienen u. a. auch für die Entwicklung von Robotern.

Aktuelle Untersuchungen zeigen als Beispiel für einen Beleg für diese Modelle, dass die Funktion des externen Globus pallidum ideal für die Weiterleitung auf- und absteigender Steuersignale innerhalb der Basalganglien ist. Dieser bidirektionale Informationsfluss ermöglicht die Integration reaktiver und proaktiver Kontrollmechanismen bei der Aktionsauswahl. Zusammengenommen deuten diese neuen Erkenntnisse darauf hin, dass dieser Kern ein zentraler Knotenpunkt im Schaltkreis zwischen Hirnrinde, Basalganglien und Thalamus ist, der am bidirektionalen Informationsfluss teilnimmt und vielfältige Kontrollsignale verknüpft, um das Verhalten zu regulieren (Giossi 2024). Auch in Tiermodellen konnte auf zellulärer Ebene nachgewiesen werden, dass sensorische und Erwartungssignale in die motorische kortikale Aktivität eingebettet sind (Holey 2024).

Das Modell der Reafferenz ist auch Basis für Untersuchungen, die einen Zusammenhang zwischen Bewegung und Hören beschreiben (Schneider 2018). In diesem Fall findet ebenfalls eine Modulation sowohl im Bereich der Basalganglien als auch im Bereich verschiedener Hirnrindenabschnitte statt.

Obwohl Hören oft als ein relativ passiver Prozess erachtet wird, modulieren motorische Signale das Hörsystem stark – vom Trommelfell bis zur Hirnrinde. Bewegung erzeugt neben einem visuellen und einem somatosensorischen auch ein akustisches Feedback.

In erster Linie hören wir, wenn wir sprechen. Wir hören aber z. B. auch, ob wir auf einem harten oder weichen Boden gehen oder ob sich unsere Finger auf einem Musikinstrument bewegen. Wenn wir unseren Kopf bewegen (efferente Information), verändern wir die akustische afferente Information und können so auch die Intensität der Hörreaktion dämpfen oder verbessern. Tatsächlich kann die Fähigkeit, akustische Reaktionen auf selbst erzeugte Geräusche zu unterdrücken, eine sensorische Anpassung verhindern, sodass das Hörsystem unmittelbar nach Perioden intensiver Geräuscherzeugung die Empfindlichkeit gegenüber efferenten Geräuschen aufrechterhalten kann (Ozker 2024).

Die motorischen Signale können aber auch neuronale Reaktionen auf vorhersehbare, durch Bewegung erzeugte Geräusche unterdrücken und dadurch die Empfindlichkeit gegenüber Umgebungsgeräuschen während der Bewegung erhöhen.

Motorisch-auditive Interaktionen sind bei vielen Wirbeltierarten allgegenwärtig und stellen offensichtlich einen evolutionären Vorteil teil.

Die zahlreichen Verhaltensweisen, die von motorisch-auditiven Interaktionen begleitet werden, spiegeln wahrscheinlich die starke Kopplung zwischen Bewegung und Klang wider und bieten einen fruchtbaren Boden für die Entdeckung der neuronalen Schaltkreise, die auditiv gesteuerten Verhaltensweisen wie Sprache und Musikalität zugrunde liegen.

Störungen dieses Prinzips der Efferenzkopie (bzw. CD), also der Differenzierungsmöglichkeit zwischen extern (fremd) induzierter und autochthoner Bewegung, werden auch als mögliche Ursache für psychopathologische Störungen wie Schizophrenie beschrieben (Pynn 2013). Bei Schizophrenie, insbesondere mit Wahnvorstellungen und Halluzinationen, konnte diese Funktionsstörung nachgewiesen werden (Shergill 2005; Subramanian 2019). Neuere Publikationen schlagen dieses Modell auch als Grundlage für diagnostische Untersuchungen bei Psychosen vor (Thakkar 2019; Yao 2024).

1.4 Prinzip der Autoregulation

Ein wichtiges Beispiel für die Autoregulation ist die **zerebrale Autoregulation**. Das Ziel ist, die zerebrale Blutversorgung konstant zu halten, auch wenn Blutdruck und Herzfrequenz sich verändern. Störungen dieser Autoregulation entstehen z. B. bei Schlaganfall, Schädel-Hirn-Verletzungen oder auch nach Anästhesie. Die Regulationsprozesse beruhen auf myogenen (glatte Muskulatur), neurogenen (vegetatives Nervensystem) und metabolischen (O_2, CO_2 etc.) Mechanismen. Diese Wechselbeziehung zwischen zerebraler Blutversorgung einerseits und arteriellem Blutdruck andererseits ist ein Beispiel für eine nichtlineare und multivariate Modellentwicklung (Panerai 2008). Neben der körperlichen Aktivität spielt auch noch eine Reihe exogener Faktoren eine Rolle, deren Einfluss auf die klinischen Ergebnisse durch technische Modelle noch nicht vollständig nachvollzogen werden kann (Liu et al. 2020).

Das Verständnis dieser Autoregulation ist bei der Entwicklung und Dosierung von Übungsprogrammen nach Schlaganfall von großer Bedeutung. Die Fragen lauten, wie früh und in welcher Intensität ein Mensch nach Schlaganfall ein Übungsprogramm durchführen kann, welches Verhältnis zwischen Belastung und Regeneration optimal ist, wie sicher die Mobilisation ist, welche Intensität ein aerobes Ausdauertraining haben soll und wann auch wieder Krafttraining zur Verbesserung der Muskelfunktion durchgeführt werden darf und soll. Verschiedene nationale und internationale Richtlinien für die Nachbehandlung nach Schlaganfall durch

Training geben aus gutem Grund keine genauen Angaben dazu an, da die interindividuelle Variabilität zu groß ist.

Ein ähnliches Problem besteht auch bei Patienten im Rahmen eines ME/CFS (Myalgic Encephalomyelitis/Chronic Fatigue Syndrome; Grach 2023; Hodges 2025).

In diesem Zusammenhang ist außerdem auf eine Wechselbeziehung zwischen Herz und Hirn hinzuweisen, die bei diesen Autoregulationsprozessen selbstverständlich eine große Rolle spielt. Übungsprogramme, die zu einem Herzfrequenzanstieg führen, beeinflussen die Hirndurchblutung unterschiedlich, wenn diese Autoregulationsprozesse gestört sind. Dies kann zu sehr unterschiedlichen klinischen Ergebnissen führen. Hypertonie während des Trainings kann dabei genauso schädlich für das Gehirn sein wie Hypotonie nach dem Training (Marzolini et al. 2019).

Es gibt im Bewegungssystem eine Vielzahl an Elementen und Subsystemen, die auf unterschiedliche Art miteinander Informationen austauschen. Falls eine (z. B. hormonelle) Information auf einen Empfänger (Rezeptor) trifft, so löst dies eine Reaktion aus. Als Subroutine können die zellulären Stoffwechselvorgänge z. B. für die Energiebereitstellung gelten. Die Elemente (z. B. Strukturen und Funktionen des Bewegungssystems) verändern sich und adaptieren mit dem Ziel der Leistungsoptimierung.

Nicht nur in der Technik, sondern auch in der Biologie ist es oft nicht zielführend, eine reduktionistische Systemanalyse vorzunehmen, nämlich das Verhalten der einzelnen Elemente jeweils für sich zu analysieren und dann das Verhalten des Gesamtsystems aufgrund des Verhaltens der Einzelelemente bestimmen zu wollen.

Analysen unter Laborbedingungen und daraus entwickelte Modelle müssen unter Alltagsbedingungen nicht notwendigerweise dieselben Resultate erbringen. Modelle zeigen Möglichkeiten auf, sind aber nicht gleichbedeutend mit Ergebnissen unter realen Bedingungen.

1.4.1 Konzept der Anpassung

Eine **Autoregulation** erfolgt durch zwei Prozesse, die eng miteinander verknüpft sind: Adaptation und Regeneration. Dabei ist ein bestimmender Faktor die Ermüdung.

1.4.1.1 Adaptation

Als Adaptation wird eine strukturelle und funktionelle Anpassung von Teilsystemen auf sich verändernde Umgebungsbedingungen bezeichnet, wobei dieser Adaptierung klare (biologische) Grenzen gesetzt sind. Adaptation verändert die Gewichtung von Strukturen und Funktionen im Gesamtsystem, solange es erforderlich ist, Teilsysteme an regelmäßige Reize von relevanter Intensität anzupassen.

Sie kann daher auch als eine der wesentlichsten physiologischen Reaktionen gesehen werden. Die Kapazität der Anpassung an externe Reize wird auch als das charakteristischste Kennzeichen des Lebens beschrieben (Selye 1937). *Hans Selye* (1907–1982), österreichisch-kanadischer Mediziner in Montreal, beschrieb, dass die meisten Erkrankungen „Adaptationserkrankungen“ seien, sowohl in Richtung zu geringer als auch zu überschießender Adaptation (Selye 1946).

Sein Modell des **„General Adaption Syndrom“ (GAS)** beschreibt den Zusammenhang zwischen „Stress“, Ermüdung und Adaptation und wird auch heute noch als ein Basismodell für die Periodisierung des Trainings zur Abstimmung mit der Wettkampfplanung angewandt (Cunanan 2018).

Wenn Bewegung als Veränderung in Form, Raum und Zeit verstanden wird, ist jede Adaptierung per definitionem „Bewegung“. Somit ist auch Wachstum Bewegung, also bewegen sich Pflanzen ebenfalls. Bewegung moduliert aber auch Wachstum, und wechselseitig moduliert Wachstum auch Bewegung, sowohl als Plus- als auch Minusvariante: fazilitierend und inhibierend.

Lebewesen sind **komplexe adaptive Systeme** („Complex Adaptive Systems“, CAS). Nach *John H. Holland* (1929–2015), einem amerikanischen Informatiker und Psychologen in Michigan, sind diese durch vier Punkte definiert (Holland 1992, 2006):

1. **Parallelismus:** Eine Vielzahl an Elementen interagiert, indem sie gleichzeitig Informationen senden und empfangen.
2. **Konditionierte Aktion („If-then“-Struktur):** Falls eine Information vorhanden ist, dann erfolgt eine Aktion.
3. **Modularität:** In einem Element sind „Subroutinen“ als Sequenzen von Regeln kombiniert.
4. **Adaptation und Evolution:** Die Elemente verändern sich im Laufe der Zeit, in der Regel mit dem Ziel der Leistungsverbesserung. Die Regeln dieser Veränderung sind dabei ebenso komplex wie die Information und Zieldefinition über die potentielle Leistungsverbesserung.

Biologische Adaptierungsprozesse werden nicht nur durch Bewegung bzw. Wachstum ausgelöst, sondern auch durch fehlende Bewegung.

Es gibt auch Anpassungsvorgänge unabhängig von Bewegung, z. B. durch chemische Reize ausgelöste Anpassung von enzymatischen Stoffwechselvorgängen (Wolf 1969; Bode et al. 1970). Alle diese Prozesse haben eine große Bedeutung bei der Erforschung von **Immobilisation** und hier vor allem in der Raumfahrt (Hawkey 2003; Williams 2009).

In Tierversuchen konnte die Adaptierung an Immobilisation gezeigt werden, die ja auch in der klinischen Praxis relevant ist. Beispielsweise zeigte eine dreiwöchige Ruhigstellung des Kniegelenks von Ratten morphologische und biomechanische Veränderungen des Gelenks und der betroffenen Muskulatur, die zu Bewegungseinschränkung, reduzierter Muskellänge und vermehrter passiver Muskelsteifigkeit und somit zu einer myogenen Kontraktur führte. Diese Funktionsdefizite konnten durch anschließende Remobilisation wieder rückgängig gemacht werden (Kaneguchi 2020).

Immobilisation aufgrund von Nichtgebrauch der Skelettmuskulatur oder auch nach Rückenmarksverletzungen führt u. a. zu Muskelatrophie mit einer Verminderung der Mitochondrienzahl in der Muskelzelle, was wiederum Energiebereitstellung und Trophik der Muskelfasern beeinflusst (Gorgey 2019). Inwieweit Immobilisation sich auch negativ auf kognitive Fähigkeiten bei Menschen auswirkt, bleibt noch abzuwarten. Tierversuche zeigen aber bereits in diese Richtung, vor allem im Zusammenhang mit Alzheimer Erkrankung (Iki 2024).

Umgekehrt zeigt jedenfalls eine finnische Untersuchung, dass ein höherer Gard an Ausdauerfähigkeit im Kindes- und Erwachsenenalter im späteren Erwachsenenalter mit einer besseren mentalen Gesundheit verbunden ist (Haapala 2024) und zudem positiv mit der kognitiven Leistung und der regionalen Dicke der Hirnrinde korreliert (Tarumi 2022).

Es kann daher davon ausgegangen werden, dass sowohl Bewegung als auch Immobilisation Adaptationsvorgänge des gesamten Bewegungssystems auslösen können.

Spezifität von durch Bewegung ausgelöster Adaptierung

Im Folgenden soll an einigen wenigen Beispielen dargestellt werden, dass unterschiedliche Bewegungs- bzw. Belastungsformen unterschiedliche Adaptierungsprozesse auslösen. Für alle Teilgebiete besteht eine sehr umfangreiche Literatur, die Teil der Trainingswissenschaften ist und dort abgehandelt wird:

- **Informationsadaptation – Adaptation an Koordinationstraining:** Adaptation kommt in allen sensorischen Systemen vor (Wark et al. 2007). Es wird postuliert, dass diese Anpassung neuronalen Systemen helfen soll, Stimuli, die zeitlich variieren, besser entschlüsseln und bewerten zu können. Das sensorische System kann daher keinesfalls als ein nur auf Feedback- oder Feedforward-Mechanismen basierendes System betrachtet werden. Vielmehr sollten die Vielfalt der Information aus der Umgebung und die Plastizität der Informationsverarbeitung auf mehreren Ebenen des Nervensystems und somit die Codierung der sensorischen Information bei biologischen Modellen berücksichtigt werden.
  Die sensorische Adaptation auf natürliche Reize findet nicht nur über verschiedene Amplituden, sondern auch über sehr unterschiedliche Zeitskalen (von Millisekunden bis Minuten) statt (Latimer 2019; Conti und Mora 2022).
- **Metabolische (energetische) Adaptation – Adaptation an Ausdauertraining:** Traditionell gilt bei untrainierten Personen die maximale Sauerstoffaufnahme (VO_2max) als aussagekräftiger Parameter für die Beurteilung der Leistungsfähigkeit im Ausdauerbereich (Shephard et al. 1968; Paavolainen 1999). Die Ökonomie der Bewegung und die maximale Geschwindigkeit von Bewegungen erklären jedoch die Leistung trainierter Ausdauersportler deutlich besser als die Sauerstoffaufnahme, da sich bei jahrelanger Trainingsdauer eine Plateaubildung der VO_2max einstellt. So können Läufer mit gleicher VO_2max aufgrund der unterschiedlichen Laufökonomie (Lauftechnik) sehr unterschiedliche Laufleistungen (Laufzeiten für definierte Strecken) erbringen (Conley 1980; Paavolainen 1999). Dies ist ein biologisches Beispiel für die Äquifinalität eines Systems (Watzlawick et al. 2017).
  Eine Untersuchung, bei der eine Gruppe junger Langstreckenläufer 20 % ihres normalen Ausdauertrainings durch Krafttraining mit niedrigen Belastungen und

schnellen Bewegungsgeschwindigkeiten ersetzten, zeigte u. a. eine signifikante Verbesserung der maximalen isometrischen Kraftentwicklung (nach 50 ms), der maximalen Laufgeschwindigkeit (über 30 m) und der VO_2max bei schnellen Laufgeschwindigkeiten (14 km/h) im Vergleich zu einer Gruppe mit normalem Ausdauertraining.
Die VO_2max blieb bei beiden Gruppen gleich. Es wird davon ausgegangen, dass die neuralen Adaptierungen durch das Krafttraining die Laufgeschwindigkeit verbessern können, ohne die Ausdauerleistungsfähigkeit zu beeinträchtigen (Mikkola 2007). Die verbesserte Ausdauerleistung nach einem kombinierten Training von Ausdauer und Kraft wurde auch in einem Review bestätigt (Trowell 2020). Dieses Ergebnis ist nicht unerwartet, da Ausdauersportarten nicht ausschließlich durch eine gleichförmige Belastung langer Dauer charakterisiert sind, sondern auch Situationen beinhalten, die beschleunigte Bewegungen erfordern, die auf anaerobe Energiequellen zurückgreifen und einer guten neuromuskulären Kontrolle bedürfen. Letztlich ist auch bei jeder Ausdauerbelastung (mit Ausnahme von Radfahren mit optimaler Trettechnik) ein relativ hoher Anteil an exzentrischer Muskelaktivität dabei, der ja bekanntlich nicht mit der VO_2max bestimmt werden kann, sondern vielmehr eine Frage der Koordination ist.
Verschiedenen Formen des Ausdauertrainings zeigen neben den metabolischen Veränderungen auch einen wesentlichen Einfluss auf kognitive Fähigkeiten, so z. B. „High-Intensity Interval Training“ (HIIT) oder Ergometertraining (Garrett 2024), wodurch die Koordinationsfähigkeit moduliert wird.

- **Strukturelle Adaptation – Adaptation an Krafttraining (Hypertrophie):** Die Fähigkeit der Muskulatur, Kraft zu entwickeln und Arbeit zu leisten, ist vom Metabolismus der Muskelfasern abhängig, wobei ein empfindliches Gleichgewicht zwischen dem Aufbau von neuen und dem Abbau von vorhandenen kontraktilen Proteinen besteht. Beide Prozesse benötigen Energie in Form von Adenosintriphosphat (ATP), dessen Verfügbarkeit wesentlich von der Muskelkontraktion bestimmt wird. Zelluläres Wachstum (Hypertrophie) und Proteolyse (Atrophie) sind zwei komplementär wirkende, komplexe Prozesse, die durch mechanischen Stress (Spannung), Bewegung, Verfügbarkeit von Nährstoffen und Wachstumsfaktoren beeinflusst werden (Sandri 2008).
  Um eine Hypertrophie zu bewirken, ist eine mechanische Belastung erforderlich. Mechanosensoren im Sarkolemm lösen eine Mechanotransduktion aus, also eine Umwandlung von mechanischer Spannung in chemische Signale, die intrazelluläre katabole und anabole Prozesse verursachen (Zou et al. 2011; Olsen et al. 2019; Bersiner et al. 2023).
  Die Formel, dass Krafttraining mit hohem Widerstand und langsamen Bewegungsgeschwindigkeiten eher zu Hypertrophieadaptationen führt und eine höhere Aktivierung des Pools an motorischen Einheiten bewirkt (Schoenfeld 2014), wurde von derselben Arbeitsgruppe relativiert. Sie fanden bei einer rezenten Untersuchung gleiche Verbesserungen der isometrischen Muskelkraft und Muskelmasse der Wadenmuskulatur bei Krafttraining mit hohem Widerstand (6–10 Wiederholungen) und bei niedrigerem Widerstand (max. 20–30 Wiederholungen; Schoenfeld 2020).

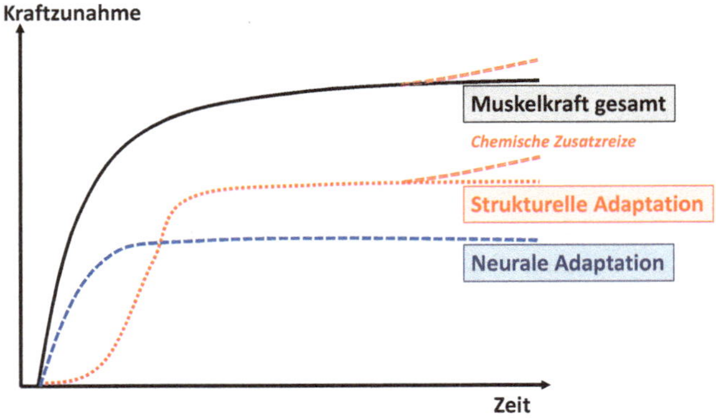

Abb. 1.9 Schematischer Verlauf eines Krafttrainings – neurale und strukturelle Adaptionsprozesse. In einer ersten Phase bestimmt die neurale Adaptation den Zuwachs. Je höher die Funktionsfähigkeit ist, desto geringer fällt der Zuwachs aus, während gleichzeitig der Trainingsaufwand steigt. Ein weiterer Kraftzuwachs über die persönlichen (endogenen) Grenzen hinaus ist nur mithilfe von zusätzlichen chemischen Maßnahmen möglich. (Modifiziert nach Sale 1988)

Führt nun Krafttraining mit geringerer Belastung zu gleichen Effekten wie Training mit höherer Belastung und weniger Wiederholungen, und ist dies abhängig von der Muskelfaserzusammensetzung? Zukünftige Untersuchungen werden zu diesem Thema zu beachten sein.
Die Ziele des Krafttrainings bestehen neben der Auslösung einer Hypertrophie der Muskelfasern auch in einer Verbesserung der funktionellen neuromuskulären Prozesse.

- **Neurale (funktionelle) Adaptation:** Neben der muskulären Adaptation an Krafttraining bestimmt die neurale Adaptation die Leistungsfähigkeit bei willkürlichen Aktivitäten (Abb. 1.9). Diese neuralen Veränderungen führen zu einer verbesserten Koordination der an der Bewegung beteiligten Muskelgruppen und erlauben somit nicht nur eine höhere Nettomaximalkraft, sondern auch eine schnellere Kraftentwicklung und ein längeres Andauern der Maximalkraft (Sale 1988).

In einer Untersuchung wurde gezeigt, dass diese Adaptationsprozesse in erster Linie im Bereich spinaler neuraler Verschaltungen erfolgen, jedoch die Organisation im Bereich des motorischen Kortex nicht wesentlich durch Krafttraining beeinflusst wird (Carroll 2002). Diese Ansicht wurde jedoch in einer weiteren Untersuchung bezweifelt, da bei submaximalen Willkürbewegungen eine Verbesserung der neuronalen Ökonomie nach dreiwöchigem Krafttraining elektrophysiologisch festgestellt werden konnte (Falvo 2010). Spezifische, sog. explosionsartige Krafttrainingsformen (geringe Belastung und hohe Bewegungsgeschwindigkeit) führen zu neuralen Adaptierungen (erhöhte Anzahl an neuraler Aktivierung der motorischen Einheiten; Häkkinen 1994; Häkkinen et al. 1989).

Krafttraining hat aber auch einen positiven Effekt auf kardiovaskuläre Parameter wie Pulsfrequenz, kardiale Auswurfleistung oder peripheren Gesamtwiderstand, wodurch das Risiko von Herz-Kreislauf-Erkrankungen vermindert werden kann (Marshall 2020).

Eine rezente beachtenswerte Publikation zu den Effekten eines Krafttrainings („Resistance Exercise", RE) fasst u. a. folgende Punkte zusammen (Bersiner et al. 2023):

- RE ist ein hochwirksamer Reiz, der weit über das Muskelwachstum hinaus Auswirkungen auf das Skelettmuskelgewebe hat.
- RE moduliert die extrazelluläre Matrix und das Zytoskelett des Sarkomers, um sich an mechanische Belastungen anzupassen.
- RE moduliert den Satellitenzellpool, um langfristiges Wachstum und Reparaturpotential aufrechtzuerhalten.
- RE moduliert die Fasertypzusammensetzung, die mitochondriale Funktion und die Kapillarisierung, um die Stoffwechselkapazität bei wiederkehrender Stimulation anzupassen.

In dieser Zusammenfassung wird aber auch aufgezeigt, dass Krafttraining zu einer strukturellen Störung führen kann, die wiederum zu einer neuen Homöostase führt:

- RE kann Muskelschäden verursachen, die mit dem verzögerten Einsetzen von Muskelkater („Delayed Onset of Muscle Soreness", DOMS) verbunden sind.
- DOMS ist mit einer koordinierten Immunreaktion verbunden, die eine zytokinvermittelte Aktivierung von Makrophagen und Satellitenzellen induziert, um die Muskelreparatur einzuleiten.
- Wiederholtes RE hilft den Skelettmuskeln, sich an den auferlegten mechanischen Stress anzupassen, und reduziert die DOMS-Symptome.
- Bestimmte Proteine, wie Chaperone und Xin-Repeat-Bindungsproteine (XIRPs), lagern sich an Schadensstellen an und initiieren Mechanismen zur Aufrechterhaltung und Wiederherstellung der Homöostase des Skelettmuskelgewebes.

In einer anderen Publikation wird darauf hingewiesen, dass neben den äußeren Einflüssen durch Krafttraining (RE) oder Nahrungszufuhr auch interne Variablen (Mechanotransduktion, Ribosomen, Genexpression oder Satellitenzellaktivität) eine wichtige Rolle spielen (Lim 2022).

Strukturelle Adaptationsprozesse der Muskulatur führen auch zu Adaptationsprozessen in der Endokrinologie. So kommt es nach Krafttraining u. a. zu einer Verbesserung der glykolytischen Kapazität (Insulinsensitivität) und somit zu einem verbesserten metabolischen Status bei Patienten mit Diabetes mellitus Typ 2 (LeBrasseur 2011). Krafttraining triggert auch die Freisetzung verschiedenster Zytokine (z. B. Tumornekrosefaktor-alpha (TNF-α)) oder verschiedene Interleukine, die wiederum auf den Zellstoffwechsel wirken und auch eine große Rolle bei Alterungsprozessen spielen (Lim 2022).

Auf alle Details kann wegen der Fülle von Publikationen hier nicht eingegangen werden. Zusammengefasst werden diese Empfehlungen für ein Krafttraining in den

„Guidelines der WHO 2020“ nicht nur für gesunde Personen zur Primärprävention, sondern auch im Rahmen der Sekundär- und Tertiärprävention (Bull et al. 2020).

In jedem Fall zeigen diese Ergebnisse, wie komplex diese Autoregulationsprozesse sind und diese Prozesse auch auf die verschiedensten physiologischen Systeme einwirken.

1.4.1.2 Regeneration

Regeneration umfasst Erholung und die Fähigkeit, Strukturen nach einer vorausgehenden Belastung mit unterschiedlichen Zeitkonstanten zu erneuern und defekte Strukturen wiederherzustellen (Ammer et al. 2021). Sie ist neben strukturellen Prozessen auch für metabolische Prozesse (z. B. ATP-Resynthese) und Informationsprozesse (z. B. Wiederherstellung von synaptischer Reagibilität oder auch bei elektrolytischen Membranprozessen) essentiell.

Regeneration führt zu einer Wiederherstellung der Gewichtung von Strukturen und Funktionen im gesamten Bewegungssystem nach Reizexposition. Unter der Voraussetzung eines ausreichenden Substratangebots wird das strukturelle und funktionelle Gleichgewicht, das vor der Reizexposition bestand, wiederhergestellt.

Regeneration beinhaltet auch das Potential, strukturelle Defekte zu reparieren, wobei Krafttraining und Ausdauertraining unterschiedliche Auswirkungen auf die Regeneration im Sinne der Wiederherstellung von Strukturen haben. So konnte in einem Tierversuch gezeigt werden, dass durch moderates Ausdauertraining die Regeneration des gezielt verletzten N. ischiadicus beschleunigt, durch Krafttraining oder durch eine Kombination beider Belastungsformen hingegen verzögert wurde (Ilha 2008). Dabei ist zu beachten, dass die Regeneration der Nerven bei Ratten auch ohne Intervention (autoregulatorisch) stattfindet.

Ein vermehrtes Verständnis einer Förderung der Regeneration bei älteren Menschen durch Bewegung ist auch von den gegenwärtigen und zukünftigen laufenden Untersuchungen zur Regeneration muskulärer Stammzellen zu erwarten, die auf molekularer Ebene erfolgen (Larrick 2020), sowie von Einsichten in die Funktion der muskulären Satellitenzellen (Chen 2020).

Nach Bewegung wurden Regenerationsprozesse auch außerhalb des neuromuskulären Systems beobachtet. Sowohl bei gesunden Personen als auch bei älteren Menschen mit stabiler chronischer Herzinsuffizienz kam es nach einem vierwöchigen Ausdauertraining mit 60–70 % VO_2max zu einer Zunahme der Zahl und Funktion von zirkulierenden endothelialen Progenitorzellen und somit zu einer Verbesserung der Regenerationsfähigkeit des Gefäßendothels. Diese Befunde wurden als eine mögliche Komponente interpretiert, wie Bewegung zur Risikominimierung für kardiovaskuläre Erkrankungen beiträgt (Sandri 2016).

Zur Förderung der Funktionsfähigkeit ist die Dosierung der Belastung von Bewegung durch die Periodisierung der Trainingsreize in den verschiedenen Zyklen (Makro-, Meso- und Mikrozyklus) genauso wichtig wie die Dosierung zur Regeneration.

1.4.1.3 Ermüdung (Fatigue)

Im Rahmen der Regeneration ist ein Status besonders hervorzuheben: die **Ermüdung** (Fatigue). Versucht man, eine Definition dieses Begriffs zu finden, der im Alltag so selbstverständlich erscheint, zeigt sich eine große Vielfalt an möglichen Ursachen und möglichen „Lokalisationen" für eine Ermüdung.

Eine der ersten Publikationen erfolgte durch *Angelo Mosso* (1846–1910), einen italienischen Physiologen aus Turin. 1891 publizierte er *La fatica*, das auch ins Deutsche (*Die Ermüdung*) übersetzt wurde (Mosso 1892).

Interessant ist, dass er bereits zwischen **Ermüdung** und **Erschöpfung** unterscheidet und verschiedene Ursachen der Ermüdung (zentral und peripher) lokalisiert. Diese Dichotomie (Zweiteilung) in zentral und peripher hält bis in die heutige Zeit über weite Bereiche der wissenschaftlichen Literatur an (Tornero-Aguilera 2022).

Merton definiert eine Ermüdung als peripher, wenn durch eine elektrische Stimulation eine nachlassende Kraft nicht mehr erhöht werden kann und keine Erholung von der Müdigkeit nicht eintritt, wenn die Durchblutung des Muskels unterbrochen wird (Merton 1954).

Unabhängig von der Durchblutung der Muskulatur konnte eine „zentrale Ermüdung" dokumentiert werden, wenn zwischen Einheiten mit anstrengender lokaler zyklischer Muskelarbeit Pausen von 2 min gemacht wurden. Dabei war der Erholungseffekt höher, wenn während der Pause geistige Aktivität oder auch muskuläre Aktivität anderer Muskelgruppen, also eine sog. Ablenkungsaktivität („diverting activity") durchgeführt wurde, als wenn nur eine passive Pause gemacht wurde. Dieser Effekt trat auch bei externer Störung der Muskeldurchblutung durch Manschetten auf (Asmussen 1978). Diese Erholung nach lokaler Muskelermüdung durch einen zentralnervösen Faktor wurde als **Setchenov-Phänomen** beschrieben (Setchenov 1935).

1981 wurde im Rahmen eines Ciba Foundation Symposium über die physiologischen Mechanismen der menschlichen Ermüdung diskutiert (Porter und Whelan 1981). Dabei wurde eine Definition für „Ermüdung" vorgeschlagen: *„Misslingen, eine erforderliche oder erwartete Kraft aufrechtzuerhalten"* (*„Failure to maintain the required or expected force"*; Edwards 1981).

In dieser Publikation werden auch andere Definitionen erwähnt:

- Beeinträchtigte geistige Leistungsfähigkeit
- Beeinträchtigte motorische Leistung
- Erhöhte EMG-Aktivität bei gegebener Leistung
- Verschiebung des medianen EMG-Leistungsspektrums hin zu niedrigen Frequenzen
- Beeinträchtigte Krafterzeugung

Gandevia definiert folgende Schlüsselwörter in Bezug auf die Ermüdung, die auf einen Einfluss von Ermüdung auf das gesamte Bewegungssystem hinweisen (Gandevia 2001):

- **Muskuläre Ermüdung:** Jede durch körperliche Betätigung verursachte Verringerung der Fähigkeit eines Muskels, Kraft oder Arbeit zu erzeugen; es hat periphere und zentrale Ursachen.
- **Periphere Ermüdung:** Ermüdung durch Veränderungen an oder distal der neuromuskulären Verbindung.
- **Supraspinale Müdigkeit:** Ermüdung, die dadurch entsteht, dass es nicht gelingt, Leistung aus dem motorischen Kortex zu erzeugen; eine Untergruppe der zentralen Müdigkeit.
- **Aufgabenspezifische Störung:** Beendigung einer Trainingseinheit. Dies kann von peripherer Müdigkeit, zentraler Müdigkeit oder beidem begleitet sein.

Es wäre daher eigentlich physiologisch exakter, von einer **neuromuskulären Ermüdung** zu sprechen (Place 2020). Dies drückt sich auch im Titel des Buches *Fatigue: Neural and Muscular Mechanisms* aus, in dem weitere umfassende und detailliertere Inhalte zum Thema ausführlich beschrieben werden (Gandevia et al. 1995).

Eine weitere Taxonomie weist ebenfalls auf eine gesamtsystemische Wirkung der Ermüdung hin (Enoka 2016):

- Ermüdbarkeit der Leistungsfähigkeit: Reduktion eines objektiven Leistungsparameter über einen bestimmten Zeitraums
  - Kontraktile Funktionen
  - Muskelaktivierung
- Wahrgenommene Ermüdbarkeit: Veränderungen der subjektiven Empfindungen
  - Psychologischer Status
  - Physische Homöostase

Aus diesen unterschiedlichen Beschreibungen für einen im Alltag so selbstverständlich verwendeten Begriff ergeben sich auch unterschiedliche Maßnahmen für die Regeneration.

Die Mechanismen der Autoregulation (Adaptation und Regeneration) finden zeitlich verzögert statt, also jeweils nach der eigentlichen Reizsetzung in der „Ruhephase“. Das weist deutlich darauf hin, dass es sich hier um eine Regelkreisfunktion handelt.

Wenn diese zeitlichen Dimensionen dieser Regelkreise nicht eingehalten werden, führt dies zu einem erhöhten Verletzungsrisiko, also zu einem funktionellen und, damit verbunden, auch zu einem strukturellen Risiko. Muskuläre Müdigkeit kann eines der Zeichen sein, dass diese Regelprozesse gestört sind, wobei der Zusammenhang zwischen Müdigkeit und Verletzungsrisiko sehr vielschichtig ist (Dugan 2000).

Wird die Schlafdauer längerfristig unter 8 h gesenkt oder werden die Trainingszeiten sehr früh am Morgen angesetzt, wodurch sich die Schlafdauer verkürzt, so erhöht sich das Verletzungsrisiko (Fox 2020).

Neben ausreichendem Schlaf besteht eine weitere Möglichkeit, Ermüdungserscheinungen zu minimieren, auch in einer zwischenzeitlichen Ruhephase („napping“). Wichtig ist jedenfalls, die individuelle Schlafhygiene zu beachten (Sargent 2014; Costa 2019).

Alle diese Autoregulationsprozesse finden also sowohl auf der Mikro-, Meso- und Makroebene statt.

Der an dieser Stelle beschriebene Status von „Ermüdung“ ist deutlich zu unterschieden von der als „chronische Ermüdung“ beschriebenen Erkrankung „Chronic Fatigue Syndrome“ (CFS) oder „Myalgic Encephalomyelitis“ (ME) zu unterscheiden, die gekennzeichnet ist durch anhaltende Erschöpfung nach körperlicher Anstrengung und erhebliche Symptome im Zusammenhang mit kognitiven, immunologischen und autonomen Funktionsstörungen. Dafür gibt es Hinweise, dass Bewegungstherapie einen positiven Effekt auf die Symptomatik hat (Larun 2024).

1.4.2 Konzepte für geschlossene Systeme

1.4.2.1 Autopoiese

„Lebende Systeme sind autopoietische Systeme.“ (Varela et al. 1981)

Autopoiese (Autopoiesis; altgr. „αὐτός, autos“ = selbst, „ποιεῖν, poiein“ = schaffen, bauen) kann als ein Prozess der Selbstschaffung und Selbsterhaltung bezeichnet werden. Somit bietet es eine Möglichkeit, das Organisationsmerkmal von Lebewesen oder lebenden Systemen mit den Mitteln der Systemtheorie zu definieren. Die Interaktionen eines Systems erzeugen die Bestandteile der Interaktion selbst mit. Dies wird als Basis für eine evolutionäre Entwicklung gesehen.

In Bezug auf die menschliche Erkenntnis bedeutet dies, dass die Umwelt mit dem kognitiven System in einer permanenten Wechselbeziehung steht und beide sich wechselseitig beeinflussen und sich „emergent“ bedingen und reproduzieren.

Francisco Javier Varela García (1946–2001), chilenischer Neurowissenschaftler in Santiago, Denver und Frankfurt, definiert einen 6-Punkte-Schlüssel für die Definition eines autopoietischen Systems:

1. Bestimmung, ob eine Einheit erkennbare Grenzen hat.
2. Bestimmung, ob eine Einheit aus Komponenten besteht, also eine konstitutive Einheit ist.
3. Bestimmung, ob eine Einheit ein mechanistisches System ist, d. h., ob die Komponenten in der Lage sind, bestimmte Beziehungen zu erfüllen, die in der Einheit die Interaktionen und Transformationen dieser Komponenten bestimmen. Diese Relationen bestimmen die Eigenschaften des Systems.
4. Bestimmung, ob die Komponenten die Grenzen der Einheit durch bevorzugte Nachbarschaftsbeziehungen und Interaktionen untereinander bilden.
5. Bestimmung, ob die Grenzen der Einheit durch die Interaktionen (Transformationen zuvor erzeugter Komponenten oder durch Transformationen und/oder Kopplung von Nichtkomponentenelementen) der Komponenten der Einheit erzeugt werden.

6. Wenn alle anderen Komponenten der Einheit ebenfalls durch die Interaktionen ihrer Komponenten wie unter Punkt 5 erzeugt werden (operative Geschlossenheit).

Wenn es Komponenten der Einheit gibt, die nicht an der Produktion anderer Komponenten beteiligt sind, dann haben wir keine autopoietische Einheit, sondern ein **allopoietisches** System. Autopoietische Systeme werden auch als „emergent" – also aus sich selbst entstehend – bezeichnet. **Emergenz** bezeichnet in Philosophie und Psychologie das Phänomen, dass sich bestimmte Eigenschaften eines Ganzen (Systemeigenschaften) nicht aus seinen Teilen erklären lassen und aus dem Zusammenspiel seiner Elemente die Möglichkeit besteht, etwas Neues entstehen zu lassen.

Ein populärer verkürzter Ausdruck dafür ist *„Das Ganze ist mehr als die Summe seiner Teile*" und geht zurück auf ein Zitat von *Aristoteles* (384–322 v. Chr.):

> *„Das, was aus Bestandteilen so zusammengesetzt ist, dass es ein einheitliches Ganzes bildet – nicht nach Art eines Haufens, sondern wie eine Silbe –, das ist offenbar mehr als bloß die Summe seiner Bestandteile. Eine Silbe ist nicht die Summe ihrer Laute: ‚ba' ist nicht dasselbe wie ‚b' plus ‚a', und Fleisch ist nicht dasselbe wie Feuer plus Erde."* (Aristoteles 2006)

Philip Warren Anderson (1923–2020), amerikanischer theoretischer Physiker, der 1977 den Nobelpreis erhielt, schreibt in seinem Artikel „More is different", dass ein einzelnes Atom andere Eigenschaften zeigt als ein Molekül und ein Molekül andere Eigenschaften hervorbringt als ein ganzer Körper:

> *„Wie sich herausstellt, lässt sich das Verhalten großer und komplexer Ansammlungen elementarer Teilchen nicht durch eine einfache Extrapolation der Eigenschaften einiger weniger Teilchen verstehen. Stattdessen treten auf jeder Komplexitätsebene völlig neue Eigenschaften auf, und das Verständnis dieser neuen Verhaltensweisen erfordert Forschung, die meiner Ansicht nach ebenso grundlegend ist wie jede andere."* (Anderson 1972)

Ein häufig verwendetes Beispiel stammt aus der Neurologie: Das Gehirn besteht aus sehr vielen, oberflächlich gesehen ähnlichen Elementen, den Nervenzellen, und weiteren Zellen, deren Funktionen teilweise noch erforscht werden (siehe Abschn. 1.5.4). Aus dem Zusammenspiel dieser Bausteine emergieren Aktivitätsmuster, welche die eigentliche Gehirntätigkeit ausmachen.

Wenn Subsysteme mit anderen Systemelementen in Wechselbeziehung treten, können sich in diesem System Eigenschaften entwickeln, die nicht vorhersehbar sind. So ist ein Wort mehr als nur die Summe seiner Silben oder ein Gedanke mehr als die Summe von neuronalen Aktivitäten – sie sind daher **emergent**.

Die Elemente der Mikroebene haben im Vergleich zu Systemen auf der Makroebene unterschiedliche Eigenschaften, die durch die Wechselwirkung der Elemente der Mikroebene entstehen (emergieren). Ein monosegmentaler Reflexbogen hat andere Kennzeichen als ein polysynaptischer, polysegmentaler oder bedingter Reflex.

Thure von Uexküll (1908–2004), deutscher Mediziner und Mitbegründer der psychosomatischen Medizin und der Biosemiotik in Gießen und Ulm, erweiterte einen

„**Funktionskreis**" zu einem „**Situationskreis**", in dem auch eine verbale Kommunikation mit der Umwelt einbezogen wird, die sodann zu einer Veränderung der inneren Reaktionsbereitschaft führt.

Die Zwischenschaltung der „**Vorstellung**" – als Probehandlung vor der eigentlichen efferenten Aktivität eines sensomotorischen Systems – unterscheidet einen Funktionskreis von einem Situationskreis (Uexküll und Wesiak 1996).

Die **autopoietische Organisation** wird von Varela definiert als Einheit durch ein Netzwerk von Produktionen von Komponenten, die

- rekursiv am selben Netzwerk von Produktionen von Komponenten teilnehmen, das diese Komponenten produziert hat,
- das Netzwerk von Produktionen als Einheit in dem Raum realisieren, in dem die Komponenten existieren.

Aufgrund ihrer Organisation funktionieren autopoietische Systeme als homöostatische Systeme, deren eigene Organisation die entscheidende Grundvariable ist, die sie aktiv konstant halten. Es ist daher ein **selbstreferentielles** System, bei dem eine Komplementarität von zeitlichen und nichtzeitlichen Phänomenen besteht. Diese Dichotomie zwischen Struktur und Organisation bildet die Einheit lebender Systeme.

> *„Ein autopoietisches System – die minimale lebende Organisation – ist eines, das kontinuierlich die Komponenten produziert, die es spezifizieren, und es (das System) gleichzeitig als konkrete Einheit in Raum und Zeit verwirklicht, die das Netzwerk der Produktion von Komponenten ermöglicht."* (Varela et al. 1981)

Für *Humberto Maturana* (1928–2021), einen einflussreichen chilenischen Neurobiologen, Biokybernetiker und Konstruktivisten in Santiago, ist das Nervensystem (NS) ein geschlossenes System, da die Umgebung (wo der Beobachter steht) nur als dazwischenliegendes Element fungiert, durch das die Effektor- und sensorischen Neurone interagieren und die Geschlossenheit des Systems vervollständigen.

In einem geschlossenen System existieren „Innen" und „Außen" nur für den Beobachter, der es betrachtet, nicht für das System selbst (Maturana 1980, 1981, 2021). Das NS bestimmt, welche Veränderung des Milieus eine Pertubation darstellt und welche Veränderungen diese im Organismus auslösen.

Maturana beschreibt einen Beobachter, der erklärt und sich dabei sowohl selbst erklärt als auch den Prozess des Beobachtens: *„Der Mensch kann erkennen, dass er erkennt*" (Maturana 2021).

> *„Der Beobachter ist ein lebendes System, und jede Erklärung der Kognition als ein biologisches Phänomen muss eine Erklärung des Beobachters, und seiner dabei spielende Rolle, beinhalten."*
>
> *„Wir erzeugen daher buchstäblich die Welt, in der wir leben, indem wir sie leben".* (Maturana 2021)

Es bestehen also zwei Systeme: das **System-Lebewesen** und das **System-Milieu**, die in Interaktion stehen.

Störungen (Veränderungen) des Milieus determinieren jedoch nicht, was im Lebewesen geschieht. Die Struktur (Physiologie) des Lebewesens determiniert, zu welchem Wandel es infolge der Perturbation des Milieus in ihm selbst kommt. Vice versa sind es die Naturgesetze, die bestimmen, wie die Natur auf Störungen (Veränderungen) durch den Menschen reagiert.

Es besteht somit eine strukturelle Koppelung, indem Pertubationen wechselseitige Veränderungen auslösen – jeweils unter Aufrechterhaltung der Autopoiesie. Mit der Autopoiese unverträgliche Interaktionen sind destruktiv.

Die **Evolution** bedeutet: Erhaltung der Autopoiese und Anpassung in einem Prozess, in dem Umwelt und Organismus in dauernder Strukturkoppelung sind (Maturana und Varela 2021, S. 127).

Eine reine Aufzählung der Eigenschaften der einzelnen Systemelemente ermöglicht keine Aussage zum Verständnis der Organisation eines lebenden Systems.

Lebende Systeme haben einen

- exergonischen Stoffwechsel,
- Wachstum und
- interne molekulare Replikation.

Das NS, als plastisches Netzwerk interagierender Neurone, ist nach Maturana und Varela Teil der autopoietischen Organisation eines Organismus, in dem eine Strukturveränderung auf molekularer Ebene im Bereich der Synapsen stattfindet. Es erweitert zwar den kognitiven Bereich des lebenden Systems, erzeugt jedoch keine Kognition aus sich selbst heraus.

Als Teil dieses Systems ist auch jedes einzelne Neuron ein „lebendes System", das aus drei Elementen besteht:

1. Zellkörper
2. Kollektoreinheit (Dendriten)
3. Verteilereinheit/Effektoreinheit (Axon)

Der Organismus endet an der Grenze seiner selbstreferentiellen Organisation. Dort befinden sich Sensoren und Effektoren:

- **Sensoren:** Sie ermöglichen es dem Organismus, im Bereich der Relationen zu interagieren.
- **Effektoren:** Sie ermöglichen es dem Nervensystem, die Lage des Organismus in diesem Bereich zu modifizieren.

Eine Aktivität der Effektoren führt zu einer Veränderung im Aktivitätszustand der Rezeptorenoberfläche: ein Grundelement des senso-kognito-motorischen Modells.

Das NS hat eine architektonische (anatomische) Organisation, wodurch Interaktionen immer zu Aktivitäten innerhalb eines Zellverbands des NS führen, jedoch ist eine Zuordnung einer bestimmten Interaktion mit einer bestimmten Zelle nicht möglich.

Die Aktivität der Effektoren ist abhängig von

- der zeitlichen Verteilung von Impulsfolgen in der axonalen Membran und
- nichtsynaptischen Einflüssen in Form von lokalen Ionen- und Wasserbewegungen, verursacht durch elektrische Aktivität benachbarter Elemente (inkl. Gliazellen und Neuropil; Maturana 2021).

Die Bedeutung von diversen Gliazellen – bereits 1893 beschrieben – wird in der aktuellen Literatur seit 1962 immer häufiger behandelt (Andriezen 1893; Maynard 1962; Iwata 2024). Insgesamt wird das Konzept der Autopoiese transdisziplinär breit diskutiert und ist für die Entwicklung bei sog. künstlichen Intelligenzsystemen eine wichtige Diskussionsgrundlage (Razeto-Barry 2012; Bianchini 2023). Der Begriff wird darüber hinaus u. a. auch in der Soziologie oder bei der Diskussion von Wirtschafts- und Sozialsystemen verwendet (Luhmann 1998; 2008).

Wenn wir unsere Umwelt (System-Milieu) verstehen wollen, müssen wir verstehen, dass sich diese in unserem Gehirn „spiegelt“ und nicht notwendigerweise so ist, wie wir sie wahrnehmen. Das gilt aber auch für das Gehirn selbst. Als Beobachter der Hirnfunktion spiegelt sich ein Modell davon im Gehirn des Beobachters. Somit entsteht im Beobachter eine beobachtete Welt, die nicht zwangsläufig den Anspruch auf etwas wie „Realität“ haben kann, sondern nur eine mehr oder weniger große „Plausibilität“ besitzt.

Ein **Diagnostiker** beobachtet einen Patienten und macht sich daher „nur“ ein Bild von einem Patienten. Dieses Bild kann durch rein physiologische sensorische Informationen (visuell, akustisch, mechanisch, thermisch) durch Beobachten, Zuhören und – nicht zuletzt – durch Begreifen gebildet und kann darüber hinaus durch technische Hilfsmittel entstandene Informationen vielleicht noch detaillierter und differenzierender gezeichnet werden. Das Resultat ist aber immer „nur“ ein Bild, das sich ein Diagnostiker macht, auch wenn dieses Bild laufend evaluiert wird. Wird ein durch dieses Bild gestecktes Ziel durch therapeutische Interventionen erreicht, dann bestätigt sich das Bild.

Medizinische „Bilder“ (Modelle) des Mittelalters wurden auch dann therapeutisch bestätigt, wenn sie aus heutiger Perspektive nicht mehr unseren Bildern entsprechen – ein mögliches Beispiel für Äquifinalität.

Das gilt auch für verschiedene **Konzepte** in der Bewegungstherapie. Sie schaffen ihre innere Logik in ihrem modellhaften System selbst und bauen somit ihre eigenen Modelle autopoietisch auf. Andere Konzepte bauen aus unterschiedlichen Elementen ihr jeweiliges System (Modell) auf und sind möglicherweise ebenfalls therapeutisch bestätigt. Der Erfolg sagt aber nichts über die „Wahrheit“ des Modells aus. Unser menschliches System bietet in seiner Komplexität viele unterschiedliche Wege zum Erfolg. Ein Konzept kann daher nicht als „falsch“ oder „richtig“ bezeichnet werden, sondern nur als „therapeutisch erfolgreich“ oder eben „nicht erfolgreich“.

Jedem Diagnostiker und Therapeuten muss aber klar sein, dass wir alle „nur“ in Bildern denken (Abschn. 1.5.1).

1.4.2.2 Verhalten

Verhalten kann als Zustandsveränderung eines Organismus in seinem Milieu bezeichnet werden. Dies entspricht einer Beschreibung von Bewegungen in einem vom Beobachter bestimmten Milieu.

> *„Unter ‚Verhalten' verstehen wir die Haltungs- und Standortveränderung eines Lebewesens, die ein Beobachter als Bewegung oder Handlung in Bezug auf eine bestimmte Umgebung (Milieu) beschreibt."* (Maturana und Varela 2021)

Bewegungen erscheinen in einem bestimmten Milieu vollkommen angepasst, die in einem anderen Milieu als vollkommen unangepasst erscheinen. Wenn wir beispielweise die Arme in einer Turnhalle heben, wird diese Bewegung ganz anders interpretiert als dieselbe Bewegung in einer Bank vor dem Kassenschalter oder in einem Hörsaal.

Wir bewegen uns auf Basis von afferenten Informationen, die wir subjektiv bewerten und kognitiv verarbeiten, womit wir rekursiv unsere Umwelt verändern, zumindest in Bezug auf unseren physischen Standpunkt, gelegentlich auch auf unseren psychischen. Das gilt auch für unsere Sprache als kognitiv-motorische Aktion.

Zwei der Kernaphorismen im Buch *Der Baum der Erkenntnis* von Maturana und Varela (2021, S. 32) lauten:

- *„Jedes Tun ist Erkennen und jedes Erkennen ist Tun."*
- *„Alles Gesagte ist von jemandem gesagt. Denn jede Reflexion bringt eine Welt hervor und ist als solche menschliches Tun eines Einzelnen an einem besonderen Ort."*

Dazu passen auch die Zitate von *Heinz von Foerster* (1911–2002) aus dem Buch *Wie wir uns erfinden* (von Foerster und von Glasersfeld 2022):

- *„Wer immer diese Sachen liest, muss sie interpretieren und der Kontext innerhalb dessen man interpretiert, ist sowieso nicht der des Autors. Man kann ihn nur selber bilden."*
- *„Der Hörer/Leser bestimmt die Bedeutung und nicht der Sprecher/Schreiber."*

1.4.3 Konzepte für offene Systeme

Während das Prinzip der Autopoiese ein geschlossenes System beschreibt, geht das Prinzip der Homöostase grundsätzlich von einem offenen dynamischen System aus. Durch einen intern regelnden Prozess wird ein Gleichgewichtszustand aufrechterhalten, das System regelt sich selbst.

1.4.3.1 Fließgleichgewicht

Claude Bernard (1813–1878), französischer Physiologe in Paris, entwickelte 1865 den Begriff **„Fixité du milieu intérieur"** und somit ein erstes Konzept der Homöostase. Interne Flüssigkeiten sind wesentlich für das Leben und müssen daher zum Überleben in einem Gleichgewicht gehalten werden:

> *„Es ist die Beständigkeit des ‚milieu interieur', die die Bedingung für ein freies und unabhängiges Leben ist, und alle lebenswichtigen Mechanismen, so vielfältig sie auch sein mögen, haben nur [...] ein Ziel, das darin besteht, die Lebensbedingungen in der inneren Umgebung konstant zu halten."* (Bernard 1878, 1: 113, 121)

Bernard beschreibt Leben und Tod als zwei Zustände, die nur im Gegensatz zueinander verstanden werden können. Wir können das Leben charakterisieren, aber nicht definieren. Zu den allgemeinen Merkmalen des Lebens zählen: Organisation, Generation, Ernährung, Evolution, Verfall, Krankheit und Tod.

Das Leben kann nicht durch ein inneres Handlungsprinzip erklärt werden; es ist die Folge und das Ergebnis eines Konflikts zwischen dem Organismus und den umgebenden physiologischen chemischen Bedingungen der Außenwelt. Dieser Konflikt ist kein Kampf, sondern eine komplementäre Harmonie.

Archibald V. Hill (1886–1977), englischer Physiologe und Nobelpreisträger in Cambridge und London, beschreibt eine Form des **Fließgleichgewichts** („steady state") der Sauerstoffaufnahme bei Sportlern (Hill 1924, 1927). Ein Steady State bezeichnet ein zeitlich begrenztes Fließgleichgewicht in einem Funktionssystem während einer Belastung.

1.4.3.2 Homöostase

Der Begriff **„Homöostase"** (etwa: gleichbleibender Zustand) geht auf *Walter Bradford Cannon* (1871–1945), einen US-amerikanischen Physiologen in Harvard, zurück, der damit die Komplexität des Gleichgewichts biologischer Systeme beschreibt und dabei den einfacheren Begriff „Equilibrium" vermeiden wollte (Cannon 1929a).

Ein **homöostatisches** Gleichgewicht ist zwar „stabil" (es stellt sich selbst immer wieder ein), aber dynamisch (kinetisch), d. h., es finden immer Veränderung und Anpassung (Bewegung) statt – ein offenes dynamisches System, das durch einen intern regulierenden Prozess gesteuert wird. Homöostase ist somit ein Spezialfall der Selbstregulation von Systemen.

Vier Hauptkonzepte definieren den Begriff „Homöostase" (Cannon 1932):

1. Konstanz in einem offenen System bedarf Mechanismen, die diese Konstanz aufrechterhalten.
2. Steady-State-Bedingungen benötigen automatische Faktoren, die einen Widerstand gegenüber einer Veränderung bilden.
3. Die Regulationssysteme, die einen homöostatischen Status bestimmen, bestehen aus einer Vielzahl miteinander kooperierender Mechanismen, die gleichzeitig oder aufeinanderfolgend agieren.
4. Homöostase tritt nicht zufällig auf, sondern ist das Resultat von organisierter Selbstregulation

Auf zellulärer Ebene (Mesoebene) bedarf es beispielweise Materiallieferungen für den Zellstoffwechsel (z. B. Glucose, Fett, Protein, Wasser, Elektrolyte, Sauerstoff), damit eine Zelle auf verschiedene Umweltfaktoren (z. B. ph-Wert, osmotischer Druck, Temperatur) ein homöostatisches Gleichgewicht aufrechterhalten kann.

Cannon (1929b) differenziert zwei Systeme:

1. **Willkürliches (cerebrospinales) System für exterofektive Aktivitäten:** Ziel: Veränderung des Organismus in seiner Umgebung bzw. Veränderung der Umgebung. Es ist ausgestattet mit vielen Exterozeptoren, Muskeln, Knochen etc. Exterofektive Aktivitäten rufen Veränderungen des „inneren Milieus" hervor.
2. **Unwillkürliches System für interofektive Aktivitäten:**
   - Sakrale Abteilung: Gruppe von Reflexen zur Entleerung hohler Organe, die sich füllen
   - Kraniale Abteilung: Gruppe von Reflexen, die schützen, konservieren und aufbauen
   - Sympathische (mittlere) Abteilung: Mobilisator physischer Kräfte für den „Kampf"

Cannon beschreibt „sechs vorläufige Thesen", die sich mit physiologischen Faktoren befassen, die den **Gleichgewichtszustand im Körper** aufrechterhalten.

> *1. „In einem offenen System, wie es unser Körper darstellt, das aus instabilem Material besteht und ständig störenden Bedingungen ausgesetzt ist, ist Beständigkeit an sich ein Beweis dafür, dass Kräfte handeln oder bereit sind zu handeln, um diese* ***Beständigkeit*** *aufrechtzuerhalten."*
>
> *2. „Wenn ein Zustand stabil bleibt, geschieht dies, weil jeder Tendenz zur Veränderung automatisch durch eine erhöhte Wirksamkeit des Faktors oder der Faktoren begegnet wird, die sich der* ***Veränderung widersetzen****."*
>
> *3. „Jeder* ***Faktor****, der durch Wirkung in eine Richtung einen stabilen Zustand aufrechterhält, wirkt nicht auch am selben Punkt in die entgegengesetzte Richtung."*
>
> *4. „****Homöostatische Wirkstoffe****, die in einer Körperregion antagonistisch wirken, können in einer anderen Region kooperativ sein."*
>
> *5. „Das* ***Regulierungssystem****, das einen homöostatischen Zustand bestimmt, kann aus einer Reihe zusammenwirkender Faktoren bestehen, die gleichzeitig oder nacheinander in Aktion treten."*
>
> *6. „Wenn ein Faktor bekannt ist, der einen homöostatischen Zustand in eine Richtung verschieben kann, ist es sinnvoll, nach einer automatischen* ***Kontrolle dieses Faktors*** *oder nach einem oder mehreren Faktoren mit gegensätzlicher Wirkung zu suchen."*

1.4.3.3 Heterostase

Hans Selye (1907–1982), österreichisch-kanadischer Mediziner, gilt als einer der wesentlichen Forscher über das Thema „Stress":

> *„Stress is the Spice of Life; the absence of stress is death." – „Stress ist die Würze des Lebens; die Abwesenheit von Stress ist der Tod."* (Selye 1946)

Er fügte dem Begriff „Homöostase" die **Heterostase** hinzu (griech. „heteros" = anders) (Selye 1973, 1975).

Kommt es durch äußere Belastungen/Reize zu einer Störung der Homöostase, also zu einer Heterostase, so versucht der Organismus, den Zustand der Homöostase wiederherzustellen. Im Modell der Homöostase findet also permanent ein Wechselspiel zwischen Homöostase und Heterostase statt.

Das führt aber per se noch zu keiner Verbesserung des Funktionssystems durch Anpassung (Training). Dazu bedarf es einer Erweiterung des Modells, um den nichtlinearen, dynamischen Systemen der Physiologie besser zu entsprechen – mit zwei Annahmen:

1. Es gibt einen idealen Status, den unser Körper versucht aufrechtzuerhalten.
2. Dies wird durch lokale Mechanismen (z. B. Niere oder Herz) reguliert.

Die Kritik an diesem Modell ist: Es gibt keinen allgemeingültigen „idealen" Status. Unterschiedliche Situationen brauchen unterschiedliche Ziele mit einem jeweils unterschiedlichen „optimalen" Status.

Der Blutdruck in Ruhe liegt idealerweise bei 120/80 mmHg (systolisch/diastolisch), und die Pulsfrequenz beträgt ca. 60 Schläge pro Minute.

Das stimmt zwar für einen Körper in Ruhe, jedoch ist dieser angeblich ideale Blutdruck und die scheinbar ideale Pulsfrequenz für einen Menschen, der sich „angestrengt" bewegt, keinesfalls ideal, da in dieser Situation viel zu wenig Blut zu den arbeitenden Muskeln gelangen könnte. Bei manchen sportlichen Belastungen sind z. B. ein Blutdruck von 180/90 mmHg und eine Pulsfrequenz von über 200 Schlägen pro Minute ideal bzw. optimal.

Es gibt also kein absolutes Gleichgewichtsziel (Sollwert), da sich die Umgebungsbedingungen laufend verändern und sich somit auch die Ziele dementsprechend anpassen müssen.

Daher können zwei angepasste Annahmen getroffen werden:

1. Es gibt variable und relativ optimale Bedingungen, die unser Körper versucht aufrechtzuerhalten
2. Diese werden durch körperweite Systeme, wie z. B. Nervensysteme, Herz-Kreislauf-System oder endokrinologische Systeme reguliert.

1.4.3.4 Allostase

Aus dieser Überlegung heraus entwickelten die amerikanischen Physiologen *Peter Sterling und Joseph Eyer* an der University of Pennsylvania das Prinzip der **Allostase** (griech. „allo" = variabel, verändernd, „stasis" = stehend, stabil), also „Erreichen von Stabilität durch Veränderung" („stability through change") (Sterling 1988).

Das Konzept „Allostase" führte Sterling zu einer anderen Definition von **Gesundheit** als das Konzept „Homöostase" (Sterling 2020):

- **Homöostase:**
  - Gesundheit: Zustand, in dem „passende" Laborwerten vorliegen.
  - Krankheit: Zustand, in dem „nichtpassende" Werte vorliegen.

- Therapie: Fokus auf Medikamenten zur Eindämmung „lästiger" Parameter; diese Medikamente verringern tendenziell die Fähigkeit zur adaptiven Variation.

- **Allostase:**
  - Gesundheit: Fähigkeit zur adaptiven Variation.
  - Krankheit: Verringerung oder Komprimierung dieser Fähigkeit zur Anpassung.
  - Therapie: Der Schwerpunkt liegt auf Interventionen, die die Fähigkeit zur adaptiven Variation verbessern.

Allostase ist eine proaktive Anpassung auch an zukünftige (antizipatorische, erlernte) Situationen und umfasst sowohl psychische als auch physische Dimensionen. Das „Zentralorgan" des Regulationssystems ist das Gehirn (Sterling und Eyer 1988), und Motivation spielt bei diesen Prozessen ebenfalls eine große Rolle (Schulkin 2003).

Allostase beschreibt den Prozess, bei dem der Körper in Anforderungssituationen („Stress") durch physiologische und psychologische Verhaltensänderungen eine – auch zukünftige Belastungen einbeziehende – Stabilität aufrechterhält (Abb. 1.10).

Allostase ist die Neueinstellung eines biologischen Fließgleichgewichts (Homöostase) als Folge von Stressverarbeitung (Goldstein 2002). Diese Anpassungsreaktion ist zunächst grundsätzlich adaptiv, geht jedoch mit erhöhten körperlichen Anforderungen und damit größerer „Abnutzung" („wear and tear") einher (McEwen und Wingfield 2003).

Schulkin beschreibt auch eine soziale Ebene der **allostatischen Adaptation** (Schulkin 2011). Demnach beeinflusst das soziale Umfeld nicht nur kognitive Prozesse, sondern auch das sog. innere Milieu (die Gesamtheit der physiologischen Organsysteme), insbesondere durch erfolgreiche oder gescheiterte Zusammenarbeit sowie den Wettbewerb um Ressourcen. Daraus entwickelt sich eine „kognitive

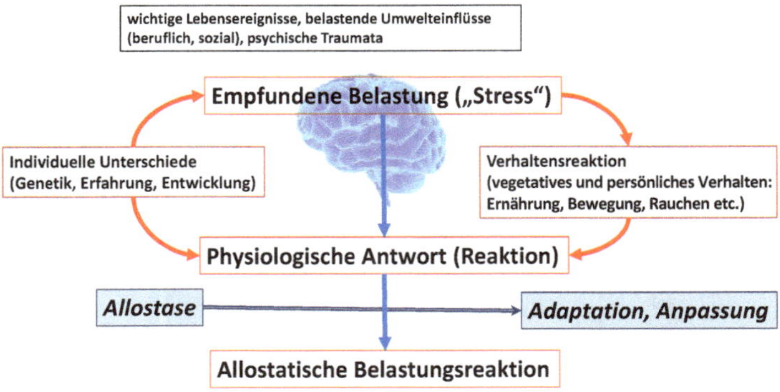

Abb. 1.10 Allostase-Modell. Die allostatische Belastungsreaktion betrifft vor allem das sympathische Nervensystem und das endokrine System in Form der Hypothalamus-Hypophyse-Nebennieren-Achse. (Nach McEwen 1998)

Vorliebe“ für langfristige Überlegungen, die aus sozialer Zusammenarbeit und sozialem Wissen entsteht.

Das drückt sich auch in hormonellen Veränderungen bei sozialen Veränderungen aus (Crespi 2016). Letztlich ist soziales Wohlbefinden auch ein wesentlicher Teil des subjektiven Gesundheitsempfindens.

Während das Konzept der Homöostase darauf abzielt, gleiche Bedingungen aufrechtzuerhalten, betont die Allostase Veränderung – Kernmerkmal der Evolution und erfolgreichen Anpassung – und die Fähigkeit, sich anzupassen. Dies ist nicht nur ein individuelles, sondern auch ein evolutionäres Merkmal der Spezies und lässt sich am Beispiel der Gehirnentwicklung verdeutlichen (Falk 1983; Dunbar 2007).

Im Konzept der Allostase nimmt das Gehirn das interne und externe Milieu wahr und „konsultiert“ seine Datenbank, um vorherzusagen, was wahrscheinlich benötigt wird; dann berechnet es die beste Reaktion. Es „belohnt“ ein Ergebnis, das besser als vorhergesagt ist mit Dopamin, womit letztlich ein „Lerneffekt“ erzielt wird, der jene Verhaltensweisen priorisiert, die Energie- und Nährstoffflüsse dynamisch anpassen, um „kostspielige“ Fehler zukünftig zu vermeiden (Schulkin 2011).

Energieeffizienz ist einer der bestimmenden Parameter in der Evolution. Das Gehirn ist physiologisch in der Lage, körperliche Bedürfnisse vorherzusagen und Befehle so zu berechnen, dass der Energie- und Nährstofffluss dynamisch optimiert wird. Die vorausschauende Regulierung (Allostase) passt Ressourcen „sparsam“ (Energieverbrauch wird optimiert) an die zu erwartenden Bedürfnisse an (Sterling 2012). In den letzten Jahrzehnten ist in unserem Kulturkreis ein sparsamer Umgang mit energetischen Ressourcen (Energiereserven) kein evolutionäres Selektionsmerkmal mehr, und wir können uns unsere Belohnung ohne größeren Aufwand von außen ermöglichen. Die daraus resultierenden (allostatischen) Gesundheitsstörungen des gesamten menschlichen Systems sind evident.

Schon allein deshalb ist klar, dass Bewegungstherapie auch präventiv für die Gesunderhaltung einen wesentlichen Beitrag leisten kann, wenn sie diesen systemtheoretischen Ansatz berücksichtigt und konsequent umsetzt.

In der aktuellen Stressforschung ist der allostatische Ansatz sehr bedeutungsvoll (Werdecker und Esch 2018; McEwen 1998). Es geht aber bei der Beschreibung der **„allostatischen Belastung“** nicht nur um den sog. psychischen Stress, sondern auch um eine allgemeine Beschreibung von vegetativen (autonomen) Reaktionsmustern (Abb. 1.11 und 1.12; McEwen McEwen 1998).

Eine allostatische Belastung kann u. a. an folgenden Biomarkern beurteilt werden: Cortisol, Adrenalin, Noradrenalin, systolischer Blutdruck, diastolischer Blutdruck und Body-Mass-Index oder Hüfte-Becken-Index (Whelan et al. 2021). In anderen Untersuchungen werden zusätzlich Pulsfrequenz und Pulsvariabilität dazugenommen. Eine Untersuchung zeigt auch einen Zusammenhang mit der Faustschlusskraft (Shruthi et al. 2025).

Die therapeutischen Konsequenzen aus diesen Modellen führt sehr klar zu zwei Strategien:

1. Stressabbau durch Bewegung
2. Stressresilienz durch entsprechende individuelle Interventionen (Liu et al. 2020)

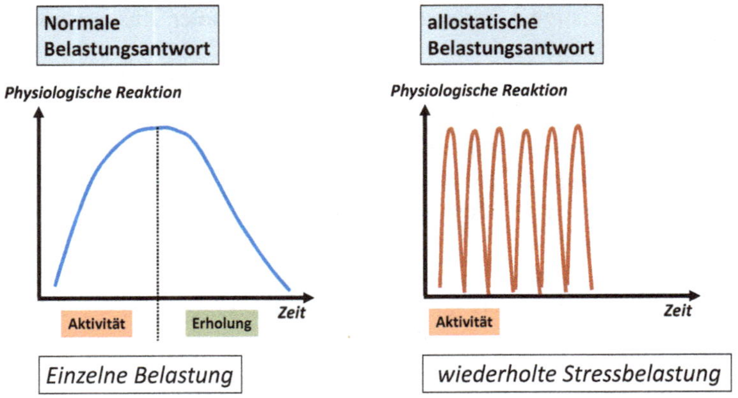

Abb. 1.11 Normale Belastungsantwort als Einzelantwort auf eine Belastung mit anschließender Erholung. Wiederholte Belastung führt zu einer allostatischen Belastung, wenn eine unzureichende Erholung stattfindet. (Modifiziert nach McEwen 1998)

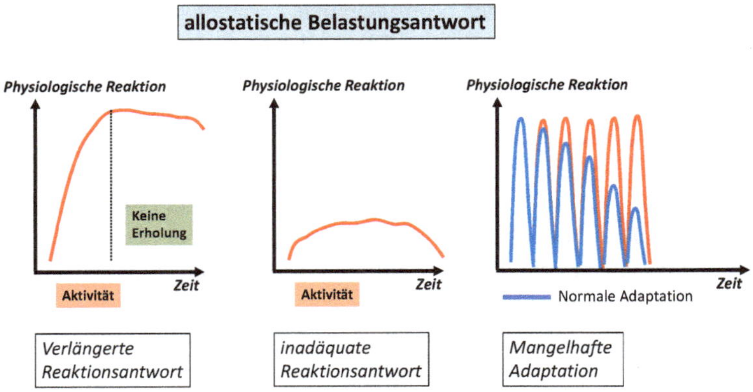

Abb. 1.12 Eine allostatische Belastung ist auch möglich durch 1) verlängerte Reaktionsantwort (Unvermögen, die allostatische Aktivität nach Stress abzuschalten; „Übertraining", „chronic fatigue"), 2) inadäquate Reaktionsantwort (unzureichende Reaktion allostatischer Systeme führt nach Belastung (Stress) zu erhöhter Aktivität anderer, normalerweise gegenregulierter allostatischer Systeme; „Fibromyalgie") und 3) mangelhafte Adaptation an wiederholte Belastungen (häufige Aktivierung allostatischer Systeme; vegetative und endokrinologische Belastung). (Modifiziert nach McEwen 1998)

Eine weitere Entwicklung, um die Komplexität des Lebens zu beschreiben, ist das Konzept der **Homöodynamik** (Lloyd 2001). Dabei wird das Konzept der **Selbstregulation** mit dem Konzept der **dynamischen Systemtheorie** verknüpft. Homöostase ist dabei nur ein spezieller Fall von Homöodynamik.

Neuere Konzepte beruhen auf der Nichtlinearität dynamischer Prozesse, bei denen die Kommunikation zwischen den Subsystemen das Verhalten des Gesamtsystems bedingt (Yates 1987, 2008).

In den letzten Jahren wurden immer mehr molekularbiologische Reaktionen auf Reize und somit auf Stress untersucht, bei denen es im Wesentlichen um eine Genexpression als Adaptationsmechanismus geht, die in Folge zu Veränderungen des Organismus führen. Diese zellulären Möglichkeiten werden von Davies als **adaptive Homöostase** bezeichnet (Davies 2016).

1.5 Systemtheorie

Wenn wir das Bewegungssystem als **komplexes adaptives System (CAS)** betrachten wollen (Holland 1992, 2006), müssen wir zuerst einen Ausflug in die allgemeine Systemtheorie machen. Sie ist definitionsgemäß fachübergreifend, und somit bedarf es einer interdisziplinären Annäherung, wie dies bereits von Bertalanffy und Wiener postuliert wurde.

Obwohl Regelung und Informationsverarbeitung in komplexen Systemen stattfinden, wurde der Begriff „System" am Beginn der Kybernetik nicht explizit beschrieben; es war sozusagen bereits systemimmanent inkludiert.

Eine von *Paul Watzlawick* (1921–2007), einem österreichischen Psychologen, Philosophen und Kommunikationswissenschaftler in Palo Alto, Kalifornien, zitierte Definition eines Systems lautet:

> *„Ein System ist ein Aggregat von Objekten und Beziehungen zwischen den Objekten und ihren Merkmalen."* (Hall 1956; in Watzlawick et al. 2017)

Hall beschreibt ein Objekt als Bestandteil des Systems (Element), dessen Merkmale (als eine Eigenschaft des Objekts) und Beziehungen den Zusammenhalt des Systems gewährleisten. Der Beziehungsaspekt ist dabei wichtiger als der Inhalt bei einer Kommunikation.

In der Biologie sind Systeme grundsätzlich „offen" und in permanenter Interaktion mit der Umwelt. Die Umwelt ist nach Hall die Summe aller Objekte, deren Veränderung das biologische System beeinflusst.

Biologische Systeme entwickeln sich nicht durch aufeinanderfolgende Ursache-Wirkungs-Prozesse, auch nicht aufgrund vorgegebener Strukturen, sondern „unwillkürlich" und selbstorganisiert.

Der deutscheTechniker und Mathematiker (Karlsruhe und Frankfurt) *Günter Ropohl* (1939–2017) beschreibt in seiner *Allgemeinen Systemtheorie* drei Aspekte des Systembegriffs (Ropohl 2012):

1. **Strukturales Systemkonzept:** System ist die Ganzheit von miteinander verknüpften Elementen, wobei das Ganze mehr ist als die Summe der Teile, mit einer Vielfalt möglicher Verknüpfungen.
2. **Funktionales Systemkonzept:** Entspricht dem Konzept einer Black Box, also gewissermaßen einem Reiz-Reaktions-Schema. Die Fragestellung bezieht sich auf Verhaltensweisen und nicht auf den inneren strukturellen Aufbau.
3. **Hierarchisches Systemkonzept:** Einzelne Elemente eines Systems sind selbst Subsysteme und diese Subsysteme wiederum Teile eines Supersystems. Je höher

die Hierarchie, desto eher erfolgt eine Beschreibung der Bedeutung; je niedriger die Hierarchie, desto detaillierter die Erklärung der Einzelheiten. Dabei ist die Verwendung von „oben" und „unten" eine formale und keinesfalls wertende Darstellung.

Die Definition von Ropohl umfasst daher alle drei Konzepte:

„Ein System ist das Modell einer Ganzheit, die (a) aus miteinander verknüpften Teilen bzw. Subsystemen besteht ***(Struktur)****, (b) Beziehungen zwischen Attributen (Inputs, Outputs, Zustande etc.) aufweist* ***(Funktion)*** *und (c) von ihrer Umgebung bzw. von einem Supersystem abgegrenzt wird* ***(Hierarchie)****."*

Bei der Beschreibung des Bewegungssystems werden wir öfters zwischen diesen verschiedenen Ebenen der drei Konzepte wechseln.

Um ein spezifisches System einzeln zu beschreiben, muss es von anderen per Definition abgekoppelt, also abgegrenzt werden. Das „Andere" nennt man dann „Umgebung" oder auch „Milieu".

Eine Möglichkeit besteht darin, dieses Milieu dann als Supersystem zu definieren. Allerdings ist es für eine verständliche Darstellung problematisch, wenn man versucht, „die ganze Welt" in einem System zu beschreiben.

Eine „Weltbeschreibung" ließe sich anhand der drei Begriffe **Masse (Materie) – Energie – Information** bilden, wobei der Begriff „Information" in einer solchen Systembeschreibung unabhängig von stofflichen oder energetischen Vorgängen ist.

1.5.1 Modellbegriff

„Wenn wir sagen, dass wir eine Gruppe von Naturerscheinungen verstehen, meinen wir damit, dass wir eine konstruktive Theorie gefunden haben, die sie erklärt." (Albert Einstein)

Wir beschreiben das **Bewegungssystem als Modell**, wir sind also selbst Modellbauer, die das Modell bestimmen mit der Intention, therapeutisches Handeln besser interpretieren zu können. Kritische und auch von unserem Modell abweichende Vorstellungen sind daher bereits vorgegeben. Die Realität (wessen „konstruktivistische" Realität?) kann und soll keinesfalls mit einem Modell verwechselt werden.

„Modelle sind keinesfalls Verkleinerungen (Nachgestaltungen) des ‚Wirklichen'. Ein Modell ist ein hypothetisches Konstrukt, das man – auch wenn es gut funktioniert – keinesfalls als ‚so sein' annehmen darf." (Glasersfeld, in Förster 2022)

Um ein Modell zu erstellen, werden drei Phasen beschrieben (Couffignal 1971):

1. **Konstruktion** eines Modells durch Anstrengung der Vorstellungskraft.
2. **Beobachten** der Arbeitsweise des Modells. Das Modell verändert sich im Laufe der Beobachtung
3. **Reifikation** des Modells: Ständige Wiederholung unter immer besserer Bearbeitung.

Reifikation (lat. „res“ = Sache, „facere“ = machen) bezeichnet die Vergegenständlichung – Produkt der Vorstellungskraft, das ein technologisch verkleinertes Ergebnis besitzt und einer experimentellen Bestätigung bedarf, um seine Gültigkeit zu sichern. Ein Beispiel aus dem bewegungstherapeutischen Alltag für eine Reifikation wäre: „Mein ‚Gefühl‘ sagt mir, dass ich mich bewegen muss.“

► **Reifikation ohne Verifikation ist Imagination.**

Ein Modell soll wirksam sein durch:

- **Wirklichkeitsreue:** Hohe Anzahl an Analogien mit dem Original
- **Funktionalität:** Analogien, die eher die Funktion der Mechanismen betreffen als ihre Organe
- **Einfachheit:** Analogien sollen die Funktion leichter verständlich machen

Die Modelle haben drei Merkmale (Ropohl 2012):

1. **Abbildungsmerkmal:** Abbildungen bzw. Repräsentationen von Originalen.
2. **Verkürzungsmerkmal:** Es werden nicht sämtliche Eigenschaften erfasst, sondern nur die für den Modellersteller relevant erscheinenden.
3. **Pragmatisches Merkmal:** Sie dienen als Ersatzfunktion für bestimmte Subjekte, innerhalb bestimmter Zeitintervalle und eingeschränkt auf bestimmte Operationen.

Ein Beispiel für ein Modell ist das bekannte Bild *La trahison des images* („Der Verrat der Bilder“) mit einer Pfeife und dem Schriftzug „Ceci n'est pas une pipe“ des belgischen Malers des Surrealismus *René Magritte* (1898–1967). Auch wenn wir glauben, eine Pfeife zu sehen, sehen wir doch „nur“ das Bild (Modell) einer Pfeife und keine Pfeife.

Daher kann auch das hier beschriebene Modell eines Bewegungssystems nur unter diesen Voraussetzungen verstanden werden. Es kann nur ein Bild sein, das wir uns machen, um daraus Handlungsempfehlungen abzuleiten.

1.5.2 Funktionsmodell

Insbesondere für ein Modell des Bewegungssystems ist eine zeitliche Dimension wesentlich. Eine Handlung setzt sich zusammen aus einer logischen Folge von Operationen, die man in drei Phasen gliedern kann (Couffignal 1971):

1. **Vorbereitung der Handlung** (Festlegung von Ziel und Programm der Handlung)
2. **Entschluss zum Handeln**
3. **Ausführung der Handlung** (Beginn nach vorbereitetem Plan und Modifizierung aufgrund der Ereignisse)

Wir haben es hier mit einer Dreiteilung der zeitlichen Dimension zu tun, die auch für die Bewegungskontrolle gilt:

- **Vergangenheit:** Erinnern
- **Gegenwart:** Handeln
- **Zukunft:** Planen

In Fall der Bewegungskontrolle kommt aber die Zukunft vor der Gegenwart. Wir müssen uns die Zukunft vorher vorstellen, bevor wir gegenwärtig handeln.

Ein Funktionsmodell benötigt auf jeden Fall die Funktion eines Datenspeichers: eines Gedächtnisses, um die Dimension „Vergangenheit" (Erinnern) einzubeziehen.

Unter **Gedächtnis** versteht man die Fähigkeit des Gehirns, Informationen oder Daten zu verschlüsseln, zu speichern und abzurufen, wenn sie benötigt werden. Ohne Gedächtnis ist es unmöglich, alltägliche Aktivitäten auszuführen, Beziehungen aufzubauen oder im Leben zu lernen und „voranzukommen". Das heißt, das Gedächtnis, also unser Erinnern, repräsentiert unsere Identität, und Störungen der Erinnerung führen zu Identitätsstörungen.

1.5.2.1 3-Speicher-Modell

Das 3-Speicher-Modell (Atkinson-Shiffrin-Modell; Abb. 1.13) unterteilt das Gedächtnis in folgende drei Speicher (Atkinson und Shiffrin 1968):

1. **Sensorisches Gedächtnis** (Register): Große Kapazität, jedoch nur sehr kurze Haltbarkeit (ca. 1 s), ohne „Bewusstsein"
2. **Kurzzeitgedächtnis:** Kapazität begrenzt, Haltbarkeit etwas länger (ca. 20 s), mit „Bewusstsein"
3. **Langzeitgedächtnis:** „Unbegrenzte" Kapazität, Haltbarkeit lebenslang

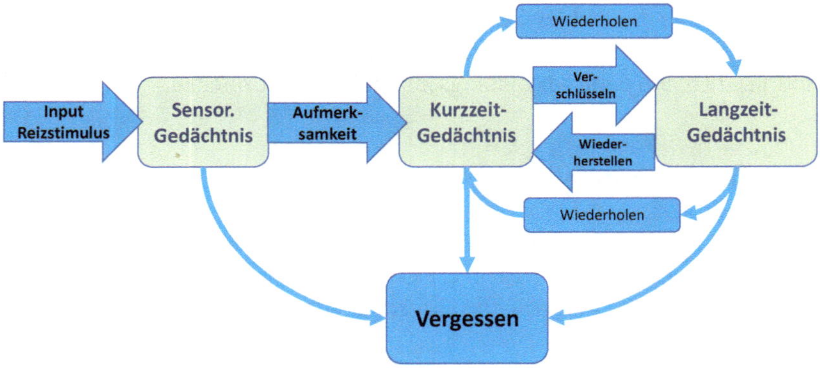

Abb. 1.13 3-Speicher-Modell (Sensorik – Kurzzeit – Langzeit) nach dem Atkinson-Shiffrin-Modell, in dem Vergessen und Wiederholung eine wichtige Rolle spielen. Dieses Modell kann auch in der Bewegungstherapie umgesetzt werden. (Atkinson und Shiffrin 1968)

Dieses Modell wurde in den letzten Jahren mehrfach kritisch überarbeitet und modifiziert (Baddeley 2019).

Wenn wir uns aufgrund eines Reizes (Inputs) bewegen, entsteht mit der Zeit ein sensorisches Gedächtnis. Die dabei registrierten Informationen können in einem Kurzzeitspeicher gespeichert werden, wenn diesen Informationen auch eine gewisse Aufmerksamkeit gewidmet wird. Wiederholte Bewegungen bewirken, dass trotz Vergessens die für eine Bewegung erforderlichen Informationen immer wieder codiert werden und so in einem Langzeitspeicher für die Bewegungskontrolle und das Erlernen neuer Bewegungsmuster zur Verfügung stehen. In jedem Training spielt die optimale Anzahl der Wiederholungen – zwischen erfoderlicher Zahl (→ Reizschwelle) und zu hoher Zahl (→ Ermüdung) – eine wesentliche Rolle für die Effektivität und Effizienz.

Für das **Langzeitgedächtnis** werden verschiedene Unterteilungen beschrieben (Squire 2004, 2007):

- **Deklaratives, explizites Gedächtnis:** Informationen, über die wir bewusst berichten können (Tulving 1998, 2002):
  - **Semantische Gedächtnis:** Verantwortlich für Faktenwissen im Rahmen des Allgemeinwissens, also unser „Wissen"
  - **Episodisches Gedächtnis:** Speichert Erlebnisse an einem bestimmten Ort und zu einer bestimmten Zeit, also unsere „Erinnerung"
- **Nichtdeklaratives, implizites Gedächtnis:** Informationen, über die wir nicht bewusst berichten können:
  - **Prozedurales Gedächtnis:** Bezieht sich auf Bewegungs- und Handlungsprozesse (z. B. Gehen oder Fahrradfahren)
  - **Assoziatives Gedächtnis:** Beinhaltet die Erfahrungen von ähnlichen Ereignissen
  - **Nichtassoziatives Gedächtnis:** Umfasst die Gewöhnung an gleichbleibende Reize (z. B. Straßenlärm)
  - **Priming:** Wenige Informationen lösen komplexe Erinnerungen aus (Tulving 1990)

„Die biologische Evolution brauchte lange, um eine Zeitmaschine im Gehirn zu bauen, und es ist ihr nur einmal gelungen, doch die Folgen waren enorm: Dank ihrer mentalen Kontrolle über die Zeit verfügen die Menschen heute über Kräfte auf der Erde, die denen der Natur in vielerlei Hinsicht ebenbürtig sind oder sie sogar übertreffen. Ein größeres Naturwunder ist kaum vorstellbar." (Tulving 2002)

1.5.2.2 Vergessenskurve und motorisches Lernen

In diesem Zusammenhang muss auch auf die ersten Untersuchungen von *Hermann Ebbinghaus* (1850–1909), einem deutschen Psychologen in Berlin, zu den Themen „Lernkurve" und „Vergessenskurve" hingewiesen werden (Ebbinghaus 1885).

„Alle Arten von Vorstellungen, die sich selbst überlassen bleiben, werden allmählich vergessen." (Ebbinghaus 1885)

In aufwendigen Untersuchungen und Messungen bestimmte er die Anzahl an Wiederholungen, die in Abhängigkeit von der Zeit erforderlich waren, um eine auswendig gelernte sinnlose Silbenreihenfolge fehlerfrei zu wiederholen (Ersparnismethode). Bereits ca. 20 min nach dem Lernen können nur noch ca. 60 % des Gelernten fehlerfrei wiederholt werden, nach 1 h sind es nur noch etwa 45 % und nach einem Tag lediglich rund ein Drittel.

Ebbinghaus fasst die Vergessenskurve mathematisch zusammen:

> *„[. . .] die Quotienten aus Behaltenem und Vergessenem verhielten sich umgekehrt wie die Logarithmen der Zeiten. [. . .] Natürlich hat dieser Satz und die ihm zu Grunde liegende Formel hier keinen anderen Wert, als den einer kurzen Notierung der obigen, unter den beschriebenen Umständen gefundenen, einmaligen Resultate. Ob sie darüber hinaus eine allgemeinere Bedeutung besitzen, wo dann die Verschiedenheiten anderer Umstände oder anderer Individualitäten in anderen Konstanten ihren Ausdruck finden würden, kann ich einstweilen nicht ausmachen.“* (Ebbinghaus 1885)

► **Der oben zitierte Satz von Ebbinghaus sollte wohl für die meisten publizierten Studienergebnisse angewandt werden, selbstverständlich auch für das hier beschriebene Modell des Bewegungssystems.**

Trotz aller verständlichen Kritik an der Methodik der Untersuchung mit sinnlosen Silben wurde die von Ebbinghaus aufgestellte Vergessenskurve in neueren Untersuchungen mit anderen Publikationen verglichen (Murre 2015). Das Ergebnis war eine hochwertige Vergessenskurve, die zu Recht ein Klassiker auf diesem Gebiet geblieben ist. Replikationen bezeugen die Richtigkeit der grundsätzlichen Ergebnisse von Ebbinghaus:

► **Wiederholung und Spezifität führen zu einer Energieoptimierung.**

Eine wesentliche Aufgabe des Bewegungssystems besteht u. a. auch darin, sich möglichst rasch an veränderte Umgebungen anzupassen. Dabei spielen Funktionen wie motorisches Lernen (respektive Vergessen) eine große Rolle. Je besser die Vergessenskurve, umso leichter und schneller (weniger Energieaufwand) kann diese Anpassung erfolgen, wenn eine vergleichbare Situation sich wiederholt. Dies wird als **„Einsparungsfunktion“** bezeichnet (Avraham 2021). Beim Einsparen („saving“) handelt es sich um das Phänomen, dass Menschen eine zuvor vergessene Erinnerung schneller und mit geringerem Energieaufwand wieder erlernen.

„Savings“ spiegeln selektiv Verbesserungen bei der Handlungsauswahl wider: Menschen sind geschickter darin, eine geeignete Zielstrategie anzuwenden, wenn sie mit einer zuvor erfahrenen Störung konfrontiert werden. Tatsächlich scheinen bei visuell-motorischen Anpassungsaufgaben „savings“ die einzige Quelle für Verbesserungen bei der Handlungsauswahl zu sein. Hinweise auf „savings“ bei impliziter fehlerbasierter Anpassung wurden nicht beobachtet (Morehead 2015).

In Studien zum sensorischen und motorischen Lernen wird eine zentrale Komponente der „savings“ für ein explizites Erinnern an die Aufgabenstruktur und an geeignete Kompensationsstrategien beschrieben. Eine implizite Anpassung durch kleinere Störungen zeigte nicht nur kein „saving", sondern wird beim erneuten Lernen sogar abgeschwächt.

Zusammengefasst scheint das erneute Erlernen einer visuell-motorischen Transformation entgegengesetzte Auswirkungen auf **explizite Strategien** und **implizite Anpassung** zu haben: Während das explizite System zu Einsparungen im Bereich zentraler, kortikaler Strukturen führt, zeigt das implizite System eine Abschwächung der Einsparungen, also einen höheren Energieaufwand bei leichten Störungen.

Es ist also zwischen **explizitem Lernen** (aktive, intentionale Teilnahme und Lernbewusstsein des Lernenden mit spezifischen Lernstrategien) und **impliziertem Lernen** (passive, „spielerische" Teilnahme, z. B. das Erlernen von Sprache im Laufe des Älterwerdens, nichtintentionales Lernen) zu unterscheiden.

Eine klare Definition für beide Lernformen im Zusammenhang mit motorischem Lernen und in Relation zu anderen Bezeichnungen (z. B. „dual-task", „trial-and-error", Bewegungsvorstellung, analoges Lernen) konnte in einem Delphi-Prozess nicht gefunden werden (Kleynen 2014, 2015).

Ein Vorschlag waren folgende Definitionen:

*„**Explizites motorisches Lernen** kann als Lernen definiert werden, das verbales Wissen über die Bewegungsausführung (z. B. Fakten und Regeln) generiert, kognitive Stufen innerhalb des Lernprozesses einbezieht und von der Beteiligung des Arbeitsgedächtnisses abhängt."*

*„**Implizites motorisches Lernen** kann als Lernen definiert werden, das ohne oder mit nur minimalem Zuwachs an verbalen Kenntnissen über die Bewegungsausführung (z. B. Fakten und Regeln) und ohne Bewusstsein voranschreitet. Implizit erlernte Fähigkeiten werden (unbewusst) aus dem impliziten Gedächtnis abgerufen."* (Kleynen et al. 2014)

Für die beiden Lernmethoden wurden unterschiedliche strukturelle neuronale Wege beschrieben: ein dorsales System für das implizite Lernen und ein ventrales für das explizite Lernen (Keele 2003). Unterschiedliche neuronale Konnektivitäten in den kortikalen und subkortikalen Strukturen könnten an explizitem gegenüber implizitem Sequenzlernen beteiligt sein, wobei eher frontale und parietale Strukturen die Aufmerksamkeits- und episodischen Aspekte expliziter Prozesse vermitteln, während direktere frontal-striatale Beziehungen die impliziten Prozesse charakterisieren (Yang 2012).

Die Frage, ob eine der beiden Lernmethoden für die Bewegungstherapie nach Schlaganfall effektiver ist als die andere, wurde vor einigen Jahren als noch nicht geklärt beantwortet (Kal 2016).

Eine Zusammenfassung zeigte bei den meisten Publikationen keinen Unterschied, ob eine der beiden Methoden für das Erlernen automatisierter motorischer Tätigkeiten (z. B. bei Dual-Task-Aufgaben) angewandt wurde. Bei manchen fanden sie einen höheren Grad an Bewegungsautomatisierung nach implizitem Lernen als nach explizitem Lernen (Kal 2018).

Eine neuere Publikation an älteren gesunden Menschen zeigte bei einer impliziten Lerngruppe eine signifikante Verbesserung der Gangleistung unter der Dual-

Task-Bedingung im Vergleich zur expliziten Lerngruppe. Darüber hinaus zeigte die implizite Lerngruppe eine verbesserte Dual-Task-Interferenz für beide Aufgaben. Diese Ergebnisse deuten darauf hin, dass implizites Lernen beim Erwerb autonomer motorischer Fähigkeiten größere Vorteile bieten kann als explizites Lernen (Nishimoto 2024).

Beim motorischen Lernen von Alltagsbewegungen sollte das Ziel letztlich durch wiederholtes **explizites Lernen**, eine **implizite Anwendung** eines Bewegungsmuster das Ziel sein. Beispiele sind Gehen oder Laufen bis hin zu Radfahren oder Autofahren.

Wenn wir das erste Mal in einem Auto sitzen und es selbst fahren (steuern/regeln) sollen, sind alle Bewegungen in einer ersten Phase explizit zu erlernen. Wo ist der Blinker? Wie bewege ich die Gangschaltung (ohne Automatik)? Wie stark darf ich meinen Fuß auf das Bremspedal drücken?

Nach einigen Tausend Kilometern bewegen wir uns über weite Strecken in einer „gewohnten" Umgebungssituation implizit, wir hören nur noch auf die Drehzahl des Motors und bewegen die Gangschaltung, wir bremsen, ohne bewusst unsere Fußmuskeln zu aktivieren, etc. Das spart uns viel Energie, die wir dann für die Beobachtung der Umgebung zur Verfügung haben – mit Ausnahme des Mobiltelefons ... In kritischen Situationen „schalten" wir dann wieder von einer impliziten auf eine explizite Bewegungskontrolle um.

1.5.2.3 Bewegungszyklus

Besteht das Ziel einer Handlung darin, die Umgebung zu verändern, ergeben sich mehrere Varianten:

- Die Umwelt reagiert programmgemäß.
- Die Umwelt reagiert unvorhersehbar, aber so, dass zwischen Handelndem und Umgebung ein Zusammenhang aufgrund von bekannten Gesetzmäßigkeiten besteht. Man kann vorhersagen, welche Handlungsweise an irgendeinem Zeitpunkt im Hinblick auf die Reaktion der Umgebung angewendet werden muss, um die Fehler, die durch die vorausgehenden Handlungen entstanden sind, zu korrigieren und so das Ziel zu erreichen.
- Die Umwelt reagiert auf unvorhergesehene Weise, und man erkennt keinen Zusammenhang zwischen Handelndem und Umweltreaktion (der häufigste Fall in der Natur). Der Teil der Natur, auf den man einwirken möchte, verfügt über eine gewisse Freiheit.

Beispiel: Ich schlage einen Nagel in ein Material, von dem ich annehme, es ist Holz:

- **Variante 1:** Alles verläuft planmäßig. Ich kann den Nagel mit geringem (optimiertem) Energieaufwand in das Holz schlagen.
- **Variante 2:** Ich schlage nicht genau auf den Nagel, und er verbiegt sich; mit dem nächsten Schlag kann ich den Nagel wieder gerade biegen. Dafür benötige ich mehr Energie.

- **Variante 3:** Ich schlage auf einen Nagel, der nicht aus Stahl ist, und das Material ist kein Vollholz wie erwartet, sondern ein weicher Kunststoff mit einer Holzfurnierplatte. Es ereignet sich nicht das Erwartete, und ich muss die gesamte Situation evaluieren, was nur mit höherem Energieaufwand (größerer Aufmerksamkeit) möglich ist.

Die Folge der Handlungen, die im Hinblick auf das Erreichen des Zieles ausgeführt werden, sind durch die gesamte Handlung hindurch „gelenkt“ (durch eine Vielzahl an vorbereiteten Programmen oder auch durch jeweils neu entstandene Programme). Eine Vermittlung von Information an den Steuernden ist absolut notwendig.

Ein Modell für das Handeln in einem Bewegungssystem kann auch aus dem Bereich des Managements übernommen werden: der **PDCA-Zyklus** (Deming-Kreis) mit den Phasen **Plan – Do – Check – Act**.

Der amerikanische Physiker und Statistiker *William Edwards Deming* (1900–1993), Pionier des Qualitätsmanagements, entwickelte in den 1940er-Jahren dieses prozessorientierte Modell (Deming 1982). Es ist ein rekursives Modell, das sich „laufend“ wiederholt, sich so immer weiterentwickelt und sich dabei an jeweils neue interne Gegebenheiten und externe Milieuveränderungen anpassen kann. Ähnlichkeiten mit dem Modell von Couffignal (1971) sind nicht zu übersehen.

Auf das Bewegungssystem übertragen bedeutet dies:

- Wir planen eine Bewegung (Funktion des ZNS).
- Wir stellen die Ressourcen für eine Bewegung bereit (Funktion des PNS und des Bewegungsapparats im Sinne einer Kommunikation und Energiebereitstellung).
- Wir agieren, führen eine Bewegung aus (Funktion des PNS und des Bewegungsapparats im Sinne einer Aktivität mit Energieverbrauch).
- Wir überprüfen, ob die Bewegung den geplanten Vorstellungen entspricht (Funktion des PNS und ZNS im Sinne einer sensorischen Kontrolle).

Betrachten wir diesen Zyklus am Beispiel eines Klavierspielers (Quastler 1964):

- Es beginnt mit einer visuellen Eingabe.
- Es folgt die Symbolerkennung und eine Handlungsauswahl.
- Nach der Planung motorischer Handlungen erfolgt die eigentliche motorische Handlung.
- Darauf folgt eine Evaluation, eventuell verbunden mit einer Fehlererkennung, die zu einer Fehlerkorrektur führt und einen neuen Handlungszyklus anstößt.

In der Folge setzen wir diesen Zyklus unter den „neuen“ Parametern fort. Dieser Zyklus beinhaltet selbstverständlich auch Elemente des 3-Speicher-Modells des Gedächtnisses.

Unser Modell eines Bewegungssystems kann aber keinesfalls nur auf einem solch relativ einfachen reaktivem Feedback-Modell aufbauen, das aus drei Grundelementen (Subsystemen) eines **Bewegungsablaufs** besteht:

1. Zieldefinitionssystem
2. Informationssystem
3. Exekutionssystem

Die drei Grundbegriffe der „Weltbeschreibung“ (Masse, Information, Energie) spiegeln sich darin nur bis zu einem gewissen Grad wider (eine Zieldefinition kann ja auch als Teil der Information gesehen werden, und für die Exekution braucht man Struktur/Masse und Energie).

Für ein Modell der **Bewegungskontrolle** fehlen Begriffe wie z. B. Erfahrung (Lernen), Emotion oder Antizipation (wichtig für die Zieldefinition). In der Folge wirken dann auch Themen der Soziologie und der Kultur auf die Handlungsabläufe ein und üben einen starken Einfluss auf das Zieldefinitions- und Informationssystem aus. Dies hat dann selbstverständlich wieder große Wirkungen auf das Ergebnis des Exekutionssystems.

Wir müssen daher ein individuelles (personenzentriertes) Bewegungssystem auch als Subsystem eines übergeordneten sozialen bzw. gesellschaftlichen Supersystems betrachten, das wiederum in ein übergeordnetes Super-Super-system eingebettet ist, nämlich die gesamte, globale Umwelt.

An diesem Punkt zeigt sich wieder die Notwendigkeit, in diesem Publikationsrahmen eine klare Einschränkung vorzunehmen.

1.5.3 Strukturmodell

Bekannte Beispiele für Strukturmodelle sind sämtliche anatomischen Lehrbücher sowie organische, anorganische oder virtuelle Lehrmodelle.

Keinesfalls sollte der Begriff „Bewegungsapparat“ mit dem Begriff „Bewegungssystem“ gleichgesetzt werden.

Analysiert man den Bewegungsapparat, so lässt sich dennoch ein System beschreiben, das aus einer Vielzahl von Strukturelementen besteht.

Am Beginn der medizinischen Entwicklung und des Verständnisses der Funktion standen zahlreiche Darstellungen von anatomischen Strukturen. Bereits in den **hippokratischen Schriften** (6. Jahrhundert vor unserer Zeitrechnung bis 2. Jahrhundert nach unserer Zeitrechnung) wurde versucht, Strukturelemente zu erfassen und diese mit Funktionssystemen in Einklang zu bringen, was aufgrund mangelnder struktureller Erkenntnisse nur bedingt möglich war. Dennoch baute sich darauf ein großes Modell der Medizin auf, das über viele Jahrhunderte die Basis für therapeutisches Handeln war.

Galenos von Pergamon (auch *Galen*; ca. 129–ca. 199) war ein griechischer Arzt, Anatom, medizinischer Schriftsteller, Forscher und Universalgelehrter. Er baute auf den Lehren von Hippokrates und Platon seine 4-Elemente-Lehre (Feuer – Erde – Luft – Wasser) auf, und seine Schriften beeinflussten die europäische Medizin bis in das 17. Jahrhundert. Er machte bereits viele anatomisch-strukturelle Untersuchungen an Tieren, die seine Modelle verbesserten. Erst *Vesalius* – eigentlich *Andreas Witinck* bzw. *Andries Witting van Wesel* (*te Brussel*), auch bekannt als *Andreas*

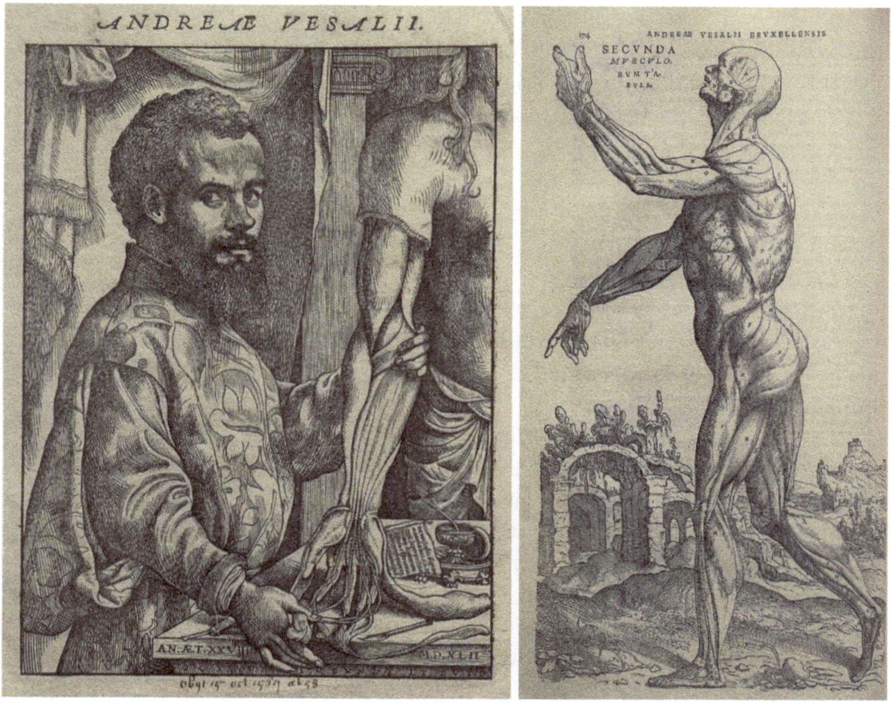

Abb. 1.14 Zeichnungen von Vesalius aus dem Werk *De humani corporis fabrica libri septem* („Sieben Bücher über den Aufbau des menschlichen Körpers"). (Andreas Vesalius: Andreae Vesalii Bruxellensis, scholae medicorum Patavinae professoris, de Humani corporis fabrica Libri septem. Basileae: ex officina Ioannis Oporini, 1543. Universitätsbibliothek Basel, UBH AN I 15, https://doi.org/10.3931/e-rara-20094, Public Domain Mark)

Witing (1514–1564) – nahm zahlreiche Sektionen vor und verfestigte somit die Bedeutung der Morphologie in der Medizin (Abb. 1.14).

Einige Jahre davor war es z. B. *Leonardo da Vinci* (1452–1519) nur erschwert möglich, anatomische Untersuchungen offiziell durchzuführen, mit denen er eine genauere Vorstellung von bewegungsphysiologischen Abläufen bekommen konnte.

Aus vielen weiteren anatomischen Studien entwickelte sich dann erst u. a. durch den Schweizer *Albrecht von Haller* (1708–1777), Mediziner in Basel und Göttingen, das Fachgebiet der **Physiologie** (1757–1766) als die Lehre über die funktionellen Zusammenhänge der anatomisch-strukturellen Systemelemente.

Obwohl ein rein strukturelles Modell in der aktuellen Medizin nicht mehr vorstellbar ist, spielen dennoch primär strukturorientierte Modelle nach wie vor eine wesentliche Rolle. Die **International Statistical Classification of Diseases and Related Health Problems (ICD)** wurde im April 1948 von den Delegierten der WHO erstmals als **International Statistical Classification of Diseases, Injuries and Causes of Death** etabliert (WHO); derzeit liegt die 11. Fassung vor, die einen stärkeren Fokus auf Funktionalität legt (Harrison 2021).

Im Gegensatz dazu stellt die **International Classification of Functioning, Disability and Health (ICF**; Internationale Klassifikation der Funktionsfähigkeit, Behinderung und Gesundheit) die Funktionsfähigkeit in den Vordergrund, wobei die strukturellen Aspekte nur einen relativ kleinen Teil ausmachen (Ewert 2002; Stucki 2002; Ammer et al. 2021; Ebenbichler 2023).

1.5.4 Informationsmodell

Der Versuch, den Begriff „Information" an dieser Stelle umfassend zu definieren, ist definitiv zum Scheitern verurteilt. Zu vielschichtig wird der Begriff in den unterschiedlichsten Wissenschaftszweigen verwendet. In der DIN 44300 wird Information als „Kenntnis von Sachverhalten und Vorgängen" definiert.

Versucht man, den Begriff wörtlich zu übersetzen, kommt man zu dem Wortspiel „Jemanden zu informieren, bedeutet, jemanden **in Form** zu bringen", was im übertragenen Sinne eine Umformung implizieren könnte – eine Umformung, die sowohl eine materielle als auch eine kognitive Ebene beschreibt.

In der Biologie erfolgt eine Informationsübertragung über zwei Signalwege:

1. **Binär** in Form von Aktionspotentialen (APs) zwischen den Nerven und Muskelzellen als Information über die Ortsauflösung und über die Frequenz der APs. Die Leitgeschwindigkeit variiert zwischen wenigen Metern pro Sekunde (sensible Fasern) bis hin zu ca. 120 m/s (motorische Fasern). Die unmittelbare Information erlischt nach Auflösung des AP, als „Gedächtnis" bleibt die summierte Information bestehen.

2. **Nonbinär** über Hormone, die efferent von einem „Sender" ausgehend, viele „Empfänger" haben. Deren Leitgeschwindigkeit richtet sich nach der Blutflussgeschwindigkeit und liegt in einer Größenordnung von ca. 0,6 m/s. Die hormonelle Information bleibt längere Zeit verfügbar (Stunden bis Tage) und wird – je nach Stoffwechsel – nach einer gewissen Zeit „gelöscht", obwohl diese Informationen selbstverständlich einen „nachhaltigen" Effekt auf kognitive Funktionen haben können (Luine 2015). Zu diesen chemischen Informationsträgern zählen auch Transmittersubstanzen in den Synapsen. AP-Signale lösen in den Synapsen unterschiedlich viele Transmittersubstanzen aus. Der zeitliche Ablauf kann streuen, da durch die chemische Reaktion eine Integration der Signalfolge stattfindet (Mittelwertbildung). Der Informationsinhalt bleibt dadurch stabiler, auch wenn das einzelne Signal variiert.

An dieser Stelle soll nur kurz darauf hingewiesen werden, dass es auch eine **strukturelle Information** in Form von Desoxyribonukleinsäure (DNA) gibt, die aufgrund der vier Nukleinbasen (Adenin, Thymin, Guanin, Cytosin) eine **quartäre Information** darstellt.

Bereits 1826 beschreibt *Johannes Peter Müller* (1801–1858), deutscher Physiologe, Meeresbiologe und Naturphilosoph in Bonn und Berlin, das **Gesetz der spezifischen Sinnesenergie** (Müller 1838, 1840). Binäre und nonbinäre Informationswege sind mit einem Energieumsatz verbunden. Sowohl ein AP als auch ein Hormon ist aber nur ein Signal, das erst zu einer Information und in der Folge in eine Nachricht umgewandelt wird. Für eine semantische Beurteilung einer Nachricht braucht es eine quantitative (Intensität), räumliche, zeitliche und qualitative Information.

Jeder Organismus muss – neben einem materiellen und energetischen Austausch – einen permanenten Informationsaustausch mit dem „Milieu“ (seiner Umgebung) in dem er lebt, aufrechterhalten. Da jedoch nicht sämtliche Informationen aus der Umgebung von den verschiedenen Kommunikationssystemen eines Organismus übertragen und somit wahrgenommen werden können, ist eine rigorose Auswahl zu treffen, wobei eine **Informationshomöostase** nicht mit einer **Signalhomöostase** vergleichbar ist (Restian 1982). Eine solche Auswahl erfolgt über Erregbarkeitsschwellen (Rheobase) und Refraktärzeiten (Chronaxie), aber auch durch gezielte Hemmungen, Adaptation, Mechanismen der Ermüdung oder Schlaf.

Die Signale (Reize), die ein AP auslösen, müssen zuerst als Information im Nervensystem codiert werden, um dann als Nachricht mit Bedeutung „verstanden“ zu werden (Flechtner 1966). Restian bezeichnet diesen Vorgang als „**Superisationsprozess**“. Somit sind die vom Nervensystem „verstandenen“ Informationen keinesfalls direkt mit denen vergleichbar, die von den „Sendern“ als Quelle ausgehen, von den Sensoren registriert und im Nervensystem moduliert wurden. Eine Störung einer Informationshomöostase kann unter Umständen auch zu psychischen Erkrankungen führen.

Ein Organismus wirkt der Entropie entgegen: Er kann daher als „**negentropisch**“ bezeichnet werden (Keidel 1989). Ein akustisches Rauschen kann als entropisch bezeichnet werden dagegen wäre dann ein Ton negentropisch. Menschliche Informationsverarbeitung (im ZNS) wirkt negentropisch und ist teildeterminiert, da es von einem individuellen „Willen“ moduliert werden kann.

Im Nervensystem findet ein andauerndes Wechselspiel von energetischer (nervaler, physikalischer) und stofflicher (humoraler, chemischer) Informationsübertragung statt. Kritiker könnten jedoch einwenden, dass ja auch die Auslösung eines AP durch einen vorangehenden chemischen Prozess in der Zellmembran erfolgt.

Codierung

Als **Code** wird ein Zeichen (Symbol) oder eine Zeichenfolge verstanden, das einer definierten Zeichenfolge zugeordnet werden kann. Von einem „Sender“ werden Signale ausgesandt, die von einem Empfänger registriert und zu Information decodiert werden. Die Sprache oder auch der genetische Code sind typische Beispiele. In der Natur gibt es aber auch eine Reihe anderer Codes, die eine Kommunikation zwischen Zellen oder auch ganzen Organismen ermöglicht.

Die Effizienz resultiert aus dem Ersatz komplexer Informationen durch eine definierte, „codierte“ Zusammenfassung (z. B. Codewörter) und der Minimierung dieser zusammenfassenden Elemente. Das ermöglicht eine – nicht nur in der Natur (Evolution) wichtige – Minimierung des Energieverbrauchs und des Zeitaufwands für die Informationsübertragung. Die Genauigkeit kann durch Redundanz verbessert werden.

Ein Beispiel für Codes in der Medizin sind die vektoriellen Codes in der Internationalen statistischen Klassifikation der Krankheiten und verwandter Gesundheitsprobleme (ICD, International Statistical Classification of Diseases and Related Health Problems; WHO 2026). Ein weiteres Beispiel für einen standardisierten Binärcode ist u. a. der ASCII (American Standard Code for Information Interchange).

Ein Reiz wird an einem Sensor (Rezeptor) in ein AP codiert und je nach Ort und Intensität an Synapsen weitergeleitet. Im ZNS (z. B. Thalamus, Kortex) findet eine Decodierung statt: eine reizstärkenproportionale Membrandepolarisation oder Hyperpolarisation von Hirnzellen (als Summierung aller synaptischen Erregungen einer Zelle). Dabei wirken exzitatorische postsynaptische Potentiale (EPSPs) und inhibitatorische postsynaptische Potentiale (IPSPs) „kompetitiv“ (Eccles 1961; Curtis 1959; Saiepour 2015).

Divergenz- und Konvergenzschaltungen in der Informationsübertragung des ZNS sollen die Genauigkeit durch Verbesserung des Kontrasts verbessern (Röth 2021).

Um einen Informationsverlust möglichst gering zu halten, erfolgt eine laufende **Codierung** auf vier Arten (Wever 1949):

1. **Puls-Frequenz-Modulation (PFM):** Die relative Refraktärzeit nach einem AP ermöglicht ein weiteres AP nur bei höherer Reizintensität, wodurch eine höhere Reizfrequenz ermöglicht wird.
2. **Quantifizierung der Intensität:** Eine höhere Intensität erregt mehr Fasern (Rezeptoren). Durch unterschiedliche Leitgeschwindigkeiten der einzelnen Fasern kommt es letztlich auch wieder zu einer FM – aber in mehreren Fasern.
3. **Spezialisierung der Fasern:** Durch ein Ortsprinzip (z. B. niedere und höhere Schallfrequenzen) werden unterschiedliche Fasern erregt.
4. **Salvenprinzip („volley principle“):** Höhere Reizfrequenzen, die über der Refraktärzeit (absolut und relativ) liegen, werden von verschiedenen Rezeptoren und somit Fasern unterschiedlich aufgenommen (z. B. nur jede 3. oder 4. Schwingungswelle) und weitergeleitet, die dann im ZNS zusammengesetzt werden.

Obwohl alle Sensoren auf die gleiche Art in Form eines AP reagieren, werden diese Signale dann in unterschiedliche Wahrnehmungsmodalitäten übersetzt: **Prinzip der undifferenzierten Codierung** (von Foerster und von Glasersfeld 2022). Codiert wird also nur die Intensität einer Erregungsursache, jedoch nicht die Ursache, die dazu führt. Als Beispiel führt von Foerster an, dass Kinder eine Bewegung sehen und diese dann in ihr eigenes motorisches System übernehmen und wiederholen können (Lernen durch Sehen), obwohl sie ihre eigenen Bewegungen nicht sehen können. Dieses Beispiel veranschaulicht das **hermeneutische Prinzip**:

> *„Der Hörer, nicht der Sprecher bestimmt die Bedeutung einer Aussage.“* (von Foerster 1997)

Im Gehirn ist die Genauigkeit einer Information („fidelity“) von großer Bedeutung. Informationen aus den verschiedensten sensorischen Systemen enthalten auch einen großen Anteil an Rauschsignalen, die es zu decodieren gilt. So ist die Wahrnehmung grundsätzlich durch die Informationen begrenzt, die das Gehirn aus der rauschhaften Dynamik sensorischer Neuronen extrahieren kann (Rumyantsev 2020). Es scheinen kortikale Designprinzipien die Codierungsgenauigkeit („high fidelity“) zu verbessern, indem sie etwa 90 % der Rauschschwankungen auf Modi beschränken, die die Signaltreue nicht einschränken, während viel schwächer korrelierte Rauschmodi die sensorische Unterscheidung von Natur aus einschränken. Diese Modalitäten sind notwendig, um relevante Informationen aus irrelevanten Informationen auszuwählen und somit flexibel und trotzdem rasch auf eine sich verändernde Umwelt reagieren zu können.

Je „unsicherer“, also „verrauschter“ die Information, desto höher die neuromodulatorische kortikale Aktivität (Aufmerksamkeit) – und gleichzeitig auch der Energieaufwand.

Dabei spielt eine höhere thalamische Aktivität eine wichtige Rolle, um Hirnzustände situationsgerecht so anzupassen, dass wir „bessere“ (situationsgerechte) Entscheidungen treffen können (Kosciessa et al. 2021). Diese thalamokortikalen Strukturen haben sich möglicherweise entwickelt, um eine optimale Flexibilität und Effizienz durch Koordination verteilter Berechnungen zu erreichen. Es gibt Hinweise darauf, dass dafür verteilte präfrontale kortikale Netzwerke mit flexiblen Codes rechnen.

Der mediodorsale Thalamus ist für diese Regulierung zuständig, um eine effiziente Wiederverwendung zu ermöglichen. Diese Regulierungsprinzipien entsprechen aus technischer Perspektive statistischen Methoden, u. a. einer **hierarchischen Bayes-Berechnung** (Scott et al. 2024; Wolff und Halassa 2024).

Keinesfalls sollte man die Funktion von **Gliazellen** bei der Informationsverarbeitung vergessen. Gliazellen sind zahlreicher als die elektrisch aktiven Neuronen, und die beiden Zelltypen nehmen im Nervengewebe eine vergleichbare Menge an Raum ein. Die wichtigsten Typen von Gliazellen im zentralen Nervensystem sind Astrozyten und Oligodendrozyten und im peripheren Nervensystem Schwann-Zellen, enterische Gliazellen und Satellitenzellen.

Die bekannteste Funktion der peripheren Gliazellen im Erwachsenenalter ist die Bildung von Myelinscheiden um Axone, wodurch die schnelle Signalleitung ermöglicht wird, die für die Funktion des Nervensystems unerlässlich ist. Gliazellen sind auch für die Konzentration von Ionen und Neurotransmittern in der neuronalen Umgebung verantwortlich. Immer mehr Publikationen deuten darauf hin, dass Gliazellen wichtige Regulatoren für die Bildung, Erhaltung und Funktion von Synapsen sind, der wichtigsten Funktionseinheit des Nervensystems (Jessen 2004). Die Lebensfähigkeit dieser Zellen (beurteilt über die Telomerlänge) wird auch immer häufiger im Zusammenhang mit neurodegenerativen Erkrankungen des ZNS (z. B. Morbus Parkinson oder Alzheimer Erkrankung) genannt. Sie werden als potentieller Ansatz für eine medikamentöse Therapie sowie als frühzeitiger Biomarker gesehen (Papageorgakopoulou 2024).

Astrozyten und Mikrogliazellen unterstützen neuronale Funktionen durch die Erhaltung von homöostatischen metabolischen Prozessen (Vainchtein und Molofsky 2020). Sie haben unterschiedliche Entwicklungsursprünge: Astrozyten entstehen aus neuroepithelialen Vorläuferzellen, während Mikroglia aus einem hämatopoetischen gemeinsamen myeloiden Vorläufer entstehen, der während der Embryogenese ins Gehirn gelangt (Ginhoux 2015; Molofsky 2015). Zwischen diesen beiden Zelltypen ist ebenfalls eine gut funktionierende Kommunikation notwendig, um eine gemeinsame koordinierte Antwort auf Veränderungen des jeweils externen Milieus durch neurale Aktivität zu ermöglichen. Hier findet die Kommunikation über molekulare chemische Prozesse (Zytokine) statt (Liddelow 2017; Stoklund 2023).

Auch in diesem Zusammenhang kann **Information** nicht ohne die Aspekte **Energie** und **Materie** abgehandelt werden. Wie Information transduziert, in der Folge codiert und transportiert und schließlich als **Wahrnehmung** verarbeitet wird, hängt neben der zur Verfügung stehenden Energie (Abschn. 1.4.1.3) auch von der zur Verfügung stehenden Anzahl an aktiven Synapsen ab. Energieminimierung als **Prinzip der freien Energie** wird ja auch als eines der Hauptprinzipien der Evolution angesehen (Friston 2010). Letztlich wird aber über diese Thematik noch viel zu forschen sein, wobei die Interdisziplinarität von großer Bedeutung ist.

In der Bewegungstherapie bedeutet eine Verbesserung der Koordinationsfähigkeit eine Verbesserung der Energieeffizienz durch Minimierung der benötigten synaptischen Aktivität bei der Bewegungskontrolle.

1.5.5 Energiemodell

Eine umfassende Abhandlung über Energiemodelle ist an dieser Stelle nicht angezeigt, da das Thema zu umfangreich und zu komplex wäre. Neben der Beschreibung des Metabolismus müsste auch eine Beschreibung des Kreislaufs mit inkludiert sein.

Der Muskelmetabolismus spielt jedenfalls auch eine wesentliche Rolle für die Funktion und in der Folge auch für die Struktur der Muskulatur (Hill 1938). Dies zeigt sich u. a. in der Beschreibung von zellulären Ermüdungsprozessen („**fatigue**“; Bangsbo 1996) oder auch von Alterungsprozessen im Rahmen von „**frailty**“ (Fountain 2024; Mishra 2024). Am Ende dieses metabolischen Prozesses geht es um die Verfügbarkeit von Adenosintriphosphat (ATP) für die zellulären Vorgänge, abhängig von aeroben oder anaeroben Bedingungen (Hargreaves und Spriet 2020).

Ein einfaches Modell kann für den ATP-Umsatz zu Adenosindiphosphat (ADP) und Phosphat (Pi) und Wasserstoff (H) mit chemischen Zeichen dargestellt werden:

$$\mathrm{ATP} + \mathrm{H_2O} \rightarrow \mathrm{ADP} + \mathrm{Pi} + \mathrm{H^+} + \mathrm{Energie}$$

In dieser Art können auch die ATP-Resynthese sowie komplexere Prozesse, z. B. die oxidative Phosphorylierung, modellhaft dargestellt werden (Nath 2015).

Der ATP-Verbrauch wird auch für neurale Leistungen zur Codierung bekannter Informationsmengen in Modellen berechnet (Laughlin 1998). Die Übertragung eines Bits an einer chemischen Synapse kostet 10^4 ATP-Moleküle, während abgestufte Signale in einem Interneuron oder einem Photorezeptor oder die Spike-Codierung 10^6 bis 10^7 ATP verbrauchen. Daher überträgt in rauschbegrenzten Signalsystemen ein schwacher Pfad mit geringer Kapazität Informationen wirtschaftlicher, was die Verteilung der Informationen auf mehrere Pfade fördert.

Für das Nervensystem ist ein Kompromiss zwischen Kosten (Energieverbrauch) und Nutzen (Informationstransport) von wesentlicher Bedeutung (Niven 2008). Energie wird vor allem im Bereich der Zellmembran für den Ionentransport benötigt, weshalb eine energieeffiziente Codierung eine Schlüsselrolle bei ihrer Evolution gespielt hat. Weitere komplexere Darstellungen sind in der wissenschaftlichen Literatur zu finden.

An dieser Stelle ist in erster Linie der Hinweis auf die Energiekomponente eines Modells für die Beschreibung eines Bewegungssystems wichtig. Gleichzeitig ist aber auch der Hinweis wichtig, dass – wie beschrieben – jedes Modell eine Einschränkung der Thematik voraussetzt.

Konsequenzen eines Energiemodells für die Bewegungstherapie werden in zahlreichen Publikationen der Trainingslehre beschrieben.

Das Modell der freien Energie – ein Erklärungsmodell für die Funktionsweise des Gehirns, insbesondere der Hirnrinde – soll an dieser Stelle nicht besprochen werden (Friston 2010). Eine detaillierte Erörterung erfolgt in Abschn. 1.11.

1.6 Systemtheorie des Bewegungssystems

1.6.1 Biokybernetik

► Jeder Eingriff in die Biosphäre wirkt über Kreisprozesse mit unterschiedlicher Zeitverzögerung irgendwann auf uns selbst zurück. Immer sind wir zugleich Verursacher und Empfänger (Vester 2019).

Es erscheint klar, dass eine Analyse eines solch komplexen Systems wie des Bewegungssystems, nicht mit einer simplifizierenden Ursache-Wirkungsanalyse erfolgen kann. Die Darstellung bzw. Beschreibung von Zusammenhängen innerhalb eines Systems sind zwar ebenfalls sehr oft simplifizierend und können bestenfalls als Modelle betrachtet werden, sie ermöglichen jedoch neue Perspektiven und die Möglichkeit, Interventionen besser ansetzen zu können.

Gerhard Vossius (1926–2013), Leiter des Instituts für Biokybernetik und Biomedizinische Technik an der Universität Karlsruhe, beschreibt zwei Gebiete für Kybernetik: **Informationstheorie** und **allgemeine Systemtheorie** (Vossius 1980). Diese Konzepte werden in den Wirtschaftswissenschaften ebenso angewandt wie in soziologischen Untersuchungen (Vester 2019).

Im Bewegungssystem – als komplexem adaptivem System – werden immer mehr Zusammenhänge der einzelnen Systemelemente erforscht und beschrieben. Umso schwieriger ist es, alle diese neuen Erkenntnisse auf ihre Wechselwirkungen zu beschreiben.

Im Folgenden können keinesfalls alle Erkenntnisse auch nur ansatzweise umfassend beschrieben werden; es soll an dieser Stelle nur ein Modell einer Systemanalyse vorgestellt werden in der Hoffnung, dass weitere Arbeiten in diesem Sinne fortgesetzt werden.

Die Systemelemente im folgenden Beispiel (nach Vester) sind subjektiv ausgewählt und beruhen keinesfalls auf „harten“ Daten. Dabei sei aber angemerkt, dass unser gesamtes Erfassen der Umwelt auf einer Analyse von „weichen“ Daten aufbaut. Weiche Daten sind also die Basis in unserem Leben. Es ist eine wesentliche Aufgabe unserer Informationsverarbeitung, nicht möglichst viele Daten, die über unsere Sensoren registriert werden, zu erfassen, sondern diese gezielt und drastisch zu reduzieren sowie ihre Relevanz zu erkennen und zu bewerten.

Unsere Sensoren erfassen Signale, diese werden vorverarbeitet (Datenreduktion), für eine Merkmalsgewinnung transformiert (codiert) und für eine Merkmalsreduktion analysiert und letztlich klassifiziert (Statistik), wodurch eine Musteranalyse (Decodierung) erfolgen kann.

Signale müssen konvergiert werden, um zu einer Information zu gelangen. Und umgekehrt müssen Informationen divergiert werden, damit die einzelnen Systemkomponenten koordinierte Signale bekommen. Unser Ziel ist somit eine Mustererkennung (z. B. durch „fuzzy logic“). Die erkannten Muster werden in der Folge bewertet, worauf ein begründetes Verhalten folgt.

Diese Darstellung entspricht im Wesentlichen der Funktionsweise eines senso-kognito-motorischen Systems.

Gehen wir von einem biokybernetischen Modell aus, muss klar sein, dass der „Steuermann“ unseres Bewegungssystems, also das ZNS, Teil des Systems selbst ist.

Unsere Modelle der Bewegungsanalyse und der Bewegungstherapie sollen mit diesem Modell neu gedacht werden, um potentiell neue Ansätze einer Bewegungstherapie mithilfe der Selbstregulationsmöglichkeiten (bzw. Autopoiese) zu beschreiben.

Vester beschreibt acht **Grundregeln der Biokybernetik** (Vester 2019):

1. **Negative Rückkoppelung (RK) muss über positive dominieren:**
   - Positive RK bringt ein System zum Laufen, negative RK stabilisiert es: Selbststeuerung eines Teilsystems.
   - Kausalität verliert ihre festgelegte Richtung, weil Ursache und Wirkung verschmelzen: Jede Ursache ist Wirkung und jede Wirkung wiederum neue Ursache.

   Unser Bewegungssystem muss sich dynamisch adaptieren, die dynamische Stabilität ist Grundvoraussetzung der Lebensfähigkeit des Organismus.
2. **Die Systemfunktion muss vom quantitativen Wachstum unabhängig sein:**
   - Der Durchfluss an Energie und Materie in einem lebensfähigen System ist langfristig konstant.
   - Wachstum erfolgt letztlich nur durch Metamorphosen. Dies führt entweder zu veränderten Systemen oder zur Katastrophe. Ansonsten führt weiteres Wachstum zu Chaos und Rückgang der Stabilität.

   In unserer zentralen Recheneinheit (Gehirn) ist die Anzahl an neuronalen Strukturen im Wesentlichen bei der Geburt angelegt. Die funktionalen Verknüpfungen bilden sich danach aus. Eine zunehmende Vermehrung immer neuer Strukturen, würde die Optimierung der funktionalen Verknüpfungen („Lernen") immer wieder unterbrechen und von Neuem immer wieder von null starten lassen (immer wieder neues Lernen wäre erforderlich).

3. **Das System muss funktionsorientiert arbeiten und nicht produktorientiert:**
   - Produkte ändern sich rasch bei einer sich verändernden Umwelt.
   - Funktionen bleiben erhalten.

   Biologisch bedeutet dies, dass unser Bewegungssystem eine optimierte Bewegung zum Ziel hat und eine reine Maximierung etwa der Muskelmasse („body building") zum einen nur kurzzeitig möglich und zum anderen mit physiologischen Nachteilen (z. B. der muskulären Durchblutung) verbunden ist.
4. **Nutzung vorhandener Kräfte nach dem Judo-(Jiu-Jitsu-)Prinzip statt Bekämpfung nach dem Boxer-Prinzip:**
   - Fremdenergie wird genutzt (Energieketten, Energiekaskaden).
   - Die eigene Energie dient vorwiegend als Steuerungsenergie.
   - Die Nutzung vorhandener Energie fördert die Selbstregulation.

   Geringe eigene „Steuerungsenergie" wandelt bereits vorhandene Energie um. Letztere wird nicht zuerst „bekämpft" und danach weitere (eigene) Energie für die Erreichung des eigentlichen Zweckes aufgewendet.

   In der Biologie wird die Temperatur, die bei muskulärer Arbeit entsteht, im Rahmen der Regulierung der Körperkerntemperatur verwendet (Muskelzittern). Auch die kinetische Energie einer Bewegung kann in elastischen Elementen der Sehnen und Faszien gespeichert und bei einem weiteren Bewegungszyklus eingesetzt werden. Daher hat jeder Mensch entsprechend seiner physiologischen Energiespeichermöglichkeiten, eine optimale Gehgeschwindigkeit, bei der am wenigsten Zusatzenergie erforderlich ist.
5. **Mehrfachnutzung von Produkten, Funktionen und Organisationsstrukturen:**
   - Mehrfachnutzung reduziert den Durchsatz, erhöht den Vernetzungsgrad und verringert den Energie-, Material- und Informationsaufwand.
   - Das Ziel ist ein multifunktionales System.

   Ein biologisches Beispiel ist die Muskulatur. Ihre Aktivität produziert nicht nur mechanische Wirkungen, sondern hat gleichzeitig auch thermische Auswirkungen, fördert die Durchblutung und Hormone (Myokine) mit weitreichenden Folgen für das gesamte System.
6. **Recycling-Nutzung von Kreisprozessen zur Abfall- und Abwasserverwertung:**
   - Die belebte Natur kennt keine „Abfälle". Endprodukt = Ausgangsprodukt.

   Dieses Recycling-Prinzip finden wir in der Biologie sehr häufig in verschiedenen katabolischen und anabolischen Stoffwechselvorgängen.
7. **Symbiose: Gegenseitige Nutzung von Verschiedenartigkeit durch Kopplung und Austausch:**
   - Symbiose begünstigt kurze Transportwege, einen verringerten Energieverbrauch und externe Dependenz (erhöht interne Dependenz).

Ein Beispiel sind Mitochondrien, die als Relikte früherer Bakterien, für die Energieversorgung zuständig sind. Darmbakterien sind nicht nur für die Verdauung zuständig, sondern auch für die Immunabwehr und beeinflussen dadurch die Entwicklung von metabolischen sowie neurodegenerativen Erkrankungen. Man spricht auch von einer Darm-Gehirn-Achse durch endokrinologische, immunologische und neurale Wechselwirkungen (Parker 2020; Morais 2021).

8. **Biologisches Design von Produkten, Verfahren und Organisationsformen durch Feedback-Planung:**
   - Berücksichtigt endogene und exogene Rhythmen,
   - nutzt Resonanz und funktionelle Passformen,
   - Harmonisiert die Systemdynamik und
   - Ermöglicht organische Integration neuer Elemente.

► **Unsere innere Homöostase steht immer in Wechselwirkung mit unserem äußeren Milieu. Somit ist unsere Gesundheit immer in einer systemisch-biokybernetischen Beziehung zu unserer Umwelt.**

1.6.2 Systemanalyse des Bewegungssystems (ein Beispiel)

Eine Systemanalyse des Bewegungssystems hat das Ziel, eine Strategie für einen therapeutischen Prozess zu entwickeln, und zwar insbesondere für eine Bewegungstherapie.

Am Beginn einer derartigen Beschreibung des Bewegungssystems sollte zunächst eine **Klassifizierung** stehen, gefolgt von Informationen zu den **Relationen** der Systemelemente, um letztlich eine Bewertung der **Relevanz** vornehmen zu können (Maruyama 1965).

In verschiedenen Wissenschaftsgebieten – von der Biomechanik bis hin zu zellulärer Biochemie – beschreiben wir die Funktionen des Bewegungssystems letztlich mit dem Ziel, dieses komplexe System so zu verstehen, dass wir entsprechende gezielte Optimierungsstrategien einleiten können (Abb. 1.15). Das Ziel ist dabei sehr unterschiedlich: Es geht um eine erhöhte „Leistungsfähigkeit" im Sport, eine Optimierung der Gesundheit, aber auch um eine zielorientierte Therapie bei Erkrankungen bzw. Störungen sowie um eine zielorientierte Intervention in der Rehabilitation.

Systembeschreibung

Eine Beschreibung des Systems beginnt mit einer Definition der einzelnen Variablen. Bereits dieser erste Schritt soll ergebnisoffen sein; Anzahl und Definition der Variablen sind jederzeit zu hinterfragen und können sich – je nach Fragestellung – auch ändern.

Nicht immer ist die Erfassung von Daten eindeutig. Das beginnt bereits bei der Methodik der Datenerfassung und der statistischen Aufarbeitung und endet letztlich

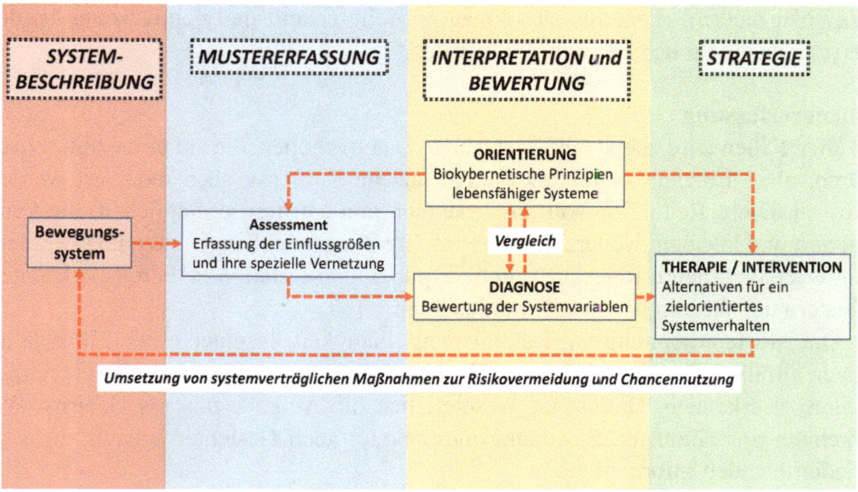

Abb. 1.15 Modifiziertes Diagnose-Therapie-Schema zum Sensitivitätsmodell. Am Beginn einer Systemanalyse steht eine Systembeschreibung, es folgt der Prozess einer Mustererkennung durch verschiedene Assessments. Die Interpretation und Bewertung der Ergebnisse ermöglichen eine erste „Arbeitsdiagnose", die durch Vergleich und Evaluation zu einer Diagnose führt. Darauf aufbauend wird die Strategie einer Intervention/Therapie festgelegt und ausgeführt, jeweils mit laufender Evaluation im Sinne eines biokybernetischen Regelkreises. (Modifiziert nach Vester 2019)

auch in der Bewertung der Relevanz, z. B. in Form eines **minimalen klinisch relevanten Unterschieds** („Minimal Important Difference", MID; „Minimal Clinically Important Difference", MCID; Engel 2018).

Oft werden auch redundante Daten erfasst, die bewertet und gegebenenfalls ausgeschieden werden müssen. Erhobenen Daten müssen nicht notwendigerweise quantitativ sein, sie können auch qualitativ relevant sein.

Zumeist werden die Daten zuerst klassifiziert, bevor sie auf die Relevanz für die gewünschte Analyse geprüft werden. Die Umkehrung dieses Vorgehen könnte helfen, Ressourcen zu sparen. Die Relevanz ist im Zusammenhang mit der Systembeschreibung zu sehen.

Es ist in der Biologie – und somit speziell auch in der Medizin – oft sehr schwer, Wechselbeziehungen der einzelnen Systemvariablen zu erkennen. Zumeist beruht diese Analyse auf persönlichen Erfahrungen und ist somit in jedem Fall subjektiv, wobei das Subjekt in diesem Fall die „erfahrene" Person ist und das Objekt das zu analysierende System. Da wir jedoch unsere Umwelt von einer konstruktivistischen Perspektive aus immer subjektiv betrachten, ist es hilfreich, die Variablen und ihre Wechselwirkung in Form einer Matrix darzustellen und mit mehreren Personen (jeweils subjektiv) zu besprechen und somit zu einer höheren Wahrscheinlichkeit für deren Relevanz zu kommen (Vester 2019).

Die Frage ist: Wie wirken verschachtelte Regelkreise auf das Wirkungsgefüge des Systems? Wie erfolgen die Rückkoppelungen. Wie sind die Zeitverzögerungen? Mit diesen Erkenntnissen können Modelle erstellt und damit Szenarien der verschiedenen Strategien analysiert werden.

Mustererfassung

In allen Fällen wird zuerst eine Vielzahl an Daten erhoben, die auf einen überschaubaren, aber trotzdem systemrelevanten Satz an Einflussgrößen reduziert werden müssen. Diese Reduktion soll das Erkennen von Mustern ermöglichen, die klassifiziert und in einem weiteren Schritt auf ihre Zusammenhänge untersucht werden, damit letztlich deren Relevanz durch Vergleich und Relation zu bereits bekannten Mustern und Regeln dargestellt werden kann.

Die Mustererkennung wird definiert als Fähigkeit, in einer großen Menge an Daten allfällige Regelmäßigkeiten, Wiederholungen oder bestenfalls Gesetzmäßigkeiten zu erkennen. Das ist im Wesentlichen die Aufgabe unseres Gehirns. Wir erkennen Sprachmuster, Bewegungsmuster oder auch Gesichter anhand von sich wiederholenden Informationen.

Die Wahrnehmungspsychologie geht dabei von zwei Theorien aus (Goldstein 2023):

1. **Schablonentheorie** („template theory"): Wahrgenommene Informationen werden mit bereits im Langzeitgedächtnis abgelegten Informationen verglichen.
2. **Merkmalstheorie** („feature theory"): Wahrgenommene Informationen werden analysiert und anhand ihrer Elemente identifiziert.

Jede Mustererkennung beginnt mit einer Erfassung der Signale mittels Sensoren. Aus diesen Signalen werden mathematisch ausgedrückt **Merkmalsvektoren** gebildet. Zur Qualitätsverbesserung müssen die Daten reduziert und vorverarbeitet werden, was in der Physiologie z. B. durch die Anwendung von Schwellwerten erfolgen kann (z. B. AP). Mithilfe von letztlich statistischen Verfahren werden Merkmale erkennbar und können in der Folge klassifiziert werden (de Ridder et al. 2013).

Aus der Beurteilung der Relevanz der bedeutenden Muster können sodann gezielt – und personenorientiert – Lösungsstrategien entwickelt werden, die zu einer Änderung innerhalb des Bewegungssystems führen. Eine Änderung im Bewegungssystems muss in der Folge wieder beurteilt werden, um die möglichen Veränderungsstrategien zu bewerten. Somit findet ein laufender Evaluierungsprozess im Sinne eines biokybernetischen Regelkreises statt.

Interpretation und Bewertung

In der Medizin werden Diagnosen systematisiert beschrieben (ICD-11). Der Begriff „Diagnose" stammt etymologisch aus dem Altgriechischen und geht zurück auf das Verb „διαγιγνώσκειν" („diagignṓskein"), das „genau erkennen", „unterscheiden" oder „beurteilen" bedeutet. Es bezeichnet daher eine unterscheidende Beurteilung eines Zustands (Status), also in unserem Fall: Beurteilung des Gesamtzustands eines Patienten auf Basis aller vorliegenden Befunde (inklusive Symptome). Die Diagnose ist Teil eines medizinischen Prozesses; sie stellt eine „Synthese" aller in einem

Assessmentprozesses gewonnenen Daten dar, die in Bezug zu einem Krankheitsmodell gewonnen werden, sodass ein „Bild“ des Gesundheitszustands erstellt wird. Damit soll der Schweregrad und die Prognose differenziert bestimmt und klassifiziert werden (ICD, ICFF; WHO); auf dieser Grundlage wird ein medizinisches Ziel formuliert, und die entsprechenden therapeutischen/interventionellen Schritte werden eingeleitet.

Strategie und Intervention

Im medizinischen Prozess wird die Strategie durch eine Kombination von Maßnahmen bestimmt, wodurch das Ziel – unter Berücksichtigung von externen und internen Kontextfaktoren – erreicht werden soll. Als Therapie werden zumeist medizinische Maßnahmen zusammengefasst. Insbesondere in der Rehabilitation sind darüber hinaus auch „nichtmedizinische“ Maßnahmen (z. B. architektonische Anpassung der Wohnung an die Erfordernisse, elektronische Adaptierung für die Kommunikation) mögliche Interventionen, um das Ziel „Optimierung der Selbstständigkeit“ zu erreichen.

Alle Schritte dieses Prozesses müssen laufend evaluiert werden. Somit ist auch dieser Prozess als ein biokybernetischer Regelkreis zu sehen.

Beispiel für eine Systemanalyse des Bewegungssystems

Nach dem Konzept von *Frederic Vester* (1925–2003), einem deutschen Biochemiker und Systemforscher in München und St. Gallen, wird im Folgenden ein Beispiel für eine Analyse des Bewegungssystems aufgezeigt, das auf seinem „**Sensitivitätsmodell**“ aufbaut (Vester 2019).

Wie bereits beschrieben, ist dieses Beispiel lediglich ein sehr allgemein gehaltenes Modell, und alle Kriterien und Variablen sind sehr subjektiv ausgewählt worden. Es soll lediglich anregen, mit dieser Systematik gezieltere Analysen vorzunehmen.

Beginnen wir mit der Beschreibung der **Kriterien**, mit der die Variablen auf ihre Bedeutung hin beurteilt werden sollen:

1. **Physikalische Grundkriterien**
   - Struktur
   - Information
   - Energie
2. **Grundkriterien der Gesundheit**
   - Biologie
   - Psychologie
   - Sozioökonomie
   - Kultur
3. **Grundkriterien der Sytembeziehung**
   - Input: Einfluss von außen auf das System
   - Output: Einfluss des Systems nach außen

Diese Auflistung weicht in weiten Teilen von den ursprünglichen Vester'schen Kriterien ab. Sie verfolgt jedoch das Ziel erreichen, die Größe der Matrix auf einem überschaubaren Niveau zu halten.

Auch die **Bewertungsskala** wird hier verändert:

- 2 = voll zutreffend
- 1 = teilweise zutreffend
- 0 = nicht zutreffend

Die inhärente **Beziehung** der verschiedenen Variablen erfolgt nach folgenden Kriterien:

- 3: Geringe Veränderung von A führt zu starker Veränderung (überproportional) von B
- 2: Starke Veränderung von A führt zu gleich starker Veränderung (proportional) von B
- 1: Starke Veränderung von A führt zu geringer Veränderung (schwach-proportional) von B
- 0: Geringe Veränderung von A führt zu geringer, keiner, zeitlich stark verzögerter Veränderung von B (keine Beziehung)

Die **Variablenauswahl** erfolgte nach der Systematik **Sensorik – Kognition – Motorik**. Im Bereich der Sensorik erfolgte die Auswahl im Wesentlichen nach physikalischen und chemischen Prinzipien, während die Variablen der Kognition und der Motorik im Wesentlichen nach anatomischen Prinzipien ausgewählt wurden. Die Sensorik könnte genauso gut anatomisch gelistet werden.

Damit könnte eine Fragestellung nach der Bedeutung von anatomischen Strukturen auf das Bewegungssystem noch klarer bearbeitet werden. An dieser Stelle geht es aber darum, das grundsätzliche Prinzip einer Analysemethodik aufzuzeigen:

Sensorik	Exogen	Mechanik	Exterozeption
		Akustik	
		Geruch	
		Optik	
		Temperatur	(Hautsensoren)
	Endogen	Mechanik	Propriozeption
		Chemie	pH
		Membranrezeptoren	
		Elektrizität	(EMG)
		Synapsen	
		Temperatur	(Hypothalamus)

Kognition	Hirnstamm
	Kerngebiete
	Limbisches
	Kortex
Motorik	ZNS (zentrales Nervensystem)
	PNS (peripheres Nervensystem)
	MSA (Muskel-Sehnen-Apparat)
	Knochen
	Bindegewebe (inkl. Faszien)

Als Beispiel für Elektrizität steht hier „EMG“. Nicht berücksichtigt wurden hier das vegetative Nervensystem und das Hormonsystem. Die Mitberücksichtigung dieser für das Bewegungssystem zweifellos bedeutenden Systemelemente wäre eine weitere Analyse des Bewegungssystems mit einer deutlich erweiterten Perspektive. Auch hier stand das Prinzip der Überschaubarkeit im Vordergrund.

Die (nochmals sei es an dieser Stelle erwähnt) subjektive und persönliche Bewertung der Variablen sind in Tab. 1.1 gelistet.

Die Tabelle zeigt, dass praktisch alle subjektiv ausgewählten **Variablen** für die Beschreibung des Bewegungssystems eine ähnliche Bedeutung haben. Keinesfalls kann eine einzelne Variable oder auch nur eine Gruppe von Variablen das Gesamtsystem repräsentieren. Am ehesten sticht noch die Bedeutung des Gehirns etwas hervor. Etwas überraschend ist die relativ geringe Bedeutung der Knochen für das Bewegungssystem und dass die Faszien (Bindegewebe) möglicherweise eine wichtigere Rolle spielen könnten.

Rechnet man die Summe aller Prozente für die einzelnen Gruppen (Sensorik, Kognition, Motorik) jeweils zusammen, ergibt sich für die Sensorik ein Anteil von fast 50 %, während Kognition und Motorik jeweils ca. 25 % ausmachen; die Anzahl an Variablen ist jedoch unterschiedlich. Die durchschnittliche Bedeutung einer sensorischen Variablen liegt bei 4,5 %, einer Kognitionsvariablen bei 6,3 % und einer motorischen Variablen bei 5,4 %. Die jeweilige Variablengruppe ist in ihrer Bedeutung daher annähernd gleichwertig, wobei die Variablen, die die Kognition betreffen, leicht überwiegen.

Auch die **Beurteilungskriterien** haben in dieser subjektiven Systemanalyse nahezu die gleiche Bedeutung (Tab. 1.2). Lediglich die Kriterien „Sozioökonomie“ und „Kultur“ fallen mit 4 % bzw. 5 % ab. Die Kriterien „Biologie“ und „Input: von außen nach innen“ erscheinen am bedeutendsten.

Als nächster Schritt in der Systemanalyse erfolgt die Gegenüberstellung der **Einflussgrößen** der einzelnen Variablen in einer Matrix. Die Bewertung, wie stark eine Variable auf den Rest des Systems wirkt, also die **Intensität**, wird bei Vester als „Aktiv-Summe“ angegeben, und die Bewertung, wie empfindlich eine Variable auf Veränderungen des Systems reagiert, also die **Empfindlichkeit**, als „Passiv-Summe“. Die Intensität wird mit der horizontalen Quersumme und die Empfindlichkeit mit der vertikalen Quersumme für die inhärente Beziehung zwischen den Variablen berechnet (Tab. 1.3).

Tab. 1.1 Bewertung der subjektiv bestimmten Variablen in Bezug auf die Kriterien, die subjektiv für das Bewegungssystem erstellt wurden. Die Werte sind in Prozent der Gesamtsumme angegeben, da die absoluten Werte in diesem Zusammenhang unerheblich sind

Sensorik	Exogen	Mechanik – Exterozeption	3
		Akustik	4
		Geruch	5
		Optik	5
		Temperatur (Hautsensoren)	5
	Endogen	Mechanik – Propriozeption	4
		Chemie – pH	5
		Chemie – Membranrezeptoren	5
		Elektrizität – (EMG)	4
		Elektrizität – Synapsen	4
		Temperatur (Hypothalamus)	5
Kognition		Hirnstamm	5
		Kerngebiete	5
		Limbisches System	6
		Kortex	8
Motorik		ZNS	8
		PNS	6
		MSA	5
		Knochen	3
		Bindegewebe	5

Den höchsten **Passiv-Wert (Empfindlichkeit)** hat die Motorikvariable Muskel-Sehnen-Apparat mit 9,2 %. Jede Veränderung des Gesamtsystems beeinflusst also den motorischen Kraftoutput. Die Muskelkraft hängt also von vielen Variablen ab – eine Aussage, die durchaus plausibel erscheint. Den geringsten Wert für die Empfindlichkeit weist hingegen die Knochenstruktur auf und ist somit relativ unempfindlich auf Veränderungen des Bewegungssystems.

Sensorik, Kognition und Motorik sind in der Größenordnung von etwa je einem Drittel an der Gesamtempfindlichkeit des Bewegungssystems beteiligt. Anders formuliert bedeutet dies, dass jede Veränderung des Gesamtsystems Auswirkungen auf alle drei Subsysteme hat. Berücksichtigt man jedoch die unterschiedliche Anzahl an Variablen, so zeigt sich auch hier, dass jede einzelne der vier Variablen des Subsystems Kognition (ca. 8) am empfindlichsten auf Veränderungen des Bewe-

Tab. 1.2 Bewertung der Beurteilungskriterien (in Prozent der Gesamtsumme) für das Bewegungssystem. Sozioökonomische und kulturelle Kriterien sind in dieser Analyse deutlich weniger relevant als biologische Kriterien und äußere Einflüsse

Struktur	12
Information	14
Energie	10
Biologie	17
Psychologie	11
Sozioökonomie	4
Kultur	5
Input: von außen nach innen	17
Output: von innen nach außen	10

Tab. 1.3 Empfindlichkeit und Intensität des Einflusses auf das Bewegungssystem (in Prozent der Gesamtsumme). Auffallend sind die niedrigen Werte für Knochen und die höchsten Werte für das ZNS und den Muskel-Sehnen-Apparat (MSA)

			Empfindlichkeit	**Intensität**
Sensorik	Exogen	Mechanik - Exterozeption	5	5
		Akustik	2	3
		Geruch	3	3
		Optik	3	3
		Temperatur ex	4	6
	Endogen	Mechanik - Propriozeption	7	5
		Chemie - pH	3	6
		Chemie - Membranrezeptoren	2	6
		Elektrizität - (EMG)	3	4
		Elektrizität - Synapsen	2	5
		Temperaturend	3	7
Kognition		Hirnstamm	8	6
		Kerngebiete	8	7
		Limbisches System	7	6
		Kortex	9	6
Motorik		ZNS	8	5
		PNS	8	5
		MSA	9	6
		Knochen	1	2
		Bindegewebe	5	4

gungssystems reagiert, gefolgt von den fünf Variablen der Motorik (ca. 6,5) und den elf Variablen der Sensorik (ca. 3).

Den höchsten **Aktiv-Wert (Intensität des Einflusses)** hat die Kognitionsvariable zerebraler Kerngebiete. Sobald sich die Funktion der Kerngebiete verändert, ist das gesamte Bewegungssystem davon betroffen. Auch diese Aussage kann man klinisch nachvollziehen, wenn man z. B. die Bedeutung des Thalamus bedenkt.

Veränderungen des gesamten s Sensorik haben den größten Einfluss auf das Bewegungssystem mit ca. 55 %, gefolgt von der Kognition mit 25 % und der Motorik mit ca. 20 %. Die Intensität der Beeinflussung des gesamten Bewegungssystems ist jedoch pro Variable der Kognition (ca. 6) am höchsten, gefolgt von der durchschnittlichen Wirkung einer einzelnen Variablen der Sensorik (ca. 5) und der Motorik (ca. 4,5).

Die kleinste **Aktiv- und Passiv-Summe** weist die Motorikvariable „Knochen“ auf. Veränderungen der Knochenfunktion müssen daher sehr dramatisch sein, damit sie die Funktion des Bewegungssystems beeinflussen, und auch Veränderungen des Bewegungssystems müssen dramatisch sein, damit sich die Knochenfunktion ändert. Im klinischen Alltag bedeutet dies, dass ein Knochen erst brechen muss, um das Bewegungssystem merkbar zu beeinflussen, und dass das Bewegungssystem selbst sich erheblich verändern muss, bevor ein Knochen bricht. Anders ausgedrückt: Knochen stabilisieren das Bewegungssystem nicht nur mechanisch, sondern auch systemisch.

Die Rollenverteilung der Variablen ist auch in einer **Korrelationsmatrix** zu erkennen (Abb. 1.16 links unten).

- Im 1. Quadranten (links unten) der Matrix sind die Variablen „schwach“ vernetzt und haben eine geringe Wirkung auf das Systemverhalten. Sie sind **träge, puffernd**.
- Im 2. Quadranten (links oben) haben die Variablen einen großen Einfluss, sind aber selbst nur sehr schwer beeinflussbar. Sie sind **aktiv**.
- Im 3. Quadranten (rechts unten) haben die Variablen zwar auch eine schwache Einflussintensität, sie sind aber selbst leicht beeinflussbar. Sie sind **passiv**.
- Im 4. Quadranten (rechts oben) sind die Variablen stark vernetzt und haben maßgeblichen Anteil am Systemverhalten. Sie sind **kritisch**.

Kritische Variablen sind u. a. die Variablen „Muskel-Sehnen-Apparat“, „Kerngebiete“ oder „Kognitionskortex“ und „Hirnstamm“. Passiv sind z. B. die Variablen „Chemie der Zellmembranrezeptoren“ oder die hypothalamisch gemessene „Körperkerntemperatur“. Träge Variablen sind neben den Knochen vielleicht noch die Sensorikvariablen Akustik, Optik und Geruch. Rein aktive und rein passive Variablen konnten bei dieser Matrix nicht gezeigt werden.

Prozedere

An dieser Stelle sollte nun eine Diskussion in größerer Runde stattfinden, mit verschiedenen Berufsgruppen und aus unterschiedlichen Fachrichtungen, um den gesamten Prozess infrage zu stellen und zu evaluieren.

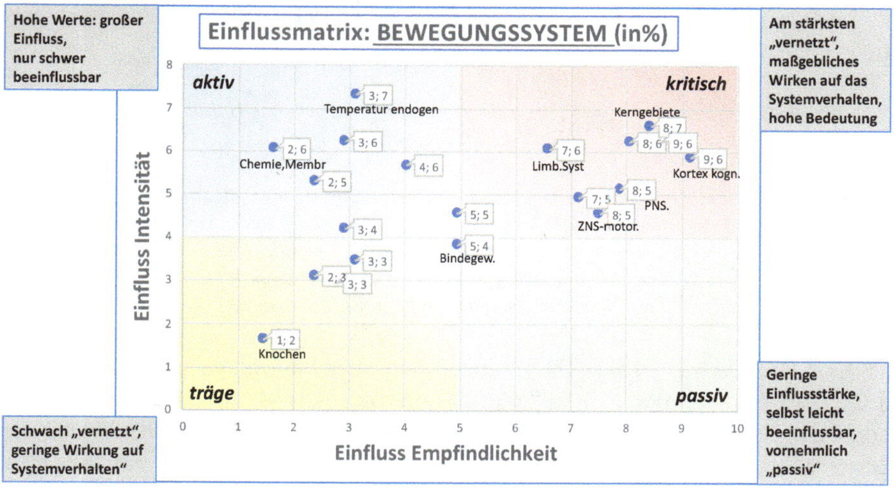

Abb. 1.16 Matrix für die Korrelation von Aktiv-Wert (Intensität des Einflusses) mit Passiv-Wert (Empfindlichkeit) für die einzelnen Variablen eines Bewegungssystems. Die erste Zahl ist die Empfindlichkeit und die zweite Zahl die Intensität (Beispiele siehe Text). Variablen mit geringer Intensität und geringer Empfindlichkeit gelten als puffernd („träge"), mit hoher Empfindlichkeit, aber geringer Intensität als reaktiv („passiv"), mit hoher Intensität und geringer Empfindlichkeit als „aktiv"; Variablen mit hoher Intensität und hoher Empfindlichkeit werden als „kritisch" bezeichnet. Alle Werte werden ohne Kommastellen gerundet dargestellt. (Nach Vester 2019)

Keinesfalls kann hier der Anspruch auf Allgemeingültigkeit erhoben werden, es soll nur beispielhaft dargestellt werden, wie ein derart komplexes System wie das Bewegungssystem diskutiert werden kann. Je nach Schwerpunkt (Zielformulierung) der Untersuchung sollten auch die Kriterien und Variablen entsprechend ausgewählt werden.

In den letzten Jahren wurden über dieses Analysemodell hinausgehend viele andere Methoden für die Analyse komplexer Systeme entwickelt. Eine Vertiefung zu dieser Thematik erfordert ein Studium der theoretischen Informatik, die in diesem Rahmen keinesfalls abgehandelt werden kann und soll. Das vorliegende Modell ermöglicht jedoch in seiner einfachen Handhabung einen ersten Zugang zu diesem Thema. Mehr kann und soll es auch nicht sein.

1.7 Das komplexe adaptive senso-kognito-motorische System

1.7.1 Historische Wurzeln

René Descartes (1596–1650), französischer Philosoph und Naturwissenschaftler, beschreibt in seinem 1662 posthum erschienenem Buch *De homine* (*Traité de l'homme*) eine hydromechanische Theorie, wie die „Seele" (?) die Kontraktion des Muskels kontrolliert und wie sensible Informationen aus der Peripherie in das Gehirn gelangen (Descartes 1662).

Im Jahr 1837 stellte *Charles Bell* aus Edinburgh (1774–1842) die Frage der Haltungskontrolle (Bell 1840):

> *„Wie hält der Mensch eine aufrechte oder gegen den Wind geneigte Haltung ein?“ – „How does man maintain a posture upright or tilted against the wind?“*

> *„Es ist offensichtlich, dass er ‚einen‘ Sinn besitzt, mit dem er die Neigung seines Körpers erkennt, und dass er die Fähigkeit besitzt, diese zu korrigieren und jede Abweichung von der Vertikalen zu korrigieren. Aber welcher Sinn ist das?“ – „It is evident that he possesses ‚a‘ sense by which he knows the tilting of his body and that he possesses the capacity to right it and to correct any deviation from the vertical. But what sense is it?“*

Karl von Vierordt (1818–1884), erster deutscher Physiologe in Tübingen, war 1862 der Erste, der diesen „Sinn“ (**Äquilibrierungsgefühl**) als eine Serie von sensorischen Systemen beschrieb (visuell, vestibulär und somatosensorisch) und die ersten Messungen dazu machte (Abb. 1.17; Stabilometrie; von Vierordt 1871). Er schreibt:

> *„[...] Haltungskontrolle ist nicht die Wirkung eines Sinnes, sondern einer ganzen Reihe sensitiver sensorischer Daten: visuell, taktil von der Fußsohle, propriozeptiv.“* (von Vierordt 1871)

> *„Die Aufzeichnungen der Körperhaltung ruhender Menschen werden uns wahrscheinlich Aufschluss über die Funktionsweise dessen geben, was noch nicht als Haltungssystem bezeichnet wird, aber bereits als nahezu vollständiges Konzept existiert.“* (von Vierordt 1871)

Siegmund Exner (1846–1926), österreichischer Physiologe in Wien, prägte bereits 1891 den Begriff **Sensomobilität** für eine Bewegungsfähigkeit, *„[...] sofern sie von sensorischen Eindrücken beeinflusst, beherrscht oder bedingt wird, und zwar die Bewegungsfähigkeit im Allgemeinen“*. Er sieht dies als eine Erweiterung der Reflexbewegungen an und fasst zusammen:

> *„[...] dass nicht ein willkürlicher Bewegungsimpuls im Stande ist, die richtigen Muskelcontractionen zu erzielen, sondern dass hierzu die subcorticale Verwerthung von Sinneseindrücken nöthig ist, welche subcorticale Verarbeitung aber selbst wieder abhängig, ist von der durch den Willen lenkbaren Aufmerksamkeit.“* (Exner 1891)

1894 schreibt er dann:

> *„Die bewusste Bewegung ruft bewusste Empfindungen hervor. Letztere sind unentbehrlich zur correcten Ausführung der ersteren und dienen somit zur corticalen Regulierung (Sprache) [...] Scharfe Grenzen zwischen den verschiedenen Formen der Sensomobilität gibt es nicht.“* (Exner 1894)

Charles Scott Sherrington (1857–1952), britischer Physiologe und Nobelpreisträger in Oxford, beschreibt in Schäfers *Textbook of Physiology* (*The performance of muscular sense*, 1898, S. 1013) vier Submodalitäten eines „Muskelsinns“ („muscular sense“) (Matthews 1982):

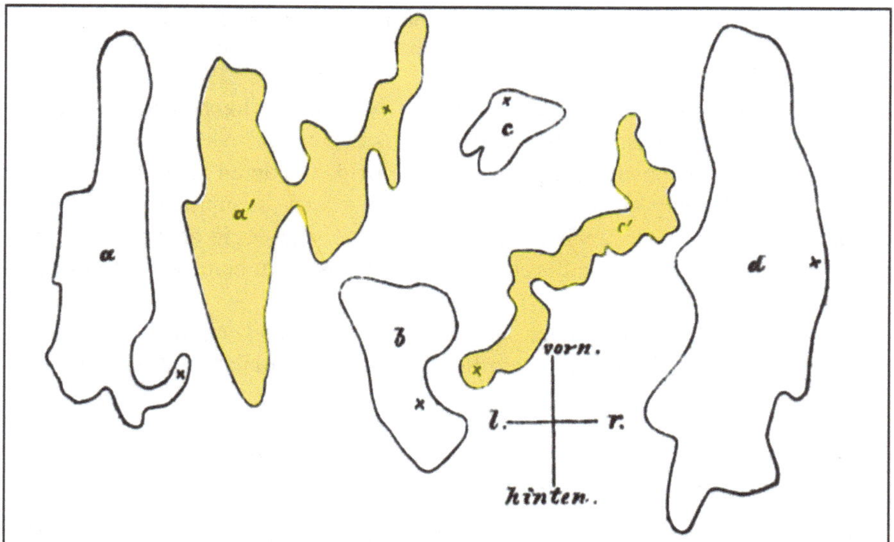

Fig. 140.

Figur 140 *a* militärische Stellung; *a'* ebenso, aber mit geschlossenen Augen; *b* position hanchée (das rechte Bein ist das tragende); *c* Sitzen; *c'* Sitzen bei geschlossenen Augen; *d* Stehenauf einem (rechten) Fuss.

Abb. 1.17 Erste Aufzeichnungen eines „stabilometrischen Signals“. Der Proband hat einen Pinsel am Kopf befestigt, der die Bewegung während des „ruhigen“ Stehens in unterschiedlichen Positionen und im Sitzen, mit offenen und geschlossenen Augen aufzeichnet. Dargestellt werden nur die Umrisse der Bewegungsaufzeichnung. Position hanché: Das Hauptgewicht ist auf ein Bein verlagert, das andere fast vollständig entlastet. Gelb hervorgehoben sind die Signale mit geschlossenen Augen. *„[...] Beiliegende Figuren geben Proben dar, am Scheitel gemessen, Schwankungen bei den verschiedenen Stellungen. Das * bezeichnet die Anfangsstellung des Pinsels. Die Versuchszeit betrug immer 3 Minuten; bei Verlängerung derselben würden die Vorzüge der asymmetrischen Stellungen noch mehr hervortreten [...].“* (von Vierordt 1871: 445 f.)

- Posture (Haltung)
- Passive movement (passive Bewegung)
- Active movement (aktive Bewegung)
- Resistance to movement (Widerstand gegen eine Bewegung)

> *„[...] Der Muskelsinn trägt zweifellos in großem Maße zur Wahrnehmung des mechanischen Gleichgewichts des Körpers bei und auf diese Weise zur Regulierung und Aufrechterhaltung seiner Stabilität. Die notwendigen Korrekturbewegungen, die während der Fortbewegung verhindern, dass die Schwerkraft uns nach unten zieht, oder wenn wir sitzen, stehen oder eine für uns natürliche Haltung einnehmen (unseren usustatus, ususitus, usumotus), beinhalten Wahrnehmungen der relativen Position unserer Körperteile und werden durch den Muskelsinn gesteuert – man könnte fast sagen, sie werden durch ihn bereitgestellt.“ – „[...] The muscular sense is no doubt a large contributor toward the perception of the mechanical equilibrium of the body, and in that way toward the regulation and maintenance of its stability. The necessary corrective movements that, during locomotion, prevent gravity pulling us prone, or as we sit, stand, or maintain postures natural to us (our ususta-*

tus, ususitus, usumotus), involve perceptions of the relative position of our corporeal parts are guided by – one might almost say supplied by – the muscular sense.“

Sherrington verweist auch auf den engen Zusammenhang zwischen „Muskelsinn“ und anderen Sensoren, wie z. B. den visuellen Sinn oder den Gelenksinn. In diesem Zusammenhang sind auch noch die beiden anderen britischen Forscher zu erwähnen: *Herbert Spencer* (1820–1903), britischer Systemphilosoph, und *John H. Jackson* (1835–1911), auch Vater der britischen Neurologie genannt (Critchley und Critchley 1998). Jackson bezeichnet das Nervensystem bereits als „sensorimotor machine“ (Jackson 1887; siehe Abschn. 3.5).

Im 20. Jahrhundert verwendet dann *Viktor von Weizsäcker* (1886–1957), deutscher Neurologe aus Heidelberg, den Begriff **„Sensomotorik“** im Zusammenhang mit Reflexen:

„Daß die Reflexe irgendwie Elemente oder Bausteine sensomotorischer Gelenksfunktionen sind, diesen Satz kann man jetzt unbedenklich an die Spitze stellen.“ (von Weizsäcker 1990)

Richard Jung (1911–1986), deutscher Neurologe in Freiburg, schreibt 1967, es gebe:

„[...] keine Bewegungen und keine motorischen Systeme ohne Sinnesmeldungen, sodass manche den Ausdruck Sensomotorik [...] vorziehen. Ferner sind fast alle Bewegungen zielgerichtet, programmiert, durch Übung moduliert oder erlernt, also eine ***Senso-Telo-Memo-Motorik****.“* (Jung 1967)

Auch *Heinz von Foerster* (1911–2002), österreichischer Physiker, Kybernetiker und Philosoph in Illinois (USA), verwendet die Begriffe **„Sensorium“** und **„Motorium“**:

„Diese Einsicht, dass das Motorium, wie ich es nenne, mit dem Sensorium rückgekoppelt wird und die Interpretation des Sensoriums vom Motorium die Bewegung des Motoriums interpretiert, führt zu einem Kreislauf einer gegenseitigen Interpretation der Aktivitäten von Sensorium und Motorium – und zu einer einheitlichen Darstellung der Wahrnehmung.“ (von Foerster 1997)

„In dem Sinn ist die Bewegung eine Voraussetzung für Wahrnehmung – und die Wahrnehmung eine Voraussetzung für Bewegung.“

Er stellt aber klar, dass zwischen den beiden eine Asymmetrie insofern besteht, als zwar jede Bewegungsänderung eine Veränderung der Wahrnehmung bedeutet, jedoch nicht jede Änderung im Sensorium eine Bewegungsänderung bedeutet.

Zusätzlich zu „Sensorium“ und „Motorium“ führt er – wie er es bezeichnet – das **„Gehirnorium“** ein, um die Komplexität der **Kognition** in das Modell einzubeziehen.

Diesem Konzept folgend wird von einem **senso-kognito-motorischen System (S-K-M-S)** ausgegangen. Ein solch komplexes S-K-M-S kann nicht mehr vollständig aus den Eigenschaften der einzelnen Funktionselemente des Systems erklärt werden.

Darüber hinaus ist dieses System in der Lage, sich an die Umwelt anzupassen; es ist nach *John H. Holland* (1929–2015), einem US-amerikanischen Informatiker in Michigan, klassisch ein „**komplexes adaptives System**" (Holland 1992, 2006; siehe Abschn. 1.5). Da in einem solchen System jedes einzelne Element seinen eigenen Regeln unterliegt, die jedoch die Aktionen der anderen Elemente beeinflussen, kann es keine singuläre „zentrale" Regel geben, die die Funktionsweise dieses komplexen adaptiven Systems erklärt oder auch vorhersehbar macht. Eine simple Ursache-Wirkungs-Analyse wird bei einem solchen System durch die Möglichkeit der Antizipation zusätzlich erschwert. Ein solches komplexes adaptives System entwickelt sich ständig weiter und verändert sich laufend.

1.7.2 Ebenen und Dimensionen des komplexen adaptiven S-K-M-S

Auf diesen historischen Wurzeln aufbauend, soll ein Modell eines mehrdimensionalen „komplexen adaptiven senso-kognito-motorischen Systems (ka-S-K-M-S)" beschrieben werden. Dieses **heuristische Modell** besteht grundsätzlich aus drei Ebenen und drei Dimensionen („Säulen").

Die drei Ebenen eines S-K-M-S:

1. Kognitive Ebene
2. Kommunikative Ebene
3. Mechanische (exekutive) Ebene

Die drei Dimensionen („Säulen") der Kommunikation/Interaktion:

1. Neuronal-somatisch (willkürlich)
2. Neuronal-autonom (unwillkürlich, vegetativ)
3. Humoral-hormonell

Die Dimension „**Zeit**" wird bei dieser Zusammenstellung bewusst außer Acht gelassen; dennoch spielt sie auf allen drei Ebenen und in allen drei Dimensionen eine bedeutende Rolle (Abb. 1.18).

Um dieses komplexe Zusammenwirken dieser sechs Grundelemente vereinfachend zu beschreiben, soll zunächst ein mehrdimensionales heuristisches Modell

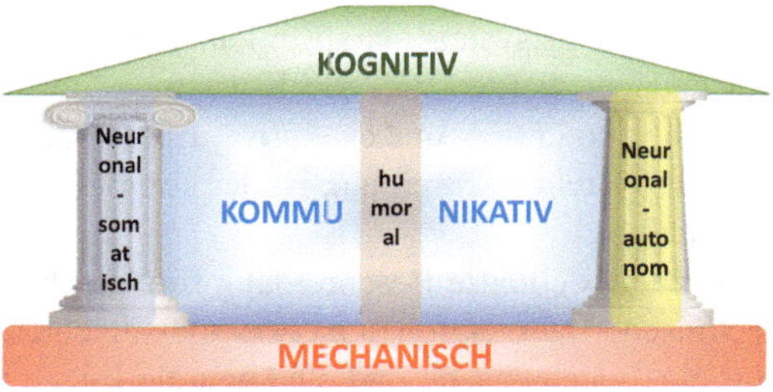

Abb. 1.18 Heuristisches Modell eines senso-kognito-motorischen Systems (S-K-M-S) mit drei Ebenen (kognitiv – kommunikativ – mechanisch/exekutiv) und drei Säulen (neuronal-somatisch, humoral, neuronal-autonom)

des S-K-M-S dargestellt werden. Der Ansatz, ein mehrdimensionales Modell des S-K-M-S zu beschreiben, ist keinesfalls als Versuch zu sehen, diese Komplexität zu reduzieren. Vielmehr soll es ein Modell sein, um darzustellen, welche Bereiche und Ebenen bei der Kontrolle der menschlichen Bewegung in erster Linie zusammenwirken müssen und – vor allem bei der Beurteilung oder auch beim Training der menschlichen Bewegung – welche Einflüsse dabei berücksichtigt werden müssen.

Die Variabilität unserer Bewegung, auch bei derselben Aufgabenstellung und Zielsetzung, kann aufgrund der individuellen Vielfalt endogener und exogener Einflüsse nur sehr hoch sein und unterscheidet sich fundamental von einer Maschine. Daher muss ein möglicher Effekt einer Intervention auch bei annähernd standardisierten Bewegungsformen (z. B. Gehen) deutlich über dieser „Basisvariabilität" („Grundrauschen") liegen, um den Effekt einer solchen Intervention (Training bzw. Therapie) beurteilen zu können.

Das komplexe adaptive S-K-M-S-Modell (ka-S-K-M-S) kann modellhaft als ein Gebäude mit drei Ebenen, das auf drei Säulen beruht, dargestellt werden (Abb. 1.18). Das „Fundament" ist eine mechanische (exekutive) Ebene, und das „Dach" bildet eine kognitive Ebene. Dazwischen lässt sich eine kommunikative Ebene definieren, in der die Informationen afferent und efferent weitergeleitet werden.

Informationen gehen sowohl von der kognitiven Ebene als auch von der motorischen Ebene aus und werden auf der jeweiligen Ebene registriert/rezeptiert, perzipiert und bewertet. In einem weiteren Schritt erfolgt dann eine Reaktion.

An dieser Stelle werden kommunikative Verbindungen, die mono- oder auch polysynaptisch z. B. auf einer spinalen Ebene erfolgen, sehr vereinfachend, ebenfalls einer „kognitiven" Ebene zugeordnet, um das Modell nicht unnötig zu verkomplizieren. Die „Kognition" erfolgt dabei gewissermaßen zeitverzögert.

Die Gegenüberstellung der einzelnen Dimensionen und Ebenen mit der Interaktion in Bezug auf die Bewegung zeigt die Schwierigkeit, menschliche Bewegung nur physikalisch zu vermessen. Biomechanik ist – wenn auch eine sehr wichtige Beschreibungstechnik – dann doch nur eine von verschiedenen Methoden, deren Sichtweisen letztlich komplementär zueinander bei einer „Bewegungsanalyse" betrachtet werden müssen. Daneben sind Methoden der Neurophysiologie, der Neuropsychologie bis hin zu kulturellen Aspekten nicht nur für die Bewertung einer Bewegung, sondern auch für die Therapie einer Bewegungsstörung von großer Bedeutung.

In einer zweidimensionalen Darstellung wird – wiederum sehr vereinfachend – versucht, mögliche Einflussprozesse der drei Säulen des Kommunikationssystems im Bewegungssystem darzustellen (Abb. 1.19). Die Säulen können auch als Kegel gedacht werden, um die Konvergenz und Divergenz des Informationsflusses zwischen kognitiver und exekutiver Ebene darzustellen. Bereits bei dieser sehr reduzierten Systembeschreibung ist der komplexe Zusammenhang der Systemelemente zu erahnen.

Eine modellhafte Beschreibung für verschiedene therapeutische bzw. trainingstechnische Interventionen ist nochmals leichter, wenn das Modell weiter reduziert, nur eine mechanische und eine neurale Ebene dargestellt und die kognitive Ebene

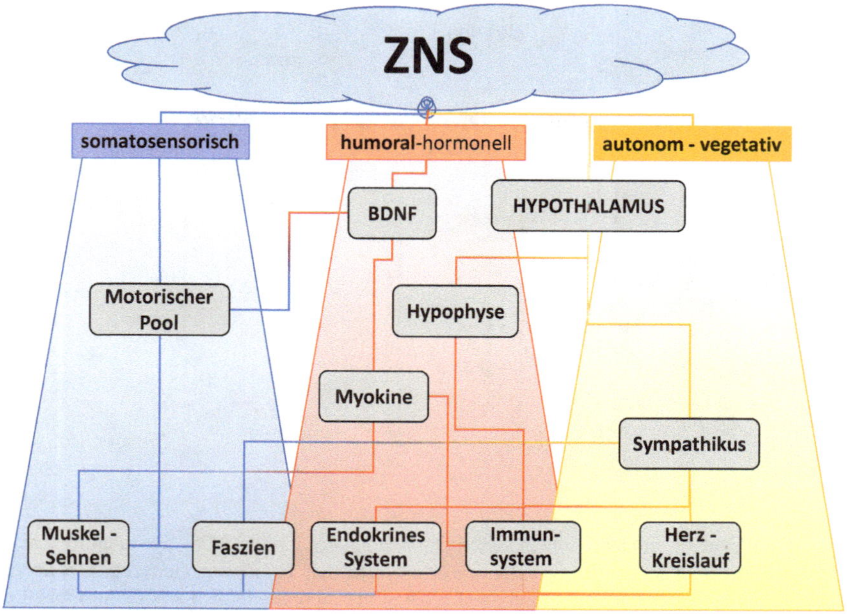

Abb. 1.19 Drei Hauptwege der Interaktion (Kommunikation) zwischen Zentrale (ZNS) und Peripherie. Signale werden von peripher nach zentral konvergiert und von zentral nach peripher divergiert. Die drei Kommunikationswege überlagern sich im Bereich der Peripherie. Die einzelnen Zusammenhänge sind nur exemplarisch aufgelistet. ZNS: zentrales Nervensystem; somatosensorisch: somatisches Nervensystem; humoral – hormonell: humorales (hormonelles) System; autonom – vegetativ: autonomes/vegetatives Nervensystem; BDNF: Brain-Derived Neurotrophic Factor und andere Neurotrophine; Myokine: diverse Myokine und Zytokine; Sympathikus: Truncus sympathicus; Muskel – Sehnen: Muskel-Sehnen-Apparat; Faszien: Fasziensystem; Herz – Kreislauf: kardiovaskuläres System. (Bochdansky et al. 2021a)

mit den drei Begriffen „Erfahrung", „Emotion" und „Antizipation" eingefügt wird (Abb. 1.20).

Mit diesem Modell kann sehr einfach ein mono- oder auch polysynaptischer Reflex beschrieben werden, aber auch der Effekt einer optischen Deprivation (Verblindung) für die unmittelbare Bewegungskontrolle oder die unterschiedlichen sensorischen Wirkungen bei unterschiedlichen Kontraktionsformen (konzentrisch – isometrisch – exzentrisch).

Zu beachten ist, dass dieses Modell nur einen einzelnen Muskel (innerhalb einer Muskelkette) darstellt. Tatsächlich sollte diese Darstellung zumindest vierfach (jeweils für Agonisten – Antagonisten – Synergisten – Fixatoren) mit den jeweiligen Wechselwirkungen auf die anderen Muskelfunktionsgruppen gesehen werden. Um die Komplexität noch zu erhöhen, müssen diese Verbindungen auch in Muskelketten gedacht werden, wobei zu unterschiedlichen Zeitpunkten unterschiedliche Kontraktionsformen auch innerhalb einer Kette stattfinden. Ein verständliches Modell für diesen Grad der Komplexität ist zweidimensional nicht möglich.

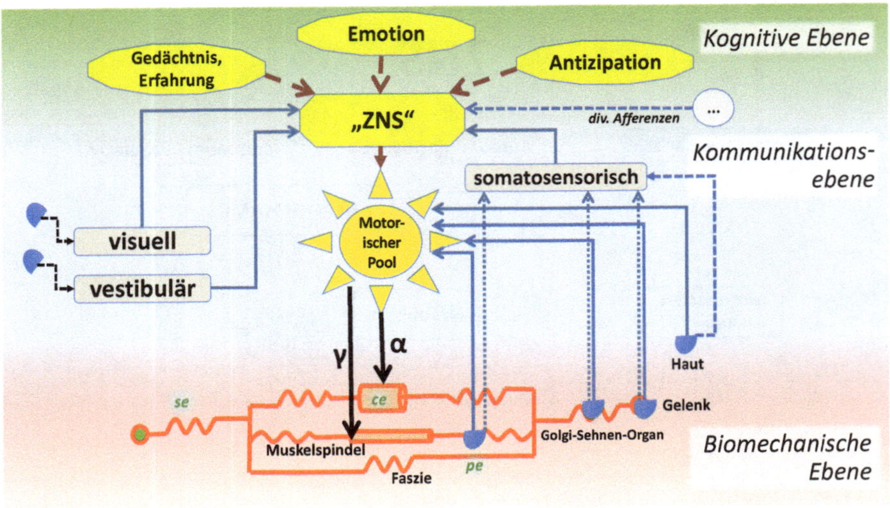

Abb. 1.20 Weiter vereinfachte schematische Darstellung des ka-S-K-M-S. Der kognitive, neurologische und mechanisch (exekutive) Bereich überlappen sich. Erfahrung, Gedächtnis: erworbene Bewegungsmuster; Emotion: psychophysischer Grad der Aktivität (z. B. humoral/hormonell und vegetativ); Antizipation: Fähigkeit für die Erwartung und Reaktion einer Bewegung; visuell – vestibulär – somatosensorisch: drei Grundelemente der Bewegungskontrolle, die mit der Posturographie differenziert beurteilt werden können (Coco 2021); Motorpool: zusammenfassende Informationsplattform (nach Basmajian 1985); Muskelspindel: Muskelspindel; Faszie: Faszien; Golgi Sehnenorgan: Sehnenspindel; Gelenk: Gelenksensoren; Haut: Hautsensoren; …: weitere afferente Sensoren; α und γ: efferente motorische Innervation der extrafusalen (α) Fasern der Muskeln sowie der intrafusalen (γ) Fasern der Muskelspindel. Faszie: Fasziensystem; ce: contraktile Elemente; se: serielle elastische Elemente; pe: parallele elastische Elemente (Bochdansky et al. 2021a)

Nicht zuletzt aufgrund der Komplexität der Modelle ist klar, dass die Definition des Begriffs „Muskeltonus" in der Literatur nicht eindeutig definiert werden kann. Er ist jedenfalls Ausdruck der vielfältigen Zusammenhänge (Ganguly 2021).

1.7.3 Bereiche („domains")

Der sensorische Input kann – wiederum vereinfachend – in zwei Bereiche geteilt werden:

1. **Exogener Bereich:** Er beschreibt die Wirkungen der Umwelt auf unsere endogenen Funktionssysteme.
2. **Endogener Bereich:** Hier geht es um die Kommunikation der verschiedenen Ebenen innerhalb unseres Körpers.

Die Interaktion zwischen endogenem und exogenem Bereich findet zwar permanent statt, jedoch unterschiedlich komplex, je nach Beteiligung und Ausmaß der Interaktion der involvierten Regelkreise.

Eine der Hauptaufgaben des S-K-M-S ist die Koordination aller Systemelemente durch eine optimale und ungestörte Kommunikation, um eine zielgerichtete Bewegung oder – wie *Richard Jung* (1911–1986), Neurophysiologe in Freiburg, es beschreibt – eine **Senso-Telo-Memo-Motorik** zu gewährleisten (Jung 1967). Exogene und endogene Informationen sind dabei durch die permanente Interaktion gleichbedeutend.

Im folgenden Modell wird die umfassende Kommunikation zwischen exogenem und endogenem System nicht detailliert beschrieben, da das Modell ansonsten so komplex wäre, dass es nicht mehr übersichtlich wäre. An dieser Stelle sei auf die Zusammenstellung von Amesberger zur Psychologie der Bewegung verwiesen (Amesberger 2021).

Es soll jedoch betont werden, dass alle diese unterschiedlichsten endogenen und exogenen Elemente sehr bedeutend für die „Haltung" (sowohl physisch als auch psychologisch) und die Bewegung bzw. die Bewegungskontrolle sind.

Bewegung ist komplementär zur Haltung zu sehen. *Hans Dieter Henatsch* (gest. 1997), deutscher Physiologe in Göttingen, fasste dies in einem Wortspiel zusammen:

> *„Die Haltung muss selbst ‚beweglich' werden, um die fortschreitende Bewegung in jedem Augenblick ‚halten' zu können."* (Henatsch 1976)

Diese Komplementarität ist auch eine der Grundlagen für die **Posturographie**, die ja grundsätzlich „Haltung" misst und mittelbar auch ermöglicht, Bewegungsstrategien zu beurteilen (Abschn. 1.12).

Die verschiedenen Systembereiche des ka-S-K-M-S sind in Tab. 1.4 dargestellt. Dabei zeigt sich auch die Problematik, eine funktionell exakte Trennung zwischen Sensorik und Motorik vorzunehmen.

Reduziert man die **Motorik** nur auf **efferente** Information und die **Sensorik** nur auf **afferente** Informationswege, wird dies dem komplexen System keinesfalls gerecht, da eine permanente Interaktion stattfindet. Ebenso wenig ist eine Aufteilung in Sensorik – die neurale Ebene betreffend – und Motorik – die mechanische Ebene betreffend – problematisch, denn die γ-Motorik modifiziert im Wesentlichen nur die Sensitivität der Muskelspindel. Letztlich ermöglicht nur ein koordiniertes Zusammenspiel der einzelnen Systemelemente eine koordinierte Bewegung.

Deshalb sei an dieser Stelle darauf hingewiesen, warum von einem komplexen adaptiven S-K-M-S gesprochen werden muss. Bereits Exner (1891) schreibt von einer **„Sensomobilität"**, bei der es keine scharfen Grenzen zwischen den einzelnen Teilen gibt. Die Regulation einer zielgerichteten Bewegung wird u. a. fortlaufend auf neue Kraftwirkungen eingestellt, da sich die Zusammensetzung der aktiven Muskeln permanent ändert. Daher müssen auch verschiedene zerebrale Formationen laufend miteinander koordiniert werden (Hess 1965).

1.7.3.1 Exogener Bereich

In diesem Abschnitt soll primär der Einfluss der Umwelt auf den exogenen Bereich beschrieben werden. Der umgekehrte Einfluss – nämlich der Einfluss des Menschen

Tab. 1.4 Exogener und endogener Bereich des ka-S-K-M-S. Die dargestellte schematische Einteilung ist jedoch in verschiedenen Themenbereichen überschneidend und keinesfalls scharf voneinander abzugrenzen

Exogen			Endogen	
Nahwirkung	Haut	mechanisch	neural	Zentral-zerebral
		thermisch		Zentral-spinal
	Geschmack	gustatorisch		peripher
	Geruch	olfaktorisch	mechanisch	peripher
	Innenohr	vestibulär		
Fernwirkung	Auge	visuell		
	Gehör	akustisch		
Psychologisch				
Sozial				
Kulturell				

auf die Umwelt – kann in diesem thematischen Zusammenhang nicht erörtert werden.

Die Umwelt („Milieu") hat – generalisiert – nicht nur einen physikalischer Einfluss, sondern auch einen psychologischen, soziologischen und kulturellen. Diese Dimensionen können in diesem Modell aber ebenfalls nicht beschrieben werden, obwohl sie die individuelle „Haltung" (nicht nur „posture") des Menschen sehr wohl mitbestimmen.

Physikalische Veränderungen des exogenen Bereichs – also der Umwelt – finden permanent statt und haben direkte und indirekte Einflüsse auf unsere – endogenen – physiologischen Regulationssysteme. Diese exogenen Veränderungen werden von diversen Rezeptorsystemen registriert und entweder – indirekt – perzipiert, oder sie wirken auch – direkt – physikalisch auf die mechanischen Eigenschaften der Strukturen des S-K-M-S.

Wird die Umgebung wärmer als z. B. 37 °C, dann übersteigt die Umgebungstemperatur die Körperkerntemperatur. Die Wärme, die endogen durch Energieumsatz entsteht (Hargreaves und Spriet 2020), muss aber aus dem Körper abgeleitet werden, da ansonsten die Körperprozesse nicht mehr physiologisch ablaufen können. Somit wird eine Kaskade an thermoregulatorischen Prozessen aktiviert, wie z. B. die Schweißproduktion. Gleichzeitig wird die Nervenleitgeschwindigkeit durch eine höhere Temperatur des Gewebes direkt beschleunigt, und verschiedene mechanische Eigenschaften, wie z. B. der Elastizitätsmodul der Sehnen und des Bindegewebes, werden reduziert, wodurch sie elastischer werden. Dies beeinflusst wiederum die Reagibilität der Mechanosensoren.

Wie bereits erwähnt, werden die psychologischen, soziologischen und kulturellen Bereiche an dieser Stelle ausgeklammert, ebenso wie ein ökonomischer Bereich, der für eine Beschreibung des Begriffs „Gesundheit" bedeutend ist.

Eine weitere Unterteilung richtet sich nach der Distanz zwischen Wirkebene und Körper. Die **Nahwirkung** bezieht sich auf den unmittelbaren Kontakt und die **Fernwirkung** auf Ereignisse, die entfernt stattfinden.

Auch diese Unterteilung ist nicht vollständig konsistent, da z. B. die unmittelbare Umgebungstemperatur der Haut durch Kleidung beeinflusst werden kann. Dagegen wäre eine Fernwirkung auch durch das Wetter bzw. Klima gegeben. Auch könnte z. B. der Geruch durchaus als Teil der Fernwirkung gesehen werden.

Dabei kommt ein weiterer Kontextfaktor dazu, nämlich eine **zeitliche Dimension** der Veränderung. Wie schnell erfolgt eine Veränderung, und wie schnell reagieren die Regulationssysteme darauf? Die Umgebungstemperatur beeinflusst zwar unter gewissen Umständen direkt physikalisch die mechanischen Eigenschaften des Muskel-Sehnen-Faszien-(MSF-)Apparats, zumeist jedoch reflektorisch über die Thermorezeptoren der Haut den „Muskeltonus".

Alle diese exogenen Informationen werden rezeptiert (Augen, Ohren, Haut, Nase, Geschmack), und diese perzipierten Informationen beeinflussen die Funktion des S-K-M-S sehr bedeutsam mit.

Von den exogenen Elementen sind drei Elemente unbedingt erforderlich, um ein S-K-M-S zu beschreiben: das visuelle System, das vestibuläre System sowie das Sensorium der Haut (Peterka 2002). Exogene Informationen des visuellen und vestibulären Systems sind (neben dem endogenen somatosensorischen System) für die **posturale dynamische Stabilität** – also das stabile aufrechte Stehen als Voraussetzung für eine koordinierte Lokomotion – u. a. auch insofern bedeutend, als sie messtechnisch im Rahmen der Posturographie differenziert beurteilt werden können.

Die Bedeutung des **visuellen** Systems für die Bewegungskontrolle (Davlin-Pater 2010) zeigt sich vor allem bei Störungen. Schlechte Sichtverhältnisse stellen bei älteren Menschen ein erhebliches Sturzrisiko dar (Horak 2006), und eine zeitliche Verzögerung der visuellen Information von nur 300 ms zeigt eine deutlich erhöhte Unsicherheit beim Stehen, vor allem bei älteren Personen (Yeh 2014). Versucht man, auf einem Bein „ruhig" zu stehen, wird dies sofort schwieriger, wenn die Augen geschlossen werden.

Auch das **vestibuläre** System spielt eine entscheidende Rolle für die Balancefähigkeit bei Störungen (Horak 2009; Dozza 2005). Die alleinige Zuordnung des vestibulären Systems in den exogenen Bereich ist insofern problematisch, als die Information über die Stellung und Bewegung im Raum zwar eine „exogene" Information ist, jedoch auch endogene Informationen über die Vestibulariskerne in die Funktion mit einfließen.

Eine weitere Informationsquelle für exogene Veränderungen ist die **Haut** mit ihren mechanischen und thermischen Sensoren. Sie registriert diese exogenen Informationen, z. B. den mechanischen Druck durch Wind, und trägt zur Beantwortung der Frage von Charles Bell (1836) bei (siehe Abschn. 1.7.1).

Die Rezeption mechanischer Effekte, die durch Bewegung in der Haut – beim Stehen vor allem aus der Fußsohle – registriert werden, ist jedoch auch Bestandteil einer „endogenen" somatosensorischen Afferenz, die für die Kontrolle der Bewegung genauso wichtig ist wie propriozeptive Informationen (Zimmerman 2014; Strzalkowski 2018; Moon 2021).

Mechanorezeptoren, die auf Schmerzreize sensitiv sind, können auch die Herzfrequenz, den Blutdruck und die sympathische Efferenz auf die Skelettmuskulatur modulieren (Burton 2016). Die vibrotaktile Stimulation kutaner Mechanorezeptoren mit niedriger Schwelle aus der Haut der Handfläche und Fußsohle verringert den efferenten sympathischen Output in die Skelettmuskulatur (Strzalkowski 2016).

Menschen mit gestörter Sensibilität der Fußsohle, z. B. aufgrund einer lumbalen Radikulopathie, zeigen ebenfalls eine gestörte posturale Balancefähigkeit (Kim 2020); auch thermische Einflüsse auf die Fußsohle (z. B. Stehen auf Schnee) führen zu vermehrter Standunsicherheit (Nurse und Nigg 2001; eigene Versuche).

Aber auch relativ geringe mechanische Reize über der Fingerspitze können die posturale Balance beeinträchtigen (Pan 2017).

Sensorische Informationen der **Geschmacksrezeptoren** und der **Geruchsrezeptoren** werden an dieser Stelle nicht abgehandelt, da es keine klinischen Untersuchungen im Zusammenhang mit der posturalen Balance gibt. Ein grundsätzlicher Einfluss dieser Informationen auf das Prozessgeschehen des ZNS ist jedoch anzunehmen (Large 2016), vor allem bei der Bewegungskontrolle des Schluckaktes (Wahab 2011). Es ist außerdem davon auszugehen, dass diese beiden Sinneswahrnehmungen einen großen Einfluss auf das vegetative Nervensystem haben und so indirekt das motorische willkürliche System beeinflussen (Ran 2022).

1.7.3.2 Endogener Bereich

Der endogene Bereich wird in diesem Modell – zumindest aus didaktischen Gründen – ebenfalls differenziert. Eine grobe Einteilung wäre die Unterteilung in „Zentrale" und „Peripherie", aber auch hier zeigt sich, dass diese Unterteilung, wie bereits beschrieben, nicht konsequent durchführbar ist, da die Zellkörper der **peripheren** Nerven innerhalb des Rückenmarks liegen und somit eigentlich im Bereich des zentralen Systems sind. Informationen der Peripherie werden daher eigentlich zentral verschaltet, im einfachsten Fall als monosynaptischer Reflex.

Semantisch soll jedoch in unserem Modell zwischen Peripherie und Zentrale unterschieden werden, weshalb der Zellkörper der peripheren Nerven – wie international üblich – dem peripheren Nervensystem (PNS) zugeordnet wird.

Eine weitere Unterteilung der Zentrale kann – anatomisch ebenso problematisch – zwischen **zentral** und **spinal** vorgenommen werden. Sie ermöglicht eine klarere Beschreibung des Modells. Die bedeutende Rolle von Kleinhirn und Elementen des Hirnstamms als „Drehscheibe" zwischen zentraler und spinaler Ebene darf jedoch keinesfalls unterschätzt werden.

1.7.3.3 Zentrales Nervensystem

Die „zentrale" Rolle des zentralen Nervensystems (ZNS) wird hier mehrfach beschrieben (z. B. in „Modelle der Hirnfunktion"). In Abb. 1.20 sind die drei Begriffe „Erfahrung", „Emotion" und „Antizipation" beispielhaft für die Bedeutung des ZNS für das Bewegungssystem angeführt.

Seit vielen Jahrzehnten ist die Rolle der **Emotion** und **Motivation** für die Bewegungskontrolle im Fokus verschiedenster Wissenschaften (Mogenson 1980; Hess 1924, 1951). Eine aktuelle Studie beschreibt, dass emotionale Konsequenzen einer Bewegung zwar ein relevanter Faktor der Bewegungskontrolle sind, jedoch weniger bedeutend als z. B. die visuellen Folgen (Venezza-Martin et al. 2022). Die **Antizipation** einer negativen Konsequenz bewirkt eine ungenauere Bewegung, und viele Alltagsbewegungen sind auf komplexe Art von diesen emotionalen Merkmalen beeinflusst.

Emotionen lösen auch Handlungen/Bewegungen durch Ereignisse aus, die durch Bewertungsprozesse auf deren Relevanz beurteilt werden. Das Ergebnis dieser Bewertung kann dann ein Motiv sein, einen bestimmten Status zu verändern (Ridderinkhof 2017).

Sowohl Bewertung als auch Feinabstimmung der erwarteten Effekte einer Bewegung werden durch ein Feedforward-Modell beschrieben, wodurch emotionale Handlungen impulsiv und dennoch zielgerichtet möglich sind (Frijda 2014). In der Literatur wird auch ein „emotional motor system" neben einem „voluntary motor system" beschrieben (Holstege 2010).

Die Psychologie der Bewegungskontrolle ist aber – wie erwähnt – ein viel zu großes Feld, um an dieser Stelle behandelt werden zu können. Eine ausgewählte Übersicht wird von Amesberger beschrieben (Amesberger 2021). In unserem Modell werden daher nur die drei Begriffe verwendet, ohne auf deren komplexe Interaktionen einzugehen. Es muss jedenfalls kritisch hinterfragt werden, ob alle diese Aktivitäten des ZNS als Teil eines wörtlich gesehenen „willkürlichen" Systems gelten dürfen.

1.7.3.4 Peripheres Nervensystem

Aufgrund der unterschiedlichen Myelinhüllen kann zumindest eine Unterscheidung zwischen zentralnervösen Nervenbahnen und peripheren Nervenbahnen vorgenommen werden.

Oligodendrogliazellen fördern die schnelle Weiterleitung von APs, indem sie Axone des ZNS mit Myelin umhüllen (Lee 2012). Dieser Prozess wird durch verschiedene metabolische Faktoren unterstützt (Stadelmann 2019).

Schwann-Zellen bilden die Myelinhülle peripherer Nerven, die sich in ihrer molekularen Zusammensetzung unterscheiden (Lee 2012). Sie besitzen auch die Eigenschaft der Differenzierung in Reperaturzellen zur axonalen Regeneration und myelinisierende Schwann-Zellen. Diese Plastizität ist wesentlich für die Regeneration peripherer Nerven nach Verletzungen (Glenn 2013; Gordon 2020).

Für nähere Informationen zum Thema PNS (sensibel und motorisch) sei auf die umfangreiche neurologische Literatur verwiesen. Allein das Thema „Schmerz und Motorik" wird in vielen Publikationen beschrieben.

1.7.3.5 Mechanische Ebene

Die mechanische Ebene – als Teil der „Peripherie" – ist in einem größeren Kontext Teil einer exekutiven Ebene (Abb. 1.18 und 1.28). Sie kann daher eindeutig der Peripherie zugeordnet werden.

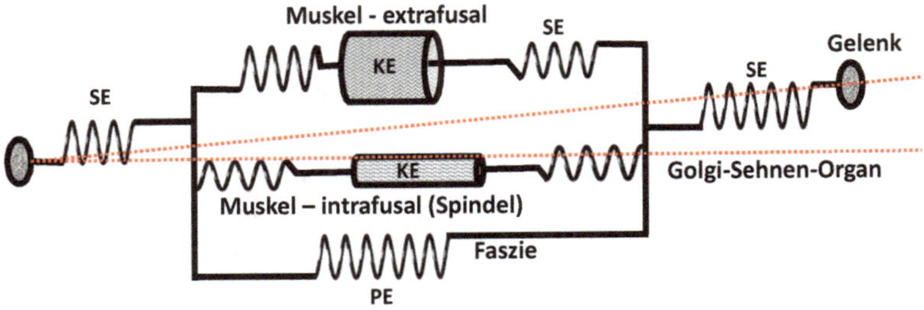

Abb. 1.21 Mechanisches Modell (Hill'sches Modell) des Muskel-Sehnen-Faszien-Muskelspindel-Apparats. SE: Serienelastizität; PE: Parallelelastizität; KE: kontraktiles Element. Der Winkel (rot) zwischen knöchernem Ursprung und knöchernem Ansatz symbolisiert einen „Fiederungswinkel"

Die Basis für dieses Modell ist das mechanische Modell (Abb. 1.21) nach dem Nobelpreisträger *Archibald V. Hill* (1886–1977; Hill 1938, 1951), unabhängig von neuen kritischen Überlegungen dazu (Perreault et al. 2003; Biewener 2014; Yeo 2023), da es in diesem Fall um eine vereinfachte prinzipielle Darstellung und nicht um eine daraus abzuleitende biomechanische Berechnung geht. Es soll an dieser Stelle auch nicht auf die neuesten Ergebnisse im Zusammenhang mit Titin und ähnlichen Elementen etc. eingegangen werden (z. B. Schappacher-Tilp 2015).

Dieses Modell besteht im Wesentlichen aus drei Elementen:

1. **Kontraktiles Element (KE):** Vereinfacht als die Summe aller Sarkomere aller motorischen Einheiten beschrieben
2. **Serielles elastisches Element (SE):** Dem sehnigen Anteil zugeordnet
3. **Paralleles elastisches Element (PE):** Dem bindegewebigen bzw. Faszienanteil eines Muskel-Sehnen-Faszien-Apparats zugeordnet

Um den Zusammenhang zwischen Mechanik und Neurologie darzustellen, ist es erforderlich, zusätzlich ein Modell der Muskelspindel in dieses Modell einzuarbeiten (Bochdansky 2000; Dimitriou 2022).

Die vielfältigen endogenen und exogenen Einflüsse auf die mechanische Ebene werden beschrieben bzw. sind in der diesbezüglichen Literatur nachzulesen, wobei noch nicht alle Rätsel als gelöst angesehen werden (Hoppeler und Herzog 2014; Herzog 2020).

1.8 Das willkürliche (somatische) S-K-M-S

Die somatische Dimension des komplexen S-K-M-S wird nach der in Tab. 1.4 beschriebenen Systematik dargestellt (Abb. 1.22). Der endogene Bereich wird unterteilt in zwei zentrale Ebenen (cerebrozerebellär und spinal) und zwei periphere Ebenen (peripher-neural und peripher-mechanisch).

Der Begriff „somatisch" wird dabei nicht exakt dem griechischen Ursprung entsprechend („σῶμα, soma" = Körper) verwendet, da alle drei Dimensionen (also

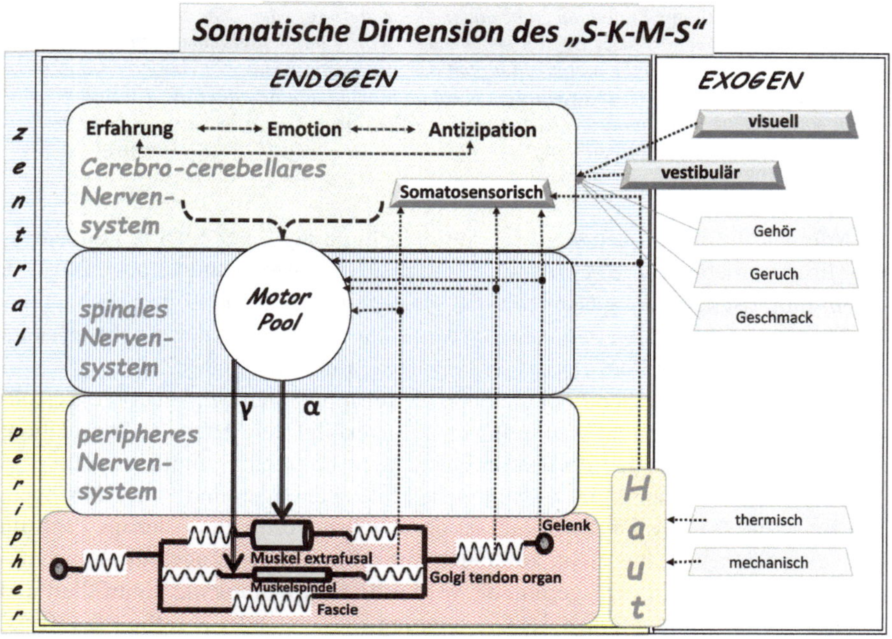

Abb. 1.22 Somatische Dimension des ka-S-K-M-S. α: Alpha-Motoneuron (Efferenz zu den Muskelfasern), γ: Gamma-Motoneuron (Efferenz zu den Muskelspindel). Nicht berücksichtigt sind die β-fusimotorischen Efferenzen. Detailbeschreibung siehe Abb. 1.20. Die zentrale Ebene wird unterteilt in zerebral und spinal, die periphere Ebene in PNS und mechanische Ebene (rot). Die Haut (thermische und mechanische Einflüsse als Teil des somatosensorischen Inputs) fungiert als Verbindung zwischen endogen und exogen. Exogene Einflüsse sind exemplarisch dargestellt. Visuell: optisch; Gehör: akustisch; Geruch: olfaktorisch; Geschmack: gustatorisch; vestibulär: Bezug zu Gravitation, ist auch Teil einer endogenen Efferenz (Relation der Position des Kopfes zum Körper). (Ellaway 2015; Dimitriou 2022)

auch autonom und humoral) somatogen (vom Körper hergeleitet) sind. Der Begriff orientiert sich vielmehr an der Unterteilung des Nervensystems (NS) in ein willkürliches, somatosensorisches NS und ein unwillkürliches, vegetatives, autonomes NS. Im Gegensatz zum autonomen NS versorgen die efferenten Bahnen des somatischen NS ausschließlich quer gestreifte Muskeln. Dieses Bild des S-K-M-S wird benutzt, um die Interaktion zwischen ZNS und Muskulatur darzustellen und zu beschreiben, aber auch an diesem Beispiel zeigt sich wieder die Problematik einer exakten Differenzierung der einzelnen Systemelemente des Bewegungssystems.

Der Begriff **„motorischer Pool"** geht auf die Beschreibung von *John Basmajian* (1921–2008), einem kanadischen Anatomen und Rehabilitationsmediziner in Hamilton, zurück, der in seinem Buch *Muscle Alive* die Wechselwirkung hemmender und stimulierender Informationen auf den motorischen Output der α- und γ-Motoneurone darstellt:

> *„[...] alle Inputs in den Motoneuronenpool äußern sich entweder als erregend (+) oder hemmend (−). Ein erregender Beitrag erhöht entweder die Bereitschaft eines α- und γ-*

Motoneurons, mit der Entladung zu beginnen (Rekrutierung) oder seine Impulsrate zu erhöhen, wenn es bereits aktiv ist. Ein hemmender Beitrag hat den gegenteiligen Effekt.“ – *„[...] all the inputs to the motoneuron pool are expressed as either having an excitation (+) or an inhibition (−). An excitatory contribution will increase either the disposition of an α- and γ-motoneuron to begin discharging (recruitment) or to increase its firing rate if it is already active. An inhibitory contribution has the opposite effect.“* (Basmajian und DeLuca 1985: 127)

Afferente Informationen werden – vereinfacht gesagt – auf einer retikulospinalen Hirnstammebene (z. B. Formatio reticularis; Brownstone und Chopek 2018) in einem motorischen Pool gesammelt und gleichzeitig an das PNS und auch an das ZNS weitergeleitet. Die efferenten Nervenzellen auf der spinalen Ebene erhalten über den motorischen Pool zusätzlich efferente Informationen des ZNS.

Alle in den motorischen Pool einfließende Informationen werden dort „verrechnet“. Überwiegt die stimulierende Information, erfolgt eine efferente Stimulation; überwiegt die hemmende Information, findet keine efferente Stimulation statt.

Zu dieser Darstellung gibt es zahlreiche Untersuchungen und Beschreibungen. Ein Beispiel für diese Funktionalität ist der Nucleus vestibularis, der im Zentrum des vestibulären Systems steht, zusätzlich mit seinen Verbindungen die Bewegungen des Kopfes reguliert, insgesamt die willkürliche Bewegung mit kontrolliert und auch für kognitive Funktionen der Orientierung eine wesentliche Rolle spielt (Bassetti 2012; Dietrich 2015).

In einer aktuellen Studie wurde gezeigt, dass der α-Motoneuron-Antrieb aus der Synthese und Konkurrenz zwischen erregenden und hemmenden Inputs aus mehreren absteigenden Bahnen, spinalen Interneuronen, sensorischen Inputs und propriozeptiven Afferenzen entsteht und dabei eine α-γ-Koaktivierung zusammenarbeitet, um somit:

„[...] ein flexibles fusimotorisches Ökosystem zu schaffen, das willkürliche Bewegungen ermöglicht. Indem diese Kollateralen die stark nichtlineare neuromuskuläre und skelettale Mechanik der Gliedmaßen lokal und automatisch regulieren, könnten sie ein entscheidender Faktor für Lernen, Anpassung und Leistung auf niedriger Ebene über höherstufige Mechanismen des Hirnstamms, des Kleinhirns und der Hirnrinde sein.“ (Niyo et al. 2024)

Informationen aus Muskelspindeln, Golgi-Sehnen-Organe und Gelenkkapselsensoren werden als „**Propriozeption**“ zusammengefasst (Horvath 2023). Als Teil dieser Propriozeption (der Positions- und Bewegungssinn für Extremitäten und Rumpf, der Sinn für Anstrengung und Kraft sowie der Sinn für Gewicht) werden zusätzlich die Sensoren der Haut beschrieben (Proske und Gandevia 2012), die aber auch als Teil der **Exterozeption** („Außenwahrnehmung“), also der Oberflächensensibilität, gelten.

Wenn die Begriffe **„prothopathische Sensibilität“** (Schmerz und Temperatur) und **„epikritische Sensibilität“** (Druck und Vibration) zusätzlich differenziert werden sollen, zeigt sich auch hier die Schwierigkeit einer exakten systematischen Taxonomie.

Alle Informationen der verschiedenen Sensoren mit Ausnahme der visuellen, akustischen, gustatorischen und olfaktorischen Sensoren wird zusammenfassend als „**Somatosensorik**" bezeichnet (Handwerker 1998). Bei der zentralen Informationsverarbeitung all dieser Informationen spielt u. a. selbstverständlich auch das Kleinhirn eine bedeutende Rolle (Weeks 2017).

In Abb. 1.22 wird die Bedeutung der Aktivität der einzelnen Sensoren für die efferente Aktivität nicht nur der „willkürlichen" α-Efferenz auf die Muskeln, sondern auch der γ-Aktivität auf die kontraktilen Anteile der Muskelspindel anschaulich dargestellt. Die Intensität dieser Kontraktion und Relaxation spielt dabei für die Bewegungskontrolle eine ebenso große Rolle wie die zeitliche Koordination (das Timing).

An dieser Stelle kann keinesfalls auf die Thematik des sog. myofaszialen Muskeltonus eingegangen werden; es soll lediglich darauf hingewiesen werden, wie komplex diese Zusammenhänge sind (Simons und Mense 1998).

Neben diesen somatosensorischen Informationen sind aus dem exogenen Bereich die visuellen und vestibulären Informationen von großer Bedeutung, da diese – wie vorher beschrieben – einen direkten und unmittelbaren Einfluss auf die motorische Efferenz haben. Mit frequenzanalytischen Algorithmen der Posturographie können diese Einflüsse differenziert beurteilt und auch gemessen werden (Kollmitzer 2000).

Da eine graphische Darstellung einfach zu komplex wäre, berücksichtigt auch Abb. 1.22 einen wesentlichen Aspekt nicht: das Zusammenspiel der verschiedensten Muskelfunktionsgruppen. Entsprechend der Funktion können die Skelettmuskeln eingeteilt werden in

- Agonisten,
- Antagonisten,
- Synergisten und
- Fixatoren.

Agonisten und **Synergisten** kontrahieren konzentrisch, **Antagonisten** exzentrisch und **Fixatoren** isometrisch. Für jede dieser Gruppen würde jeweils ein gesondertes Bild gelten, da unterschiedliche Kontraktionsformen vollkommen unterschiedliche sensorische Aktivitäten hervorrufen, die – entsprechend dieser Feedback-Funktion – nicht nur auf die eigene Muskelgruppe zurückwirken, sondern gleichzeitig auch auf alle anderen an einer Bewegung beteiligten Muskelgruppen einwirken (Lan et al. 2005).

Um die Komplexität noch mehr zu erhöhen, ist zusätzlich die Funktionalität von Muskelschlingen zu berücksichtigen. Jede Bewegung findet – wie erwähnt – keinesfalls isoliert mit einem Muskel statt; zumeist sind mehrere Gelenke an einer Bewegung beteiligt. Innerhalb einer Muskelschlinge findet man dann die unterschiedlichen Kontraktionsformen zu unterschiedlichen oder aber auch zu gleichen Zeitabschnitten.

Allein das scheinbar „ruhige" Stehen kann nur durchgeführt werden, wenn sowohl Strecker- als auch Beugerschlingen ventral, dorsal und lateral (also dreidimensional und rotatorisch), jeweils zeitgleich und aufeinander abgestimmt, aktiv sind. Dabei wirkt neben der willkürlichen, dosierten Aktivität auch die nichtwillkürliche

Muskelspannung (Muskeltonus), die Steifigkeit der Faszien oder die Gelenkstabilität (also die Gewebeimpedanz) genauso mit, wie z. B. die muskuläre Aktivität der Atmungsmuskulatur.

Außerdem beeinflussen die muskuläre **Thixotropie** und die **Gewebeimpedanz** das sog. ruhige Stehen, und beide Parameter sind auch thermisch beeinflussbar (Proske 2023, 2014; Walsh 1992; siehe Abschn. 1.12 und These 12 in Kap. 4).

1.9 Das unwillkürliche (autonome, vegetative) S-K-M-S

„Eine anerkannte Tatsache, die bis in die früheste Zeit zurückreicht, ist, dass jeder lebende Organismus nicht die Summe einer Vielzahl einheitlicher Prozesse ist, sondern aufgrund von Wechselbeziehungen und höheren und niedrigeren Kontrollebenen eine ungebrochene Einheit.“ (Valavanis 2019)

Walter R. Hess (1881–1973), Schweizer Physiologe und Nobelpreisträger in Zürich, beschreibt bereits 1936 den Hypothalamus als einen der wesentlichen zentralnervösen Ausgangspunkte für das autonome (vegetative) NS (Hess 1936) und erforscht u. a. die Wechselbeziehung zwischen psychischen und vegetativen Funktionen, wobei er bei der Beschreibung des Schlafes bereits von einem dynamischen Gleichgewicht zwischen Sympathikus und Parasympathikus ausgeht, das beim Schlafen zugunsten des Parasympathikus verschoben ist (Hess 1924, 1951; Abb. 1.23).

Das vegetative/autonome NS hat die Aufgabe, die endogenen Prozesse des Körpers an die endogenen und exogenen Belastungen bzw. Anforderungen anzupassen, und unterliegt nicht der direkten willkürlichen Kontrolle. Da sowohl das somatosensorische (willkürliche) als auch das autonome (nichtwillkürliche) NS zentral miteinander integriert sind (Abb. 1.24), können ihre beiden zentralen Strukturen auch nicht exakt voneinander getrennt werden (Jänig 1998).

Jede motorische Aktivität, die als Reaktion auf endogene oder exogene Veränderungen erfolgt, braucht eine endogene Kontrolle, die selbst auch wiederum kontrolliert wird, damit eine optimale Funktion der einzelnen Systemelemente ermöglicht wird.

Dazu gehört u. a. die Kontrolle der Flüssigkeitsmatrix, des Gasaustausches inklusive Gastransport, Aufnahme und Verarbeitung von Nährstoffen, Transport von festen und flüssigen Stoffen durch den Körper, dosiertes Ausscheiden dieser Stoffe, Regulation der Körpertemperatur, Reproduktion oder auch Regulation der Verteidigungsmechanismen (→ Immunsystem, Heilungs- bzw. Regenerationsprozesse) (Jänig 2013).

In der Peripherie werden drei verschiedene autonome Nervensysteme (ANS) unterschieden:

- Sympathikus
- Parasympathikus
- Enterisches Darmnervensystem (das eigentliche ANS)

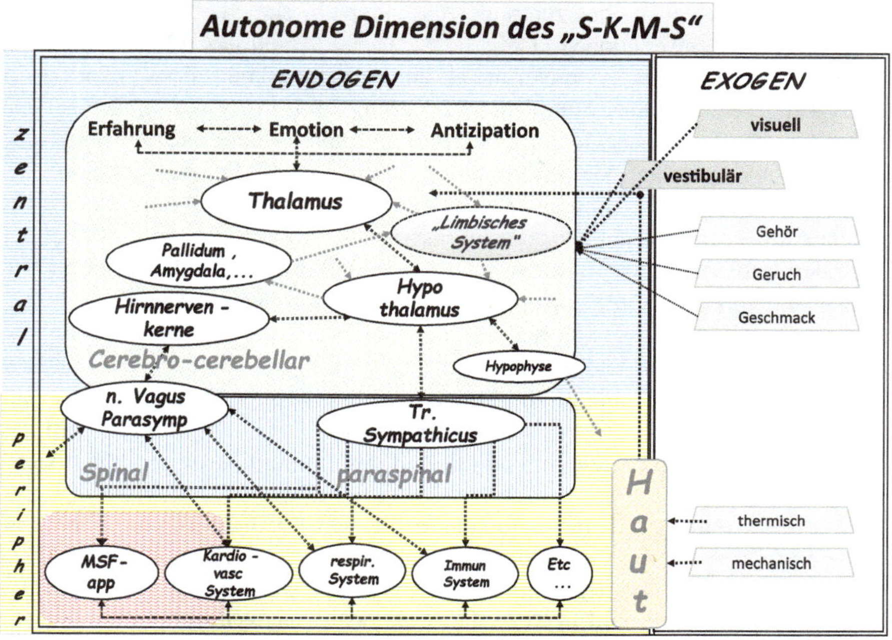

Abb. 1.23 Autonome Dimension des ka-S-K-M-S. Das limbische System ist als theoretisch-funktionelles System dargestellt. Die Verbindung zwischen Hypothalamus und Hypophyse („pituitary gland") soll auf die Verzweigung zur humoralen Dimension hinweisen. MSF-app.: Muskel-Sehnen-Faszien-Apparat; Kardiovasc.System: Herz-Kreislauf-System; respir. System: Atmungssystem; Immun System: Immunsystem; visuell: visuelle Information; vestibulär: vestibuläre Information; Gehör: akustische Information; Geruch: Geruchsinformation; Geschmack: Geschmacksinformation; thermisch: thermische Information; mechanisch: mechanische Information; skin: Haut; etc.: weitere Subsysteme wie enterisches System, Metabolismus; freie Pfeile: sonstige Einflüsse, die an dieser Stelle aus graphischen Gründen nicht alle dargestellt werden können

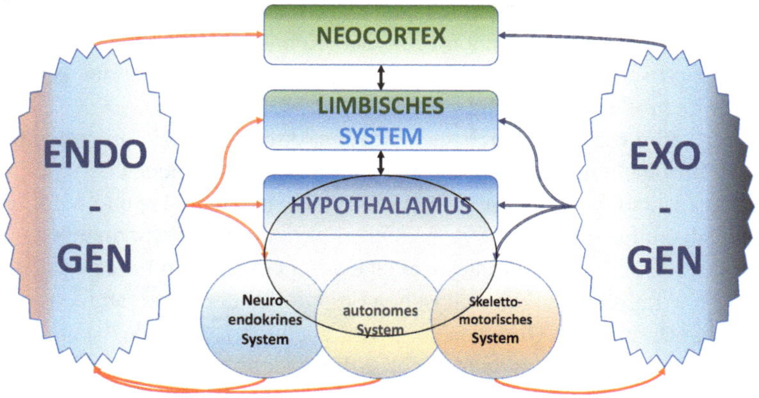

Abb. 1.24 Zusammenwirken des neuroendokrinen Systems, des vegetativen NS und des skelettomotorischen Systems in Bezug auf ZNS und Organismus. Endogen: körpereigene Einflüsse; exogen: Einflüsse aus der Umgebung (dem „Milieu"). (Nach Jänig 1998)

Letzteres reguliert auch ohne zentralnervöse sympathische oder parasympathische Einflüsse die Darmfunktionen (Jänig 1998). Dieser Anteil des ANS wird jedoch nicht weiter erörtert, da es im Normalfall die Bewegungskontrolle weniger beeinflusst – außer im Fall einer dringlichen Entleerung des Darmsystems. Auch bei den anderen beiden Systemen wird auf eine detaillierte anatomische und physiologische Beschreibung verzichtet. Sie werden in der Literatur ausführlich beschrieben.

Für die Beschreibung unseres Modells ist es wichtig zu verstehen, dass eine parallele Aktivierung sowohl des somatosensorischen NS als auch des ANS bei der zentralen Initiierung einer Bewegung stattfindet und dass Verbindungen zwischen diesen beiden NS auch im peripheren Bereich existieren (Karemaker 2017).

Diese parallele Aktivierung bei einer motorischen Bewegung führt zur Zunahme der sympathischen und zur Abnahme der parasympathischen Aktivität, zur Beschleunigung der Atmung, zur Zunahme des kardialen Outputs mit Zunahme der Herzfrequenz und Mobilisation des venösen Pools. Gleichzeitig wird das hormonelle Informationssystem aktiviert und das Immunsystem gebremst (siehe Abschn. 2.4).

Das übergeordnete Ziel des Sympathikus ist, den Katabolismus für eine Energiebereitstellung zu erhöhen, damit den Erfordernissen eines Kampfes, einer Angst oder einer Flucht („fight, fright or flight“) entsprochen werden kann.

Im Gegensatz dazu wird in Ruhe die Homöostase parasympathisch für die Erfordernisse von Ruhe und Verdauung („rest and digest“), also für die Regeneration, vorbereitet. Für diese homöostatischen Afferenzen wird auch ein kortikales Repräsentationsfeld im Bereich der Insula beschrieben, das in Verbindung mit dem ANS alle Aspekte endogener physiologischer Bedingungen, u. a. auch Schmerz oder Temperatur, reflektiert und als „**Interozeption**“ bezeichnet wird (Craig 2003, 2013).

Verbindungen des ANS mit dem Immunsystem wurden erst in den letzten Jahren intensiv untersucht. Vor allem die Ergebnisse der Zytokinforschung zeigen die Verbindungen immer deutlicher auf. Zytokine und andere immunologische Faktoren beeinflussen den Grad der Aktivität und der Ansprechempfindlichkeit der sympathischen und parasympathischen Prozesse (Kenney 2014). Dies zeigt eine enge Verbindung zwischen ANS und Immunsystem auf, die auch bei der körperlichen Aktivität eine große Rolle spielt.

Das ANS wird sehr wesentlich auch von der Aktivität von Emotionen moduliert, also eines **limbischen Systems**. Die Beschreibung einer solchen Struktur, die für Emotionen zuständig sei, hat eine lange Geschichte (Roxo 2011) und wird durchaus kontrovers diskutiert (Kötter 1997). Aktuelle Publikationen bevorzugen weniger ein strukturelles als vielmehr ein funktionelles Konzept eines limbischen Systems (Heimer 2006) und beschreiben die limbischen Funktionen der Basalganglien (Buot und Yelnik 2012). In neueren Untersuchung wird auch die Region des ventralen Palladiums als mögliche Struktur untersucht (Soares-Cunha 2023). Der orbitofrontale Kortex und die Amygdala sind ebenfalls sehr wesentlich an Emotionen und den daraus folgenden Verhaltens- und Bewegungsmuster beteiligt.

Für die Interaktion zwischen **Emotion** und **Motorik** werden verschiedene Ebenen beschrieben (Rolls 2023):

- Eine **reflektorische Ebene** im spinalen und Hirnstammbereich
- Eine Ebene der **autonomen Verhaltensmuster** in der Amygdala in Verbindung mit dem orbitofrontalem Kortex
- Ein **erlerntes Verhaltensmuster** in Verbindung der beiden oben genannten Zentren mit Basalganglien
- Ein **Reiz-Reaktionsmuster** auf Basis gewohnter Erfahrungen
- Ein explizites **bewusstes Verhalten** (mit Top-down-Funktion) auf Basis von Verbindungen zwischen dem orbitofrontaler Kortex und mehrstufigen Denksystemen

Der **Thalamus** wird als ein Zentrum dieses Systems gesehen, da er reziproke Verbindungen zum zerebralen Kortex, den Basalganglien, dem Kleinhirn, Gehirnstamm und Rückenmark hat (Lambert 2017). Er ist eine anatomisch gut definierte Struktur im Zusammenspiel von motorischen und autonomen Funktionen. Er gilt als Schaltstelle zwischen sensorischen und motorischen Systemen, als „Filter" zwischen Peripherie und Zentrale, und seine Funktion wird im engen Kontext zur Funktion der Basalganglien gesehen (Herrero 2002; Groenewegen 2003).

Jedes motorische Signal, das vom motorischen Kortex zum Hirnstamm und weiter zum Rückenmark gelangt, wird von Mittel- und Kleinhirnzentren über den Thalamus moduliert und dann erst zu einer „endgültigen" efferenten Information an die Peripherie weitergeleitet. Thalamus und Basalganglien spielen u. a. auch eine wichtige Rolle beim motorischen Lernen (Hikosaka 2002).

Schmerz, Emotionen und andere sensorische Informationen beeinflussen über thalamische Verbindungen eine motorische Aktion. Die Rolle des Thalamus bei der Genese des „thalamischen Schmerzes" nach Schlaganfall ist Gegenstand neuer Untersuchungen (Ri 2022), und offensichtlich steht der Thalamus auch im Zentrum der Überlegungen zum Thema „Fatigue-Syndrom" nicht nur nach multipler Sklerose, sondern auch darüber hinaus (Capone et al. 2020; Liu et al. 2023).

Im Thalamus werden auch afferente viszerale Informationen, vor allem des kardiopulmonalen Systems, auf ihrem Weg zu kortikalen Zentren moduliert und verarbeitet (Cechetto 2014), und neuere Untersuchungen zeigen, dass es eine aktive neurale Koordination zwischen dem motorischen System und internen (autonomen) Funktionen gibt, um ein dynamisches Gleichgewicht (Homöostase) zwischen der Physiologie und der Psychologie (Verhalten) zu gewährleisten (Pezzulo 2015; Zhang 2022).

Der **Hypothalamus** gilt als weiteres Zentrum des limbischen Systems, der seinerseits eine Vielzahl an Verbindungen hat (Kamali 2020). Er ist in viele dieser komplexen Aufgaben einbezogen, insbesondere in Funktionen wie Essen und Trinken, Energiebereitstellung, Regulation des Körperwassergehalts, Temperaturkontrolle und auch in der Regulation emotionaler Reaktionen. Der Hypothalamus ist ein wichtiges Regulationszentrum sowohl für das sympathische als auch für das parasympathische System (Pop 2018; Qin 2018).

Darüber hinaus ist er über die Hypophyse in das endokrine hormonelle System mit einbezogen. Er stellt somit die Verbindung zwischen dem nervalen und dem hormonellen Informationssystem dar. Verbindungen zur Formatio reticularis zeigen das Mitwirken bei der mentalen Konzentration oder beim Grad der Aufmerksamkeit. Für Funktionen wie Essen und Hunger wird auch ein **Mesocortico-limbisch-hypothalamischer Regelkreis** beschrieben (Castro 2015).

Neuronale Schleifen („neuronal loops and circuits") zwischen den verschiedensten anatomischen Strukturen werden als Teil eines funktionellen limbischen Systems beschrieben (Kamali 2023).

Weitere Verschaltungen der verschiedenen Koordinationszentren werden der **Formatio reticularis** zugeschrieben, u. a. zwischen Emotionen zu motorischen Systemen und mit Verbindungen zu autonomen Funktionen (Herz-Kreislauf-System, Atmungssystem), die sich jedoch anatomisch schwer abgrenzen lassen. Sie stellt eine Art funktionelle Vermittlerrolle zwischen phylogenetisch älteren (Hirnstamm und Mittelhirn) und jüngeren Arealen (Kortex) dar (Zimmermann 1985).

In der Peripherie des ANS gibt es – so wie im motorischen S-K-M-S – ebenfalls Afferenzen und Efferenzen. Bekannt sind die viszerokutanen Reflexe, die viszerosomatischen Reflexe, die kuti-viszeralen und schließlich die intestino-intestinalen Reflexe, die segmental polysynaptisch über den vegetativen Reflexbogen verschaltet werden (Jänig 1998).

Der aktive Skelettmuskel löst wichtige autonome Reflexantworten aus. Die Stimulation dieser Afferenzen (Gruppe III und IV) führt zur Zunahme sympathischer Aktivität und Abnahme der parasympathischen Aktivität. Dadurch wird die α-Motorik der Atmungsmuskeln aktiviert und die Herzfrequenz erhöht, und es kommt zu einer Vasokonstriktion. Dies wird als „**exercise pressor reflex**" beschrieben (Coote 1971; Mitchell 1983; Kaufman 2002; Smith 2006).

Das ANS wirkt auch direkt auf die Skelettmuskulatur. Dies wurde bereits 1894 von Sherrington erwähnt und auch von Böke beschrieben (Sherrington 1894; Boeke 1913) und ist heute noch immer ein aktuelles wissenschaftliches Thema.

Neue Untersuchungen zeigen, dass das sympathische NS einen wesentlichen Einfluss auf die Funktion der neuromuskulären Synapsen hat (Khan 2016; Wang 2022). Damit steht dieser Prozess im Zusammenhang mit neurodegenerativen Erkrankungen (wie Amyotrophe Lateralsklerose, ALS) und dem Alter (Rodrigues 2019). Sympathische Einflüsse sind auch auf die Herzmuskulatur bekannt (**„neurocardiac junction"**) (Zaglia 2017; Mazzaro 2023).

Es stellt sich die Frage, wie das ANS das mechanische Verhalten des **faszialen Systems** beeinflussen kann. **Faszien** werden als *„Stoff des Körpers mit Kette und Schuss, in den die anderen Gewebe eingestickt sind"* bezeichnet (Levin 2012). Sie bilden ein mechanisches Netzwerk, das sich durch den gesamten Körper mit einer gewissen mechanischen Vorspannung zieht, wie sie auch bei einer Sehne eines gespannten Bogens gegeben ist. Diese Situation wird auch als „**biotensegrity**" bezeichnet (Levin 2012). Andere Bezeichnungen für diese Kombination von Kompression und Zugspannung in einer aus elastischen und starren Elementen bestehenden Struktur auf zellulärer (zytoskeletaler) Ebene sind „**cellular tensegrity**" (Ingber 2003a) oder „**fascintegrity**" (Bordoni 2019).

Im makroskopischem Bereich des Fasziensystems gelten die gleichen Bedingungen der „Mechanobiologie" auf Basis der „tensegrity". Faszien sind nichtlinear im Spannungs-Dehnungs-Verhalten, und es besteht eine permanente Spannung (Gewebstonus?). Sie haben auch – bezeichnet als „**myofasziale Einheit**" – direkte

Verbindungen zur Skelettmuskulatur (Passerieux 2007; Stecco 2023; siehe These 19 in Kap. 4). Damit geht das nichtlineare Modell der Tensegrität weit über ein einfaches biomechanisches Modell, das auf den mechanischen Gesetzen aufbaut, hinaus.

Faszien bestehen zu ca. 30 % aus Fibroblasten und einer extrazellulären Matrix, die aus Kollagen, Proteoglykan, Elastin und anderen Glykoproteinen zusammengesetzt ist. Der „flüssige" Anteil dieser extrazellulären Matrix ist eine Mischung aus Wasser (Lymphe), kollagenen Fasern und Glykosaminoglykanen, insbesondere Hyaluronsäure, deren Viskosität durch chemische oder thermische Einflüsse verändert wird (Fede 2021). Dies könnte auch die positive Wirkung einer Wärmezufuhr bei faszialen Schmerzgeschehen erklären.

Faszien beinhalten zudem **Myofibroblasten**, die den Grad der mechanischen Grundspannung (Steifigkeit) der Faszie in einem Zeitraum von Minuten bis Stunden beeinflussen können, obwohl die Anzahl dieser Zellen mit ca. 1,5 % im Bereich der Fascia lumbalis nur gering ist (Schleip et al. 2019; Schleip und Klingler 2019). Dies könnte die mechanische Ebene und somit auch die Sensitivität des S-K-M-S der Muskelschlingen beeinflussen, die über die Lumbalfaszie verlaufen und eine Rolle bei der Entstehung von chronischen Kreuzschmerzen spielen. Die Steifigkeit der Lumbalfaszie könnte neben der Sensitivität der Mechanorezeptoren (Yahia et al. 1992) auch die Sensitivität der Nozizeptoren beeinflussen und auf diesem Weg Schmerzen der unteren Lendenwirbelsäule (LWS) modifizieren (Mense 2016; Suarez-Rodriguez 2022). Es kann davon ausgegangen werden, dass die Steifigkeit der Muskelfaszien auf die gleiche Art beeinflusst werden kann, da Myofibroblasten auch im Perimysium zu finden sind (Schleip und Klingler 2019).

Die Kontraktionskraft von Myofibroblasten in den Zellkulturen wird durch Zugabe von TGF-β1 („Transforming Growth Factor") erhöht (Brown 2002), das seinerseits durch erhöhte Aktivität des sympathischen ANS vermehrt gebildet wird (Bhowmick 2009). Somit ist ein Zusammenhang zwischen sympathischer Aktivität und Fasziensteifigkeit herstellbar.

Die viszeralen Faszien werden stark von autonomen Nerven versorgt, während andere oberflächlichere Faszien neben Mechanorezeptoren auch Thermorezeptoren haben und tiefer liegende Faszien eine Rolle in der Propriozeption spielen (Stecco 2017).

Es gibt auch Beschreibungen, wonach ca. 40 % der gesamten Faszieninnervation durch das ANS erfolgt, wobei in erster Linie postganglionale sympathische Fasern vasokonstriktorisch agieren (Mense 2019). Es ist davon auszugehen, dass diese Vasokonstriktion – gemeinsam mit einer Erhöhung der Konzentration von Hyaluronsäure – auch die Viskosität und Thixotrophie der extrazellulären Faszienmatrix beeinflusst. Efferente sympathische Fasern modulieren nicht nur die Vasokontraktion und somit den Flüssigkeitsgehalt der Faszienmatrix, sondern auch direkt die Aktivität der Myofibroblasten und somit die mechanischen Eigenschaften von Faszien (Lin 2024).

Eine relative Hypoxie durch die sympathische Vasokonstriktion führt zu entzündlichen Reaktionen und kann durch entsprechende Therapietechniken (Entzündungshemmung und Durchblutungsförderung) erfolgreich therapeutisch behandelt werden (Brandl 2023).

„Faszien sind gut innerviert“ – diese Aussage wurde bereits in den 1950er- und 1970er-Jahren gemacht (Stilwell 1957; Sakada 1974), hatte jedoch damals einen relativ geringen Einfluss auf die Bewegungstherapie. In einer aktuellen Zusammenfassung konnte diese Aussage bestätigt werden (Suarez-Rodriguez 2022). Dabei fanden sich freie Nervenendigungen, Pacini- und Ruffini-Körper in unterschiedlicher Dichte für unterschiedliche Körperareale. Die Sensoren in den Faszien bestehen vor allem aus Propriozeptoren und Nozizeptoren, wobei letztere in pathologischen Situationen zahlreicher sind. Die mechanische Nozizeption wird von Aδ-Fasern und die polymodale Nozizeption von C-Fasern weitergeleitet. Faszien sind also wichtige nozizeptive Sensoren sowohl im physiologischen als auch im pathologischen Zustand (Mense 2019).

Nozizeptive Reize werden über verschiedene Pfade in das ZNS geleitet und bewirken dort – nicht immer – eine subjektive Wahrnehmung von Schmerzen. Auf die diesbezügliche physiologischen und psychologischen Diskussionen soll an dieser Stelle nicht weiter eingegangen werden.

Neurophysiologisch werden die Reize, wenn sie eine gewisse Reizschwelle überschritten haben, an Strukturen des Hirnstamms weitergeleitet (z. B. Substantia nirga, ventrales Striatum, Thalamus). Es erfolgt eine Modulation durch limbische und kortikale Einflüsse (Papez-Kreislauf; Kamali 2023), die vergangene Erfahrungen, Werte, Erwartungen und Bedeutungen im Verhältnis zur Selbsterfahrung widerspiegeln. In der Folge werden auch kortikale motorische Zentren aktiviert und verschiedene Bewegungsmuster aktiviert (z. B. Wegziehen der Hand).

Nozizeption, Schmerz und negative Stimmungszustände im Rahmen der Verhaltensauswahl wurden als ein einziges Kontinuum der Abneigung betrachtet.

Eine mögliche Schmerzchronifizierung hängt u. a. auch von limbischen Prädispositionen ab (Baliki 2015). In einer aktuellen Studie wird der Inselkortex, der sensorische Informationen erhält, als Zentrum für die Verbindung von emotionalen und kognitiven Prozessen beschrieben, vor allem bei chronischen entzündlichen Schmerzgeschehen (Coffeen 2024; siehe auch These 19 in Kap. 4).

In einem sehr vereinfachenden Modell kann auch ein **vegetatives S-K-M-S** beschrieben werden (Abb. 1.25).

In der Technik werden bei der Beschreibung von Materialeigenschaften eines Körpers u. a. die Steifigkeit und die Elastizität berücksichtigt. Die **Steifigkeit** beschreibt den Widerstand eines Körpers gegen eine Verformung durch eine von außen einwirkende Kraft. Sie zeigt sich in einem Spannungs-Dehnungs-Diagramm als Elastizitätsmodul (E) oder als Poissonzahl (ν), die als Maß für das Querkontraktionsverhalten von Werkstoffen dienen.

Sehnen und Bindegewebe – als Kombination von elastischen und flüssigen Materialien – werden als **viskoelastisches Material** bezeichnet, die mechanische Energie speichern können (Gatt 2015). In einer Untersuchung für die Achillessehne wurde eine negative Poissonzahl gefunden – also ein **auxetisches Verhalten**. Das bedeutet, dass bei einer Längsdehnung der Querschnitt nicht – wie intuitiv vermutet – abnimmt, sondern im Gegenteil zunimmt (Lakes 2017; Evans 1991).

Auxetische Materialien haben eine Reihe von mechanischen Vorteilen. Aufgrund einer höheren Schersteifigkeit, Bruchzähigkeit oder des erhöhten Eindringwider-

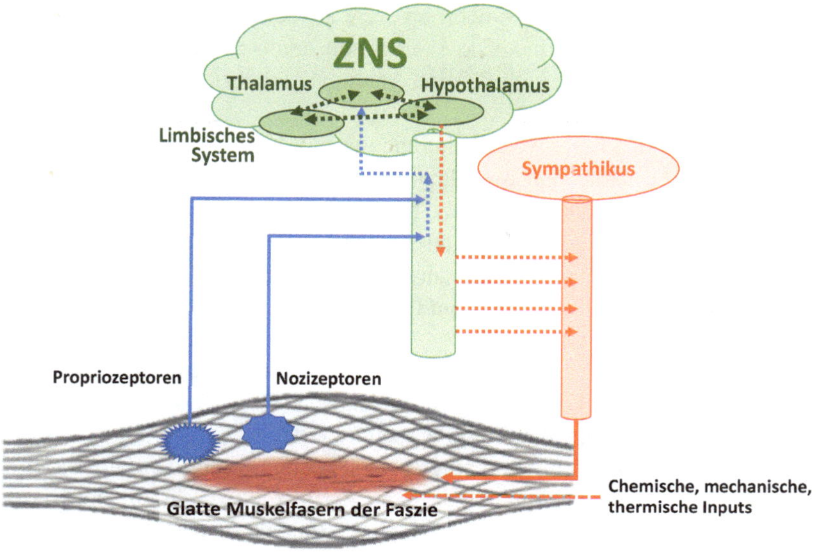

Abb. 1.25 Vereinfachtes Modell eines vegetativen (autonomen) senso-kognito-motorischen Systems. Im Bereich des ZNS ist beispielhaft das Zusammenwirken von Thalamus, Hypothalamus und limbischem Systems dargestellt. Die neurogene (sympathische) Regulation der Myofibroblasten kann zu unterschiedlichen mechanischen Eigenschaften der Faszien führen, wodurch die Sensitivität der Sensoren moduliert wird. Ebenso wirken chemische, mechanische und thermische Einflüsse auf die Mechanik und Sensitivität. Grau: Fasziennetz

stands, der Energieabsorptionsfähigkeit oder Zähigkeit sind sie ideal für den Einsatz in mechanisch belasteten elastischen Strukturen. Zum Teil werden sie bereits in der Medizintechnik eingesetzt.

Ein auxetisches Verhalten wurde auch bei anderen Bändern gefunden (Donaldson und De Vita 2023). Im Zusammenhang mit der Beschreibung biomechanischer Eigenschaften von Faszien wird diese Eigenschaft jedoch noch sehr selten verwendet (Scarr 2025). In einer neueren Studie wurde ein auxetisches Verhalten auch für die Plantarfaszie gefunden (Price 2021, 2025). Diese Eigenschaft könnte je nach Fußform dazu dienen, die Kuppelform der Plantarfaszie als Bikonvexität zu unterstützen und während einzelner Phasen des Gangzyklus die Energieabsorption und konsekutiv die Energierückgewinnung zu optimieren.

Anatomische mechanische Verbindungen zwischen der Plantarfaszie und der Achillessehne wurden beschrieben (Singh 2021), ebenso eine Verbindung zwischen der Plantarfaszie und der paratendinösen Faszie der Achillessehne (Stecco 2013). Diese Verbindung zur Achillessehne könnte die Rolle der Plantarfaszie in Kombination mit der Achillessehne bei der Propriozeption und der peripheren motorischen Koordination sowohl beim Stehen als auch beim Gehen unterstützen, da in der starken Faszie neben elastischen Fasern auch Ruffini- und Pacini-Körperchen vorhanden sind.

Es ist derzeit noch nicht untersucht, ob diese auxetischen Eigenschaften auch in anderen Faszien zu finden sind. Die Vielzahl an unterschiedlichstem Design von auxetischem Material würde sich für eine Analogie geradezu anbieten (Acuna et al. 2022).

Publikationen zur Frage, welche therapeutischen Konsequenzen aus der Tatsache zu ziehen sind, dass sich die Plantarfaszie und die Achillessehne auxetisch verhalten, sind derzeit nicht zu finden. Klar ist nur, dass diese beiden Strukturen in einer engen Funktionsbeziehung stehen. Daher wirkt jede Störung von einer der beiden Strukturen auf die jeweils andere. Sie müssen daher als Funktionseinheit gemeinsam behandelt werden, mit dem therapeutischen Ziel, ihre elastisch-auxetischen Eigenschaften zu optimieren.

Neben dieser besonderen mechanischen Eigenschaft der Faszien ist eine weitere – ebenfalls nicht sehr im Fokus stehende – Eigenschaft von Faszien im Rahmen der Bewegungstherapie zu beachten: die **Piezoelektrizität**.

In den 1950er-Jahren wurde erstmals ein piezoelektrisches Verhalten von Knochen beschrieben. Die Begründung bestand darin, dass es durch die kristalline Struktur von kollagenen Molekülen bedingt ist (Fukada und Yasuda 1957; 1964). Weitere Publikationen konnten dies auch in anderen (kollagenen) Geweben bestätigen (Shamos und Lavine 1964; Yasuda 1974). Im Gegensatz zu den elektrischen Phänomenen an der Membran von Nerven und Muskelzellen, die als aktive Elektrizität bezeichnet werden, sind die piezoelektrischen Eigenschaften **passiv**. Die Erkenntnis, dass die Zellsynthese auch durch angelegte elektrische Felder beeinflusst wird, könnte darauf schließen lassen, dass elektrische, mechanische und chemische Signale von den Zellen auf irgendeine Weise entlang gemeinsamer Wege interpretiert werden (Grodzinsky und Hey 1983).

So sind z. B. vaskuläre Barorezeptoren in den Gefäßwänden der Carotiden Drucksensoren auf piezoelektrischer Basis. Werden sie gedehnt, senden sie Signale an die Medulla oblongata, wodurch die Sympathikusaktivität reduziert und die Parasympathikusaktivität erhöht wird (Burke et al. 2019).

Auf diesen Erkenntnissen aufbauend wird das Fasziensystem hypothetisch als ein körperweites **mechanosensitives Signalnetzwerk** dargestellt, in dem drei Signalwege diskutiert werden:

1. Elektrizität
2. Zellulärer Umbau
3. Gewebeumbau

Alle drei Signaltypen reagieren auf mechanische Kräfte und interagieren miteinander (Langevin 2006). Das Bindegewebe bzw. die interstitielle Matrix bildet dabei ein koordiniertes und koordinierendes System, das als Teil eines **archaischen vegetativen Systems (AVS)** angesehen werden kann, das alle Zellen und Organe miteinander verbindet und somit auch eine endogene und auch exogene Kommunikation ermöglicht (Schleip et al. 2013; Ofner und Walach 2020). Ein solches Modell, das auf elektrischen, chemischen und mechanischen Kommunikationswegen im Fasziensystem basiert und damit das ANS moduliert, ist derzeit noch sehr spekulativ. Es kann aber helfen, manualtherapeutische Techniken zu erklären (Antohe et al. 2024).

1.10 Das humorale (hormonelle) S-K-M-S

„Wenn die Muskeln aktiv sind, ist auch das Gehirn aktiv.“ (Dieser Satz gilt zumindest für die basalen Funktionen, und damit sind nicht notwendigerweise kognitive komplexe Funktionen gemeint.) Diese kombinierte Funktion erfolgt nicht nur auf neuraler Ebene, sondern auch auf einer humoralen/hormonellen Ebene (Abb. 1.26).

Derzeit werden zwei Hauptwege der Kommunikation der Peripherie zum ZNS beschrieben: **neural** (über sensible Nerven) und **nichtneural** (humoral/hormonell) (Quan 2007). Nichtneurale Kommunikationswege benutzen unterschiedliche Mechanismen, um die Blut-Hirn-Schranke zu überwinden (Banks 2010). Informationsträger sind im Blutplasma gelöste Substanzen (humoral) und Hormone (hormonal).

Die zentrale Säule dieses Funktionssystems bildet die **Hypothalamus-Hypophysen-Nebennieren-Achse**, über die bereits 1968 berichtet wurde (Casellato

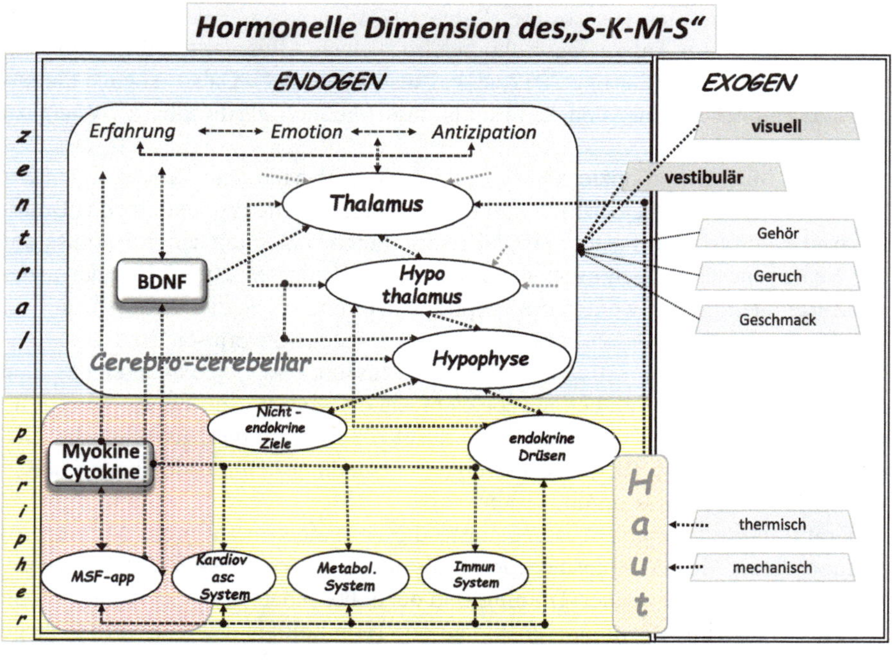

Abb. 1.26 Humorale/hormonelle Dimension des ka-S-K-M-S. Sie umfasst neben den Hormonen auch nichtzelluläre Anteile des Immunsystems und weitere im Blutserum gelöste Stoffe (z. B. Immunglobuline, Lysozyme). BDNF: Brain-Derived Neurotrophic Factor; Myokine/Zytokine: vom aktiven Muskel sezerniert; MSF-app.: muscle-tendon-fascia-apparatus, Muskel-Sehnen-Faszien-Apparat; kardiovaskuläres System: Herz-Kreislauf-System; Metabol System: Stoffwechselsystem; Immun System: Immunsystem; Pituitary gland: Hypophyse; endocrine glands: endokrine Drüsen; Non-endocrine targets: nichtendokrine Wirkungen der Hypophyse; visuell: visuelle Information; vestibular: vestibuläre Information; Gehör: akustische Information; Geruch: Geruchsinformation; Geschmack: Geschmacksinformation; thermal: thermische Information; mechanical: mechanische Information; skin: Haut; freie Pfeile: sonstige Einflüsse, die an dieser Stelle aus graphischen Gründen nicht alle dargestellt werden können

1968); in der modernen Stressforschung spielt diese Achse weiterhin eine zentrale Rolle (Kinlein 2019).

Zytokine sind Signalproteine, die von verschiedenen Zellen produziert werden, u. a. von Immunzellen, ZNS-Neuronen, Mikrogliazellen und Astrozyten sowie Endothelzellen (Galic 2012). Bekannt sind z. B. Interleukin-1β, Tumornekrosefaktor-alpha (TNF-α), Interferon-α, Prostaglandin E2 oder bakterielle Endotoxin-Lipopolysaccharide.

Myokine

Vor mehr als 50 Jahren wurde bereits eine humorale Modulation des Zuckerstoffwechsels durch muskuläre Aktivität postuliert (Goldstein 1961), und in den letzten Jahren wurden diese Peptide auch nachgewiesen und als „Myokine" bezeichnet (Pedersen et al. 2003; Pedersen und Febbraio 2012; Pedersen 2019). Myokine sind Zytokine, die vom aktiven Skeletmuskel sezerniert werden und den Stoffwechsel in den verschiedensten Organen verändern, um sich somit an eine sich verändernde Homöostase, also eine Heterostase (Selye 1973), zu adaptieren. Ein antizipatorisches Modell dieser Anpassungsreaktion wird auch als **Allostase** („stability through change") bezeichnet (Sterling 2012; siehe Abschn. 1.4.3.4). Daher ist auch die humoral/hormonelle Dimension keinesfalls ausschließlich als Feedback-System zu sehen.

Aktive Muskeln produzieren Myokine, die – u. a. nach dem Durchdringen der Blut-Hirn-Schranke (Cathepsin B und Irisin) – ihrerseits die Produktion von „Brain-Derived Neurotrophic Factor" (BDNF) stimulieren und somit einen Einfluss auf die Neurogenese, Gedächtnis und Lernen haben (Pedersen 2019). In einer neueren Zusammenfassung werden die vielfältige Wirkung sowie die große Anzahl von Myokinen mit mehr als 650 Substanzen beschrieben (Severinsen 2020). Myokine stellen die Kommunikation zwischen den Muskeln und vielen anderen Organen her, u. a. zum Gehirn, zum Fettgewebe, zum Knochensystem, zur Leber, zum Darm, zum Pankreas und zur Haut. Sie wirken **autokrin** auch auf das Muskelgewbe. Das Myokin Interleukin-6 (IL-6) besitzt einen entzündungshemmende Eigenschaften und wirkt somit auf das Immunsystem.

Krafttraining ist eine Belastungsform, die besonders intensiv die Myokinproduktion durch Mechanotransduktion auslösen kann (Gonzales-Gil 2020). Hypertrophie- und Kraft-Ausdauer-Training sind dabei besonders wirksam (Zunner et al. 2022). Die jeweilige Definition entspricht der Terminologie des American College of Sports Medicine (American College of Sports Medicine 2009), wobei bekanntlich ein fließender Übergang zwischen diesen beiden Arten besteht.

Zukünftig werden Myokine auch als Biomarker für die Dosierung von Training in der Therapie von onkologischen Erkrankungen, Diabetes mellitus sowie neurodegenerativen Erkrankungen verwendet werden.

Brain-Derived Neurotrophic Factor (BDNF)

Seit der ersten Beschreibung von BDNF als einem neurotrophen Faktor, der sich vom „Nerve Growth Factor" (NGF) unterscheidet (Barde 1982), wurde seine neuroprotektive Funktion sowohl für das ZNS als auch für das PNS untersucht.

Neueste Zusammenfassungen beschreiben ausführlich die Kontrollmechanismen für die Expression und Sekretion von BDNF (Arevalo 2023) sowie seine Rolle bei psychiatrischen Erkrankungen wie Schizophrenie oder Angststörungen (You 2023), Depression (Yuping 2024) und neurologischen Erkrankungen (Nociti 2023).

Für Personen mittleren und älteren Alters kann ein Krafttraining dreimal pro Woche zur Prävention von neurologischen und kognitiven Konsequenzen im Zusammenhang mit „gesundem Altern“ empfohlen werden, wobei der Effekt hauptsächlich über IGF-1 und nicht über BDNF erfolgt (Rodriguez-Gutierrez 2023). BDNF bietet die Möglichkeit, als Biomarker für die Früherkennung von sensorischen und kognitiven neurodegenerativen Erkrankungen (Pisani 2023) oder auch bei Schädel-Hirn-Verletzungen zu dienen (Giesler 2023).

Körperliche Aktivität bewirkt einen vorübergehenden erhöhten Spiegel an BDNF und hat einen gut dokumentierten neuroprotektiven und neurorestorativen Effekt auf dopaminerge Neurone (Dinoff 2017).

Ein Review beschreibt detailliert den Zusammenhang zwischen BDNF, Kognition und körperlicher Aktivität. Art und Dosierung des Trainings dürften dabei unterschiedliche Effekte auf den BDNF-Spiegel im Serum und auf den damit in Verbindung stehenden Effekt auf ein gesundes Altern haben. Aus praktischer Sicht ist es wahrscheinlich, dass hochintensive Aktivitäten von kurzer Dauer, also Krafttraining, die BDNF-Reaktion und damit die Gesundheit des Gehirns wirksam fördern. Im Review wird zusammengefasst, dass eine Kombination aus aerobem und anaerobem Training mit einer Intensität > 60 % VO_2max, die mindestens 20 min durchgeführt wird, empfohlen werden kann (Walsh 2020).

Der Skelettmuskel exprimiert auch BDNF, das jedoch nicht endokrin in das Blut sezerniert wird, sondern autokrin die Energiebereitstellung durch Lipidoxidation im Muskel selbst unterstützt (Matthews 2009).

Hypophyse (Glandula pituitaria)

Die Hirnanhangdrüse ist keinesfalls ein „Anhang“, sondern besitzt eine zentrale Funktion bei der Regulation des Hormonsystems. Für nähere Details wird auf die endokrinologisch-physiologische Literatur verwiesen.

Die Hypophyse wird funktionell unterteilt in eine **Adenohypophyse**, die selbst wiederum vom Hypothalamus über Releasing- oder Inhibiting-Hormone reguliert wird, und eine **Neurohypophyse**, in der die Neurone des Hypothalamus enden. Besonders bemerkenswert ist die hohe Plastizität der Hypophyse, die es ihr ermöglicht, auf eine Vielzahl von exogenen und endogenen Veränderungen bzw. Bedingungen mit der entsprechenden hormonellen Antwort zu reagieren. Als Voraussetzung dafür werden netzwerkartige interzelluläre Informationswege sowie die verschiedensten Feedback-Signale beschrieben (Perez-Castro 2012; Childs 2020).

Eine grobe Einteilung der Hormone unterscheidet zwischen **glandotropen** (endokrinen) Hormonen, die die Hormonproduktion nachgelagerter Drüsen regulieren, und **nichtglandotropen** Hormonen, die direkt auf die jeweiligen Zielorgane wirken.

Es ist seit mehr als 100 Jahren bekannt, dass verschiedene Hormone anabole Funktionen auf die Skelettmuskulatur ausüben können (Levin 1911). Bestimmte Formen des Krafttrainings wiederum können die Sekretion von Wachstumshormonen modulieren, wobei die Höhe des Blutlaktats dabei eine gewisse Rolle spielt (Krämer 1993).

Es werden aber auch afferente Signale vom Skelettmuskel (insbesondere der Muskelspindel) über spinale Bahnen auf die Hypophyse beschrieben, die die Sekretion von Wachstumshormonen modulieren, also eine **muskulo-neuro-endokrine Achse** (McCall 2001). Weitere Untersuchungen zu dieser Thematik, die u. a. für die Untersuchung von Auswirkungen der Mikrogravität relevant ist, wurden seither nicht weitergeführt (Krämer 2020).

Alle diese Mechanismen zeigen die wechselwirkende Bedeutung der aktiven Muskulatur auch für die Regulation des Hormonsystems auf.

1.11 Modelle der Hirnfunktion

Die Erforschung der Hirnfunktionen, insbesondere der Hirnrinde, hat einen besonderen Stellenwert in der Wissenschaft. Wir erforschen uns selbst, sind also Beobachter, und werden gleichzeitig von uns beobachtet, also Subjekt und Objekt zur gleichen Zeit.

Das Gehirn ist das Produkt vieler Millionen Jahre Evolution und erfüllt eine Vielzahl an Aufgaben und Funktionen: **afferente** Aufgaben, z. B. Aufmerksamkeit, Wahrnehmung, Denken, Gedächtnis, Lernen und Emotionen, sowie **efferente** Aufgaben, z. B. Emotionsverarbeitung, Bewegungskontrolle, Steuern und Regeln homöostatischer Prozesse.

Dafür verfügt unser Gehirn über eine Vielzahl an Zellen, Rezeptoren und Effektoren, also alles Elemente eines Organismus (= Lebenssystem).

Man kann die Hirnfunktionen sicherlich als „chaotisch" bezeichnen, die mit einfachen mathematischen Gesetzen nicht so einfach beschrieben werden können (Korn und Faure 2003; VanStraaten und Stam 2013).

1.11.1 Bewusstsein

Die neuronalen Mechanismen des Bewusstseins zu verstehen, ist eine große Herausforderung für die kognitive Neurowissenschaft, obwohl – oder weil – immer häufiger auch bildgebende Verfahren bei den Untersuchungen verwendet werden.

In den letzten Jahrzehnten wurden immer mehr Publikationen zu diesem Thema veröffentlicht und eine Vielzahl an Theorien über die biologische und physikalische Basis von Bewusstsein entwickelt, die mit unterschiedlichen empirischen Methoden zu untermauern versucht wurden (Varela 1997; Seth und Bayne 2022; Cheron und Cebolla 2026).

Um nur einige Beispiele zu nennen, werden die folgende vier Theorien kurz zusammenfassend gegenübergestellt:

1. **Theorie höherer Ordnung („Higher Order Theory", HOT):** Menschen werden sich einer Sache („Reizes", sensorische Information) bewusst, sobald sie in

Hirnarealen höherer Ordnung (Inhalte aus anderen Arealen werden dort verarbeitet und zusammengeführt) Teil einer Metarepräsentation sind (Lau 2008).
2. **Integrierte Informationsverarbeitung („Integrated Information Theory", IIT):** Bewusstsein ist das Ergebnis der Struktur der integrierten Information: je höher der Integrationsgrad, desto höher das Bewusstseinsniveau (Tononi und Koch 2015; Tononi et al. 2016).
3. **Theorie des globalen Arbeitsraumes („Global Neuronal Workspace Theory", GNWT):** Informationen gelangen ins Bewusstsein, wenn sie von einem „globalen" (hirnumspannenden) Arbeitsraum, vor allem dem präfrontalen Kortex, abgerufen und übertragen werden (Dehaene und Naccache 2001).
4. **Lokale Rekurrenz („Recurrent Processing Theory", RPT):** Top-down- und Bottom-up-Signalisierung. Bewusstsein erfordert einen Informationsfluss von höheren kognitiven Bereichen zu sensorischen Verarbeitungsarealen niederer Ordnung und umgekehrt (Montemayor und Haladjian 2019).

Über diese vier Theorien ist in den letzten Jahren eine große Diskussion entstanden, inwieweit sich die unterschiedlichen Theorien widersprechen oder möglicherweise ergänzen (Francken und Slors 2014; Wiese 2020; Lenharo 2024; Perez Velazquez 2024).

Es wurde auch versucht, die unterschiedlichen Theorien in gemeinsamen Untersuchungen zu evaluieren (Melloni et al. 2023), da derzeit viele der beschriebenen Theorien keinesfalls endgültig und umfassend akzeptiert sind (Páleník 2024).

Die Schwierigkeiten beginnen bereits bei der Terminologie des Begriffs „**Bewusstsein**". Von *René Descartes* (1596–1650), französischer Philosoph in Paris, stammt das Zitat *„Cogito, ergo sum"*. Er nahm auch den Begriff „Bewusstsein" auf, indem er schrieb: *„Nichts kann im Geiste sein, dessen er sich nicht bewusst ist"* (Descartes 1959).

Sigmund Freud (1856–1939), österreichischer Neurologe und Psychiater in Wien und London, behandelt das Thema im Rahmen der *Traumdeutung* (Freud 1900) und danach in seiner Publikation *Das Ich und das Es* (Freud 1923). Seither gab es viele Beschreibungen aus der Perspektive von Philosophie, Psychologie, Neurowissenschaften bis hin zu Politologie.

Im Alltag benutzen wir das Wort „Bewusstsein" unterschiedlich: Beispielsweise kann es in einem medizinischen Kontext **intransitiv** verwendet werden, im Sinne von „Der Patient ist nicht bei Bewusstsein". Wir gebrauchen es aber auch **transitiv**, im Sinne von „Der Täter ist sich seiner Tat bewusst".

Die verschiedensten Modelle der Hirnfunktionen gehen davon aus, dass Bewusstsein eine der Hauptaufgaben ist, also die Verarbeitung neuer und komplexer Situationen, die eine multimodale Integration erfordern.

Wenn wir die Gehirnstrukturen funktionell – anatomisch – betrachten, sind verschiedene Zentren für unterschiedliche Formen des Bewusstseins (Bewusstseinsmodule) zuständig. Eingebunden in ein **Hintergrundbewusstsein** (Körper-, Orts-, Ich-, Autorschafts-, Realitätsbewusstsein) sind ein sensorisches **Erlebnisbewusstsein** für Wahrnehmung und Gefühle und ein **Aufmerksamkeitsbewusstsein** (Roth 2023, S. 547). Die Hirnrinde wird dabei nur für Aufgaben benutzt, die subkortikale Zentren (unbewusst) nicht alleine bewältigen können.

Wir erleben – bewusst – nur ein „Endprodukt" einer komplexen Informationsverarbeitung, da bekanntlich kortikales Bewusstsein einen relativ hohen Energieaufwand benötigt. Bewusstsein („ICH") steht an der hierarchischen Spitze der Funktionen. *Aristoteles* nennt dies *„Steuermann der Seele"*.

Dehaene (2014) unterscheidet beim Begriff „Bewusstsein" zwischen:

- **Vigilanz:** Als Wachsamkeit mit allen Übergängen bis zum Schlafen
- **Aufmerksamkeit:** Als Fokussierung auf eine spezifische Information
- **Bewusster Zutritt („concious access"):** Nur wenige Informationen gelangen in unser Bewusstsein und sind auf andere übertragbar.

Dehaene differenziert weiterhin zwischen zwei Möglichkeiten (Dehaene et al. 2017):

1. **Globale Verfügbarkeit:** Ein Objekt wird „bewusst" ausgewählt; diese Information steht dem Organismus „global" zur Verfügung. Wir können auf sie reagieren, darüber sprechen, nachdenken etc. Dies entspricht einer transitiven Anwendung.
2. **Selbstüberwachung:** Das kognitive System kontrolliert seine eigenen Prozesse. Wir sind uns unserer „selbst bewusst" (Introspektion). Die Bedeutung des Bewusstseins ist reflexiv.

Diesen zwei Formen des Bewusstseins stellt er noch die Mechanismen des **„unbewussten Verarbeitens"** gegenüber.

Safron (2022) unterscheidet zwei Arten von Bewusstsein:

1. **Phänomenologisches Bewusstsein („phenomenal consciousness"):** Erfahrung, Subjektivität, Was ist Leben?
2. **Zugangsbewusstsein („access consciousness"):** Bewusstheit und Erkenntnis, Erfahrungswissen, Fähigkeit zur Manipulation und zu Berichten

Außerdem beschreibt er eine Theorie der integrierten Weltmodellierung (**„Integrated World Modeling Theory", IWMT**) als eine synthetische Theorie des Bewusstseins, die das Prinzip der freien Energie und das aktive Inferenz-Framework (FEP-AI) nutzt, um Erkenntnisse aus der integrierten Informationstheorie (IIT) und der globalen neuronalen Arbeitsbereichstheorie (**„Global Neuronal Workspace Theory", GNWT**) zu kombinieren. Letztere Theorie beschreibt, wie Bewusstseinsströme als sich entwickelnde Generation sensorischer und motorischer Vorhersagen entstehen können, wobei die genaue Zusammensetzung der Erfahrungen von den Integrationsfähigkeiten synchroner Komplexe als selbstorganisierende harmonische Modi (SOHMSF) abhängt.

Laut Safron werden zukünftige Forschungsrichtungen sich auf aufmerksamkeitsbasierte Selektion und die evolutionären Ursprünge des Bewusstseins als erleichtertes „unbegrenztes assoziatives Lernen" konzentrieren.

Tab. 1.5 Theoretische Taxonomie der bewussten und unbewussten Informationscodierung im Gehirn. (Nach Dehaene et al. 2006)

Theoretische Taxonomie der bewussten und unbewussten Informationscodierung im Gehirn

Decodierung von Informationen		Hauptmerkmale
Unbewusst	Latente Verbindungsmuster	Informationen werden in latenter Form als Matrizen synaptischer Gewichte codiert.
	Verteilte Zündmuster	Informationen werden in der verteilten Zündung vieler Neuronen codiert, nicht in kleinen spezialisierten Neuronengruppen verdichtet.
	Funktionell getrennte Systeme	Informationen werden in der Zündung von Neuronen codiert, die funktionell vom Arbeitsbereich getrennt sind.
	Unterschwellige Verarbeitung	Die Verarbeitung ist auf einen kurzen wandernden Zündimpuls beschränkt.
	Vorbewusste Verarbeitung	Die Verarbeitung umfasst lokale resonante Zündschleifen, aber die Top-down-Aufmerksamkeit wird auf einen anderen Reiz oder eine andere Aufgabengruppe fokussiert.
Bewusste Verarbeitung		Die Verarbeitung wird von oben nach unten verstärkt und weitet sich in einen globalen parietofrontalen Nachhallzustand aus.

Eine auf neurowissenschaftlichen Erkenntnissen beruhende Taxonomie wurde 2006 publiziert (Dehaene et al. 2006; Tab. 1.5). In dieser Publikation wird eine transitive Bedeutung des Wortes „Bewusstsein“ – also z. B. „Ein Mensch ist sich eines Themas (sich selbst) bewusst“ – von einer intransitiven Bedeutung – „Der Patient erlangte sein Bewusstsein wieder“ – unterschieden. Dabei vermeiden die Autoren den Begriff „Bewusstsein“ zugunsten des Begriffs „Wachheitszustand“ (Vigilanz), *„[...] um die nicht-transitive Bedeutung zu bezeichnen, d. h. ein Kontinuum von Zuständen, das Wachsein, Schlaf, Koma, Narkose usw. umfasst“.*

Vigilanz wird als eine abgestufte Variable gesehen, bei der eine Mindestschwelle überschritten werden muss, um ein thalamokortikales System zu aktivieren.

Unterschwellig (subliminal), also unterhalb einer Schwelle der Wahrnehmung, wird als ein Zustand beschrieben, der zwar lokal eine Nervenaktivität (AP) auslöst, die jedoch zu keiner weiterführenden neuronalen Aktivität im ZNS führt. Eine

vorbewusste („preconcious") Verarbeitung löst nicht nur APs aus, sondern führt auch zu einer weiterlaufende ZNS-Aktivität. Jedoch wird diese „Wahrnehmung", beispielsweise aufgrund einer vorübergehenden Belegung des zentralen Arbeitsbereichssystems, vorübergehend in einem nichtbewussten Speicher gepuffert.

Eine ähnliche Unterteilung von Wahrnehmung wurde u. a. zur Beschreibung von Hirnfunktionsstörungen (**apallisches Syndrom**) verwendet (Gerstenbrand 1967). Die Bewertung von Bewusstsein zur Unterteilung der Hirnfunktion bei entsprechenden Störungen (z. B. Schädel-Hirn-Trauma) ist auch Grundlage für die Glasgow Coma Scale (GCS; Jennett 1976; Teasdale 1976).

Im Rahmen der Intensivmedizin sind eine klare Definition der Begriffe und eine möglichst exakte Bestimmung des Status von Bewusstsein für die Entscheidung über eine Therapiestrategie und in der Folge auch für die Beurteilung der Prognose von großer Bedeutung.

Die unterschiedlichen Stadien beginnen beim **Koma** (Nichtwachsein, nur Reflexverhalten) und reichen über das Syndrom des **nicht reagierenden (reaktionslosen) Wachseins** (früher als vegetativer Zustand bezeichnet; Wachsein, aber nur Reflexverhalten) bis hin zu einem **minimal bewussten (responsiven) Zustand** (klinischer Nachweis von Anzeichen von Bewusstsein). Weitere Zustände sind die **kognitiv-motorische Dissoziation** (minimal bewusster Zustand), bei dem Patienten bei mentalen Vorstellungsaufgaben mithilfe von funktioneller Magnetresonanztomographie (MRT) oder Elektroenzephalographie (EEG) eine konsistente Gehirnaktivierung zeigen, das **Auftauchen aus dem minimal bewussten Zustand**, bei dem es den Patienten möglich ist, funktional zu kommunizieren oder zwei verschiedene Objekte angemessen zu verwenden, jedoch immer noch mit schweren kognitiven und motorischen Beeinträchtigungen, sowie das **Locked-in-Syndrom** (Läsion der kortikospinalen und kortikobulbären Bahnen im Hirnstamm).

Die motorische und kognitive Entwicklung nach einer schweren Hirnverletzung kann in einer zweidimensionalen Matrix von **motorischen** (nur Reflexe – nicht nur Reflexe – Antworten auf Kommandos – Kommunikation) **versus kognitiven** (Perzeption – Emotion – Sprache – autobiographisches Gedächtnis – exekutive Aufgaben) Funktionen aufgezeichnet werden (Thibaut et al. 2019). Beim Locked-in-Syndrom besteht jedoch eine Dissoziation zwischen kognitiven und motorischen Funktionen.

In der Neurologie wird Bewusstsein auch unterteilt in **Wachheit** („wakefulness") bzw. **Erweckbarkeit** („arousal") und **Bewusstheit** („awareness") (Cleeremans 2020). **Vigilanz**, also „Wachheit als Teil der Wahrnehmung", spielt auch eine Rolle bei der Beurteilung von Schlafstadien. Eine mögliche Definition für diesen Begriff wurde in den letzten Jahren publiziert:

> *„‚Vigilanz (Wachsamkeit)' wird definiert als die Fähigkeit, auf mögliche Veränderungen in der Umgebung zu reagieren, d. h. die Fähigkeit, für einen bestimmten Zeitraum ein Wachsamkeitsniveau über einem Schwellenwert zu erreichen, und nicht als Wachsamkeitszustand selbst. Sie hat quantitative und zeitliche Dimensionen."* (van Schie et al. 2021)

> *„[...] Aufmerksamkeit verleiht der Wachsamkeit eine Richtung hin zu einem Reiz, was kognitive Kontrolle erfordert: Sie beinhaltet die Bereitschaft, Reize zu verarbeiten, die aus einer erwarteten Richtung kommen."* (Schie 2021)

Wenn also eine Definition des Begriffs „Bewusstsein“ bereits so viele unterschiedliche Aspekte beinhaltet, ist eine „einfache“ Beschreibung der Hirnfunktion sicherlich nicht möglich. Klar ist jedenfalls, dass eine rein anatomisch-strukturelle Beschreibung nicht vollständig sein kann, auch wenn viele topographische Zuordnungen verschiedener Aufgaben vorgenommen werden und somit auch funktionelle Aspekte mitberücksichtigt werden. Bildgebende Techniken wie funktionelle MRT oder Diffusionstraktographie spielen – zusammen mit elektrophysiologischen Techniken (EEG) – eine wichtige Rolle in der modernen Konzeption der Erforschung von Hirnfunktionen (Moreno 2021; Vachha 2022).

Alle Untersuchungen zur Erforschung der Hirnfunktionen, die versuchen, an einem pathologischen Modell – quasi als Black Box – physiologische Prinzipien zu erkennen, haben jedoch eine grundlegende Limitierung, da sich ein pathologisches System von einem physiologischen System grundsätzlich unterscheidet und wir diesen Unterschied nur unzulänglich und unvollständig beurteilen können. Dabei ist die Differenzierung zwischen „pathologisch“ und „physiologisch“ sehr problematisch und erscheint im Alltag oft fließend.

Ein anderer Zugang zur Analyse der Hirnfunktion kommt aus der Mathematik und Physik. Die **„Integrated Information Theory“ (IIT)** beginnt mit der Betrachtung der Voraussetzungen für die Existenz eines Systems sowie der Axiome bezüglich der Natur des Bewusstseins (Tononi 2015). Die Theorie besagt, dass Bewusstsein eine grundlegende Eigenschaft physikalischer Systeme mit spezifischen kausalen Eigenschaften ist. Sie sagt voraus, dass Bewusstsein abgestuft ist, bei biologischen Organismen weit verbreitet ist und in einigen sehr einfachen Systemen auftreten kann. Umgekehrt sagt sie voraus, dass Feedforward-Netzwerke, selbst wenn sie sehr komplex sind, kein Bewusstsein haben, ebenso wenig wie Aggregate, etwa Gruppen von Individuen oder Sandhaufen.

Das Bewusstsein ist nicht beobachtbar, daher kann seine Beziehung zur Physik nicht durch empirische Entdeckung, sondern nur durch Argumentation gefunden werden. Wenn ein solches Argument ein Prinzip mit fundamentaler Glaubwürdigkeit hervorbringen soll, müssen seine anfänglichen Prämissen völlig sicher und alle Schlussfolgerungen deduktiv sein (Sanfey 2023).

Der britische Neurowissenschaftler Karl Friston und seine Kollegen haben ein mathematisches Gesetz vorgeschlagen, das nach Ansicht einiger Menschen einer großen, vereinheitlichten Theorie des Gehirns am nächsten kommt: **„Prinzip der freien Energie“** (Friston 2010).

Das Framework **„Free Energy Principle and Active Inference“ (FEP-AI)** geht von der Annahme aus, dass fortbestehende Systeme den Austausch in der Umwelt regulieren, um eine entropische Akkumulation zu verhindern. Im FEP-AI sind Geist und Gehirn prädiktive Controller für autonome Systeme, bei denen handlungsgesteuerte Wahrnehmung als probabilistische Schlussfolgerung realisiert wird (Friston 2010).

Jedes sich selbst organisierende und adaptierende System (also jedes Lebewesen bzw. Subsystem eines Lebewesen), das in einem Gleichgewicht mit seiner Umgebung (Milieu) ist, muss seine freie Energie minimieren, also einer natürlichen Tendenz zur Unordnung widerstehen.

Das Prinzip der **Optimierung** steht also im Vordergrund. Es ist eine Optimierung zwischen – vereinfacht ausgedrückt – Kosten und Nutzen. **Kosten** sind Überraschungen bzw. Vorhersagefehler, auf die das System mit einem energetischen Mehraufwand reagieren muss. **Nutzen** sind zu erwartende „Belohnungen".

Ein sich adaptierendes System kann die „freie Energie" minimieren, indem es die Konfiguration ändert, mit denen die Umgebung wahrgenommen wird. Diese Änderungen entsprechen jeweils Handlung und Wahrnehmung und führen zu einem adaptiven Austausch mit der Umwelt, der für biologische Systeme charakteristisch ist (Friston 2006).

Diese freie Energie ist keine thermodynamische freie Energie, sondern eine freie Energie, die in Form informationstheoretischer Größen („**Aufwand**") formuliert wird. Wenn die freie Energie durch Reduktion von Vorhersagefehlern minimiert werden kann (z. B. durch Lernen oder Anpassung), können überraschende (aufwendige) Interaktionen mit der Umwelt vermieden werden.

In der Thermodynamik ist die freie Energie ein Maß für die Menge an Arbeit, die aus einem System gewonnen und somit in technischen Anwendungen nützlich werden kann. Sie ist die Differenz zwischen der Energie und der Entropie eines Systems und entspricht daher in gewisser Weise dem Wirkungsgrad. In der Statistik ist „freie Energie" ein Maß für statistische Wahrscheinlichkeitsverteilungen.

Systeme mit niedriger freier Energie sind in der Evolution gegenüber Systemen mit höherer freier Energie bevorzugt. Sie sind auf Veränderungen der Umwelt besser vorbereitet und können auf Veränderungen mit einem geringeren Aufwand reagieren.

Biologische Systeme sind thermodynamisch offen, da sie Energie und Entropie mit der Umgebung austauschen. Darüber hinaus arbeiten sie weit entfernt vom Gleichgewicht und sind dissipativ; sie wandeln also chemische Energie in thermische Energie um, die nur mehr begrenzt umwandelbar ist.

Sie zeigen ein selbstorganisierendes Verhalten, das auch bei einer sich ändernden oder nichtstationären Umgebung bestehen kann. Phasenübergänge (z. B. gasförmig – flüssig; kalt – warm), die andernfalls ihre physikalische Struktur verändern würden, können vermieden werden, indem sie ihre Umgebung verändern und somit ihre physikalische Integrität bewahren, was ihnen ein längeres Bestehen ermöglicht.

Friston beschreibt als plakatives Beispiel eine Schneeflocke, die mit Flügeln versehen ist und somit ihre Flughöhe so beeinflussen könnte, dass sie nicht zu einem Wassertropfen umgeformt werden müsste und so ihre thermodynamische Homöostase aufrechterhalten könnte.

Für das Gehirn ist ein hierarchisches dynamisches System ein plausibles Modell. Die neuronale Aktivität codiert die Information von Umweltzuständen, und die Konnektivität der neuronalen Aktivität codiert den kausalen Kontext, in dem sich diese Zustände entwickeln (Friston 2008).

Im Laufe der Evolution hat das Gehirn die erforderlichen anatomischen und physiologischen Ausrüstungen entwickelt, um die gegebenen sensorischen Daten umzuwandeln. Dies lässt darauf schließen, dass das Gehirn in der Lage ist, sensorische Eingaben mithilfe von hochentwickelten Algorithmen und derzeit noch nicht vollständig erfassbaren Modellen zu analysieren. Struktur und Funktion des Gehirns kann daher als „Schlussfolgerungsmaschine“ verstanden werden.

Friston stellt in seinem Modell verschiedene Aspekte der Gehirnanatomie und -physiologie bestimmten Rechengrößen gegenüber, was dazu beitragen kann, sowohl die normale Hirnfunktion als auch die Art und Weise zu verstehen, wie abweichende Schlussfolgerungen aus pathologischen Prozessen resultieren, die mit psychiatrischen Störungen in Zusammenhang stehen.

Man könnte das Gehirn als eine Maschine betrachten, die Entscheidungen auf der Grundlage der Unsicherheiten der Außenwelt trifft. Anstatt beispielsweise die Entfernung zu einem Objekt als Zahl zu schätzen, würde das Gehirn sie als eine Reihe möglicher Werte behandeln, von denen einige wahrscheinlicher sind als andere. Ein entscheidendes Element des Ansatzes ist, dass die Wahrscheinlichkeiten auf Erfahrungen beruhen, die sich aber ändern, wenn relevante neue Informationen verfügbar werden, beispielsweise visuelle Informationen über den Standort des Objekts. Visuelle Informationen sind jedoch sehr unsicher, wie auch optische Täuschungen zeigen.

Unser Gehirn muss mit der daraus resultierenden Unsicherheit effektiv umgehen, um Wahrnehmungsdarstellungen der Welt zu erzeugen und unser Handeln zu steuern. Dies führt daher zu einem Konzept, wonach **Wahrnehmung als ein Prozess unbewusster, probabilistischer Schlussfolgerung** zu verstehen ist. Diese Schlussfolgerungen werden durch vorherige Erwartungen beeinflusst, und zwar vor und während der Reizpräsentation, sodass im präfrontalen Kortex die Entscheidung voreingenommener und weniger sensibel durchgeführt werden können (Langlois 2024).

> *„Das Gehirn ist ein Inferenzagent, der seine Modelle danach optimiert, was in diesem Moment und in der Zukunft geschieht.“* (Friston 2008)

Mit anderen Worten, das Gehirn arbeitet mit der **Bayesschen Wahrscheinlichkeit** und zieht somit seine Schlussfolgerungen. Benannt nach dem englischen Mathematiker *Thomas Bayes* (1701–1761), ist dieses Modell eine systematische Methode zur Berechnung, wie sich die Wahrscheinlichkeit eines Ereignisses ändert, wenn neue Informationen auftreten (Knill und Pouget 2004; Knill 2007).

Das Gehirn stellt sensorische Informationen probabilistisch in Form von Wahrscheinlichkeitsverteilungen dar. Ein Beispiel aus dem Alltag unterstützt dieses Modell. Wenn man jemanden beim Sprechen zuhört, empfängt unser Gehirn nicht nur Informationen, sondern sagt auch voraus, was es zu hören erwartet, und überarbeitet seine Vorhersagen ständig auf der Grundlage der nächsten Informationen. Diese Vorhersagen beeinflussen stark, was wir tatsächlich hören, und ermöglichen es beispielsweise, verzerrte oder teilweise undeutliche Sprache zu verstehen. Offensichtlich ist dieses Prinzip, interne Vorhersagen zu treffen und diese dann mit den sensorischen Informationen zu vergleichen, eine Grundeigenschaft des Gehirns.

Die sensorischen Informationen sind jedoch unsicher und müssen gewichtet werden. Am Beispiel des „ruhigen“ Stehens erkennt man die Probleme, wenn nur durch visuelles Feedback allein eine Online-Korrektur stattfinden kann. Ohne vestibuläre und somatosensorische Informationen ist das Stehen unsicher. Das Gleiche gilt auch, wenn ohne visuelle Information eine posturale Kontrolle stattfinden soll.

Ein weiteres Beispiel ist die Zielbewegung der Hand. Aufgrund von **Rauschen** („noise“) im motorischen System sind die anfänglichen sensorischen Schätzungen der Hand- und Zielposition und somit die Bewegungen eines Individuums nie perfekt. Die Muskelspindel ist wahrscheinlich für den Positionssinn im **personellen Raum** mit verantwortlich. Für den **extrapersonellen Raum** spielt sicherlich die visuelle Information eine wesentliche Rolle. Beide Informationen sind gleichzeitig notwendig, um eine optimierte Bewegungskontrolle durchführen zu können (Proske und Chen 2021).

Visuelles Feedback von der bewegten Hand muss daher zusätzlich zu propriozeptiven Informationen verwendet werden, um kleine Anpassungen an Bewegungsbahnen „online“ vorzunehmen. Wie sehr ein Beobachter dem visuellen Feedback vertrauen sollte, hängt jedoch davon ab, wie zuverlässig es ist. Wenn sich die Hand beispielsweise am Rand des Sichtfeldes befindet, sind visuelle Schätzungen der Position zwangsläufig schlechter, als wenn sie sich im fovealen Bereich des Sichtfelds (und in der Nähe des Zieles) befindet. Ein weiterer Unsicherheitsfaktor ist die Bewegungsgeschwindigkeit: je größer die Geschwindigkeit, desto unsicherer die sensorische afferente Information.

Wenn wir ein Objekt betrachten und es gleichzeitig mit den Fingern untersuchen, so können wir die „Eigenschaften“ eines Objekts (aber auch eines Patienten) besser einschätzen als nur mit einer einzelnen sensorischen Information. Dabei dominiert zumeist die visuelle Information, vor allem wenn die Varianz dieser Information geringer ist als die Varianz der haptischen Einschätzung. Das NS scheint visuelle und haptische Informationen auf eine Weise zu kombinieren, die einem **„Maximum-Likelihood-Integrator**“ ähnelt (Ernst und Banks 2002).

Es ist also davon auszugehen, dass das Gehirn das Wissen über die Unsicherheit des sensorischen Inputs und des motorischen Outputs zur visuell-motorischen Kontrolle nutzt. Dabei werden binokulare Signale schneller verarbeitet als monokulare Signale. Erstere dürften daher bei einer „Online-Kontrolle“ einen größeren Einfluss haben, da sie früher verfügbar sind. Darüber hinaus ist auch der relativ stärkere Einfluss von binokulärer Information bei der Kontrolle von Bewegungen, die kurz dauern, höher als bei länger andauernden Bewegungen (Greenwald et al. 2005).

Es ist offensichtlich ein Grundprinzip, dass Unsicherheit („Rauschen“) die Basis aller sensomotorischen Interaktionen und Mehrdeutigkeit in Bezug zu unserer Umwelt darstellt (Faisal 2008).

Unser Gehirn hat sich mit den Gegebenheiten des Rauschens entwickelt; daher scheint es trotz erheblicher Rauschpegel relativ zuverlässig zu funktionieren. Es arbeitet mit molekularen Komponenten im Nanometerbereich, mit komplexen neuralen Netzwerken aus „rauschenden“ Zellen und mit Sensoren, die auf einzelne Quanten reagieren. Um das NS zu verstehen, müssen wir daher zwischen der Variabilität und dem Rauschen unterscheiden, indem wir ihre Quellen berücksichtigen und verstehen, wie sie die Struktur und Funktion des Gehirns beeinflussen.

Eine Möglichkeit der Rauschunterdrückung besteht darin, einen Mittelwert der Daten zu bilden: Je mehr Stichproben verwendet werden, desto besser ist die Näherung. Eine weitere Möglichkeit ist die Integration von Vorwissen. Erfahrung und Antizipation können einen potentiell negativen Einfluss des Rauschens minimieren. Das eigentliche sensorische Signal einer redundanten Bewegung kann dann besser vom Rauschen differenziert werden.

Bevor ein Tennisspieler einen Ball schlägt, müssen zahlreiche Prozesse ablaufen. Die Information jedes dieser einzelnen Teilprozesse (visueller Prozess, sensorischer, kognitiver, und motorischer Teilprozess) ist verrauscht und somit der gesamte Prozess grundsätzlich unsicher. Je öfter ein solcher Prozess durchlaufen wird (Training), desto geringer wird diese Unsicherheit, und der Schlag wird präziser. Motorische Kommandos sind selbst verrauscht, basieren auf verrauschten Informationen und müssen in die Zukunft projiziert sein (antizipatorisch), die ja keinesfalls präzise vorhergesagt werden kann.

Die Kontrolle des gesamten Bewegungssystems ist daher geprägt von einer permanenten (und systemimmanenten) Unsicherheit. Dies könnte auch ein Erklärungsmodell sein, weshalb wir die Aktivität von Spiegelneuronen besitzen, die die Reaktionen des Gehirns auf das Beobachten einer anderen Person bei einer Bewegung widerspiegeln (Rizzolatti 1996; Buccino 2004; Bonini 2022).

Ein Bayes-basiertes Modell der senso-kognito-motorischen Kontrolle und des motorischen Lernens impliziert, dass das ZNS Schätzungen der sensorisch-motorischen Transformationen in Form von internen Modellen erstellen und die Struktur der Unsicherheit in den Eingaben, Ausgaben und in den Transformationen selbst darstellen muss, um optimal auf Umweltreize reagieren zu können (Orban 2011).

Nicht nur in der Technik, sondern auch in anderen Wissenschaften, wie Psychologie oder Neurowissenschaften, wird für solche „unsicheren" Bedingungen ein Diffusionsmodell („Drift Diffusion Model", DDM) verwendet, um mithilfe von sequentieller Informationsgewinnung zu einer binären Entscheidung zu gelangen (Ratcliff 1978; Myers 2022).

Das Modell wurde ursprünglich entwickelt, um zu beschreiben, wie gut trainierte Teilnehmer schnelle Entscheidungen zwischen zwei möglichen Antwortalternativen treffen. Solche mathematisch-statistische Modelle versuchen, Informationen über latente kognitive Prozesse auf der Grundlage beobachtbaren Entscheidungsverhaltens zu erstellen. Mit diesen Modellen ist es möglich, die mechanistischen Prozesse darzustellen, die eine Handlung zur Folge haben.

Der Überbegriff für dieses Modell ist **Modell zur Beweisakkumulation** („evidence accumulation model"). Bei diesem Prozess zur Entscheidungsfindung sammelt eine Person bei jedem Versuch Beweise, die für die eine oder andere mögliche Reaktion sprechen, bis genügend Beweise vorhanden sind, um ein Kriterium oder einen Schwellenwert zu erreichen. An diesem Punkt wird eine Entscheidung getroffen und die entsprechende Reaktion eingeleitet.

Das NS erhält wiederholt (sequentiell) Informationen, bis ein solcher Schwellenwert erreicht wird. Bei solchen Entscheidungsprozessen ist ein Kompromiss zwischen Geschwindigkeit und Genauigkeit notwendig. Dieser „Gleichgewichtspunkt" bestimmt, wann die Stichprobensammlung beendet und eine Entscheidung getroffen wird.

Eine Methode zur Schätzung von DDM-Parametern verwendet die **Maximum-Likelihood-Schätzung** („Maximum Likelihood Estimation", MLE), um Schätzungen für jeden Parameter zu generieren. MLE versucht, einen Satz von Parameterwerten zu finden, die zusammen die Wahrscheinlichkeit maximieren, dass das Ergebnis des Modells mit den empirischen Daten aller Versuche übereinstimmt. Diese Wahrscheinlichkeit wird als Likelihood-Schätzung bezeichnet.

Im Allgemeinen sollten MLE- und Bayes-Ansätze vergleichbare Ergebnisse liefern, obwohl sich die Parameterschätzungen sowohl aufgrund von Zufälligkeiten (Rauschen) in den Schätzroutinen als auch aufgrund von Skalierungsfaktoren unterscheiden können (Bitzer 2014; Myers 2022).

Neueste Konzepte bauen auf den beschriebenen auf, benutzen moderne Techniken des Deep Learning und kommen so zu einem **Prinzip der maximalen Informationseffizienz** („Maximum Information Efficiency Principle") (Lu 2025).

In den letzten Jahrzehnten hat sich das Bewusstsein von einem schwer fassbaren metaphysischen Problem zu einem empirischen Forschungsthema gewandelt. Dennoch bleibt es für die Wissenschaft ein rätselhaftes und heikles Thema (Lahav 2022). Wie ist es, aus der Ich-Perspektive Glück, Freude oder sonst einen Gedanken zu „spüren"?

Bei der Untersuchung des funktionalen Bewusstseins betrachten wir das Bewusstsein als eine Form der Informationsverarbeitung und Manipulation von Darstellungen und verfolgen seine funktionale oder kausale Rolle innerhalb des kognitiven Systems.

Auf alle diese Modelle des Bewusstseins kann an dieser Stelle nicht ausführlich eingegangen werden, zumal noch weitere Modelle entwickelt wurden, die u. a. auch auf der **Quantenmechanik** basieren, die ebenfalls die Problematik des Beobachtens und des Beobachters behandelt (Baars und Edelmann 2012; Li et al. 2019; Seth 2012).

Insbesondere das **Orch-OR-Konzept** sei hier erwähnt: Quantencomputer verarbeiten Informationen als Überlagerungen mehrerer Möglichkeiten (Quantenbits oder Qubits). Alternative kollektive Dipolschwingungen werden von Mikrotubuli orchestriert („Orch"). Diese Schwingungen verschränken sich, berechnen und kollabieren schließlich („Kollaps der Wellenfunktion") durch Penrose-Objektive-Reduktion („OR").

Jedes dieser Ereignisse wählt Mikrotubuli-Zustände aus, die neuronale Funktionen steuern (Hameroff 2021). **Mikrotubuli** sind Proteinstrukturen in den Zellen, die – vereinfacht gesagt – aus den Molekülen α-Tubulin (negativ geladen) und β-Tubulin (positiv geladen) bestehen und somit ein Plus- und ein Minusende aufweisen. Stabilisiert werden sie durch das Tau-Protein, und eine Störung dieser Funktion spielt eine wesentliche Rolle bei neurodegenerativen Erkrankungen (Aranda-Abreu 2025; siehe Abschn. 2.2.1).

Hameroff beschreibt ein neues Paradigma, welches das Gehirn als **skaleninvariante Hierarchie** betrachtet – ein selbstähnliches System, dessen Struktur unabhängig von der Skalierung ist. Diese Hierarchie erstreckt sich sowohl von der Ebene der Neurone nach oben zu immer größeren neuronalen Netzwerken als auch nach unten zu tieferen und schnelleren Quanten- und klassischen Prozessen in **zytoskelettalen Mikrotubuli** innerhalb der Neuronen (Hameroff 2022).

Bereits einzellige Organismen ohne Synapsen können mithilfe ihrer zytoskelettalen Mikrotubuli zielgerichtete „intelligente“ Funktionen durchführen (Adamatzky 2010). Es stellt sich dabei aber die Frage, ob diese Funktionen bereits als „Bewusstsein“ definiert werden können.

Es gibt Belege dafür, dass sich selbstähnliche Muster von Leitungsresonanzen in Mikrotubuli in Frequenzbereichen von Terahertz, Gigahertz, Megahertz, Kilohertz und Hertz wiederholen (Cantero et al. 2018, Cantero und Cantiello 2020; Saxena 2020). Die chemische Wirkung von anästhesierenden Gasen (Chloroform) auf das Bewusstsein beruht letztlich auf quantenphysikalischen Mechanismen auf molekularer Ebene (Van-der-Waals-Kräfte). Demnach haben Quanten- und klassische Prozesse, die für Bewusstsein und Wahrnehmung entscheidend sind, ihren Ursprung in den Mikrotubuli innerhalb der Neuronen (Hameroff 2022).

Da derzeit – wie erwähnt – so viele, teilweise auch konkurrierende, Theorien über das Bewusstsein publiziert werden, gibt es dazu zwar viele empirische Daten, jedoch hat sich noch kein klarer „Gewinner“ herauskristallisiert. Die Theorien unterscheiden sich stark in Bezug darauf, was sie erklären wollen und wie sie es erklären – von Quantentheorien, die das menschliche Verständnis erklären sollen, bis hin zu mathematischen Theorien, die Maskierung und Aufmerksamkeitsexperimente erklären sollen.

Deshalb werden strengere Kriterien für eine empirische Betrachtung vorgeschlagen (Doerig et al. 2021). So sollte u. a. zwischen dem Status und dem Inhalt des Bewusstseins unterschieden werden, etwa ob der Status kontinuierlich oder binär ist oder was mit nichtbewussten Informationen geschieht.

Möglicherweise ist die diesbezügliche Forschung auf einem Stand, den man mit einer Zeit vergleichen kann, als zwar das Phänomen des Magnetismus bekannt, jedoch noch keine wissenschaftliche Basis für eine Erklärung des Phänomens vorhanden war.

Im Zusammenhang mit der künstlichen Intelligenz, Robotik und Humanität stehen wir erst am Beginn der Entwicklung (Braun 2021).

1.11.2 Kognition

Eine einheitliche Definition des Begriffs „Kognition“ ist schwierig zu finden. Abgeleitet vom lateinischen Begriff „cognito“ (Erkennen) wird oft jede **geistige** Aktivität verstanden, wobei wiederum der Begriff „geistig“ unklar ist.

Es stellt sich die Frage, ob es ein Bewusstsein ohne kognitive Fähigkeiten (z. B. in unterschiedlichen Stadien einer Narkose) gibt oder ob es kognitive Prozesse ohne Bewusstsein geben kann – ob wir zu Erkenntnissen gelangen können, ohne uns über den Prozess des Erkennens bewusst zu sein, also **intuitiv** zu erkennen.

Zudem stellt sich die Frage, ob eine affektiv ausgelöste Handlung im Gegensatz zu einer kognitiv kontrollierten Aktion ohne Bewusstsein erfolgt, während letztere mit Bewusstsein erfolgt.

Im Zusammenhang mit einer Definition von Autopoiese wird der Begriff „Kognition“ folgendermaßen definiert:

> *„Ein System ist genau dann kognitiv, wenn sensorische Eingaben dazu dienen, Aktionen auf eine bestimmte Art und Weise auszulösen, um so eine Lebensfähigkeitsbedingung zu erfüllen.“* (Bourgine und Stewart 2004)

Auch diese Definition löst die gestellten Fragen nicht wirklich. Und wenn wir den Begriff als einen Sammelbegriff verwenden, um das Aufnehmen, Verarbeiten und Speichern von Informationen zu beschreiben, wird damit die Beziehung zum Begriff „Bewusstsein“ ebenfalls nicht geklärt.

Kognition ist zweifellos ein biologisches Problem, wobei sie sowohl als Prozess als auch als Funktion zu sehen ist (Maturana 2021). Der vollständig auf biologischen Prinzipien basierende autopoietische Rahmen bietet die einheitlichste und konsistenteste Möglichkeit, nicht nur das Was, sondern auch das Wie der Erkenntnis zu erklären – von den einfachsten bis zu den komplexesten Beispielen (Lyon 2004). Sowohl das Modell der Autopoiese als auch das Modell der freien Energie sind in gewisser Weise kontinuierlich miteinander verknüpft, um eine These der Kontinuität von Leben und Geist aufzustellen (Kirchhoff 2018).

Gerhard Roth (1942–2023), deutscher Biologe in Bremen, beschreibt, *„wie es im Gehirn zugeht“* (Roth 2023).

Er unterteilt das Gehirn entsprechend seiner Hauptaufgaben in zwei Bereiche:

- **Kognitives Gehirn:** Wahrnehmung, Aufmerksamkeit, „Denken“, Vorstellen, Erinnern
- **Exekutives Gehirn:** Planung, Vorbereitung, Kontrolle von Handlungen (Bewegung?)
  Beide Bereiche stehen in engem Zusammenhang mit dem limbischen System und weisen gleitende Übergänge auf.

Roths Prinzip für die Kommunikation:

- Lokale (regionale) Kommunikation: Hohe Vernetzung (synaptisches Netzwerk)
- Entfernte Kommunikation: Kanalisation (Tractus)

Zu den Aufgaben des kognitiven Gehirns zählt auch das Gedächtnis, das Roth wie folgt phänomenologisch einteilt:

A. **Deklaratives (explizites) Gedächtnis:** Episodisches, autobiographisches (Kontext-)Gedächtnis, Wissen- und Faktengedächtnis, Bekanntheits- und Vertrautheitsgedächtnis – verbunden mit Bewusstsein, kann sprachlich berichtet werden. Hierarchie: Autobiographisches Gedächtnis baut auf Fakten auf und dieses wiederum auf dem Bekanntheitsgrad.
B. **Nichtdeklaratives (implizites, prozedurales) Gedächtnis:** Fertigkeit, Gewohnheit, Priming (Bahnung durch vorangehende Reize), Kategorisieren, klassische Konditionierung, nichtassoziatives Lernen (Gewöhnung, Habituation) – umfasst alle Fertigkeiten, über die wir verfügen, ausgebildete Gewohnheiten, Priming (Reproduzieren von implizitem Wissen mit Lernhilfen) etc.

C. **Emotionales Gedächtnis:** Als limbisch-emotionales Gedächtnis mit engen Beziehungen zum vegetativen NS

Darauf aufbauend stellt Roth die vier Ebenen der Persönlichkeit zur Diskussion (Roth 2016):

1. **Untere limbische Ebene:** Vegetativ-affektives Verhalten – epigenetisch determiniert, durch Erfahrung und Erziehung schwer beeinflussbar
2. **Mittlere limbische Ebene:** Unbewusstes Selbst – unbewusste emotionale Prägung, entwickelt sich in den ersten Lebensjahren, ist über starke und lange emotionale Einwirkungen veränderbar
3. **Obere limbische Ebene:** Individuelles und soziales „Ich" – Ebene des bewussten emotional-sozialen Lernens
4. **Kognitiv-sprachliche Ebene:** Handlungsplanung, verändert sich aufgrund sprachlicher Interaktion

In unserem S-K-M-S-Modell wird nur der Begriff „Kognition" verwendet, obwohl selbstverständlich alle Aspekte des Bewusstseins bei der Kontrolle des Bewegungssystems involviert sind. Eine Differenzierung zwischen Bewusstsein und Kognition ist hier nur als eine semantische Differenzierung zu sehen und keinesfalls neurophysiologisch begründbar.

1.12 Gleichgewicht und Balance

Eine wesentliche Aufgabe für das S-K-M-S ist die **Aufrechterhaltung des Gleichgewichts** bzw. die **Aufrechterhaltung des Ganges**. Diese Fähigkeit muss „erlernt" werden.

Es war ein großer evolutionärer phylogenetischer Schritt für die Menschheit und ist – immer wieder – ein entscheidender ontogenetischer Schritt für jeden Einzelnen von uns: das erste kontrollierte freie Stehen und der darauffolgende erste kontrollierte Schritt im Leben.

Die menschliche (humane) Evolution setzt ein hohes Maß an Balancefähigkeit voraus, und diese Entwicklung macht jeder Mensch durch (Moore 2013). Im Laufe der Evolution war es von Vorteil, sich auf nur zwei Extremitäten zu bewegen – wir wurden daher Zweibeiner (Bipeden). Diese Form der Fortbewegung können aber nicht nur wir Menschen, sondern auch noch viele weitere Tierformen, wie z. B. verschiedene Vogelarten oder auch Affen.

Was macht aber dieser Bipedalismus aus, durch den wir Menschen uns – nicht nur phylogenetisch, sondern auch interindividuell – unterscheiden?

Dazu gibt es die unterschiedlichsten Theorien, die wahrscheinlich alle irgendwie gemeinsam unseren Status quo erklären können.

Lovejoy beschreibt fünf Charakteristika (Lovejoy 1981, 2005a, b):

1. Bipedalismus
2. Großer Neokortex
3. Reduzierte Oberkieferentwicklung
4. Sexuelles Verhalten
5. Materielle Kultur

Da die Entwicklung des Großhirns erst nach der Entwicklung des zweibeinigen Gehens erfolgte, kann man davon ausgehen, dass zweibeiniges Gehen sich auf die Gehirnentwicklung ausgewirkt hat. Es erscheint aber manchmal zweifelhaft, ob jeder Mensch, der auf zwei Beinen gehen kann, auch diese Entwicklung mitgemacht hat …

Ein Vorteil des zweibeinigen Gehens wird als energetischer Vorteil (energetische Effizienz) gegenüber zum vierbeinigen sowie zweibeinigen Gehen von Affen beschrieben (Rodman 1980; Pontzer 2009). Neuere Thesen beschreiben auch eine verbesserte Ausdauerfähigkeit und damit eine Widerstandsfähigkeit gegen Ermüdung (Marino 2022), wobei neben der Ausdauerfähigkeit auch andere Faktoren für diese Widerstandsfähigkeit bedeutend sind, wie z. B. Schwitzen und somit Temperaturkontrolle oder die Zusammensetzung der Muskelfasertypen (Myatt 2011). Vereinfacht kann man sagen, dass Affen ein **kraftorientiertes** Bewegungssystem haben, Menschen dagegen sind **ausdauerorientiert**.

Das bipedale Gehen hat einen wesentlichen Einfluss auf verschiedene Organsysteme (Marino et al. 2022; Senevirathne et al. 2025; Klenerman und Wood 2006):

- Skelettsystem
- Muskelsystem
- Neurologisches System
- Metabolisches System
- Thermoregulatorisches System

Das aufrechte Stehen und Gehen mit relativ gestrecktem Hüft- und Kniegelenk unterscheidet uns wesentlich von unseren letzten gemeinsamen Vorfahren („Last Common Ancestors", LCAs) (Crompton et al. 2008). Beim schnellen Laufen des Homo sapiens sind diese Gelenke zwar stärker gebeugt, ähnlich wie bei anderen Lebewesen beim Gehen, jedoch unterscheidet sich der Abrollvorgang deutlich(Alexander 2004). Wenn wir uns also aufrecht auf zwei Beine bzw. zwei Füße (bipedal) stellen, verändern wir alle unsere physiologischen Systeme.

Wir brauchen einen entsprechend adaptierten Bewegungsapparat (Knochen, Muskeln, Bindegewebe), ein adaptiertes metabolisches System, ein adaptiertes Informationssystem (Nerven, Hormone), ein adaptiertes Kreislaufsystem sowie ein adaptiertes Immunsystem.

Im Umkehrschluss bedeutet dies, dass wir davon ausgehen müssen, dass unsere aufrechte Haltung (posturale Funktion) und somit unsere Balancefähigkeit auch von allen oben beschriebenen Systemen beeinflusst werden kann.

Zweibeiniges Stehen ermöglicht auch eine bessere räumliche Orientierung durch einen besseren „Überblick“. Möglicherweise erklärt dies den engen Zusammenhang zwischen Visus und Balance (Vuillerme et al. 2006; Skoyles 2006).

Für diese **posturale Orientierung** benötigen wir auch ein **posturales Gleichgewicht** (Horak 2006). Dafür müssen wir nicht nur unsere „internen“ (endogenen) Bewegungserfahrungen und Bewegungsziele, sondern auch gleichzeitig die „externen“ (exogenen) Bewegungsstörungen antizipatorisch einberechnen. Für diese Kontrolle benötigen nicht nur wir Menschen, sondern auch bipedale Roboter entsprechende „kognitive (?)“ – zumindest informationsverarbeitende – Fähigkeiten (Bong 2022).

Diese posturale Haltung sehen wir auch in unserer Körpersprache. Ob sie aufrecht, geradlinig und „ausbalanciert“/ausgeglichen oder unterwürfig, gekrümmt, gegrämt und gebeugt ist – all dies führt zu unterschiedlichem Balanceverhalten, also zu einer unterschiedlichen **dynamischen Stabilität**.

Erst das aufrechte, dynamisch stabilisierte, bipedale Stehen ermöglichte eine Mitbeteiligung der oberen Extremitäten an unserer Körpersprachlichkeit, und die Hände wurden frei, um Werkzeuge zu entwickeln und zu gebrauchen, was eine weitere Entwicklung des Gehirns nicht nur möglich, sondern auch erforderlich machte (Chavez 2022). Freie Armbewegungen führen gleichzeitig zu einer besseren Kontrolle des Balanceverhaltens, was einen großen Einfluss auf die Ökonomie unseres Gehens und somit auch auf unsere dynamische Stabilität bzw. Balance hat (Matuszewska 2022).

Biomechanisch können wir den Körperschwerpunkt durch Veränderung/Bewegung der oberen Extremität beeinflussen und dadurch unser Gleichgewicht leichter (mit geringerem Energieaufwand) aufrechterhalten.

Beim Stehen beeinflusst die Armbewegung in erster Linie das Balanceverhalten in der Frontalebene (Objero 2019), beim Gehen ist die Bewegung in der sagittalen Ebene wichtig. Und wenn das Gleichgewicht nicht mehr stabilisiert werden kann, so können wir durch die Bewegung der oberen Extremitäten zumindest die Kräfte eines Sturzes auf den Rumpf durch Abstützen verändern.

Speziell für Kinder und Jugendliche ist die Bewegungsfreiheit der Arme für die dynamische Stabilisierung und somit für die sportliche Aktivität und ihre sportmotorische Entwicklung von großer Bedeutung (Wdowski 2021; Muehlbauer 2022). Eine wesentliche Voraussetzung dafür ist eine kontrollierte Balance. Wir müssen lernen, uns im Gleichgewicht zu bewegen – und Stehen ist gleichzeitig eine Form von Bewegung (Henatsch 1976). Daher benötigen wir eine Kontrolle unserer Bewegung, die gleichzeitig zwei durchaus konträre Anforderungen erfüllen muss: **Stabilität** und **Beweglichkeit**. Wir brauchen also eine **dynamische Stablität durch Balance**.

Nehmen wir ein sehr vereinfachendes Beispiel aus dem Alltag: ein Windrad. Wenn der Turm mit dem Fundament (Rumpf) instabil wäre, könnten sich die Rotorblätter (Extremitäten) nicht stabilisiert (kontrolliert) bewegen, egal, ob nun die Rotationsachse vertikal oder horizontal verläuft.

Unsere „Rotatoren“ (Extremitäten) werden über Muskelschlingen stabilisiert und bewegt. Und alle diese Muskelschlingen laufen diagonal über den Rumpf.

Dabei spielt die Fascia thoracolumbalis eine „tragende“ Rolle. Sie wird durch die sehnige Verbindung vieler Muskelschlingen („myofascial chains“) aufgespannt, und diese Spannung ermöglicht die Kraftübertragung.

Stellen wir uns diese Faszie wie eine Zeltplane vor, so muss der Zug an allen Ecken gut abgestimmt werden, wenn die Plane straff sein soll, um die Kräfte optimal zu übertragen. In der Architektur gibt es dafür den Begriff „**Tensegrity**“ (engl. „tension“=Zugspannung, „integrity“=Zusammenhalt), um die Zug-, Schub- und Biegespannungen zu beschreiben. In der medizinischen Literatur wird dieser Begriff als „Biotensegrity“ im Zusammenhang mit „Fascintegrity“ und „myofaszialen Schlingen“ diskutiert (Levin 2012; Bordoni et al. 2019, 2021; 2024; siehe Abschn. 1.9).

Und wenn sich unser „Turm“ (Rumpf) bewegt, brauchen wir die Balancefähigkeit. Der Begriff „Balance“ wird in den unterschiedlichsten Bereichen verwendet, so z. B. in der „Work-Life-Balance“; bei einer „balancierten“ Diät, in „psychischer Balance“ sein, also ausgeglichen, oder im physikalischen Bereich in Bezug auf gegenseitig wirkende Kräfte; ganz zu schweigen von den finanztechnischen englischen Begriffen für „Bilanzen“. Letzterer stammt vom lateinischen „bilancia“ und bedeutet „Waage“; aus diesem Begriff leitet sich „Balance“ ab.

In der Biomechanik wird Balance definiert als:

> *„[...] die Fähigkeit, eine aufrechte Position in einer präzisen räumlichen Ausrichtung beizubehalten oder, nach äußeren dynamischen Störungen, das Gleichgewicht wiederherzustellen, und sie steht im Zusammenhang mit den auf den Körper einwirkenden Trägheitskräften und den Trägheitseigenschaften seiner Segmente.“* (Ijspeert 2002)

Ein posturales Kontrollsystem ist dafür eine Conditio sine qua non. Es wird auch von allen Tieren benötigt; egal, ob sie sich zu Land, in der Luft oder im Wasser bewegen, sie brauchen eine Information über ihre Position im jeweiligen Raum in Relation zur Schwerkraft, um sich zielorientiert (teleologisch) zu bewegen. Die Stabilisierung, die Erhaltung und die Wiederherstellung der stabilisierten (kontrollierten) Körperposition ist eine der basalen Bewegungsmuster in statischen und dynamischen Bedingungen. Jede kontrollierte (willkürliche und unwillkürliche) Bewegung erfordert eine effiziente Kontrolle der Körperhaltung („posture“). Diese Kontrollfunktion kann nur mit entsprechenden Informationen (Sensorik) durchgeführt werden, egal ob diese Kontrolle reflektorisch oder über Feedback („reaktiv“) oder Feedforward („antizipatorisch“) Mechanismen erfolgt.

Bereits einfachste Lebewesen (z. B. Clione – schwimmende Nacktschnecken) besitzen ein posturales Netzwerk mit zwei antagonistischen posturalen Reflexen, um ihre Position gegenüber der Schwerkraft zu verändern (Deliagina 2000). Bei komplexeren Tierformen ist auch das posturale Kontrollsystem entsprechend komplexer, vor allem das zentrale Steuerorgan: das Gehirn (Deliagina 2006). Dafür wurde das Modell eines zentralen Mustergenerators (**„Central Pattern Generator“, CPG**) entwickelt, also eines neurales Systems, das in der Lage ist, koordinierte Muster hochdimensionaler rhythmischer Ausgangssignale zu erzeugen und gleichzeitig – wenn überhaupt – nur sehr einfache, niedrigdimensionale Eingangssignale zu empfangen (Katz 2016). Diese Modelle sind nicht nur in der Biologie relevant, sondern auch Basis für eine moderne Robotertechnologie (Ijspeert et al. 2008).

Die posturale Kontrolle zur Aufrechterhaltung des Stehens (und Sitzens) gegen die Kräfte der Schwerkraft (endogen) wird als **Balance** bezeichnet, die posturale Kontrolle gegen von außen wirkende Kräfte (exogen) hingegen als **Gleichgewicht** (Equilibrium; Huxham 2001).

Eine Gefährdung der Balance wird durch **afferente sensorische Systeme** wahrgenommen, damit

- eine Haltung beibehalten,
- eine willkürliche Bewegung ausgeführt und
- eine Haltung als Reaktion auf eine externe Störung wiederhergestellt

werden kann.

Nach Pollock (2000) erfolgt die motorische Reaktion durch **efferente motorische Systeme** und wird dabei in den folgenden Strategien umgesetzt:

- **Strategie bei fixer Unterstützung:** Sprunggelenkstrategie oder als Hüftgelenkstrategie
- **Strategie bei veränderter Unterstützung:** Mit der unteren Extremität als Schritt oder mit der oberen Extremität durch Festhalten

Die zentrale Kontrolle aller afferenten und efferenten Informationen und die Aktivität eines zentralen Mustergenerator erfolgen in einem **kognitiven „zentralen“ System**. Wir haben somit eine der klassischen Funktionen eines S-K-M-S an diesem Beispiel beschrieben.

Der Muskeltonus beeinflusst die motorische Reaktion sowohl für die antizipatorische Aktivität („feedforward control“) als auch für die reaktive Aktivität („feedback control“). Er kann aufgabenorientiert unterteilt werden in einen **posturalen Tonus** der axialen, gegen die Schwerkraft arbeitenden Muskelgruppen und einen **phasischen Tonus** im Wesentlichen der Extremitätenmukulatur, die eine zielorientierte Bewegung ausführt (Ganguly 2021). Der posturale Tonus moduliert die Balance und der phasische Tonus das Gleichgewicht (Ivanenko 2018).

Die lang anhaltende posturale Muskelaktivität (Minuten bis Stunden) ist mit einem geringen Sauerstoffverbrauch verbunden und besteht überwiegend aus relativ langsamen Muskelfasertypen, die zudem resistenter gegen Ermüdung sind (Gurfinkel 2006).

Eine qualitative und womöglich auch quantitative Beurteilung dieser Stabilisations- und Balancefähigkeiten erfolgt mit einer **Posturographie**. Erste Testmethoden wurden von Vierordt bereits im Jahr 1862 beschrieben. Das Zusammenwirken der drei sensorischen Informationen (visuell, vestibulär und somatosensorisch), die für den Gleichgewichtssinn verantwortlich sind und zur Feststellung der Körperhaltung und Orientierung im Raum dienen, wird auch heute noch beschrieben (Bassetti und Mumenthaler 2012).

Neuere Methoden auf Basis biomechanischer Mess- und Analysetechniken sind zahlreich und haben unterschiedliche Aussagefähigkeiten (Carrick 2019). Im Rahmen des International Standardization Committee for Clinical Stabilometry

(ISPGR) der International Society for Posture and Gait Research (Italien) wurde eine Reihe von Parametern metrologisch (messtechnisch) charakterisiert und definiert (Scoppa 2013, 2017).

Auf biomechanische Details und deren neurophysiologischen Bezug im Rahmen der Posturographie kann an dieser Stelle nicht näher eingegangen werden. Parameter wie z. B. „Ermüdung“, „Bewegungsstrategie“ und „Gehirntraumata“ werden in der Literatur ausführlich beschrieben (z. B. Kohen-Raz et al. 1996).

Grundsätzlich werden für die **Beurteilung der Balance** sechs Hauptbereiche beschrieben (Hallett 2021):

1. **Haltung („posture“, „postural alignment“):** Sie wird bestimmt durch das Verhältnis der Körpersegmentpositionen zueinander und zur Schwerkraft, zur Stützbasis und zur Umgebung.
2. **Subjektive Vertikale („subjective vertical“):** Die Wahrnehmung von aufrechtem Stehen (Schwerkraft) entsteht aus einer inneren Repräsentation, die auf der Integration somatosensorischer, vestibulärer und visueller Informationen sowie früherer Erfahrungen basiert.
3. **Posturale Schwankung („postural sway“):** Sie bezieht sich auf die horizontalen (anteroposterioren und mediolateralen) Bewegungen des Körpers um den „Center of Mass (CoM)“ während des ruhigen Stehens, üblicherweise quantifiziert durch die Bewegung des CoM oder dessen projizierten Vektor der Bodenreaktionskraft zwischen den Füßen („Center of Force“, CoF, oder „Center of Pressure“, CoP).
4. **Stabilitätsgrenze („Limit of Stability“, LOS):** Sie gibt an, wie weit eine Person ihren Körper ohne äußere Unterstützung oder einen Schritt über die Stützbasis neigen kann.
5. **Automatische Haltungsreaktionen („Automatic Postural Responses“, APRs):** Dies sind automatisch ausgelöste Muskelreaktionen auf plötzliche äußere Störungen des Körpergleichgewichts.
6. **Antizipatorische Haltungsanpassungen („Anticipatory Postural Adjustments“, APAs):** Dies sind posturale Muskelaktivierungen, die in Erwartung willkürlicher Bewegungen erfolgen, um eine Destabilisierung der Haltungsorientierung und des Gleichgewichts zu verhindern. APAs sind spezifisch für biomechanische Rahmenbedingungen.

Physiologische Konzepte der Posturografie

Diese Konzepte bauen auf drei zentralen Paradigmen auf:

1. das posturale Kontrollsystem ist nichtlinear aufgebaut,
2. Posturale Kontrolle ist keine Summe von posturalen Reflexen,
3. Posturale Kontrolle und Kontrolle des Gleichgewichtes wirken gemeinsam.

Paradigma 1: Das posturale Kontrollsystem ist nichtlinear

Bereits auf Muskelebene besteht diese Nichtlinearität. Der Widerstand gegen kleine Winkelbewegungen (ca. 1° entsprechend einer Muskellängenveränderung um ca. 1 %) ist höher als für größere Winkelbewegungen („short-range stiffness") (Rack 1974). Die **Thixotropie** der efferenten motorischen Skelettmuskulatur führt zu zeitabhängigen Veränderungen des posturalen Muskeltonus (Gurfinkel 2006). Die afferenten intrafusalen Muskelfasern der Muskelspindel besitzen ebenfalls diese physikalische Eigenschaft der Thixotropie (Proske 1993; 2014), wodurch auch die sensorischen Eigenschaften beeinflusst werden.

Beim aufrechten ruhigen Stehen hat auch die Elastizität der Sehnen, insbesondere der Achillessehne, einen nichtlinearen Einfluss. Jedoch ist eine „paradoxe" Bewegung (Bewegung in entgegengesetzte Richtungen) des M. soleus und des M. gastrocnemius entscheidender beim aufrechten Stehen, da die intrinsische Sprunggelenksteifigkeit zu gering ist. Diese „paradoxe Bewegung" ist Ausdruck einer antizipatorischen neuralen Kontrolle der Balance (Loram 2004).

Beim ruhigen Stehen ist der menschliche Fuß, aufgrund kleiner Verschiebungen des Masseschwerpunktes des Körpers (CoM) und Verformungen der Weichteile und des Fußgewölbes, erheblichen Verformungen ausgesetzt. Bereits vertikale Schwingungen des Fersenbeins (und des Vorfußes) von etwa 0,5 mm, die beim ruhigen Stehen bei gesunden erwachsenen Personen auftreten, führen zu einer Körperneigung von etwa 0,5° und somit zu Verschiebungen des Druckschwerpunktes (CoP) von ca. 0,7 cm – ohne dass Sprunggelenkveränderungen auftreten.

Die Haltungsaktivität zahlreicher intrinsischer Fußmuskeln (die in Haltungsstudien normalerweise nicht erfasst wird) trägt zusätzlich zur Plastizität des menschlichen Fußes bei (Gurfinkel 1994).

Paradigma 2: Posturale Kontrolle ist keine Summe von posturalen Reflexen

Die Komplexität des Modells des S-K-M-S bedingt ebenfalls eine Nichtlinearität. Wie bereits beschrieben, ist posturale Kontrolle nicht nur auf Feedback-Systemen aufgebaut, sondern erfordert auch eine Reihe von Feedforward-Mechanismen. Darüber hinaus ist die psychologische Ebene in Bezug auf die individuelle Körperwahrnehmung, die Verarbeitung von sensorischen Informationen und die erlernten Bewegungsmuster für die Bewegungskontrolle und somit auch für die posturale Kontrolle von großer Bedeutung.

Paradigma 3: Posturale Kontrolle und Gleichgewichtskontrolle wirken gemeinsam

Wie bereits beschrieben muss die posturale Kontrolle zwei Aufgaben gleichzeitig erfüllen:

1. Aufrechterhaltung der Balance durch „tonische" Muskelaktivität („posture")
2. Kompensation von internen und externen Störungen zur Aufrechterhaltung (Stabilisation) der Balance und des Gleichgewichts

Diese beiden Aufgaben – Bewegung und gleichzeitige Stabilisation – sind zwar eng miteinander verbunden, unterscheiden sich jedoch erheblich. Unter Umständen zeigen sie unterschiedlich schnelle Veränderungen des CoM (und somit Veränderungen des CoP in der Frequenzanalyse).

Henatsch (1976) beschreibt diesen Übergang zwischen „Halten" und „Bewegen" und betont, dass die Haltung selbst beweglich sein muss, um die fortschreitende Bewegung halten zu können.

Und Sherrington schreibt:

> *„Die Haltung folgt der Bewegung wie ein Schatten" – „Posture follows movement like a shadow."* (Sherrington 1906)

Als Mechanismus, der den Wechsel zwischen Bewegung und Stabilisierung ermöglicht, wird eine Verschiebung der räumlichen Schwelle der Erregbarkeit für bestimmte Muskelgruppen in spinalen und supraspinalen Zentren beschrieben (Feldman 2016). Wahrscheinlich sind im ZNS unterschiedliche Systeme und neurale Prozesse für diese unterschiedlichen Aufgaben zuständig (St George 2018). Bereits im 19. Jahrhundert wurde der Gleichgewichtssinn als multisensorische Integration beschrieben (Breuer 1897).

Neuere Untersuchungen legen nahe, dass Informationen über Eigenbewegung und soziale visuelle Informationen in multimodalen Gehirnregionen zusammenlaufen (Lopez 2013). Vestibuläre Signale werden hauptsächlich in der temporoparietalen Verbindung sowie im Inselkortex, im oberen temporalen, hinteren parietalen und zingulären Kortex verarbeitet, also Bereichen, in denen auch visuelle und somatosensorische Signale, die auf Eigenbewegung hinweisen, zusammenlaufen (Angelaki 2008).

Interessanterweise ist bekannt, dass diese Bereiche komplexe körperliche und visuelle soziale Signale integrieren, die für die empathische Verarbeitung (Decety 2007), gegenseitige Nachahmung (Jackson 2006), Selbstwahrnehmung (Lopez 2008) und visuell-räumliche Perspektivübernahme (Blanke 2005) relevant sind. Visuelle und vestibuläre Netzwerke sind miteinander neuronal eng miteinander verbunden. Dies erklärt auch den engen Zusammenhang zwischen der Selbstwahrnehmung einer Bewegung und den dabei wahrgenommenen visuellen Informationen.

Die Beobachtung von Artgenossen in Bewegung ist ein wesentlicher Bestandteil des Soziallebens, und die Wahrnehmung der eigenen Bewegung ist entscheidend für die Unterscheidung zwischen sich selbst und anderen (**Spiegelneurone**). Das Erkennen und Verstehen von Handlungen ist ein grundlegender Aspekt menschlicher Interaktion und sozialer Kognition. Es ermöglicht uns, die Bewegungen anderer zu interpretieren, vorherzusagen und angemessen darauf zu reagieren.

Dieser Prozess wird durch die Aktivierung gemeinsamer sensorischer und motorischer Darstellungen während der Ausführung und Beobachtung (visueller Input) von Handlungen vermittelt. Das deutet auf ein vestibuläres Spiegelneuronensystem hin (Lopez 2013). Dieses Spiegelneuronensystem in frontoparietalen Regionen trägt wahrscheinlich wesentlich zum Handlungsverständnis bei. Wenn wir eine Handlung beobachten, aktivieren wir dieses interne motorische System so, als ob wir sie selbst ausführen würden. Dieses Phänomen wurde auch beim Zuhören von auditiven Informationen gefunden, wobei eine entsprechende elektromyographische Aktivität der laryngealen Muskeln (Pruitt 2019) sowie eine zentralnervöse Aktivität (Di Liberto 2021) festgestellt werden konnten.

Obwohl komplexe Bewegungen, die Gleichgewicht oder Kopf- und Rumpfdrehungen beinhalten, vestibuläre Signale für eine effektive Ausführung erfordern, ist ihre Rolle bei der Erkennung von Handlungen anderer Personen noch unzureichend untersucht. Durch Intervention des vestibulären Systems mithilfe eines galvanischen Reizes (**galvanische vestibuläre Stimulation**) konnte der Beitrag des vestibulären Systems zur Handlungserkennung gezeigt werden, da während der Stimulation vermehrt auf visuelle Informationswege für die Beurteilung von Bewegung ausgewichen wurde (Gammeri et al. 2024; Dlugaiczyk 2019).

Das vestibuläre Netzwerk – obwohl im Alltag unter physiologischen Bedingungen am wenigsten bewusst wahrgenommen – wirkt also auch auf die Bereiche „Emotionsverarbeitung" und „soziale Wahrnehmung" ein.

„Der Versuch, statisches und dynamisches Gleichgewicht durch das Studium der einzelnen Sinnesorgane zu verstehen, ist wie der Versuch, einen Verkehrsstau zu verstehen, indem man in das Innere von Verbrennungsmotoren schaut." (Fuchs 2018)

1.13 Konklusion

► Nicht alles, was wackelt, ist ein „sensomotorisches" Training.

Immer wieder wird – nicht nur in der Laienpresse – vom „sensomotorischen Training" gesprochen und damit implizierend gemeint, dass sich ein solches Training von Ausdauer-, Kraft- oder Koordinationstraining unterscheidet. Häufig ist damit ein Balance- oder Gleichgewichtstraining gemeint.

Gibt es dann ein senso-kognito-motorisches Training? Ja, denn **jede** Bewegung beruht auf einem senso-kognito-motorischen Konzept, und das inkludiert alle Trainingsformen für **alle** Trainingsziele.

Wenn wir Bewegung als eine Funktion von Struktur, Information und Energie betrachten, so ist bereits klar, dass ein senso-kognito-motorisches System, das die komplexen und sich adaptierenden Wechselwirkungen zwischen Zentrale und Peripherie beschreiben soll, auf jeden Fall mehr ist als ein einfaches Feedback-System, das dann nur auf ein Erklärungsmodell für Balancetraining hinausläuft.

Das Wirkprinzip eines Balancetrainings kann jedoch mithilfe des ka-S-K-M-S-Modells sehr gut erklärt werden. Dabei müssen sowohl **endogene** als auch **exogene** Einflüsse berücksichtigt werden, und dafür haben wir ja auch die verschiedensten physiologischen Sensoren.

Veränderungen exogener Parameter müssen im Alltag möglichst frühzeitig (**antizipativ**) erkannt und bewertet werden, damit diese Information zu sowohl energetischen als auch strukturellen Vorbereitungen führen kann. Schon aus dieser Überlegung heraus kann ein reines Feedback-System nicht ausreichen, um die Homöostase (als Ziel) durch allostatische bzw. heterostatische Mechanismen aufrechtzuerhalten.

Die Kommunikationswege sind in unserem Körper sowohl elektrisch (neuronal/neural) als auch chemisch (humoral/hormonell). Wir haben also – grob gesagt – eine schnellere Kommunikation, die gezielt zwischen einzelnen Zellen erfolgt, und eine langsamere Kommunikation, die viele Zellverbände/Organe erfasst. Es gilt dabei ein einfaches physiologisches Prinzip: *„Bräuchten wir es nicht, dann hätten wir es nicht“* (von Foerster 1997).

Wir brauchen diese unterschiedlichen Kommunikationswege, da die Aufgaben so vielfältig sind und alle Organsysteme des Körpers miteinbezogen werden müssen, um letztlich eine auch energetisch „ökonomische“ Bewegung möglich zu machen.

Das NS wird – aus gutem Grund – unterteilt in ein somatosensorisches (willkürliches) und ein autonomes (vegetatives) System. Beide NS stehen in enger Verbindung zum humoralen/hormonellen System. Somit ergeben sich in einem sehr vereinfachten schematischen Modell zumindest drei Säulen, auf dem ein S-K-M-S aufgebaut ist: eine somatische, eine humorale und eine autonome Säule (Abb. 1.27). Diese Säulen können auch als Kommunikationswege dargestellt werden, über die der Informationsfluss sowohl afferent als auch efferent stattfindet. Das Gebäude ist jedoch nicht als festes, über die Zeit unveränderbares Bauwerk zu sehen, sondern als ein sich dynamisch veränderndes, adaptierendes System zu verstehen, eines, das sich selbst reguliert, also einer Autoregulation unterliegt.

Diese Autoregulation erfolgt durch zwei eng miteinander verknüpfte Prozesse: die Adaptation und die Regeneration (Bochdansky 2021b).

> *„Lebende Systeme stellen einen sehr schönen Fall eines selbstorganisierenden Systems dar.“* (von Foerster 1997)

Lebende Systeme können aber nur an sich permanent verändernde endogene und exogene Bedingungen adaptieren und regenerieren, wenn die verschiedenen Elemente eines solchen komplexen Systems miteinander kommunizieren können.

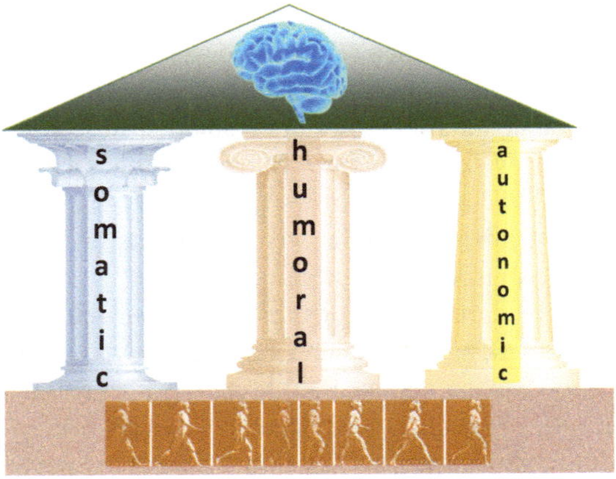

Abb. 1.27 3-Säulen-Modell eines komplexen adaptiven S-K-M-S. Interaktion zwischen Zentrale (Informationsebene) und Peripherie (Strukturebene). Damit Bewegung stattfinden kann, ist Energie erforderlich. Bewegung ist die Basis, darauf stehen drei Säulen (somatisch, humoral, autonom), und das Dach bildet das Gehirn. (siehe auch Abb. 1.18; nach Bochdansky et al. 2021a)

Wir können daher unser beschriebenes **3-Säulen-Modell** (Abb. 1.27) in drei Ebenen einteilen:

- Kognitive Ebene
- Kommunikative Ebene
- Mechanische Ebene

Der Begriff „mechanisch" soll an dieser Stelle auch alle vorbereitenden Prozesse inkludieren, die für eine Bewegung erforderlich sind (also sämtliche peripheren Prozesse des Metabolismus, der Energietransports etc.).

In einer vereinfachenden zweidimensionalen Darstellung der somatischen Säule soll die komplexe Interaktion zwischen den drei Ebenen für einen isolierten Muskel dargestellt werden (Abb. 1.28). Eine Kontraktion moduliert die afferente somatosensorische Information, die reflektorisch die efferente Aktivität moduliert (siehe Abschn. 3.3). Die efferente Aktivität unterliegt zusätzlich einer Reihe von weiteren Einflüssen, die letztlich darüber entscheiden, ob eine motorische Aktivität (komplexe Bewegung) stattfindet.

Es mag grundsätzlich problematisch sein, solche Systeme in einem Modell zu beschreiben. Aus didaktischen Gründen ermöglichen jedoch solche Modelle – bei aller Kritik daran – eine übersichtliche Beschreibung von Zusammenhängen und Wechselwirkungen und von möglichen Wirkungsmechanismen von Interventionen.

Mithilfe dieses Modells lassen unterschiedliche exogene Rahmenbedingungen unterschiedliche Bewegungen erwarten. Zum Beispiel führt der Einfluss von Luft-

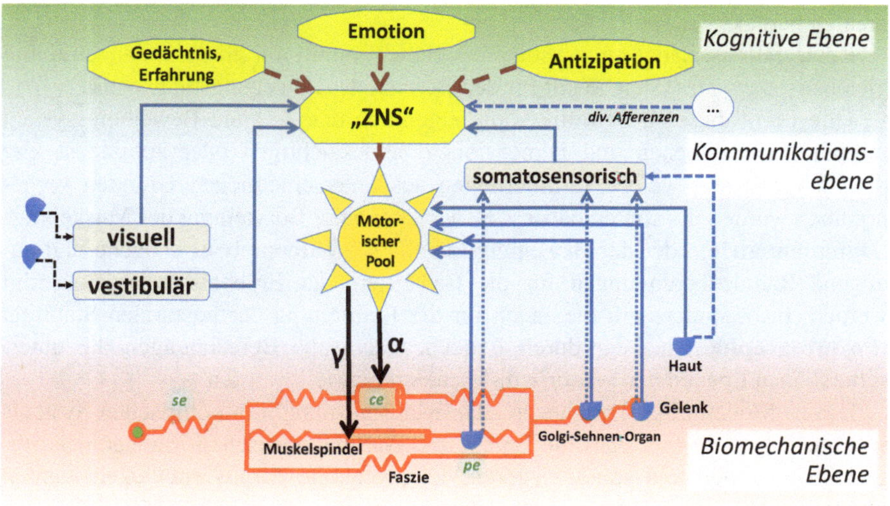

Abb. 1.28 Zweidimensionales Modell des S-K-M-S. In diesem Modell wird nur die neuronal-somatische Kommunikationssäule dargestellt. Die Interaktionen der Faszien, die Interaktionen zwischen den Muskelfunktionsgruppen sowie die zeitliche Dimension fehlen (siehe auch Abb. 1.20)

temperatur oder Luftfeuchtigkeit zu unterschiedlichen autonomen Reaktionen, die wiederum die motorische Leistungsfähigkeit beeinflussen können. Veränderte hormonelle Rahmenbedingungen beeinflussen muskuläre und zentralnervöse Reaktionen, oder unterschiedliche muskuläre Aktivität (Ausdauer- versus Krafttraining) bewirkt unterschiedliche humorale und autonome Reaktionen.

Nur Modelle, die diese komplexen Zusammenhänge berücksichtigen, sind „nützlich“, um unterschiedliche Prozesse erklärbar zu machen. Und nicht jedes Modell kann für alle Fragestellungen verwendet werden.

Funktioniert das Zusammenwirken dieser komplexen Systeme „physiologisch“, so kann dies auch als „gesund“ bezeichnet werden. **Gesundheit** wäre somit das Ergebnis aus subjektiver und objektiver Beurteilung der Funktionsfähigkeit und des Befindens einer lebendigen Person (Ammer et al. 2022). In unserem Modell wäre daher nur ein gut funktionierendes System als gesund zu bezeichnen. Jede Störung einzelner Systemelemente (Strukturen) und jede Störung der Wechselwirkung (Funktion) zwischen den Elementen wäre daher als krank zu bewerten.

Keinesfalls können diese Modelle im Rahmen der Bewegungstherapie bzw. eines Trainings durch ein sog. sensomotorisches Training „trainiert“ werden. Es können nur die Strukturen der Elemente bzw. die Funktionen des Systems verbessert werden. Die Strategien, wie dies erreicht werden kann, lassen sich möglicherweise auf Basis dieses Modells besser ableiten. In der Folge können die Modelle durch entsprechende erweiterte Erkenntnisse, die sich aus den Trainingsergebnissen ergeben, verbessert werden. Modellvorstellungen selbst können durch wissenschaftliche Erkenntnisse verbessert („trainiert“) werden.

Ein senso-kognito-motorisches Training muss auf den Mechanismen aufbauen, die diese komplexen Zusammenhänge zwischen den verschiedensten Systemelementen berücksichtigen.

Keinesfalls ist daher ein sensomotorisches Training mit einem Balancetraining gleichzusetzen. Das Gleiche gilt für den Bereich der Bewegungsdiagnostik.

Jede Form dieser Diagnostik sollte eigentlich das gesamte Bewegungssystem mit all seinen Ebenen und Dimensionen berücksichtigen oder zumindest klar darauf verweisen, welche Limitierungen aus unterschiedlichen Gründen vorgenommen wurden. Es sollten daher z. B. auch bei einer Beurteilung der Muskelkraft (**Dynamometrie**) oder der Bewegungskinematik (**Videometrie**) exogene und endogene Rahmenbedingungen für die Bewertung der Ergebnisse berücksichtigt werden. Insbesondere gilt dies auch für die Beurteilung der posturalen Stabilität (**Posturographie**), bei der durch frequenzanalytische Berechnungen die unterschiedlichen Ebenen der Sensorik differenziert beurteilt werden.

Dieses Modell eines komplexen adaptiven senso-kognito-motorischen Systems soll auch dazu dienen, dass die Ergebnisse von diagnostischen Maßnahmen vergleichbar werden und standardisierte Messprotokolle daraus entwickelt werden können.

Das Bewegungssystem besteht nicht nur aus dem strukturellen Bewegungsapparat und dem NS, sondern inkludiert letztlich alle Informations- und Kommunikationssysteme und alle für eine Bewegung erforderlichen Energiesysteme.

Bewegung erfolgt in einem laufenden Wechselspiel (bzw. Zusammenspiel) zwischen den verschiedenen Dimensionen Funktion, Struktur und Information bzw. Struktur, Information und Energie.

Wenn wir das Bewegungssystem nach von Foerster (1997) als eine Kombination aus Sensorium und Motorium als einfaches rekursives System, das durch das Gehirnorium zu einem mehrfach rekursiven System erweitert wird, kann ein solches System keinesfalls mehr als trivial angesehen werden. Ein einfaches Ursache-Wirkungsprinzip ist daher nicht mehr gültig. Jede Bewegungsänderung bedeutet Änderung im Sensorium, jedoch nicht jede Änderung des Sensoriums bedeutet Bewegungsänderung.

Die Interpretation des Motoriums durch das Sensorium interpretiert die Bewegung des Motoriums, und somit ist Bewegung die Voraussetzung für die Wahrnehmung und die Wahrnehmung wiederum Voraussetzung für Bewegung.

Es stellt sich jedoch die Frage, ob das „Wahrgenommene" tatsächlich wahr ist. In einer aufwendigen Studie konnte *Ivo Kohler* (1915–1985), österreichischer Psychologe in Innsbruck, in seinen **„Innsbruck Goggle Experiments"** zeigen, wie eine sich veränderte Darstellung der Umgebung durch inverse, prismatische Brillen über einen längeren Zeitraum die Interpretation der Umgebung beeinflussen und somit die Wechselwirkungen innerhalb des S-K-M-S verändern kann (Kohler 1962, 1956; Sachse 2017; siehe These 3 in Kap. 4).

Der populäre Sinnspruch *„Man glaubt nur, was man sieht"* müsste daher besser *„Man sieht nur, was man glaubt oder glaubt zu sehen"* lauten.

In unserer Alltagserfahrung spielen optische Sinnestäuschungen eine bekannte Rolle. Ein Beispiel dafür sind die Zeichnungen des niederländischen Malers und Graphikers *Maurits C. Escher* (1898–1972), der für seine „unmöglichen Figu-

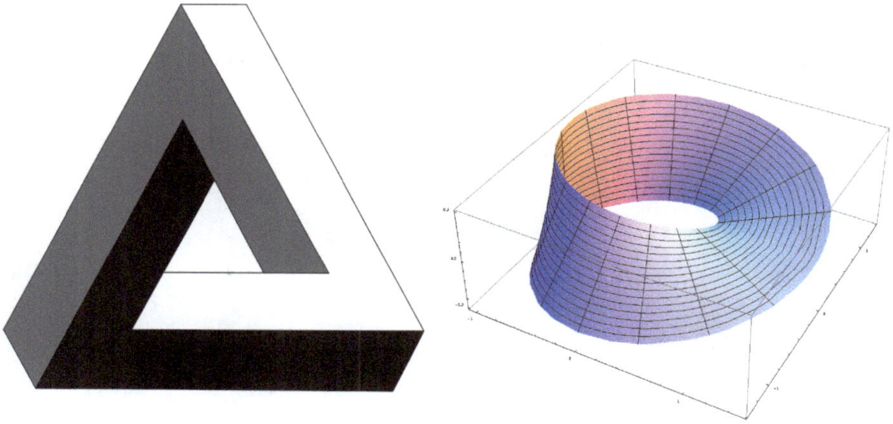

Abb. 1.29 Seltsame Schleifen. Penrose-Dreieck und Möbius-Band. (Links: https://commons.wikimedia.org/wiki/File:Penrose-dreieck.svg; is common property and contains no original authorship; rechts: Mathematica-Plot: Von Ljfa-ag – eigenes Werk, CC BY-SA 3.0, https://commons.wikimedia.org/w/index.php?curid=7451333, licensed under the Creative Commons Attribution-Share Alike 3.0 Unported license)

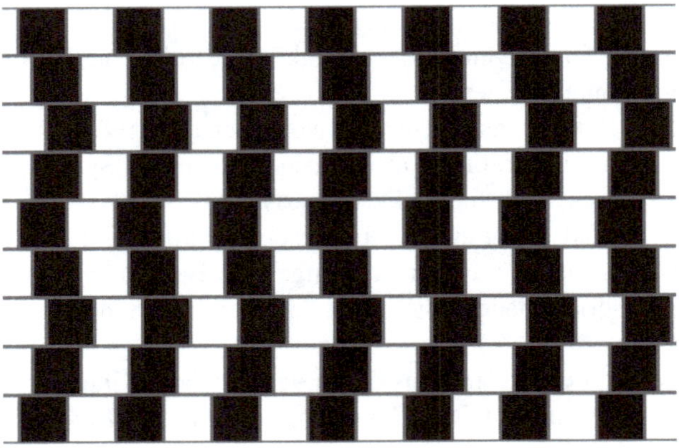

Abb. 1.30 Optische Täuschung. Parallele Linien erscheinen durch „optische Interferenzen“ nicht mehr parallel. (Fibonacci – eigenes Werk, CC BY-SA 3.0, https://commons.wikimedia.org/w/index.php?curid=1788689, licensed under the Creative Commons Attribution-Share Alike 3.0 Unported license)

ren“, wie das Penrose-Dreieck, das Möbius-Band (Abb. 1.29) oder andere seltsame Schleifen bekannt ist (Locher 1986; Ernst 1987).

Andere optische Täuschungen sind ebenfalls gut bekannt. Parallele Linien erscheinen nicht parallel (Abb. 1.30). Identische Bilder erscheinen unterschiedlich (Abb. 1.31), und gleich lange Linien erscheinen unterschiedlich lang (Abb. 1.32).

Eine weitere Form optischer Täuschungen stellen hybride Bilder dar, also Bilder, die je nach Distanz des Betrachters unterschiedliche Bilder zeigen (Schyns 1994; Oliva 1997; 2006). **Hybridbilder** werden durch die Überlagerung zweier Bilder mit zwei unterschiedlichen räumlichen Maßstäben erzeugt: Der niedrige räumliche Maßstab wird durch Filtern eines Bildes mit einem Tiefpassfilter und der hohe räumliche Maßstab durch Filtern eines zweiten Bildes mit einem Hochpassfilter er-

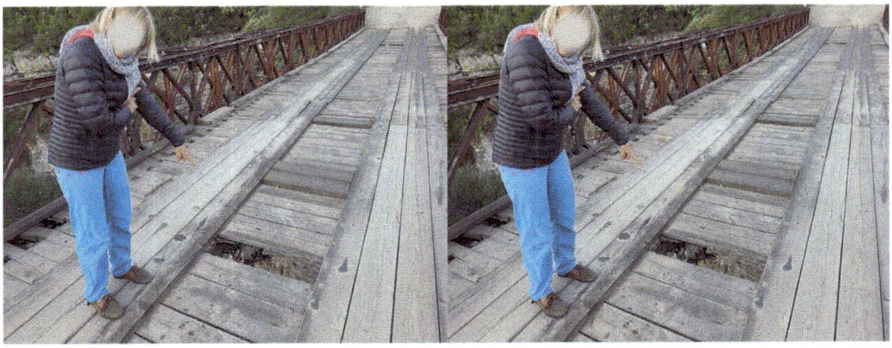

Abb. 1.31 Optische Täuschung. Vollkommen identische Bilder erscheinen perspektivisch unterschiedlich, da der Mensch versucht, sich eine Kreuzung vorzustellen. (© Kollos S. mit freundlicher Genehmigung)

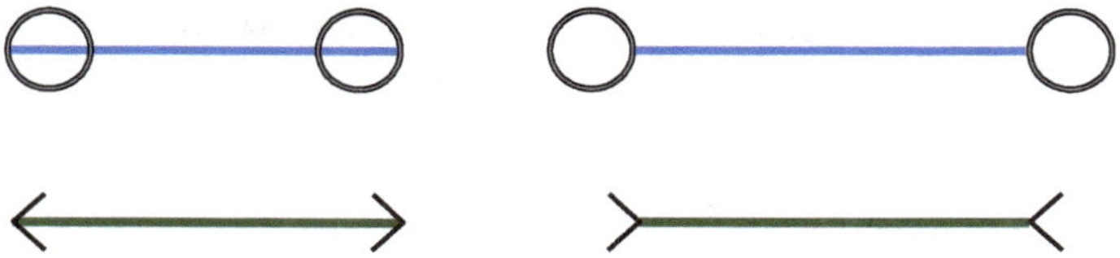

Abb. 1.32 Optische Täuschung. Gleich lange Linien mit unterschiedlichen Enden erscheinen unterschiedlich lang

reicht. Das endgültige Bild wird durch die Addition dieser beiden gefilterten Bilder zusammengesetzt. Berühmt wurde ein Bild, das aus einem Porträt von Albert Einstein und Marilyn Monroe zusammengesetzt wurde (https://en.wikipedia.org/wiki/Hybrid_image).

Die Zeiten, als ein Bild als Beweis für eine „Realität" galt, sind längst vorbei – wenn es sie jemals gegeben hat. Wir können nicht nur unseren „Augen nicht trauen", letztlich sind alle sensorischen Informationen **„Konstruktionen"**. Wir „konstruieren" unsere Vorstellung der Umgebung und müssen uns daher definitiv von einer absoluten Wahrheitsvorstellung trennen (Knorr-Cetina 1989; Watzlawick 2021). So sind z. B. unsere visuellen Sensoren nur für ein begrenztes Frequenzband des elektromagnetischen Spektrums empfindlich, die akustischen Sensoren reagieren nur auf ein eingeschränktes Frequenzband der Schallwellen, das sich zudem im Laufe des Lebens verändert; unsere Thermo- und Mechanosensoren sind in ihrer Sensitivität ebenfalls begrenzt, so wie auch unsere chemischen Sensoren nur sehr selektiv empfindlich sind.

Das Sensorium aus dem inneren Milieu ist um ein Vielfaches zahlreicher als unsere exogenen Informationen, vor allem, wenn man alle Synapsen gleichzeitig als Sensoren bezeichnet. Sie sind aber genauso ungenau und „verrauscht".

Während wir von außen relativ wenig registrieren, informieren wir uns permanent über unser inneres Milieu, wobei wir selbstverständlich nur sehr selektiv Informationen auf einer kognitiven Ebene verarbeiten. Foerster spricht daher von einem **„Senso-Kognitions-Motorik-Netzwerk"** (von Foerster 1997).

Alle Organismen – und somit auch wir Menschen – können aus den endogenen Informationen aus dem inneren Milieu und aus den exogenen Informationen aus dem äußeren Milieu letztlich nur subjektive – also auf uns als Subjekt bezogene – Informationen und keinesfalls eine auf uns als Objekt bezogene objektive Beurteilung von uns in Bezug auf die Welt bekommen.

Das mag vielleicht erklären, weshalb ein Informationsaustausch zwischen zwei Subjekten oftmals nicht unbedingt zu den **gleichen** Beurteilungen führt. **Dieselbe** Beurteilung wäre ja definitionsgemäß nicht möglich, da sich jedes Subjekt sein eigenes Urteil bildet.

Und wer oder was definiert den Status, der in der Folge das Prozedere bestimmt? Ist die Intensität der Information, die Frequenz oder die Häufigkeit entscheidend? Oder bestimmt die Menge der Personen, vor denen die Information vorgetragen wird, oder die „Macht" (sozialer Stellenwert) der Personen das Prozedere?

Das Bewegungssystem ist ein zentrales Element in der Beschreibung der Wechselwirkungen zwischen der Umwelt und der Innenwelt von Organismen (von Uexküll 1909; Schwartz 2016). Dabei stellt sich jedoch auch die Frage, welches „Sensorensystem" innerhalb des Organismus die Dominanz der Information innehat, um eine Bewegung zu initiieren.

Foerster differenziert zwischen der Analyse der **beobachteten Systeme** (Kybernetik 1. Ordnung) und der Analyse der **beobachtenden Systeme** (Kybernetik 2. Ordnung). Wir beschreiben ein Bewegungssystem (1. Ordnung), und gleichzeitig beschreiben wir uns dabei selbst (2. Ordnung) als ein uns selbst bewegendes (automobiles) System.

> *„Gleichwohl sind wir kein Automobil, obwohl wir es sind."* (Bochdansky et al. 2021b)

Wir haben im Organismus eine Autoregulation, in einem Automobil jedoch eine Heteroregulation (es muss von jemanden anderen reguliert – aufgebaut – werden).

► **Wenn wir uns bewegen, so kommunizieren wir**.

Das Bewegungssystem ist also gleichzeitig ein Kommunikationssystem, gleichzeitig ist ein Kommunikationssystem Voraussetzung für die Funktion des Bewegungssystems. Auch Sprache ist ein Kommunikationssystem, das aber letztlich auch wiederum das Resultat einer Bewegung ist.

Wir können also mit einer Bewegung/Sprache unsere Bewegung besprechen und somit über deren Bedeutung kommunizieren und gleichzeitig über unsere Bewegung (Haltungs- und Bewegungssprache) Informationen austauschen. Die Bedeutung dieser beiden Informationskanäle wird klar ersichtlich, wenn man eine Unterhaltung nicht nur hört, sondern dabei gleichzeitig die Körperhaltung und Körperbewegung sieht. Wenn daher Bewegung als Kommunikationssystem 1. Ordnung bezeichnet wird, so ist Sprache ein Kommunikationssystem 2. Ordnung, das sich über sich selbst verständigen kann (von Foerster 1997).

Watzlawick beschreibt eine Absage an die Annahme einer objektiven Wirklichkeit als **„Basis des radikalen Konstruktivismus"**:

> *„Die Welt, wie wir sie mit unseren Sensoren wahrnehmen, ist nicht unbedingt als objektiv ‚wahr' zu nehmen. Vielmehr ist das Ergebnis der Information unserer Sensoren eine subjektive Beurteilung unserer Umwelt."* (Watzlawick 2022)

Und Watzlawick differenziert:

1. Die „Wirklichkeit", die uns unsere Sinnesorgane vermitteln
2. Die darauffolgende Zuschreibung von Sinn, Bedeutung und Wert an diese Wahrnehmung:
   - **Wahrnehmung 1. Ordnung:** Direkte Wahrnehmung
   - **Wahrnehmung 2. Ordnung:** Zuschreibung von Sinn, Bedeutung und Wert an diese Wahrnehmung

Über die Wahrnehmung 2. Ordnung gibt es keine Klarlegung der „Richtigkeit“ dieser Zuschreibung.

Ähnlich bezeichnet Foerster

- **Erinnerung 1. Ordnung** als ein Erinnern an das Konstruierte und
- **Erinnerung 2. Ordnung** als ein Erinnern an das Konstruieren selbst.

Beides erfolgt mit demselben Netzwerk, wobei die Verbindungen anders geschaltet werden („umgenetzt“) (Foerster 2022, S. 180).

Werner Heisenberg (1901–1976), deutscher Physiker, Nobelpreisträger und Begründer der Quantenmechanik, schreibt:

> *„Die Wirklichkeit, von der wir sprechen können, ist nie die Wirklichkeit an sich, sondern eine gewußte Wirklichkeit oder sogar in vielen Fällen eine von uns gestaltete Wirklichkeit.“*
> (Heisenberg, zitiert nach Watzlawick 2022)

Es gibt daher sogar in einer scheinbar objektiven Wissenschaft, wie der theoretischen Physik, keine „wirkliche“ Wirklichkeit; vielleicht kann man von einer „wirksamen“ Wirklichkeit sprechen (Heisenberg 1959).

► Wenn wir Bewegung „wahr-nehmen“, ist sie dann als „wirk-lich“ zu bezeichnen, wenn sie wirkt? Und wie beurteilen wir dann die „Wirkung“, wenn wir sie „wahr-nehmen“? …

Wir leben also mit „Wirklichkeitskonstruktionen“. Unser ZNS hat keine Möglichkeit, eine Umwelt zu repräsentieren. Daher können wir in unserer Erfahrung zwischen Wahrnehmung und Illusion nicht unterscheiden (Maturana 2021).

► **Unsere Wirklichkeit ist, dass es für uns keinesfalls eine wirkliche „Wahrheit“ geben kann, sondern nur eine Wahrnehmbarkeit, und die ist unsicher, verrauscht und unterliegt subjektiven Einflüssen.**

Das gilt somit auch für **Therapieziele** und **Bewegungsziele**. Sie sind Konstruktionen, also Modelle, mit denen wir beurteilen, ob wir die Ziele erreichen – oder auch nicht. In diesem Fall ist zu hinterfragen, ob die Modelle gestimmt haben, die Ziele richtig gewählt waren oder die Prozesse, dorthin zu gelangen, adäquat konstruiert waren: ob z. B. die äußere Belastungsintensität an die innere, aktuelle und individuelle Belastbarkeit optimal angepasst war oder ob die Art einer Intervention/Therapie adäquat war, die Dauer einer Intervention gestimmt hat etc.

Wirklichkeitskonstruktionen (Modelle) sind nicht absolut und ewig bestehend. Das gilt insbesondere in der Biologie und speziell in der Medizin. Im Grunde genommen bewegen wir uns auf Basis von „Illusionen“, die mit einer statistischen „Wahrscheinlichkeit“ zu einem gewünschten Ergebnis führen.

In der Bewegungstherapie helfen wir den Patienten, diese Illusionen selbst zu erzeugen, und mit der Zahl an Wiederholungen erhöhen wir die (statistische) „Wahrscheinlichkeit“. Somit liegt es auch „auf der Hand“, dass wir gegenwärtig und vor allem zukünftig moderne Hilfsmittel der „augmented reality" und der „virtual reality" in die Bewegungstherapie integrieren müssen. Auch unsere **physiologische Realität** ist ja eigentlich „virtuell" und „augmentiert".

Literatur

Acuna D, Gutiérrez F, Silva R, Palza H, Nunez AS, Düring G. A three step recipe for designing auxetic materials on demand. Communications Physics. 2022;5(1):113.

Adamatzky A, Jones J. Road planning with slime mould: if Physarum built motorways it would route M6/M74 through Newcastle. Int J Bifurc Chaos. 2010;20,10,3065–84.

Alexander RM. Bipedal animals, and their differences from humans. J Anat. 2004;204(5):321–30.

American College of Sports Medicine. American College of Sports Medicine position stand. Progression models in resistance training for healthy adults. Med Sci Sports Exerc. 2009 Mar;41(3):687–708.

Amesberger G. Psychologie der Bewegung. In: Bochdansky T, Ammer K, Ebenbichler G, Hrsg. Bewegung – Gesundheit –Medizin: Wie Bewegen Gesundsein beeinflusst. München: Urban & Fischer, Elsevier; 2021. S. 70–84.

Ammer K, Bochdansky T, Ebenbichler G. Glosssar. In: Bochdansky T, Ammer K, Ebenbichler G, Hrsg. Bewegung – Gesundheit – Medizin: Wie Bewegen Gesundsein beeinflusst. Mu¨nchen: Urban & Fischer, Elsevier; 2021a.

Ammer K, Bochdansky T, Ebenbichler G. Fundamentale Überlegungen zur Gesundheit. In: Bochdansky T, Ammer K, Ebenbichler G, Hrsg. Bewegung – Gesundheit –Medizin: Wie Bewegen Gesundsein beeinflusst. München: Urban & Fischer, Elsevier; 2021b. S. 12–8.

Ammer K, Ebenbichler G, Bochdansky T. Low back pain – A disease or condition of impaired functional health? Definition-inherent consequences for the comprehensive care of back pain patients. BioMed. 2022;2(2):270–81.

Anderson PW. More is different. Broken symmetry and the nature of the hierarchical structure of science. Science. 1972;177(4047):393–6.

Andriezen WL. The Neuroglia Elements in the Human Brain. Br Med J. 1893;2(1700):227–30.

Angelaki DE, Cullen KE. Vestibular system: the many facets of a multimodal sense. Annu Rev Neurosci. 2008;31:125–50.

Antohe BA, Alshana O, Uysal HŞ, Rață M, Iacob GS, Panaet EA. Effects of Myofascial Release Techniques on Joint Range of Motion of Athletes: A Systematic Review and Meta-Analysis of Randomized Controlled Trials. Sports (Basel). 2024 May 14;12(5):132.

Aranda-Abreu GE, Rojas-Durán F, Hernández-Aguilar ME, Herrera-Covarrubias D, García-Hernández LI, Toledo-Cárdenas MR, Chi-Castañeda D. The Role of Tau in Neuronal Function and Neurodegeneration. Neurol Int. 2025;17(5):75.

Arévalo JC, Deogracias R. Mechanisms Controlling the Expression and Secretion of BDNF. Biomolecules. 2023;13(5):789–782.

Aristoteles: Metaphysik VII 17, 1041b; Nikomachische Ethik X, Kap. 4, 19f, 1174a, Rowohlts Enzyklopädie, 2006.

Ashby WR. Einführung in die Kybernetik. 3. Aufl. Frankfurt am Main: Suhrkamp; 2016. Original: An Introduction to Cybernetics. Chapman & Hall, 1956.

Asmussen E, Mazin B. Recuperation after muscular fatigue by „diverting activities". Eur J Appl Physiol Occup Physiol. 1978;38(1):1–7.

Atkinson RC, Shiffrin RM. Human memory: a proposed system and its control processes. Psychology of learning and motivation, Bd. 2. Academic Press; 1968. S. 89–195.

Avraham G, Morehead JR, Kim HE, Ivry RB. Reexposure to a sensorimotor perturbation produces opposite effects on explicit and implicit learning processes. PLoS Biol. 2021;19(3):e3001147.

Baars BJ, Edelman DB. Consciousness, biology and quantum hypotheses. Phys Life Rev. 2012 Sep;9(3):285–94.

Baddeley AD, Hitch GJ, Allen RJ. From short-term store to multicomponent working memory: the role of the modal model. Mem Cogn. 2019;47:575–88.

Baliki MN, Apkarian AV. Nociception, pain, negative moods, and behavior selection. Neuron. 2015;87(3):474–91.

Bangsbo J, Madsen K, Kiens B, Richter EA. Effect of muscle acidity on muscle metabolism and fatigue during intense exercise in man. J Physiol. 1996;495(2):587–96.

Banks WA, Erickson MA. The blood-brain barrier and immune function and dysfunction. Neurobiol Dis. 2010;37(1):26–32.

Barde YA, Edgar D, Thoenen H. Purification of a new neurotrophic factor from mammalian brain. Embo J. 1982;1(5):549–53.

Basmajian J, DeLuca C. Muscles alive. Their functions revealed by electromyography. 5. Aufl. Baltimore: Wlliams & Wilkins; 1985. S. 126.

Bassetti CL, Mumenthaler M. Neurologische Differenzialdiagnostik. 6. Aufl. Stuttgart: Thieme; 2012.

Bell C. The Nervous System of the Human Body: As Explained in a Series of Papers Read Before the Royal Society of London with an Appendix of Cases and Consultations on Nervous Diseases. Adam and Charles Black; 1836.

Bell C. XIII. On the nervous system. Philosophical Transactions of the Royal Society of London 1840;130:245–54.

Berger P, Luckmann T. The social construction of reality. A treatise in the sociology of knowledge. London: Penguin Books; 1991.

Bernard C. Leçons sur les phénomènes de la vie communs aux animaux et aux végétaux. Cours de physiologie generale du Museum d'historire naturelle. Paris Madrid: Libraire J-B. Baillière et fils, Londres; 1878.

Bersiner K, Park SY, Schaaf K, Yang WH, Theis C, Jacko D, Gehlert S. Resistance exercise: a mighty tool that adapts, destroys, rebuilds and modulates the molecular and structural environment of skeletal muscle. Phys Act Nutr. 2023 Jun;27(2):78–95.

von Bertalanffy L. An outline of general system theory. Br J Philos Sci. 1950a;1(2):134–65.

von Bertalanffy L. The theory of open systems in physics and biology. Science. 1950b;2872:23–9.

Bhowmick S, Singh A, Flavell RA, Clark RB, O'Rourke J, Cone RE. The sympathetic nervous system modulates CD4(+)FoxP3(+) regulatory T cells via a TGF-beta-dependent mechanism. J Leukoc Biol. 2009;86(6):1275–83.

Bianchini F. Autopoiesis of the artificial: from systems to cognition. Biosystems. 2023;230:104936.

Biewener AA, Wakeling JM, Lee SS, Arnold AS. Validation of Hill-type muscle models in relation to neuromuscular recruitment and force-velocity properties: predicting patterns of in vivo muscle force. Integr Comp Biol. 2014;54(6):1072–83.

Bitzer S, Park H, Blankenburg F, Kiebel SJ. Perceptual decision making: drift-diffusion model is equivalent to a Bayesian model. Front Hum Neurosci. 2014;8:102.

Blanke O, Mohr C, Michel CM, Pascual-Leone A, Brugger P, Seeck M, Landis T, Thut G. Linking out-of-body experience and self processing to mental own-body imagery at the temporoparietal junction. J Neurosci. 2005;25(3):550–7.

Bochdansky T, Kollmitzer J, Ebenbichler G. The role of electromyography in the assessment of neuromuscular control. In: Lephart SM, Fu FH, Hrsg. Proprioception and neuromuscular control in joint stability Human Kinetics; 2000. S. 145–60.

Bochdansky T, Ammer K, Ebenbichler G. Das sensomotorische System – Modell einer Synthese. In: Bochdansky T, Ammer K, Ebenbichler G, Hrsg. Bewegung – Gesundheit – Medizin. Wie Bewegen Gesundsein beeinflusst. München: Urban & Fischer, Elsevier; 2021a.

Bochdansky T, Ammer K, Ebenbichler G. Bewegung als adaptierendes System. Wieso der Mensch kein Automobil ist, obwohl er es ist. In: Bochdansky T, Ammer K, Ebenbichler G, Hrsg. Bewegung – Gesundheit – Medizin. Wie Bewegen Gesundsein beeinflusst. München: Urban & Fischer, Elsevier; 2021b.

Bode C, Goebell H, Stähler M. Änderungen der Alkoholdehydrogenase-Aktivität in der Rattenleber durch Eiweißmangel und Äthanol. Z Gesamte Exp Med. 1970;152:111–24.

Boeke J. Die doppelte (motorische und sympathische) efferente Innervation der quergestreiften Muskelfasern. Anat Anz. 1913;44:343–56.

Bong JH, Jung S, Kim J, Park S. Standing balance control of a bipedal robot based on behavior cloning. Biomimetics. 2022;7(4):232.

Bonini L, Rotunno C, Arcuri E, Gallese V. Mirror neurons 30 years later: implications and applications. Trends Cogn Sci. 2022;26(9):767–81.

Bordoni B, Varacallo MA, Morabito B, Simonelli M. Biotensegrity or Fascintegrity? Cureus. 2019;11(6):e4819.

Bordoni B, Escher AR, Tobbi F, Pranzitelli A, Pianese L. Fascial Nomenclature: Update 2021, Part 1. Cureus. 2021;13(2):e13339.

Bordoni B, Escher AR, Castellini F, Vale J, Tobbi F, Pianese L, Musorrofiti M, Mattia E. Fascial Nomenclature: Update 2024. Cureus. 2024;16(2):e53995.

Boss T, Diekmann V, Jürgens R, Becker W. Sensor fusion by neural networks using spatially represented information. Biol Cybern. 2001;85(5):371–85.

Bourgine P, Stewart J. Autopoiesis and cognition. Artif Life. 2004 Summer;10(3):327–45.

Brandl A, Egner C, Reer R, Schmidt T, Schleip R. Immediate Effects of Myofascial Release Treatment on Lumbar Microcirculation: A Randomized, Placebo-Controlled Trial. J Clin Med. 2023;12:1248–1244.

von Braun J, Archer MS, Reichberg GM, Sanchez M, Hrsg. Robotics, AI, and Humanity. Science, ethics and policy. Cham: Springer; 2021.

Breuer J. Über Bogengänge und Raumsinn. Arch Die Gesamte Physiol Des Menschen Tiere. 1897;68(10):596–648.

Brown RA, Sethi KK, Gwanmesia I, Raemdonck D, Eastwood M, Mudera V. Enhanced fibroblast contraction of 3D collagen lattices and integrin expression by TGF-beta1 and -beta3: mechanoregulatory growth factors? Exp Cell Res. 2002;274(2):310–22.

Brownstone RM, Chopek JW. Reticulospinal Systems for Tuning Motor Commands. Front Neural Circuits. 2018 Apr 18;12:30.

Buccino G, Binkofski F, Riggio L. The mirror neuron system and action recognition. Brain Lang. 2004;89(2):370–6.

Bull FC, Al-Ansari SS, Biddle S, Borodulin K, Buman MP, Cardon G, Carty C, Chaput J-P, Chastin S, Chou R, Dempsey PC, DiPietro L, Ekelund U, Firth J, Friedenreich CM, Garcia L, Gichu M, Jago R, Katzmarzyk PT, Lambert E, Leitzmann M, Milton K, Ortega FB, Ranasinghe C, Stamatakis E, Tiedemann A, Troiano RP, van der Ploeg HP, Wari V, Willumsen JF. World Health Organization 2020 guidelines on physical activity and sedentary behaviour. Br J Sports Med. 2020;54(24):1451–62.

Buot A, Yelnik J. Functional anatomy of the basal ganglia: limbic aspects. Rev Neurol. 2012;168(8-9):569–75.

Burke SD, Jordan J, Harrison DG, Karumanchi SA. Solving Baroreceptor Mystery: Role of PIEZO Ion Channels. J Am Soc Nephrol. 2019 Jun;30(6):911–3.

Burton AR, Fazalbhoy A, Macefield VG. Sympathetic responses to noxious stimulation of muscle and skin. Front Neurol. 2016;30(7):109.

Cannon WB. Organization for physiological homeostasis. Physiol Rev. 1929a;9(3):399–431.

Cannon WB. The sympathetic division of the autonomic system in relation to homeostasis. Arch NeurPsych. 1929b;22(2):282–94.

Cannon WB. The wisdom of the body. New York: W W Norton; 1932.

Cantero MR, Cantiello HF. Microtubule electrical oscillations and hippocampal function. J Neurol Neuromedicine. 2020;5(3):1–5.

Cantero MR, Villa Etchegoyen C, Perez PL, Scarinci N, Cantiello HF. Bundles of brain microtubules generate electrical oscillations. Sci Rep. 2018;8(1):11899.

Capone F, Collorone S, Cortese R, Di Lazzaro V, Moccia M. Fatigue in multiple sclerosis: The role of thalamus. Mult Scler. 2020 Jan;26(1):6–16.

Carrick FR, Hankir A, Zaman R, Wright CHG. Metrological performance of instruments used in clinical evaluation of balance. Psychiatr Danub. 2019;31(Suppl 3):324–30.

Carroll TJ, Riek S, Carson RG. The sites of neural adaptation induced by resistance training in humans. J Physiol. 2002;544(2):641–52.

Casellato MM, Lugaro G, Martini L, Motta M, Piva F. Evidence for the humoral control of the hypothalamic-pituitary-adrenal axis. Br J Pharmacol. 1968;34(3):659P–60P.

Castro DC, Cole SL, Berridge KC. Lateral hypothalamus, nucleus accumbens, and ventral pallidum roles in eating and hunger: interactions between homeostatic and reward circuitry. Front Syst Neurosci. 2015;9:90.

Cechetto DF. Cortical control of the autonomic nervous system. Exp Physiol. 2014;99(2):326–31.

Chagnaud BP, Simmers J, Straka H. Predictability of visual perturbation during locomotion: implications for corrective efference copy signaling. Biol Cybern. 2012;106(11-12):669–79.

Chavez TJ, Morrell NT. The evolution of the human hand from an anthropologic perspective. J Hand Surg Am. 2022;47(2):181–5.

Chen W, Datzkiw D, Rudnicki MA. Satellite cells in ageing: use it or lose it. Open Biol. 2020;10(5):200048.

Cheron G, Cebolla AM. The performance of mind: from movement, mental states, and consciousness. Front Psychol. 2026 Jan 12;16:1736933.

Childs GV, MacNicol AM, MacNicol MC. Molecular mechanisms of pituitary cell plasticity. Front Endocrinol. 2020;11:656.

Clark RE. The classical origins of Pavlov's conditioning. Integr Physiol Behav Sci. 2004;39(4):279–94.

Claxton G. Why can't we tickle ourselves? Percept Mot Skills. 1975;41(1):335–8.

Cleeremans A, Achoui D, Beauny A, Keuninckx L, Martin JR, Muñoz-Moldes S, Vuillaume L, de Heering A. Learning to be conscious. Trends Cogn Sci. 2020;24(2):112–23.

Coco M, Di Corrado D, Cirillo F, Iacono C, Perciavalle V, Buscemi A. Effects of general fatigue induced by exhaustive exercise on posture and gait stability of healthy young men. Behav Sci. 2021;11(5):72.

Coffeen U, Ramírez-Rodríguez GB, Simón-Arceo K, Mercado F, Almanza A, Jaimes O, Parra-Vitela D, Vázquez-Barreto M, Pellicer F. The role of the insular cortex and serotonergic system in the modulation of long-lasting Nociception. Cells. 2024;13(20):1718.

Conley DL, Krahenbuhl GS. Running economy and distance running performance of highly trained athletes. Med Sci Sports Exerc. 1980;12:357–60.

Conti D, Mora T. Nonequilibrium dynamics of adaptation in sensory systems. Physical Review. 2022;E 106.5:054404.

Coote JH, Hilton SM, Perez-Gonzalez JF. The reflex nature of the pressor response to muscular exercise. J Physiol. 1971;215(3):789–804.

Costa J, Figueiredo P, Nakamura F, Rago V, Rebelo A, Brito J. Intra-individual variability of sleep and nocturnal cardiac autonomic activity in elite female soccer players during an international tournament. Plos One. 2019;14(9):e218635.

Couffignal L. Das logische Konzept der Kybernetik. In: Haseloff OW, Hrsg. Grundfragen der Kybernetik. Schriftenreihe Forschung und Information. Berlin: Colloquium Verlag OH Hess; 1971. S. 39–46.

Craig AD. Interoception: the sense of the physiological condition of the body. Curr Opin Neurobiol. 2003;13(4):500–5.

Craig AD. Cooling, pain, and other feelings from the body in relation to the autonomic nervous system. Handb Clin Neurol. 2013;117:103–9.

Crapse TB, Sommer MA. Corollary discharge across the animal kingdom. Nat Rev Neurosci. 2008;9(8):587–600.

Crespi BJ. Oxytocin, testosterone, and human social cognition. Biol Rev Camb Philos Soc. 2016;91(2):390–408.

Critchley M, Critchley EA. Herbert spencer, evolution and dissolution, and the hierarchy of the nervous system. New York: John Hughlings Jackson: Father of English Neurology; 1998.

Crompton RH, Vereecke EE, Thorpe SK. Locomotion and posture from the common hominoid ancestor to fully modern hominins, with special reference to the last common panin/hominin ancestor. J Anat. 2008 Apr;212(4):501–43.

Cullen KE. Sensory signals during active versus passive movement. Curr Opin Neurobiol. 2004 Dec;14(6):698–706.

Cunanan AJ, DeWeese BH, Wagle JP, et al. The general adaptation syndrome: a foundation for the concept of periodization. Sports Med. 2018;48(4):787–97.

Curtis DR, Eccles JC. The time courses of excitatory and inhibitory synaptic actions. J Physiol. 1959;145(3):529.

Davies KJ. Adaptive homeostasis. Mol Aspects Med. 2016;49:1–7.

Davlin-Pater C. The effects of visual information and perceptual style on static and dynamic balance. Mot Control. 2010;14(3):362–70.

Decety J, Lamm C. The role of the right temporoparietal junction in social interaction: how low-level computational processes contribute to meta-cognition. Neuroscientist. 2007;13(6):580–93.

Dehaene S. Consciousness and the brain: deciphering how the brain codes our thoughts. New York: Viking; 2014.

Dehaene S, Naccache L. Towards a cognitive neuroscience of consciousness: basic evidence and a workspace framework. Cognition. 2001 Apr;79(1-2):1–37.

Dehaene S, Changeux JP, Naccache L, Sackur J, Sergent C. Conscious, preconscious, and subliminal processing: a testable taxonomy. Trends Cogn Sci. 2006;10(5):204–11.

Dehaene S, Lau H, Kouider S. What is consciousness, and could machines have it? Science. 2017;358(6362):486–92.

Deliagina TG, Orlovsky GN, Selverston A, Arshavsky YI. Neuronal mechanisms for the control of body orientation in Clione. II. Modifications in the activity of postural control system. J Neurophysiol. 2000;83:367–73.

Deliagina TG, Orlovsky GN, Zelenin PV, Beloozerova IN. Neural bases of postural control. Comp Biochem Physiol A Physiol. 2006;21:216–25.

Deming WE. Out of the Crisis. Cambridge: Massachusetts Institute of Technology; 1982.

Descartes R. De homine figuris et latinatate donatus a Florentio Schuyl. Leyden: P Leffen & F Moyardum; 1662.

Descartes R. Meditationes de prima philosophia. Deutsche Übersetzung, Der philosophischen Bibliothek Band 250a, ed. Lüder Gabe, Hamburg: Felix Meiner; 1959.

Di Liberto GM, Marion G, Shamma SA. The music of silence: part II: music listening induces imagery responses. J Neurosci. 2021;41(35):7449–60.

Dieterich M, Brandt T. The bilateral central vestibular system: its pathways, functions, and disorders. Ann N Y Acad Sci. 2015;1343:10–26.

Dimitriou M. Human muscle spindles are wired to function as controllable signal-processing devices. Elife. 2022;11:e78091.

Dinoff A, Herrmann N, Swardfager W, Lanctôt KL. The effect of acute exercise on blood concentrations of brain-derived neurotrophic factor in healthy adults: a meta-analysis. Eur J Neurosci. 2017;46(1):1635–46.

Dittes FM. Komplexität. Warum die Bahn nie pünktlich ist. 2. Aufl. Berlin: Springer; 2021.

Dlugaiczyk J, Gensberger KD, Straka H. Galvanic vestibular stimulation: from basic concepts to clinical applications. J Neurophysiol. 2019;121(6):2237–55.

Doerig A, Schurger A, Herzog MH. Hard criteria for empirical theories of consciousness. Cogn Neurosci. 2021 Jan-Jan;12(2):41–62.

Donaldson K, De Vita R. Ex vivo uniaxial tensile properties of rat uterosacral ligaments. Annals of Biomedical Engineering 2023;51(4):702–14.

Dozza M, Chiari L, Horak FB. Audio-biofeedback improves balance in patients with bilateral vestibular loss. Arch Phys Med Rehabil. 2005;86(7):1401–3.

Dugan SA, Frontera WR. Muscle fatigue and muscle injury. Phys Med Rehabil Clin N Am. 2000;11(2):385–403.

Dunbar RIM, Shultz S. Evolution in the social brain. Science. 2007;317:1344–7.

Ebbinghaus H. Über das Gedächtnis. Untersuchungen zur experimentellen Psychologie. Leipzig: Duncker & Humbolt; 1885.

Ebenbichler G, Bochdansky T, Ammer K, Lechner A. Commentary on an article entitled „An ICF-based assessment schedule to facilitate the assessment and reporting of functioning in manual medicine – low back pain as a case in point" by Selb M, Nicol R, Hartvigsen J, Segerer W, Côté P; ICF manual medicine expert group. Published in Disabil Rehabil. 2021 Dec 17: 1–10. Disabil Rehabil. 2023;45(16):2698–700.

Eccles JC, Eccles RM, Magni F. Central inhibitory action attributable to presynaptic depolarization produced by muscle afferent volleys. J Physiol. 1961;159(1):147.

Edwards RHT. Human muscle function and fatigue. In: Porter R, Whelan J, Hrsg. Symposium of human muscle fatigue: physiological mechanism. 1980; Ciba Foundation London. London: Pitman Medical; 1981.

Ellaway PH, Taylor A, Durbaba R. Muscle spindle and fusimotor activity in locomotion. J Anat. 2015;227(2):157–66.

Engel L, Beaton DE, Touma Z. Minimal clinically important difference: a review of outcome measure score interpretation. Rheum Dis Clin North Am. 2018;44(2):177–88.

Enoka RM, Duchateau J. Translating fatigue to human performance. Med Sci Sports Exerc. 2016;48(11):2228–38.

Ernst B. Abenteuer mit unmöglichen Figuren. Berlin: TACO Verlagsgesellschaft; 1987.

Ernst MO, Banks MS. Humans integrate visual and haptic information in a statistically optimal fashion. Nature. 2002 Jan 24;415(6870):429–33.

Evans KE. Auxetic polymers: a new range of materials. Endeavour 1991;15.4:170–4.

Ewert T, Cieza A, Stucki G. Die ICF in der Rehabilitation. Phys Rehab Kur Med. 2002;12(03):157–62.

Exner S. Ueber Sensomobilität. Pflüger Arch. 1891;48:592–613.

Exner S. Entwurf zu einer physiologischen Erklärung der psychischen Erscheinungen. Leipzig Wien: Franz Deuticke; 1894. S. 124–40.

Faisal AA, Selen LP, Wolpert DM. Noise in the nervous system. Nat Rev Neurosci. 2008;9(4):292–303.

Falk D. Cerebral cortices of East African early hominids. Science. 1983;221(4615):1072–4.

Falvo MJ, Sirevaag EJ, Rohrbaugh JW, Earhart GM. Resistance training induces supraspinal adaptations: evidence from movement-related cortical potenzials. Eur J Appl Physiol. 2010;109(5):923–33.

Fede C, Pirri C, Fan C, Petrelli L, Guidolin D, De Caro R, Stecco C. A closer look at the cellular and molecular components of the deep/muscular fasciae. Int J Mol Sci. 2021;22(3):1411.

Feldman AG. The relationship between postural and movement stability. Adv Exp Med Biol. 2016;957:105–20.

Flechtner HJ. Grundbegriffe der Kybernetik. München: Deutscher Taschenbuchverlag; 1984. 1. Auflage 1966.

von Foerster H. Der Anfang vom Himmel und Erde hat keinen Namen. Eine Selbstschaffung in 7 Tagen. Wien: Döcker; 1997.

von Foerster H, von Glasersfeld E. Wie wir uns erfinden. Eine Autobiografie des radikalen Konstruktivismus. 6. Aufl. Heidelberg: Carl Auer; 2022. S. 126.

Fountain WA, Bopp TS, Bene M, Walston JD. Metabolic dysfunction and the development of physical frailty: an aging war of attrition. Geroscience. 2024;46(4):3711–21.

Fox JL, Scanlan AT, Stanton R, Sargent C. Insufficient sleep in young athletes? Causes, consequences, and potenzial treatments. Sports Med. 2020;50(3):461–70.

Francken JC, Slors M. From commonsense to science, and back: the use of cognitive concepts in neuroscience. Conscious Cogn. 2014 Oct;29:248–58.

Freud S. Die Traumdeutung. Leipzig, Wien: Franz Deuticke; 1900.

Freud S. Das Ich und das Es. Leipzig: Internationaler Psychoanalytischer Verlag; 1923.

Frijda NH, Ridderinkhof KR, Rietveld E. Impulsive action: emotional impulses and their control. Front Psychol. 2014;5:518.

Friston K. Hierarchical models in the brain. PLoS Comput Biol. 2008;4(11):e1000211.

Friston K. The free-energy principle: a unified brain theory? Nat Rev Neurosci. 2010;11(2):127–38.

Friston K, Kilner J, Harrison L. A free energy principle for the brain. J Physiol. 2006;100(1–3):70–87.

Fuchs D. Dancing with gravity – why the sense of balance is (the) fundamental. Behav Sci. 2018;8(1):7.

Fukada E, Yasuda I. On the piezoelectric effect of bone. Journal of the physical society of Japan, 1957;12(10):1158–62.

Fukada E, Yasuda I. Piezoelectric effects in collagen. Japanese Journal of Applied Physics, 1964:3(2):117.

Galic MA, Riazi K, Pittman QJ. Cytokines and brain excitability. Front Neuroendocrinol. 2012;33(1):116–25.

Gammeri R, Villa MC, Ciorli T, Berti A, Ricci R. Beyond balance: the role of the vestibular system in action recognition. Heliyon. 2024;10(18):e38019.

Gandevia SC, Enoka RM, McComas AJ, Stuart DG, Thomas CK. Neurobiology of Muscle Fatigue. In: Pierce PA, Hrsg. Fatigue. Neural and muscular mechanisms. New York: Springer; 1995.

Gandevia SC. Spinal and supraspinal factors in human muscle fatigue. Physiol Rev. 2001;81(4): 1725–89.

Ganguly J, Kulshreshtha D, Almotiri M, Jog M. Muscle tone physiology and abnormalities. Toxins. 2021;13(4):282.

García-Casares N, Martín-Colom JE, García-Arnés JA. Music therapy in parkinson's disease. J Am Med Dir Assoc. 2018;19(12):1054–62.

Garrett J, Chak C, Bullock T, Giesbrecht B. A systematic review and Bayesian meta-analysis provide evidence for an effect of acute physical activity on cognition in young adults. Commun Psychol. 2024;2(1):82.

Gatt R, Vella Wood M, Gatt A, Zarb F, Formosa C, Azzopardi KM, Casha A, Agius TP, Schembri-Wismayer P, Attard L, Chockalingam N, Grima JN. Negative Poisson's ratios in tendons: an unexpected mechanical response. Acta Biomater. 2015;24:201–8.

Gerstenbrand F. Das traumatische apallische Syndrom. Wien New York: Springer; 1967.

Ghai S, Ghai I, Schmitz G, Effenberg AO. Effect of rhythmic auditory cueing on parkinsonian gait: a systematic review and meta-analysis. Sci Rep. 2018;8(1):506.

Giesler LP, Mychasiuk R, Shultz SR, McDonald SJ. BDNF: new views of an old player in traumatic brain injury. Neuroscientist. 2023;17:10738584231164918.

Ginhoux F, Prinz M. Origin of microglia: current concepts and past controversies. Cold Spring Harb Perspect Biol. 2015;7(8):a20537.

Giossi C, Rubin JE, Gittis A, Verstynen T, Vich C. Rethinking the external globus pallidus and information flow in cortico-basal ganglia-thalamic circuits. Eur J Neurosci. 2024;60(9):6129–6144.

Glenn TD, Talbot WS. Signals regulating myelination in peripheral nerves and the Schwann cell response to injury. Curr Opin Neurobiol. 2013;23(6):1041–8.

Goldstein MS. Humoral nature of the hypoglycemic factor of muscular work. Diabetes. 1961;10: 232–4.

Goldstein DS, McEwen B. Allostasis, homeostats, and the nature of stress. Stress. 2002;5(1):55–8.

Goldstein EB, Cacciamani L. Wahrnehmungspsychologie. Der Grundkurs. Berlin, Heidelberg: Springer; 2023.

Gonzalez-Gil AM, Elizondo-Montemayor L. The Role of Exercise in the Interplay between Myokines, Hepatokines, Osteokines, Adipokines, and Modulation of Inflammation for Energy Substrate Redistribution and Fat Mass Loss: A Review. Nutrients. 2020 Jun 26;12(6):1899.

Gordon T. Peripheral nerve regeneration and muscle reinnervation. Int J Mol Sci. 2020;21(22):8652.
Gorgey AS, Witt O, O'Brien L, et al. Mitochondrial health and muscle plasticity after spinal cord injury. Eur J Appl Physiol. 2019;119(2):315–31.
Grach SL, Seltzer J, Chon TY, Ganesh R. Diagnosis and management of Myalgic encephalomyelitis/chronic fatigue syndrome. Mayo Clin Proc. 2023;98(10):1544–51.
Greenwald HS, Knill DC, Saunders JA. Integrating visual cues for motor control: a matter of time. Vision Res. 2005 Jul;45(15):1975–89.
Grodzinsky AJ, Hey LA. Skeletal tissue electromechanics & electrical stimulation of growth & remodeling. IEEE Eng Med Biol Mag. 1983;2(4):18–22.
Groenewegen HJ. The basal ganglia and motor control. Neural Plast. 2003;10(1-2):107–20.
Gurfinkel V, Cacciatore TW, Cordo P, Horak F, Nutt J, Skoss R. Postural muscle tone in the body axis of healthy humans. J Neurophysiol. 2006;96:2678–87.
Gurfinkel VS, Levik YuS IYP. The contribution of foot deformation to the changes of muscular length and angle in the ankle joint during standing in man. Physiol Res. 1994;43(6):371–7.
Haapala EA, Leppänen MH, Skog H, Lubans DR, Viitasalo A, Lintu N, Jalanko P, Määttä S, Lakka TA. Childhood physical fitness as a predictor of cognition and mental health in adolescence: the PANIC study. Sports Med. 2024; https://doi.org/10.1007/s40279-024-02107-z.
Häkkinen K. Neuromuscular adaptation during strength training, aging, detraining, and immobilization. Crit Rev Phys Rehabil Med. 1994;6:161–98.
Häkkinen K, Mero A, Kauhanen H. Specifity of endurance, sprint and strength training on physical performance capacity in young athletes. J Sports Med. 1989;29:27–35.
Hall, A. D. Fagen RE.: Definition of System, General Systems: The Yearbook of the Society for the Advancement of General Systems Theory, 1956; 1: 18–28. B20, p363 .
von Haller A. Elementa physiologiae corporis humani. Bern Lausanne: F. Grasset; 1757–1766. 8 Bände.
Hallett M, DelRosso LM, Elble R, Ferri R, Horak FB, Lehericy S, Mancini M, Matsuhashi M, Matsumoto R, Muthuraman M, Raethjen J, Shibasaki H. Evaluation of movement and brain activity. Clin Neurophysiol. 2021;132(10):2608–38.
Hameroff S. ‚Orch OR' is the most complete, and most easily falsifiable theory of consciousness. Cogn Neurosci. 2021;12(2):74–6.
Hameroff S. Consciousness, Cognition and the Neuronal Cytoskeleton – A New Paradigm Needed in Neuroscience. Front Mol Neurosci. 2022 Jun 16;15:869935.
Handwerker HG. Somatosensorik. In: Schmidt RF, Hrsg. Neuro- und Sinnesphysiologie. Berlin Heidelberg: Springer; 1998.
Hargreaves M, Spriet LL. Skeletal muscle energy metabolism during exercise. Nat Metab. 2020 Sep;2(9):817–28. https://doi.org/10.1038/s42255-020-0251-4. Epub 2020 Aug 3. Erratum in: Nat Metab. 2020 Sep;2(9):990.
Harrison JE, Weber S, Jakob R, et al. ICD-11: an international classification of diseases for the twenty-first century. BMC Med Inform Decis Mak. 2021;21(Suppl 6):206.
Hassenstein B. Kybernetik und Biologie. In: Haseloff OW, Hrsg. Grundfragen der Kybernetik. Schriftenreihe Forschung und Information. Berlin: Colloquium Verlag OH Hess; 1971. S. 55–64.
Hassenstein B. Biologische Kybernetik. 5. Aufl. Heidelberg: Quelle & Meyer; 1977.
Hawkey A. The physical price of a ticket into space. J Br Interplanet Soc. 2003;56(5-6):152–9.
Heimer L, Van Hoesen GW. The limbic lobe and its output channels: implications for emotional functions and adaptive behavior. Neurosci Biobehav Rev. 2006;30(2):126–47.
Heisenberg W. Physik und Philosophie. Stuttgart: Hirzel; 1959. Nachdruck, 2011.
Henatsch HD. Bauplan der peripheren und zentralen sensomotorischen Kontrollen. In: Gauer OH, Kramer K, Jung R, Hrsg. Physiologie des Menschen. Sensomotorik, Bd. 14. München Berlin Wien: Urban und Schwarzenberg; 1976. S. 193–263.
Herrero MT, Barcia C, Navarro JM. Functional anatomy of thalamus and basal ganglia. Childs Nerv Syst. 2002;18(8):386–404.

Herzog W. Reflections on obesity, exercise, and musculoskeletal health. J Sport Health Sci. 2020 Mar;9(2):108–9.
Hess WR. Uber die Wechselbeziehungen zwischen psychischen und vegetativen Funktionen. Schweiz Arch Neurol Psychiatr. 1924;15:260–77. 16, 36–55, 285–306 [p. 71] 1925.
Hess WR. Hypothalamus und die Zentren des autonomen Nervensystems: Physiologie. Arch Psychiatr Nervenkr. 1936;104:548–57.
Hess WR. Prinzipien organischer Ordnung am Beispiel des vegetativen Nervensystems. Klin Wochenschr. 1951;29:105–11.
Hess WR. Cerebrale Organisation somatomotorischer Leistungen. Arch Psychiatr Z F D Ges Neurol. 1965;207:33–44.
Hikosaka O, Nakamura K, Sakai K, Nakahara H. Central mechanisms of motor skill learning. Curr Opin Neurobiol. 2002;12(2):217–22.
Hill AV. Muscular movement. In: Rill AV, Hrsg. Muscular movement in man: the factors governing speed and recovery from Fatiguge. New York London: McGraw-Hill; 1927.
Hill AV. The heat of shortening and the dynamic constants of muscle. Proc R Soc London B Biol Sci. 1938;126:136–95.
Hill AV. The mechanics of voluntary muscle. Lancet. 1951;2(6691):947–51.
Hill AV, Long CNH, Lupton H. Muscular exercise, lactic acid, and the supply and utilisation of oxygen. Proc Royal Soc London Ser B Contain Pap A Biol Character. 1924;96(679):438–75.
Hodges L. Repeated Cardiopulmonary Exercise Testing of ME/CFS Patients. Methods Mol Biol. 2025;2920:163–72.
Holey BE, Schneider DM. Sensation and expectation are embedded in mouse motor cortical activity. Cell Rep. 2024;43(7):114396.
Holland JH. Complex adaptive Systems. Daedalus Proc Am Axademy Arts Sci. 1992;121(1):17–30.
Holland JH. Studying complex adaptive systems. Jrl Syst Sci Complex. 2006;19:1–8.
Holst v E, Mittelstaedt H. Das Reafferenzprinzip: Wechselwirkungen zwischen Zentralnervensystem und Peripherie. Naturwissenschaften. 1950;37.20:464–76.
Holstege G. The emotional motor system and micturition control. Neurourol Urodyn. 2010;29(1):42–8.
Hoppeler H, Herzog W. Eccentric exercise: many questions unanswered. J Appl Physiol (1985). 2014 Jun 1;116(11):1405–6.
Horak FB. Postural orientation and equilibrium: what do we need to know about neural control of balance to prevent falls? Age Ageing. 2006;35(Suppl 2):ii7–ii11.
Horak FB. Postural compensation for vestibular loss. Ann N Y Acad Sci. 2009;1164:76–81.
Horváth Á, Ferentzi E, Schwartz K, Jacobs N, Meyns P, Köteles F. The measurement of proprioceptive accuracy: a systematic literature review. J Sport Health Sci. 2023;12(2):219–25.
Huxham FE, Goldie PA, Patla AE. Theoretical considerations in balance assessment. Aust J Physiother. 2001;47(2):89–100.
Ijspeert AJ. Central pattern generators for locomotion control in animals and robots: a review. Neural Netw. 2008;21(4):642–53.
Ijspeert AJ, Nakanishi J, Schaal S. Learning rhythmic movements by demonstration using nonlinear oscillators. Proceedings of the IEEE International Conference on Intelligent Robots and Systems (IROS 2002); 30 September–4 October 2002; Lausanne. 2002. S. 958–63.
Iki T, Tohda C. Skeletal muscle atrophy induces memory dysfunction via hemopexin action in healthy young mice. Biochem Biophys Res Commun. 2024;733:150606.
Ilha J, Araujo RT, Malysz T, et al. Endurance and resistance exercise training programs elicit specific effects on sciatic nerve regeneration after experimental traumatic lesion in rats. Neurorehabil Neural Repair. 2008;22(4):355–66.
Ingber DE. Tensegrity I. Cell structure and hierarchical systems biology. J Cell Sci. 2003a;116(Pt 7):1157–73.
Ivanenko Y, Gurfinkel VS. Human Postural Control. Front Neurosci. 2018;12:171.

Iwata K, Hayashi Y, Hitomi S, Tsuboi Y, Shinoda M. Non-neuronal cells act as crucial players in neuropathic orofacial pain. J Oral Biosci. 2024; https://doi.org/10.1016/j.job.2024.07.005.

Jackson JH. Remarks on evolution and dissolution of the nervous system. Br J Psychiatry. 1887;33:25–48.

Jackson PL, Meltzoff AN, Decety J. Neural circuits involved in imitation and perspective-taking. Neuroimage. 2006;31(1):429–39.

Jänig W. Vegetatives Nervensystem. In: Schmidt RF, Hrsg. Neuro- und Sinnesphysiologie. Berlin: Springer; 1998. S. 151–200.

Jänig W. The autonomic nervous system. In: Galizia C, Lledo PM, Hrsg. Neurosciences – from molecule to behavior: a university textbook. Berlin, Heidelberg: Springer Spektrum; 2013.

Jantsch E. Die Selbstorganisation des Universums. Vom Urknall zum menschlichen Geist. München: Carl Hanser, dtv Wissenschaft; 1982.

Jennett B, Teasdale G, Braakman R, Minderhoud J, Knill-Jones R. Predicting outcome in individual patients after severe head injury. Lancet. 1976;1(7968):1031–4.

Jessen KR. Glial cells. Int J Biochem Cell Biol. 2004;36(10):1861–7.

Jola C, Sundström M, McLeod J. Benefits of dance for Parkinson's: the music, the moves, and the company. PLoS ONE. 2022;17(11):e265921.

Jung R. Neurophysiologische Grundlagen des Verhaltens. In: Gruhle HW, Jung R, Mayer-Gross W, Müller M, Hrsg. Psychiatrie der Gegenwart. Forschung und Praxis, Bd. I/1 A. Berlin Heidelberg New York: Springer; 1967. S. 396–434.

Kal E, Winters M, van der Kamp J, Houdijk H, Groet E, van Bennekom C, Scherder E. Is implicit motor learning preserved after stroke? A systematic review with meta-analysis. PLoS ONE. 2016;11(12):e166376.

Kal E, Prosée R, Winters M, van der Kamp J. Does implicit motor learning lead to greater automatization of motor skills compared to explicit motor learning? A systematic review. PLoS ONE. 2018;13(9):e203591.

Kamali A, Sherbaf GF, Rahmani F, Khayat-Khoei M, Aein A, Gandhi A, Shah EG, Sair HI, Riascos RF, Esquenazi Y, Zhu JJ, Keser Z, Hasan KM. A direct visuosensory cortical connectivity of the human limbic system. Dissecting the trajectory of the parieto-occipito-hypothalamic tract in the human brain using diffusion weighted tractography. Neurosci Lett. 2020;728:134955.

Kamali A, Milosavljevic S, Gandhi A, Lano KR, Shobeiri P, Sherbaf FG, Sair HI, Riascos RF, Cortico-Limbo-Thalamo-Cortical Circuits HKMT. An update to the original Papez circuit of the human limbic system. Brain Topogr. 2023;36(3):371–89.

Kaneguchi A, Ozawa J, Minamimoto K, Yamaoka K. Morphological and biomechanical adaptations of skeletal muscle in the recovery phase after immobilization in a rat. Clin Biomech. 2020;75:104992.

Karemaker JM. An introduction into autonomic nervous function. Physiol Meas. 2017;38(5):R89–R118.

Katz PS. Evolution of central pattern generators and rhythmic behaviours. Philos Trans R Soc Lond B Biol Sci. 2016;371(1685):20150057.

Kaufman MP, Hayes SG, Adreani CM, Pickar JG. Discharge properties of group III and IV muscle afferents. In: Gandevia SC, Proske U, Stuart DG, Hrsg. Sensorimotor control of movement and posture. Advances in Experimental Medicine and Biology, Bd. 508. Boston: Springer; 2002.

Keele SW, Ivry R, Mayr U, Hazeltine E, Heuer H. The cognitive and neural architecture of sequence representation. Psychol Rev. 2003;110(2):316–39.

Keidel WD. Biokybernetik des Menschen. Darmstadt: Wissenschaftliche Buchgemeinschaft; 1989.

Kenney MJ, Ganta CK. Autonomic nervous system and immune system interactions. Compr Physiol. 2014;4(3):1177–200.

Khan MM, Lustrino D, Silveira WA, Wild F, Straka T, Issop Y, O'Connor E, Cox D, Reischl M, Marquardt T, Labeit D, Labeit S, Benoit E, Molgó J, Lochmüller H, Witzemann V, Kettelhut IC, Navegantes LC, Pozzan T, Rudolf R. Sympathetic innervation controls homeostasis of

neuromuscular junctions in health and disease. Proc Natl Acad Sci U S A. 2016;113(3):746–50.
Kim KH, Leem MJ, Yi TI, Kim JS, Yoon SY. Balance ability in low back pain patients with lumbosacral radiculopathy evaluated with tetrax: a matched case-control study. Ann Rehabil Med. 2020;44(3):195–202.
Kinlein SA, Phillips DJ, Keller CR, Karatsoreos IN. Role of corticosterone in altered neurobehavioral responses to acute stress in a model of compromised hypothalamic-pituitary-adrenal axis function. Psychoneuroendocrinology. 2019;102:248–55.
Kirchhoff MD. Autopoiesis, free energy, and the life-mind continuity thesis. Synthèse. 2018;195: 2519–40.
Klenerman L, Wood B. Recent Evolution of the Human Foot. In: Klenerman, Wood, Hrsg. The Human Foot. A companion to clinical studies, London: Springer; 2006.
Kleynen M, Braun SM, Bleijlevens MH, Lexis MA, Rasquin SM, Halfens J, Wilson MR, Beurskens AJ, Masters RS. Using a Delphi technique to seek consensus regarding definitions, descriptions and classification of terms related to implicit and explicit forms of motor learning. PLoS ONE. 2014;9(6):e100227.
Kleynen M, Braun SM, Rasquin SM, Bleijlevens MH, Lexis MA, Halfens J, Wilson MR, Masters RS, Beurskens AJ. Multidisciplinary views on applying explicit and implicit motor learning in practice: an international survey. PLoS ONE. 2015;10(8):e135522.
Knill DC. Learning Bayesian priors for depth perception. J Vis. 2007 Jun 26;7(8):13.
Knill DC, Pouget A. The Bayesian brain: the role of uncertainty in neural coding and computation. Trends Neurosci. 2004;27(12):712–9.
Knorr-Cetina K. Spielarten des Konstruktivismus. Einige Notizen und Anmerkungen. Soziale Welt. 1989;40(1/2):86–96.
Kohen-Raz R, Himmelfarb M, Tzur S, Kohen-Raz A, Shub Y. An initial evaluation of work fatigue and circadian changes as assessed by multiplate posturography. Percept Mot Skills. 1996;82(2):547–57.
Kohler I. Die Methode des Brillenversuchs in der Wahrnehmungspsychologie mit Bemerkungen zur Lehre von der Adaptation. Z Exp Angew Psychol. 1956;3:381–417.
Kohler I. Experiments with Goggles. Sci Am Jstor. 1962;206(5):62–73.
Kollmitzer J, Ebenbichler GR, Sabo A, Kerschan K, Bochdansky T. Effects of back extensor strength training versus balance training on postural control. Med Sci Sports Exerc. 2000;32(10):1770–6.
Korn H, Faure P. Is there chaos in the brain? II. Experimental evidence and related models. C R Biol. 2003;326(9):787–840.
Kosciessa JQ, Lindenberger U, Garrett DD. Thalamocortical excitability modulation guides human perception under uncertainty. Nat Commun. 2021 Apr 23;12(1):2430.
Kötter R, Stephan KE. Useless or helpful? The „limbic system“ concept. Rev Neurosci. 1997;8(2): 139–45.
Kraemer WJ, Fleck SJ, Dziados JE, Harman EA, Marchitelli LJ, Gordon SE, et al. Changes in hormonal concentrations after different heavy-resistance exercise protocols in women. J Appl Physiol. 1993;75:594–604.
Kraemer WJ, Ratamess NA, Hymer WC, Nindl BC, Fragala MS. Growth hormone(s), testosterone, insulin-like growth factors, and cortisol: roles and integration for cellular development and growth with exercise. Front Endocrino. 2020;11:33.
Lahav N, Neemeh ZA. A relativistic theory of consciousness. Front Psychol. 2022;12:704270.
Lakes RS. Negative-Poisson's-ratio materials: auxetic solids. Annual review of materials research 2017;47:63–81.
Lambert C, Simon H, Colman J, Barrick TR. Defining thalamic nuclei and topographic connectivity gradients in vivo. Neuroimage. 2017;158:466–79.
Lan N, Li Y, Sun Y, Yang FS. Reflex regulation of antagonist muscles for control of joint equilibrium position. IEEE Trans Neural Syst Rehabil Eng. 2005 Mar;13(1):60–71.

Langevin HM. Connective tissue: a body-wide signaling network? Med Hypotheses. 2006;66(6):1074–7.

Langlois T, Charlton JA, Goris RLT. Bayesian inference by visuomotor neurons in prefrontal cortex. bioRxiv; 10:2024.09.23.614567. 2024.

Large AM, Vogler NW, Mielo S, Oswald AM. Balanced feedforward inhibition and dominant recurrent inhibition in olfactory cortex. Proc Natl Acad Sci U S A. 2016;113(8):2276–81.

Larrick JW, Mendelsohn AR. Exercise partially rejuvenates muscle stem cells. Rejuvenation Res. 2020;23(3):262–5.

Larun L, Brurberg KG, Odgaard-Jensen J, Price JR. Exercise therapy for chronic fatigue syndrome. Cochrane Database Syst Rev. 2024;12(12):CD3200.

Latimer KW, Barbera D, Sokoletsky M, et al. Multiple timescales account for adaptive responses across sensory cortices. J Neurosci. 2019;39(50):10019–33.

Lau HC. A higher order Bayesian decision theory of consciousness. Prog Brain Res. 2008;168:35–48.

Laughlin SB, de Ruyter van Steveninck RR, Anderson JC. The metabolic cost of neural information. Nat Neurosci. 1998;1(1):36–41.

LeBrasseur NK, Walsh K, Arany Z. Metabolic benefits of resistance training and fast glycolytic skeletal muscle. Am J Physiol Endocrinol Metab. 2011;300(1):E3–10.

Lee Y, Morrison BM, Li Y, Lengacher S, Farah MH, Hoffman PN, Liu Y, Tsingalia A, Jin L, Zhang PW, Pellerin L, Magistretti PJ, Rothstein JD. Oligodendroglia metabolically support axons and contribute to neurodegeneration. Nature. 2012;487(7408):443–8.

Lenharo M. AI consciousness: scientists say we urgently need answers. Nature. 2024 Jan;625(7994):226.

Levin I, Sittenfield MJ. The value of the „hormone" theory of the causation of new growth. J Med Res. 1911;25:259–61.

Levin SM, Martin DC. Fascia and the tensional network of the human body. The science and clinical applications in manual and movement therapy. In: Biotensegrity: The mechanics of fascia. Edinburgh: Elsevier; 2012. S. 137–42. Chapter: 3.5.

Li D, Jia J, Wang X. Unpleasant food odors modulate the processing of facial expressions: an event-related potential study. Front Neurosci. 2020;14:686.

Li T, Tang H, Zhu J, Zhang JH. The finer scale of consciousness: quantum theory. Ann Transl Med. 2019;7(20):585.

Liddelow SA, Guttenplan KA, Clarke LE, Bennett FC, Bohlen CJ, Schirmer L, Bennett ML, Münch AE, Chung WS, Peterson TC, Wilton DK, Frouin A, Napier BA, Panicker N, Kumar M, Buckwalter MS, Rowitch DH, Dawson VL, Dawson TM, Stevens B, Barres BA. Neurotoxic reactive astrocytes are induced by activated microglia. Nature. 2017;541(7638):481–7.

Liesegang DG, Ullmann KM. Modellgestützte Regelkreise im Management. In: Werners B, Gabriel R, Hrsg. Operations Research Reflexionen aus Theorie und Praxis. Berlin, Heidelberg: Springer; 1994.

Lim C, Nunes EA, Currier BS, McLeod JC, Thomas ACQ, Phillips SM. An evidence-based narrative review of mechanisms of resistance exercise-induced human skeletal muscle hypertrophy. Med Sci Sports Exerc. 2022;54(9):1546–59.

Lin Y, Dai R, Vogelaar G, Rinkevich Y. Organ dependency on fascia connective tissue. Am J Physiol Cell Physiol. 2024 Aug 1;327(2):C357–61.

Liu HY, Lee PL, Chou KH, Wang YF, Chen SP, Lai KL, Pan LL, Lin CP, Wang SJ, Chen WT. Brain morphometry changes with fatigue severity in fibromyalgia. Clin Exp Rheumatol. 2023;41(6):1230-1237.

Liu X, Czosnyka M, Donnelly J, et al. Assessment of cerebral autoregulation indices – a modelling perspective. Sci Rep. 2020;10(1):9600.

Lloyd D, Aon MA, Cortassa S. Why homeodynamics, not homeostasis? Sci World J. 2001;1:133–45.

Locher JL, Hrsg. Leben und Werk M.C. Escher. Eltville am Rhein: Rheingauer Verlagsgesellschaft; 1986.

Lopez C, Halje P, Blanke O. Body ownership and embodiment: vestibular and multisensory mechanisms. Neurophysiol Clin. 2008;38(3):149–61.
Lopez C, Falconer CJ, Mast FW. Being moved by the self and others: influence of empathy on self-motion perception. Plos One. 2013;8(1):e48293.
Loram ID, Maganaris CN, Lakie M. Paradoxical muscle movement in human standing. J Physiol. 2004;556(Pt 3):683–9.
Lovejoy CO. The origin of man. Science. 1981;211(4480):341–50.
Lovejoy CO. The natural history of human gait and posture. Part 1. Spine and pelvis. Gait Posture. 2005a;21(1):95–112.
Lovejoy CO. The natural history of human gait and posture. Part 2. Hip and thigh. Gait Posture. 2005b;21(1):113–24.
Lu C. Improving the minimum free energy principle to the maximum information efficiency principle. Entropy. 2025;27(7):684.
Luhmann N. Die Gesellschaft der Gesellschaft. 1. Aufl. Berlin: Suhrkamp Wissenschaft; 1998.
Luhmann N. The autopoiesis of social systems. Journal of Sociocybernetics. 2008;6.2:843–95.
Luine V. Recognition memory tasks in neuroendocrine research. Behav Brain Res. 2015;285:158–64.
Lyon P. Autopoiesis and knowing: reflections on Maturana's biogenic explanation of cognition. Cybern Hum Knowing. 2004;11(4):21–46.
Marino FE, Sibson BE, Lieberman DE. The evolution of human fatigue resistance. J Comp Physiol B. 2022;192(3-4):411–22.
Marshall EM, Parks JC, Tai YL, Kingsley JD. The effects of machine-weight and free-weight resistance exercise on hemodynamics and vascular function. Int J Exerc Sci. 2020;13(2):526–38.
Martinetti LE, Autio DM, Crandall SR. Motor Control of Distinct Layer 6 Corticothalamic Feedback Circuits. eNeuro. 2024 Jul 9;11(7):ENEURO.0255–24.2024.
Martinez-Garcia RI, Voelcker B, Zaltsman JB, Patrick SL, Stevens TR, Connors BW, Cruikshank SJ. Two dynamically distinct circuits drive inhibition in the sensory thalamus. Nature. 2020 Jul;583(7818):813–8.
Maruyama M. Metaorganization of information: information in a classificational universe, relational universe, and relevantial universe. Cybernetica. 1965;8(4):224–36.
Marzolini S, Robertson AD, Oh P, et al. Aerobic training and mobilization early post-stroke: cautions and considerations. Front Neurol. 2019;10:1187.
Matthews PB. Where does Sherrington's „muscular sense" originate? Muscles, joints, corollary discharges? Annu Rev Neurosci. 1982;5:189–218.
Matthews VB, Aström MB, Chan MH, Bruce CR, Krabbe KS, Prelovsek O, Akerström T, Yfanti C, Broholm C, Mortensen OH, Penkowa M, Hojman P, Zankari A, Watt MJ, Bruunsgaard H, Pedersen BK, Febbraio MA. Brain-derived neurotrophic factor is produced by skeletal muscle cells in response to contraction and enhances fat oxidation via activation of AMP-activated protein kinase. Diabetologia. 2009;52(7):1409–18.
Maturana HR. The organization of the living: a theory of the living organization. Cybernetics Forum, special issue devoted to autopoiesis 1981 10, 2,3: 14–23. Ersterscheinung: in International Journal of Man-Machine Studies, Academic Press, lnc. (London) Ud. Vol. 7, 1975
Maturana HR. Biologie der Realität. 5. Aufl. Frankfurt am Main: Suhrkamp; 2021.
Maturana HR, Varela FJ. Autopoiesis and cognition: the realization of the living, Boston. Studies in the Philosophy of Science, Bd. 42. Boston: D. Reidel Publishing; 1980.
Maturana HR, Varela FJ. Der Baum der Erkenntnis. Die biologischen Wurzeln menschlichen Erkennens. 9. Aufl. Frankfurt am Main: S. Fischer; 2021.
Matuszewska A, Syczewska M. Analysis of the movements of the upper extremities during gait: Their role for the dynamic balance. Gait Posture. 2022;100:82–90.
Maynard DM. Organization of neuropil. Am Zool. 1962;2:79–96.

Mazzaro A, Vita V, Ronfini M, Casola I, Klein A, Dobrowolny G, Sorarù G, Musarò A, Mongillo M, Zaglia T. Sympathetic neuropathology is revealed in muscles affected by amyotrophic lateral sclerosis. Front Physiol. 2023;14:1165811.

McCall GE, Gosselink KL, Bigbee AJ, Roy RR, Grindeland RE, Edgerton VR. Muscle afferent-pituitary axis: a novel pathway for modulating the secretion of a pituitary growth factor. Exerc Sport Sci Rev. 2001;29(4):164–9.

McEwen BS. Stress, adaptation, and disease. Allostasis and allostatic load. Ann N Y Acad Sci. 1998 May 1;840:33–44.

McEwen BS, Wingfield JC. The concept of allostasis in biology and biomedicine. Horm Behav. 2003;43:2–15.

Melloni L, Mudrik L, Pitts M, Bendtz K, Ferrante O, Gorska U, Hirschhorn R, Khalaf A, Kozma C, Lepauvre A, Liu L, Mazumder D, Richter D, Zhou H, Blumenfeld H, Boly M, Chalmers DJ, Devore S, Fallon F, de Lange FP, Jensen O, Kreiman G, Luo H, Panagiotaropoulos TI, Dehaene S, Koch C, Tononi G. An adversarial collaboration protocol for testing contrasting predictions of global neuronal workspace and integrated information theory. PLoS One. 2023 Feb 10;18(2):e0268577.

Mense S. Innervation of the thoracolumbar fascia. Eur J Transl Myol. 2019;29(3):8297.

Mense S, Hoheisel U. Evidence for the existence of nociceptors in rat thoracolumbar fascia. J Bodyw Mov Ther. 2016;20(3):623–8.

Merton PA. Voluntary strength and fatigue. J Physiol. 1954;123(3):553–64.

Mesarovic MD, Hrsg. Systems theory and biology. Proceedings of the III. Systems Symposium at Case Institute of Technology. Springer; 1968.

Mikkola J, Rusko H, Nummela A, Pollari T, Häkkinen K. Concurrent endurance and explosive type strength training improves neuromuscular and anaerobic characteristics in young distance runners. Int J Sports Med. 2007;28(7):602–11.

Milling P. Systemtheoretische Grundlagen zur Planung der Unternehmenspolitik. Berlin: Duncker & Humblot; 1981.

Mishra M, Wu J, Kane AE, Howlett SE. The intersection of frailty and metabolism. Cell Metab. 2024;36(5):893–911.

Mitchell JH, Kaufman MP, Iwamoto GA. The exercise pressor reflex: its cardiovascular effects, afferent mechanisms, and central pathways. Annu Rev Physiol. 1983;45:229–42.

Mittelstaedt H. Reafferenzprinzip – Apologie und Kritik. In: Keidel WD, Plattig KH, Hrsg. Vorträge der Erlanger Physiologentagung 1970. Berlin, Heidelberg: Springer; 1971.

Mogenson GJ, Jones DL, Yim CY. From motivation to action: functional interface between the limbic system and the motor system. Prog Neurobiol. 1980;14(2-3):69–97.

Molofsky AV, Deneen B. Astrocyte development: a guide for the perplexed. Glia. 2015;63(8):1320–9.

Montemayor C, Haladjian HH. Recurrent processing theory versus global neuronal workspace theory: a comment on 'The relationship between attention and consciousness: an expanded taxonomy and implications for 'no-report' paradigms' by Pitts et al. Philos Trans R Soc Lond B Biol Sci. 2019 Apr 15;374(1770):20180517.

Moon KM, Kim J, Seong Y, Suh BC, Kang K, Choe HK, Kim K. Proprioception, the regulator of motor function. BMB Rep. 2021;54(8):393–402.

Moore K, Persaud TVN, Torchia MG, Viebahn C, Hrsg. Enbryologie. Urban & Fischer / Elsevier; 2013.

Morais LH, Schreiber HL 4th, Mazmanian SK. The gut microbiota-brain axis in behaviour and brain disorders. Nat Rev Microbiol. 2021;19(4):241–55.

Morehead JR, Qasim SE, Crossley MJ, Ivry R. Savings upon re-aiming in visuomotor adaptation. J Neurosci. 2015;35(42):14386–96.

Moreno RA, Holodny AI. Functional brain anatomy. Neuroimaging Clin N Am. 2021;31(1):33–51.

Mosso A. Die Ermüdung, deutsche Übersetzung von Glinzer J. Leipzig: Hirzel; 1892. https://archive.org/details/dieermdung00moss/mode/2up.

Muehlbauer T, Heise J, Hill MW. Effect of arm movement on balance performance in children: role of expertise in gymnastics. BMC Res Notes. 2022;15(1):363.
Müller J. Handbuch der Physiologie des Menschen für Vorlesungen. Bd. 1. Coblenz: J. Hölscher; 1838.
Müller J. Handbuch der Physiologie des Menschen für Vorlesungen. Bd. 2. Coblenz: J. Hölscher; 1840.
Murre JM, Dros J. Replication and analysis of Ebbinghaus' forgetting curve. Plos One. 2015;10(7): e120644.
Myatt JP, Schilling N, Thorpe SK. Distribution patterns of fibre types in the triceps surae muscle group of chimpanzees and orangutans. J Anat. 2011;218:402–12.
Myers CE, Interian A, Moustafa AA. A practical introduction to using the drift diffusion model of decision-making in cognitive psychology, neuroscience, and health sciences. Front Psychol. 2022;13:1039172.
Nath S, Villadsen J. Oxidative phosphorylation revisited. Biotechnol Bioeng. 2015;112(3):429–37.
Nishimoto R, Inokuchi H, Fujiwara S, Ogata T. Implicit learning provides advantage over explicit learning for gait-cognitive dual-task interference. Sci Rep. 2024;14(1):18336.
Niven JE, Laughlin SB. Energy limitation as a selective pressure on the evolution of sensory systems. J Exp Biol. 2008;211(Pt 11):1792–804.
Niyo G, Almofeez LI, Erwin A, Valero-Cuevas FJ. A computational study of how an α- to γ-motoneurone collateral can mitigate velocity-dependent stretch reflexes during voluntary movement. Proc Natl Acad Sci U S A. 2024 Aug 20;121(34):e2321659121.
Nociti V, Romozzi M. The role of BDNF in multiple sclerosis neuroinflammation. Int J Mol Sci. 2023;24(9):8447.
Noy D, Mouta S, Lamas J, Basso D, Silva C, Santos JA. Audiovisual integration increases the intentional step synchronization of side-by-side walkers. Hum Mov Sci. 2017;56(Pt B):71–87.
Nurse MA, Nigg BM. The effect of changes in foot sensation on plantar pressure and muscle activity. Clin Biomech. 2001;16(9):719–27.
Objero CN, Wdowski MM, Hill MW. Can arm movements improve postural stability during challenging standing balance tasks? Gait Posture. 2019;74:71–5.
Odstrcil I, Petkova MD, Haesemeyer M, Boulanger-Weill J, Nikitchenko M, Gagnon JA, Oteiza P, Schalek R, Peleg A, Portugues R, Lichtman JW, Engert F. Functional and ultrastructural analysis of reafferent mechanosensation in larval zebrafish. Curr Biol. 2022;32(1):176–189.e5.
Ofner M, Walach H. The Vegetative Receptor-Vascular Reflex (VRVR) – A New Key to Regeneration. Front Physiol. 2020 Sep 23;11:547526.
Olah N. Das Reafferenzprinzip als Kompensationsstrategie in der Kybernetik. Inaugural-Dissertation, Universität Düsseldorf. 2001. https://www.researchgate.net/profile/Norbert-Olah-2/publication/330967093_Das_Reafferenzprinzip_als_Kompensationsstrategie_in_der_Kybernetik/links/5c5d7d349285 1c48a9c1fd6c/Das-Reafferenzprinzip-als-Kompensationsstrategie-in-der-Kybernetik.pdf.
Oliva A, Schyns P. Coarse blobs or fine edges? evidence that information diagnosticity changes the perception of complex visual stimuli. Cogn Psychol. 1997;34(1):72–107.
Oliva A, Torralba A, Schyns PG. Hybrid images. ACM Trans Graph. 2006;25(3):527–32.
Olsen LA, Nicoll JX, Fry AC. The skeletal muscle fiber: a mechanically sensitive cell. Eur J Appl Physiol. 2019;119(2):333–49.
Orbán G, Wolpert DM. Representations of uncertainty in sensorimotor control. Curr Opin Neurobiol. 2011;21(4):629–35.
Ozker M, Yu L, Dugan P, Doyle W, Friedman D, Devinsky O, Flinker A. Speech-induced suppression and vocal feedback sensitivity in human cortex. bioRxiv [Preprint]. 2024. 21:2023.12.08.570736.
Paavolainen L, Häkkinen K, Hämäläinen I, Nummela A, Rusko H. Explosive-strength training improves 5-km running time by improving running economy and muscle power. J Appl Physiol. 1999;86:1527–33.

Pálenîk J. What does it mean for consciousness to be multidimensional? A narrative review. Front Psychol. 2024 Jun 20;15:1430262.

Pan YT, Yoon HU, Hur P. A portable sensory augmentation device for balance rehabilitation using fingertip skin stretch feedback. IEEE Trans Neural Syst Rehabil Eng. 2017;25(1):28–36.

Panerai RB. Cerebral autoregulation: from models to clinical applications. Cardiovasc Eng. 2008;8(1):42–59.

Papageorgakopoulou MA, Bania A, Lagogianni IA, Birmpas K, Assimakopoulou M. The role of Glia telomere dysfunction in the pathogenesis of central nervous system diseases. Mol Neurobiol. 2024;61(8):5868–81.

Parker A, Fonseca S, Carding SR. Gut microbes and metabolites as modulators of blood-brain barrier integrity and brain health. Gut Microbes. 2020;11(2):135–57.

Passerieux E, Rossignol R, Letellier T, Delage JP. Physical continuity of the perimysium from myofibers to tendons: involvement in lateral force transmission in skeletal muscle. J Struct Biol. 2007;159(1):19–28.

Pawlow IP. Ausgewählte Werke. Berlin: Akademie Verlag; 1955. S. 184–201.

Pedersen BK. Physical activity and muscle-brain crosstalk. Nat Rev Endocrinol. 2019;15(7):383–92.

Pedersen B, Febbraio M. Muscles, exercise and obesity: skeletal muscle as a secretory organ. Nat Rev Endocrinol. 2012;8:457–65.

Pedersen BK, Steensberg A, Fischer C, Keller C, Keller P, Plomgaard P, Febbraio M, Saltin B. Searching for the exercise factor: is IL-6 a candidate? J Muscle Res Cell Motility. 2003;24(2-3):113–9.

Perez-Castro C, Renner U, Haedo MR, Stalla GK, Arzt E. Cellular and molecular specificity of pituitary gland physiology. Physiol Rev. 2012;92(1):1–38.

Perez Velazquez JL. Why can't researchers agree about consciousness? Because it's all in the mind. Nature. 2024 Mar;627(8002):38.

Perreault EJ, Heckman CJ, Sandercock TG. Hill muscle model errors during movement are greatest within the physiologically relevant range of motor unit firing rates. J Biomech. 2003;36(2):211–8.

Peterka RJ. Sensorimotor integration in human postural control. J Neurophysiol. 2002;88(3):1097–118.

Pezzulo G, Rigoli F, Friston K. Active Inference, homeostatic regulation and adaptive behavioural control. Prog Neurobiol. 2015;134:17–35.

Pisani A, Paciello F, Del Vecchio V, Malesci R, De Corso E, Cantone E, Fetoni AR. The role of BDNF as a biomarker in cognitive and sensory neurodegeneration. J Pers Med. 2023;13(4):652.

Place N, Millet GY. Quantification of neuromuscular fatigue: what do we do wrong and why? Sports Med. 2020;50(3):439–47.

Pollock AS, Durward BR, Rowe PJ, Paul JP. What is balance? Clin Rehabil. 2000;14(4):402–6.

Pontzer H, Raichlen DA, Sockol MD. The metabolic cost of walking in humans, chimpanzees, and early hominins. J Hum Evol. 2009;56:43–54.

Pop MG, Crivil C, Opincariu J. Anatomy and fuction of the hypothalamus. In: Baloyannis S, Gordeladze JO, Hrsg. Hypothalamus in health and diseases IntechOpen; 2018. https://doi.org/10.5772/intechopen.69694.

Porcu E, Keitel C, Müller MM. Visual, auditory and tactile stimuli compete for early sensory processing capacities within but not between senses. Neuroimage. 2014;97:224–35.

Porter R, Whelan J, Hrsg. Symposium of human muscle fatigue: physiological mechanisms, Ciba Foundation London 1980; London: Pitman Medical; 1981.

Price M. Does A change in foot position have an effect on the thickness and stiffness of the plantar fascia of the foot? School of Life Sciences and Education, Staffordshire University; 2021. Thesis.

Price M, Mychost T, Naemi R, Chockalingam N. A method for weightbearing assessment of plantar fascia thickness and stiffness. J Am Podiatr Med Assoc. 2025;115(3):24–57.

Proske U. A reassessment of the role of joint receptors in human position sense. Exp Brain Res. 2023;241(4):943–9.

Proske U, Gandevia SC. The proprioceptive senses: their roles in signaling body shape, body position and movement, and muscle force. Physiol Rev. 2012;92(4):1651–97.

Proske U, Chen B. Two senses of human limb position: methods of measurement and roles in proprioception. Exp Brain Res. 2021 Nov;239(11):3157–74.

Proske U, Morgan DL, Gregory JE. Thixotropy in skeletal muscle and in muscle spindles: a review. Prog Neurobiol. 1993;41(6):705–21.

Proske U, Tsay A, Allen T. Muscle thixotropy as a tool in the study of proprioception. Exp Brain Res. 2014;232(11):3397–412.

Pruitt TA, Halpern AR, Pfordresher PQ. Covert singing in anticipatory auditory imagery. Psychophysiology. 2019;56(3):e13297.

Pynn LK, DeSouza JF. The function of efference copy signals: implications for symptoms of schizophrenia. Vision Res. 2013;76:124–33.

Qin C, Li J, Tang K. The paraventricular nucleus of the hypothalamus: development, function, and human diseases. Endocrinology. 2018;159(9):3458–72.

Quan N, Banks WA. Brain-immune communication pathways. Brain Behav Immun. 2007;21(6): 727–35.

Quastler H. The emergence of biological organization. New Haven, London: Yale University Press; 1964.

Rack PM, Westbury DR. The short range stiffness of active mammalian muscle and its effect on mechanical properties. J Physiol. 1974;240(2):331–50.

Ran C, Boettcher JC, Kaye JA, Gallori CE, Liberles SD. A brainstem map for visceral sensations. Nature. 2022;609(7926):320–6.

Ratcliff R. A theory of memory retrieval. Psychol Rev. 1978;85(2):59–108.

Razeto-Barry P. Autopoiesis 40 years later. A review and a reformulation. Orig Life Evol Biosph. 2012;42(6):543–67.

Restian A. Neurocybernetic control mechanisms of informational homeostasis. Int J Neurosci. 1982;16(3-4):211–20.

Ri S. The management of poststroke thalamic pain: update in clinical practice. Diagnostics. 2022;12(6):1439.

de Ridder D, de Ridder J, Reinders MJT. Pattern recognition in bioinformatics. Brief Bioinform. 2013;14(5):633–47.

Ridderinkhof KR. Emotion in action: a predictive processing perspective and theoretical synthesis. Emot Rev. 2017;9(4):319–25.

Riels KM, Rocha HA, Keil A. No intermodal interference effects of threatening information during concurrent audiovisual stimulation. Neuropsychologia. 2020;136:107283.

Rizzolatti G, Fadiga L, Gallese V, Fogassi L. Premotor cortex and the recognition of motor actions. Brain Res Cogn Brain Res. 1996;3(2):131–41.

Rodman PS, McHenry HM. Bioenergetics and the origin of hominid bipedalism. Am J Phys Anthropol. 1980;52(1):103–6.

Rodrigues ACZ, Messi ML, Wang ZM, Abba MC, Pereyra A, Birbrair A, Zhang T, O'Meara M, Kwan P, Lopez EIS, Willis MS, Mintz A, Files DC, Furdui C, Oppenheim RW, Delbono O. The sympathetic nervous system regulates skeletal muscle motor innervation and acetylcholine receptor stability. Acta Physiol. 2019;225(3):e13195.

Rodríguez-Gutiérrez E, Torres-Costoso A, Pascual-Morena C, Pozuelo-Carrascosa DP, Garrido-Miguel M, Martínez-Vizcaíno V. Effects of resistance exercise on neuroprotective factors in middle and late life: a systematic review and meta-analysis. Aging dis. 2023;14(4):1264–1275.

Rolls ET. Emotion, motivation, decision-making, the orbitofrontal cortex, anterior cingulate cortex, and the amygdala. Brain Struct Funct. 2023;228(5):1201–57.

Ropohl G. Allgemeine Systemtheorie – Einführung in transdisziplinäres Denken. Berlin: Edition Sigma; 2012. https://library.oapen.org/bitstream/id/047d7375-77dd-49f7-9505-2015bbf23445/422388.pdf.

Roth G. Fühlen, Denken, Handeln. Wie das Gehirn unser Verhalten steuert. 7. Aufl. Frankfurt am Main: Suhrkamp; 2023.

Roth G, Ryba A. Coaching, Beratung und Gehirn. Neurobiologische Grundlagen wirksamer Veränderungskonzepte. Stuttgart: Klett-Cotta; 2016.

Röth K, Shao S, Gjorgjieva J. Efficient population coding depends on stimulus convergence and source of noise. PLoS Comput Biol. 2021;17(4):e1008897.

Roxo MR, Franceschini PR, Zubaran C, Kleber FD, Sander JW. The limbic system conception and its historical evolution. Sci World J. 2011;11:2428–41.

Rumyantsev OI, Lecoq JA, Hernandez O, Zhang Y, Savall J, Chrapkiewicz R, Li J, Zeng H, Ganguli S, Schnitzer MJ. Fundamental bounds on the fidelity of sensory cortical coding. Nature. 2020;580(7801):100–5.

Sachse P, Beermann U, Martini M, Maran T, Domeier M, Furtner MR. The world is upside down – The Innsbruck goggle experiments of Theodor Erismann (1883–1961) and Ivo Kohler (1915–1985). Cortex. 2017;92:222–32.

Safron A. Integrated world modeling theory expanded: Implications for the future of consciousness. Front Comput Neurosci. 2022;16:642397.

Saiepour MH, Chakravarthy S, Min R, Levelt CN. Competition and homeostasis of excitatory and inhibitory connectivity in the adult mouse visual cortex. Cereb Cortex. 2015;25(10):3713–22.

Sakada S. Mechanoreceptors in fascia, periosteum and periodontal ligament. Bull Tokyo Med Dent Univ. 1974;21(Suppl):11–3.

Sale DG. Neural adaptation to resistance training. Med Sci Sports Exerc. 1988;20(5 Suppl):S135–S45.

Sandri M. Signaling in muscle atrophy and hypertrophy. Comp Biochem Physiol A Physiol. 2008;23:160–70.

Sandri M, Viehmann M, Adams V, et al. Chronic heart failure and aging – effects of exercise training on endothelial function and mechanisms of endothelial regeneration: results from the Leipzig Exercise Intervention in Chronic heart failure and Aging (LEICA) study. Eur J Prev Cardiol. 2016;23(4):349–58.

Sanfey J. Simultaneity of consciousness with physical reality: the key that unlocks the mind-matter problem. Front Psychol. 2023;14:1173653.

Sargent C, Lastella M, Halson SL, Roach GD. The impact of training schedules on the sleep and fatigue of elite athletes. Chronobiol Int. 2014;31(10):1160–8.

Saxena K, Singh P, Sahoo P, Sahu S, Ghosh S, Ray K, et al. Fractal, scale free electromagnetic resonance of a single brain extracted microtubule, a single tubulin protein and a single neuron. Fractal Fract. 2020; https://doi.org/10.3390/fractalfract4020011.

Scarr G. Biotensegrity: Concept, Principles and Applications. In: Fraternali F, Rimoli JJ, Hrsg. Tensegrity Systems. CISM International Centre for Mechanical Sciences, Bd. 2. Springer; 2025.

Schappacher-Tilp G, Leonard T, Desch G, Herzog W. A novel three-filament model of force generation in eccentric contraction of skeletal muscles. PLoS ONE. 2015;10(3):e117634.

van Schie MKM, Lammers GJ, Fronczek R, Middelkoop HAM, van Dijk JG. Vigilance: discussion of related concepts and proposal for a definition. Sleep Med. 2021 Jul;83:175–81.

Schleip R, Huijing P, Findley, TW (Eds.). Fascia: the tensional network of the human body: the science and clinical applications in manual and movement therapy. Elsevier Health Sciences; 2013.

Schleip R, Klingler W. Active contractile properties of fascia. Clin Anat. 2019;32(7):891–5.

Schleip R, Gabbiani G, Wilke J, Naylor I, Hinz B, Zorn A, Jäger H, Breul R, Schreiner S, Klingler W. Fascia Is Able to Actively Contract and May Thereby Influence Musculoskeletal Dynamics: A Histochemical and Mechanographic Investigation. Front Physiol. 2019 Apr 2;10:336.

Schmidt H. Beginn und Aufstieg der Kybernetik. In: Haseloff OW, Hrsg. Grundfragen der Kybernetik. Schriftenreihe Forschung und Information. Berlin: Colloquium Verlag OH Hess; 1971. S. 21–30.

Schneider DM, Mooney R. How movement modulates hearing. Annu Rev Neurosci. 2018;41:553–72.

Schoenfeld BJ, Contreras B, Willardson JM, Fontana F, Tiryaki-Sonmez G. Muscle activation during low- versus high-load resistance training in well-trained men. Eur J Appl Physiol. 2014;114(12):2491–7.

Schoenfeld BJ, Vigotsky AD, Grgic J, Haun C, Contreras B, Delcastillo K, Francis A, Cote G, Alto A. Do the anatomical and physiological properties of a muscle determine its adaptive response to different loading protocols? Physiol Rep. 2020;8(9):e14427.

Schulkin J. Rethinking homeostasis. Allostatic regulation in physiology and pathology. Cambridge: MIT Press; 2003.

Schulkin J. Social allostasis: anticipatory regulation of the internal milieu. Front Evol Neurosci. 2011;2:111.

Schwartz AB. Movement: how the brain communicates with the world. Cell. 2016;164(6):1122–35.

Schyns PG, Oliva A. From Blobs To Bound Edges: Evid Time – Spatial-scale-dependent Scene Recognition. 1994;5(4):195–200.

Scoppa F, Capra R, Gallamini M, Shiffer R. Clinical stabilometry standardization: basic definitions – acquisition interval – sampling frequency. Gait Posture. 2013;37(2):290–2.

Scoppa F, Gallamini M, Belloni G, Messina G. Clinical stabilometry standardization: feet position in the static stabilometric assessment of postural stability. Acta Med Mediterr. 2017;33:707–13.

Scott DN, Mukherjee A, Nassar MR, Halassa MM. Thalamocortical architectures for flexible cognition and efficient learning. Trends Cogn Sci. 2024 Aug;28(8):739–56.

Selye H. The alarm reaction. Montreal: McGill News; 1937.

Selye H. The general adaptation syndrome and the diseases of adaptation. J Clin Endocrinol Metab. 1946;6(2):117–230.

Selye H. Homeostasis and heterostasis. Perspect Biol Med. 1973;16(3):441–5.

Selye H. Homeostasis and heterostasis. In: Day SB, Hrsg. Trauma: clinical and biological aspects. New York: Springer; 1975. S. 25–9.

Senevirathne G, Fernandopulle SC, Richard D, Baumgart SL, Christensen AL, Fabbri M, Höppner J, Jüppner H, Li P, Bothe V, Fröbisch N, Simcock I, Arthurs OJ, Calder A, Freilich N, Nowlan NC, Glass IA, Craft A, Capellini TD. The evolution of hominin bipedalism in two steps. Nature. 2025 Sep;645(8082):952–963.

Setchenov IM. Zur Frage nach der Einwirkung sensitiver Reize auf die Muskelarbeit des Menschen. In: Selected works. Moscow. Foreign Languages Publishing house, 1935. S. 246–60.

Seth AK. Putting Descartes before the horse: Quantum theories of consciousness: Comment on "Consciousness, biology, and quantum hypotheses"by Baars & Edelman. Phys Life Rev. 2012 Sep;9(3):297–8; discussion 306–7.

Seth AK, Bayne T. Theories of consciousness. Nat Rev Neurosci. 2022 Jul;23(7):439–52.

Severinsen MCK, Pedersen BK. Muscle-organ crosstalk: the emerging roles of myokines. Endocr Rev. 2020;41(4):594–609.

Shamos MH, Lavine LS. Physical bases for bioelectric effects in mineralized tissues. Clin Orthop Relat Res. 1964 Jul-Aug;35:177–88.

Shephard RJ, Allen C, Benade AJ, Davies CT, Di Prampero PE, Hedman R, Merriman JE, Myhre K, Simmons R. The maximum oxygen intake. An international reference standard of cardiorespiratory fitness. Bull World Health Organ. 1968;38(5):757–64.

Shergill SS, Samson G, Bays PM, Frith CD, Wolpert DM. Evidence for sensory prediction deficits in schizophrenia. Am J Psychiatry. 2005;162:2384–6.

Sherrington CS. On the anatomical constitution of nerves of skeletal muscles; with remarks on recurrent fibres in the ventral spinal nerve-root. J Physiol. 1894;17(3-4):210–58.

Sherrington CS. The muscular sense. In: Schäfers Handbook of Physiology. 1898. S. 1003–25.

Sherrington CS. The integrative action of the nervous system. New Haven: Yale University Press; 1906

Simons GD, Mense S. Understanding and measurement of muscle tone as related to clinical muscle pain. Pain. 1998 Mar;75(1):1–17.

Singh P, Saxena K, Sahoo P, Ghosh S, Bandyopadhyay A. Electrophysiology using coaxial atom probe array: live imaging reveals hidden circuits of a hippocampal neural network. J Neurophysiol. 2021;125(6):2107–16.

Shruthi BR, Jadhav V, Tyagi A, Srivastava S. Association between Handgrip Strength and Cardiovascular Parameters in Healthy Individuals. European Journal of Cardiovascular Medicine. 2025;15:274–7.

Skoyles JR. Human balance, the evolution of bipedalism and dysequilibrium syndrome. Med Hypotheses. 2006;66(6):1060–8.

Smith SA, Mitchell JH, Garry MG. The mammalian exercise pressor reflex in health and disease. Exp Physiol. 2006;91(1):89–102.

Soares-Cunha C, Heinsbroek JA. Ventral pallidal regulation of motivated behaviors and reinforcement. Front Neural Circuits. 2023;17:1086053.

Sperry RW. Neural basis of the spontaneous optokinetic response produced by visual inversion. J Comp Physiol Psychol. 1950;43(6):482–9.

Squire LR. Memory systems of the brain: a brief history and current perspective. Neurobiol Learn Mem. 2004;82(3):171–7.

Squire LR, Bayley PJ. The neuroscience of remote memory. Curr Opin Neurobiol. 2007;17(2):185–96.

St George RJ, Gurfinkel VS, Kraakevik J, Nutt JG, Horak FB. Case studies in neuroscience: a dissociation of balance and posture demonstrated by camptocormia. J Neurophysiol. 2018;119(1):33–8.

Stadelmann C, Timmler S, Barrantes-Freer A, Simons M. Myelin in the central nervous system: structure, function, and pathology. Physiol Rev. 2019;99(3):1381–431.

Stecco A, Giordani F, Fede C, Pirri C, De Caro R, Stecco C. From muscle to the myofascial unit: current evidence and future perspectives. Int J Mol Sci. 2023;24(5):4527.

Stecco C, Corradin M, Macchi V, Morra A, Porzionato A, Biz C, De Caro R. Plantar fascia anatomy and its relationship with Achilles tendon and paratenon. J Anat. 2013 Dec;223(6):665–76.

Stecco C, Sfriso MM, Porzionato A, Rambaldo A, Albertin G, Macchi V, De Caro R. Microscopic anatomy of the visceral fasciae. J Anat. 2017;231(1):121–8.

Sterling P. Allostasis: a model of predictive regulation. Physiol Behav. 2012;106(1):5–15.

Sterling P. What is health? Allostasis and the evolution of human design. Cambridge: MIT Press; 2020.

Sterling P, Eyer, J. Allostasis: A new paradigm to explain arousal pathology. In: Fisher S, Reason J, Hrsg. Handbook of life stress, cognition and health. Chichester: Wiley; 1988. S. 629–49.

Stilwell DL Jr.. Regional variations in the innervation of deep fasciae and aponeuroses. Anat Rec. 1957;127(4):635–53.

Stoklund Dittlau K, Van Den Bosch L. Why should we care about astrocytes in a motor neuron disease? Front Mol Med. 2023;3:1047540.

Straka H, Chagnaud BP. Moving or being moved: that makes a difference. J Neurol. 2017;264 (Suppl 1):28–33.

Straka H, Simmers J, Chagnaud BP. A new perspective on predictive motor signaling. Curr Biol. 2018;28(5):R232–R43.

Strzalkowski ND, Incognito AV, Bent LR, Millar PJ. Cutaneous mechanoreceptor feedback from the hand and foot Can modulate muscle sympathetic nerve activity. Front Neurosci. 2016;10:568.

Strzalkowski NDJ, Peters RM, Inglis JT, Bent LR. Cutaneous afferent innervation of the human foot sole: what can we learn from single-unit recordings? J Neurophysiol. 2018;120(3):1233–46.

Stucki G, Ewert T, Cieza A. Value and application of the ICF in rehabilitation medicine. Disabil Rehabil. 2002;24(17):932–8.

Suarez-Rodriguez V, Fede C, Pirri C, Petrelli L, Loro-Ferrer JF, Rodriguez-Ruiz D, De Caro R, Stecco C. Fascial innervation: a systematic review of the literature. Int J Mol Sci. 2022;23(10):5674.

Subramanian D, Alers A, Sommer MA. Corollary discharge for action and cognition. Biol Psychiatry Cogn Neurosci Neuroimaging. 2019;4(9):782–90.

Tarumi T, Patel NR, Tomoto T, Pasha E, Khan AM, Kostroske K, Riley J, Tinajero CD, Wang C, Hynan LS, Rodrigue KM, Kennedy KM, Park DC, Zhang R. Aerobic exercise training and neurocognitive function in cognitively normal older adults: A one-year randomized controlled trial. J Intern Med. 2022;292(5):788–803.

Teasdale G, Jennett B. Assessment and prognosis of coma after head injury. Acta Neurochir. 1976;34(1-4):45–55.

Thakkar KN, Rolfs M. Disrupted corollary discharge in schizophrenia: evidence from the oculomotor system. Biol Psychiatry Cogn Neurosci Neuroimaging. 2019;4(9):773–81.

Thibaut A, Schiff N, Giacino J, Laureys S, Gosseries O. Therapeutic interventions in patients with prolonged disorders of consciousness. Lancet Neurol. 2019 Jun;18(6):600–14.

Tononi G, Koch KC. Consciousness: here, there and everywhere? Philos Trans R Soc Lond B Biol Sci. 2015;370(1668):20140167.

Tononi G, Boly M, Massimini M, Koch C. Integrated information theory: from consciousness to its physical substrate. Nat Rev Neurosci. 2016 Jul;17(7):450–61.

Tornero-Aguilera JF, Jimenez-Morcillo J, Rubio-Zarapuz A, Clemente-Suárez VJ. Central and peripheral fatigue in physical exercise explained: a narrative review. Int J Environ Res Public Health. 2022;19(7):3909.

Trowell D, Vicenzino B, Saunders N, Fox A, Bonacci J. Effect of strength training on biomechanical and neuromuscular variables in distance runners: a systematic review and meta-analysis. Sports Med. 2020;50(1):133–50.

Tulving E. Episodic memory: from mind to brain. Annu Rev Psychol. 2002;53:1–25.

Tulving E, Schacter DL. Priming and human memory systems. Science. 1990;247(4940):301–6.

Tulving E, Markowitsch HJ. Episodic and declarative memory: role of the hippocampus. Hippocampus. 1998;8(3):198–204.

von Uexküll JJ. Umwelt und Innenwelt der Tiere. Berlin: Springer; 1909.

von Uexküll T, Wesiak W. Wissenschaftstheorie. In: Adler RH, Herrmann JM, Köhle K, Schonecke OW, von Uexküll T, Wesiak W, Hrsg. Ein bio-psycho-soziales Modell. 5. Aufl. Psychosomatische Medizin. München Wien Baltimore: Urban & Schwarzenberg; 1996. S. 41.

Vachha BA, Middlebrooks EH. Brain functional imaging anatomy. Neuroimaging Clin N Am. 2022;32(3):491–505.

Vainchtein ID, Molofsky AV. Astrocytes and Microglia: In Sickness and in Health. Trends Neurosci. 2020;43(3):144–54.

Valavanis A, Borbély AA. Walter Rudolf Hess, Leben und Werk: Anlässlich des 70 Jahre Jubiläums der Verleihung des Nobelpreises. Zürich: Klinisches Neurozentrum USZ; 2019. https://doi.org/10.5167/uzh-183083.

VanStraaten EC, Stam CJ. Structure out of chaos: functional brain network analysis with EEG, MEG, and functional MRI. Eur Neuropsychopharmacol. 2013;23(1):7–18.

Varela FJ. Patterns of life: Intertwining identity and cognition. Brain Cogn. 1997;34(1):72–87.

Varela FJ, Maturana HR, Uribe R. Autopoiesis: The Organization of Living Systems, Its Characterization and a Model. Cybernetics Forum, special issue devoted to autopoiesis 1981;10(2,3):7–13

Vernazza-Martin S, Ferrel-Chapus C, Fautrelle L, Lachaud L, Dru V. The organization of the movement depends mainly on the anticipation of its sensory and emotional consequences. Sci Rep. 2022;12(1):1871.

Vester F. Die Kunst vernetzt zu denken. Ideen und Werkzeuge für einen neuen Umgang mit Komplexität. Ein Bericht an den Club of Rome. 2. Aufl. München: Deutsche Verlagsgesellschaft; 2019.

von Vierordt K. Grundriss der Physiologie des Menschen. 2. Aufl. Tübingen: Verlag der Laupp'schen Buchhandlung, Laupp & Siebeck; 1862. S. 364. 4. Aufl. 1871. S. 445f.

Vossius G. Grundlagen der biologischen Kybernetik. In: Gauer O, Kramer K, Jung R, Hrsg. Allgemeine Neurophysiologie. 3. Aufl. Physiologie des Menschen, Bd. 10. München, Wien, Baltimore: Urban & Schwarzenberg; 1980.

Vuillerme N, Burdet C, Isableu B, Demetz S. The magnitude of the effect of calf muscles fatigue on postural control during bipedal quiet standing with vision depends on the eye-visual target distance. Gait Posture. 2006;24(2):169–72.

Wagner R. Beginn und Aufstieg der Kybernetik. In: Haseloff OW, Hrsg. Grundfragen der Kybernetik. Schriftenreihe Forschung und Information. Berlin: Colloquium Verlag OH Hess; 1971. S. 14–20.

Wahab NA, Jones RD, Huckabee ML. Effects of olfactory and gustatory stimuli on the biomechanics of swallowing. Physiol Behav. 2011;102(5):485–90.

Walsh EG. Muscles, masses and motion. The physiology of normality, hypotonicity, spasticity and rigidity. London: Mac Keith Press; 1992. S. 166–90.

Walsh EI, Smith L, Northey J, Rattray B, Cherbuin N. Towards an understanding of the physical activity-BDNF-cognition triumvirate: a review of associations and dosage. Ageing Res Rev. 2020;60:101044.

Wang ZM, Messi ML, Rodrigues ACZ, Delbono O. Skeletal muscle sympathetic denervation disrupts the neuromuscular junction postterminal organization: A single-cell quantitative approach. Mol Cell Neurosci. 2022;120:103730.

Wark B, Lundstrom BN, Fairhall A. Sensory adaptation. Curr Opin Neurobiol. 2007;17(4):423–9.

Watzlawick P. Die erfundene Wirklichkeit. Wie wissen wir, was wir zu wissen glauben? 12. Aufl. München: Piper; 2021.

Watzlawick P. Wie wirklich ist die Wirklichkeit? Wahn, Täuschung, Verstehen. 2. Aufl. München: Piper; 2022.

Watzlawick P, Beavin JH, Jackson DD. Menschliche Kommunikation. Formen, Störungen, Paradoxien. 13. Aufl. Bern: Hogrefe; 2017.

Wdowski MM, Duncan MJ, Pennell A, Hill MW. Changes in joint kinematics and dynamic postural stability with free and restricted arm movements in children. Gait Posture. 2021;88:47–53.

Weeks HM, Therrien AS, Bastian AJ. The cerebellum contributes to proprioception during motion. J Neurophysiol. 2017;118(2):693–702.

von Weizsäcker V. Wahrnehmen und Bewegen. Die Tätigkeit des Nervensystems. In: Gesammelte Schriften. Bd. 3. Frankfurt: Suhrkamp; 1990. S. 177.

Werdecker L, Esch T. Stress und Gesundheit. In: Haring R, Hrsg. Gesundheitswissenschaften. Reference Pflege – Therapie – Gesundheit. Berlin, Heidelberg: Springer; 2018.

Wever EG. Theory of hearing. New York, London: Wiley, Dover Publ; 1949. S. 336.

Whelan E, O'Shea J, Hunt E, Dockray S. Evaluating measures of allostatic load in adolescents: A systematic review. Psychoneuroendocrinology. 2021 Sep;131:105324.

WHO: World Health Organization. Summary Reports on Proceedings Minutes and Final Acts of the International Health Conference held in New York from 19 June to 22 July 1946; 1948. https://www.who.int/about/governance/constitution

WHO: World Health Organization. History of the development of the ICD. ICD-11 2026 Release. https://www.who.int/standards/classifications/classification-of-diseases

Wiener N. Cybernetics or Control and Communication in the Animal and the Machine. New York: MIT Press, John Wiley; 1948. Hermann, Paris.

Wiener N. Beginn und Aufstieg der Kybernetik. In: Haseloff OW, Hrsg. Grundfragen der Kybernetik. Schriftenreihe Forschung und Information. Berlin: Colloquium Verlag OH Hess; 1971. S. 9–13.

Wiese W. The science of consciousness does not need another theory, it needs a minimal unifying model. Neurosci Conscious. 2020 Jul 11;2020(1):niaa013.

Williams D, Kuipers A, Mukai C, Thirsk R. Acclimation during space flight: effects on human physiology. Cmaj. 2009;180(13):1317–23.

Windholz G. Pavlov, psychoanalysis, and neuroses. Pavlov J Biol Sci. 1990;25(2):48–53.

Wolf HP. Enzymatische Adaptation an die Nahrungszufuhr. In: Somogyi JC, Hrsg. Beeinflussung des Stoffwechsels durch die Ernährung. Vorträge des 6. Symposiums der Studiengruppe Europäischer Ernährungswissenschafter; 05.1967; Bad Soden. Basel: Karger; 1969. S. 133–41.

Wolff M, Halassa MM. The mediodorsal thalamus in executive control. Neuron. 2024 Mar 20;112(6):893–908.

Yahia L, Rhalmi S, Newman N, Isler M. Sensory innervation of human thoracolumbar fascia. An immunohistochemical study. Acta Orthop Scand. 1992 Apr;63(2):195–7.

Yang J, Li P. Brain networks of explicit and implicit learning. PLoS ONE. 2012;7(8):e42993.

Yao B, Rolfs M, Slate R, Roberts D, Fattal J, Achtyes ED, Tso IF, Diwadkar VA, Kashy D, Bao J, Thakkar KN. Abnormal oculomotor corollary discharge signaling as a trans-diagnostic mechanism of psychosis. Schizophr Bull. 2024;50(3):631–41.

Yasuda I. Mechanical and electrical callus. Ann New York Acad Sci. 1974;238:457–65.

Yates EF. Self-organizing systems. The emergence of order. New York, London: Plenum Press; 1987.

Yates EF. Homeokinetics/Homeodynamics: a physical heuristic for life and complexity. Ecol Psychol. 2008;20(2):148–79.

Yeh TT, Cluff T, Balasubramaniam R. Visual reliance for balance control in older adults persists when visual information is disrupted by artificial feedback delays. Plos One. 2014;9(3):e91554.

Yeo SH, Verheul J, Herzog W, Sueda S. Numerical instability of Hill-type muscle models. J R Soc Interface. 2023;20(199):20220430.

You H, Lu B. Diverse functions of multiple Bdnf transcripts driven by distinct Bdnf promoters. Biomolecules. 2023;13(4):655.

Yuping Z, Tianbi L, Wentao S, Yun L, Guodong Z. The optimal type and dose of exercise for elevating brain-derived neurotrophic factor levels in patients with depression: a systematic review with Pairwise, network, and dose-response Meta-analyses. Depress Anxiety. 2024;2024:5716755.

Zaglia T, Mongillo M. Cardiac sympathetic innervation, from a different point of (re)view. J Physiol. 2017;595(12):3919–30.

Zeldenrust F, Wadman WJ. Two forms of feedback inhibition determine the dynamical state of a small hippocampal network. Neural Netw. 2009;22(8):1139–58.

Zhang YS, Takahashi DY, El Hady A, Liao DA, Ghazanfar AA. Active neural coordination of motor behaviors with internal states. Proc Natl Acad Sci U S A. 2022;119(39):e2201194119.

Zimmerman A, Bai L, Ginty DD. The gentle touch receptors of mammalian skin. Science. 2014;346(6212):950–4.

Zimmermann M. Somato-viszerale Sensibilität: Die Verarbeitung im ZNS. In: Schmidt RF, Thews G, Hrsg. Physiologie des Menschen. Berlin Heidelberg: Springer; 1985. S. 217–8.

Zou K, Meador BM, Johnson B, et al. The $\alpha7\beta1$-integrin increases muscle hypertrophy following multiple bouts of eccentric exercise. J Appl Physiol (1985); 2011.111(4):1134–41.

Zunner BEM, Wachsmuth NB, Eckstein ML, Scherl L, Schierbauer JR, Haupt S, Stumpf C, Reusch L, Moser O. Myokines and Resistance Training: A Narrative Review. Int J Mol Sci. 2022 Mar 23;23(7):3501.

2 Die biologische Kommunikation des Systems

► Was nehmen wir als „wahr“ wahr, wenn wir etwas „wahrnehmen“? Wenn wir etwas wahrnehmen, nehmen wir das Wahrgenommene als „wahr“ an – aber ist das, was wir wahrnehmen, wirklich wahr? Ist unsere „physiologische Realität“ tatsächlich „real“, und entspricht dies einer „Wirklichkeit“? Und ist das, was ein Patient wahr-nimmt, auch das, was ein Therapeut wahr-nimmt? Und wie können diese – „wahrscheinlich“ unterschiedlichen – Wahrheiten kommuniziert werden? Ist die „physiologische Realität“ des Patienten dieselbe oder die gleiche wie die „physiologische Realität“ des Therapeuten?

Wenn wir uns bewegen, so „ver-halten“ wir uns. Wir „verhalten“ (bewegen) uns permanent, auch im Schlaf. Wenn Bewegen als Conditio sine qua non des menschlichen Lebens gesehen wird, so gilt das auch für die Kommunikation.

Der Begriff „Kommunikation“ soll hier als Informationsaustausch zwischen Organismus (internes Milieu) und Umwelt (externes Milieu) verstanden werden, der zu einer Beeinflussung (Veränderung, Reaktion) des jeweiligen Informationsempfängers führt und sich nicht nur auf eine allgemeine „Interaktion“ zwischen den beiden „Kommunikationspartnern“ bezieht.

Setzen wir hypothetisch „Verhalten“ mit „Kommunikation“ gleich, so bedeutet dies, dass wir permanent kommunizieren (Watzlawick 2017). Das Bewegungssystem stellt daher ein zentrales Kommunikationswerkzeug dar – nicht nur, wenn wir die Motorik des Sprechens inkludieren. Paralinguistisches Verhalten ist ebenso wichtig für die zwischenmenschliche Kommunikation wie die linguistische Form.

Wir kommunizieren auch mit uns selbst, z. B. wenn wir die Gesichtsmuskulatur bewegen und damit – selbstreferentiell – unsere eigene Stimmungslage beeinflussen (Demchenko 2023). Wir benötigen deshalb nicht notwendigerweise ein Gegenüber, um unseren Gesichtsausdruck zu „spiegeln“.

Aus diesem Grund ist unsere Bewegung, als Ausdruck unseres Verhaltens, eine **analoge** Kommunikationsform. Intensität, Art, Dauer etc. ermöglichen die Dosierung in allen möglichen Zwischenformen und haben dabei eine sehr wesentliche

T. Bochdansky, *Bewegungssystem und Kommunikation*,
https://doi.org/10.1007/978-3-662-71737-0_2

soziale Komponente. Eine linguistische Form der Kommunikation ist dagegen eher als **digital** zu bezeichnen. Sprachlich ist ein „Ball“ ein Ball, unabhängig von seiner Form, während eine Scheibe, die ebenfalls „rund“ ist, etwas anderes bedeutet. Somit entspricht diese Kommunikationsform eher noch – auch bei aller sprachlichen Variabilität – einem Alles-oder-nichts-Gesetz, ähnlich wie dies in der elektrischen Kommunikation des NS, bei der ein AP ausgelöst wird.

Wenn ein Mensch körpersprachlich einen „Ball“ darstellen möchte, stehen ihm viele verschiedene Ausdrucksmöglichkeiten zur Verfügung, die auch unterschiedlich reflektiert werden können. Pantomime ist nicht an Sprachbarrieren gebunden.

Diese paralinguistische Kommunikation durch Bewegen ist ein zentraler Aspekt für jede Beziehungsform, die man am leichtesten in Form der Körpersprache diskutieren kann. Eine allgemeine Gültigkeit bei der Bewertung von motorischem Verhalten kann jedoch keinesfalls definiert werden, auch wenn dies in der Boulevard-Psychologie oft versucht wird.

Bewegungsformen haben einen bedeutenden Hintergrund in der jeweiligen Kultur und können sich diametral unterscheiden. Das Fingerzeichen „Alles in Ordnung“ z. B. wird unter Tauchern anders interpretiert als unter Autofahrern. Ebenso erfolgt die Bewertung der analogen Kommunikation einer Bewegung (eines motorischen Verhaltens) durch den Empfänger.

Kommunikation durch Bewegung kann durchaus bewusst erfolgen. Oft kommunizieren wir mit unserem Bewegungssystem aber auch nichtbewusst, d. h., unsere efferente Motorik wird ohne kortikale „Kontrolle“ von anderen subkortikalen zentralnervösen Strukturen (z. B. limbisch – emotional) reguliert.

Zwischen den unterschiedlichen Kontrollzentren des ZNS besteht gewissermaßen eine Komplementarität. Die Frage einer Hierarchie der Strukturen stellt sich nicht nur in der Physiologie, sondern auch in der Entwicklung von Maschinen. Roboter, die in Interaktion mit Menschen stehen, also z. B. Exoskelette (Nasr et al. 2022), müssen mit ihrem Bewegungskontrollsystem mit dem Kontrollsystem des Menschen kommunizieren.

Derzeit werden drei hierarchische Ebenen entwickelt:

1. Die **höchste Ebene** interpretiert die Bewegungsabsicht des Benutzers.
2. Die **mittlere Ebene** übersetzt die Bewegungsabsicht in Informationen.
3. Die **untere Ebene** nutzt diese Informationen, um genaue Anweisungen an die Aktuatoren zu erteilen.

Auf der untersten Ebene geben Sensoren ihre Information in Form eines Regelkreises auch direkt an das Aktuatorsystem weiter. Die mittlere Ebene spielt eine sehr bedeutende Rolle in der Interaktion zwischen Mensch und Maschine, da Informationen auch aus der Umgebung in die Kontrolle miteingebaut werden. Oft wird diese mittlere Ebene mit einem PID-Regler (PID = „Proportional Integral-Differential“) verglichen, der auch auf statistischen Verfahren wie „fuzzy-logic“ aufbaut (Nasiri 2021).

Die physiologische Bewegungskontrolle basiert ebenfalls auf nichtexakten Daten, gewisse Bewegungen erfolgen auf der Basis von unscharfer Information und

Kommunikation. Durch die statistische Weiterverarbeitung erzielen wir aber letztlich genauere und vor allem relevantere Informationen (siehe auch Abschn. 1.11).

Wenn wir die Bewegungskontrolle als einen Kreisprozess der Kommunikationsabläufe betrachten, so haben wir selbstverständlich keinen Anfangspunkt. Beginnen wir daher willkürlich mit dem Wahrnehmungsprozess. Unsere Wahrnehmung ist per se strenggenommen keine Kommunikation im Sinne einer Interaktion von wechselseitigem Informationsaustausch, sondern eigentlich eine Mitteilung. Auf diese Mitteilung erfolgt nach einer Verarbeitung bzw. Bearbeitung (Bewertung) die Umformung zu einer Information. Diese wiederum führt zu einer motorischen Reaktion (oder auch Nichtreaktion), die von einem Kommunikationspartner wahrgenommen wird, der diese Mitteilung wieder bewertet etc. Ein Kreisprozess der Kommunikation erfolgt also immer in Bezug zur Umwelt.

Ein Zitat von Hora verdeutlicht dies in Bezug auf die Kommunikation und das gegenseitige Verständnis:

> *„Um sich selbst zu verstehen, muss der Mensch von einem anderen verstanden werden. Um von einem anderen verstanden zu werden, muss er den anderen verstehen. Wenn zwei Menschen einander vollkommen verstehen, herrscht Gemeinschaft. Gemeinschaft ist jene Vereinigung, die Differenzierung möglich macht."* (Hora 1959)

Dieser Satz gilt nicht nur für eine sprachliche Kommunikation, sondern auch grundsätzlich für jede Form der Kommunikation, also auch für eine paralinguistische Form:

► **Wenn wir verstehen, wie wir uns selbst bewegen, können wir verstehen, wie (und warum) sich ein anderer Mensch bewegt.**

Und wenn wir letztlich verstehen, wie die Kommunikation nicht nur mit, sondern auch in unserem Körper funktioniert, können wir – vielleicht einmal – auch verstehen, wie und warum unser Bewegungssystem funktioniert und welche therapeutischen und/oder interventionellen Konsequenzen für (oder auch gegen) eine Funktionsänderung zu ziehen sind.

Das bezieht sich natürlich nicht nur auf einen medizinisch-therapeutischen oder medizinisch-rehabilitativen Kontext, sondern auch auf einen sportlichen und präventiven Kontext. Jedoch muss keinesfalls jeder Bewegungstherapeut einen Schlaganfall erlitten haben, um diese Gruppe an Patienten behandeln zu können. Er sollte sich aber die Einschränkungen vorstellen können – man könnte dies auch „therapeutische Empathie" nennen, die etwas gänzlich anderes bedeutet als „Mitleid".

Wir nehmen Bewegung also nicht nur in uns, sondern auch um uns wahr und setzen diese Information zueinander in Beziehung, um diese Information zu bewerten und entsprechende Schlüsse daraus zu ziehen. Letztlich – vereinfacht gesagt – stellen wir uns permanent die Frage, ob wir uns bewegen oder nicht bewegen, also wie wir uns „ver-halten" sollen.

Watzlawick unterscheidet in seinem Kapitel „Die Unterscheidung zwischen Wahrnehmung und Sinnzuschreibung als Basis des radikalen Konstruktivismus" zwischen zwei Ebenen der Wahrnehmung:

- **Wahrnehmung 1. Ordnung**: Direkte Wahrnehmung
- **Wahrnehmung 2. Ordnung**: Zuschreibung von Sinn, Bedeutung und Wert an diese Wahrnehmung

Über die 2. Ordnung gibt es keine Klarlegung der „Richtigkeit" dieser Zuschreibung; Watzlawick spricht von einer „*Absage an die Annahme einer objektiven Wirklichkeit*" (Watzlawick 2022a, S. 52 f.). Die subjektiv wahrgenommene „Wirklichkeit" ist das Ergebnis von Kommunikation.

Wenn im Folgenden nun verschiedene – sehr subjektiv ausgewählte – Themen besprochen werden, so sind dies letztlich nur Modelle, also Wirklichkeitskonstruktionen. Aber wir leben damit. Dabei muss uns klar sein, dass wir ausschließlich in der Lage sind, eine subjektive (also auf das Subjekt – uns selbst – bezogene) Beurteilung der Welt vornehmen zu können.

Die angeführten Beispiele haben die Aufgabe, Analogien und Veranschaulichung zu ermöglichen und das eigentlich zugrunde liegende Prinzip zu beschreiben.

Informationen, die wir von uns (endogene Information) und unserer Umwelt (exogene Information) erhalten, können niemals objektiv – also objektbezogen – „wahr" sein. Ob sie der „wirk-lichen Realität" entsprechen, ist – aus wissenschaftshistorischer Sicht – auch eine Frage der Zeit und ob wir eine solche Wirkung „wahrnehmen" können.

Dazu ein Zitat von dem französischen Schriftsteller *Antoine de Saint-Exupéry* (1900–1944):

> *„Die Wahrheit wird von uns nicht entdeckt, sondern von uns erschaffen."* (de Saint-Exupéry 1953)

2.1 Kommunikation und Verhalten

Etymologisch stammt das Wort „Kommunikation" vom lateinischen „communicatio" (= Mitteilung) bzw. „communicare" (= teilhaben, mitteilen) und „communis" (= gemeinsam) ab. Es geht also um eine gemeinsame „Mitteilung" (also einen wechselseitigen Austausch) von „Informationen". Über unterschiedliche Kommunikationsmodelle sei auf die Literatur der Kommunikationswissenschaften verwiesen.

In einem biologischen Kontext erscheint ein relativ einfaches Sender-Empfänger-Modell oder ein Reiz-Reaktions-Modell (Stimulus-Response-Modell, **S-R-Modell**) sehr naheliegend (Abb. 2.1). Dieses Modell basiert im Wesentlichen auf den Publikationen und Konzepten von *Claude E. Shannon* (1918–2001, US-amerikanischer Mathematiker und Elektrotechniker am MIT in Massachusetts) und *Warren Weaver* (1894–1978), US-amerikanischer Mathematiker in Wisconsin (Shannon 1948, 1949; Weaver 1949).

In der Informationsquelle wird eine „gewünschte" Nachricht nach zu definierenden Kriterien aus einer Vielzahl an Reizen/Informationen selektiert und dann über

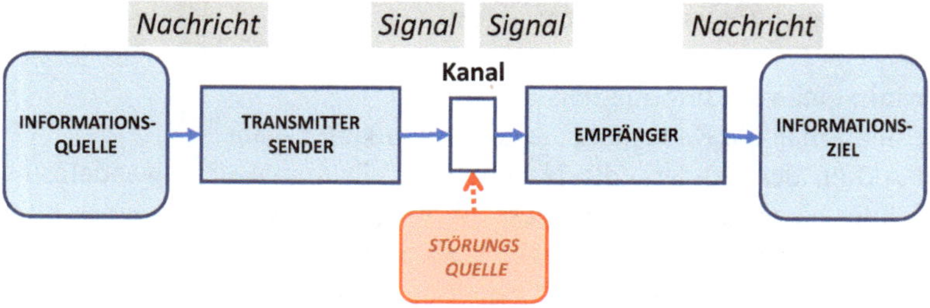

Abb. 2.1 Symbolisches Modell der Kommunikation: Reiz-Reaktions-Modell (Stimulus-Response-Modell). (Nach Shannon und Weaver 1949)

einen Informationskanal weitergeleitet. Diese Information kann auf verschiedenste Weise codiert sein, z. B. als Wort, als Bild, als Musik oder als elektrisches Aktionspotential (AP).

Der Sender (z. B. das Gehirn produziert APs) wandelt diese Nachricht in ein Signal um (z. B. Sprache als motorische Efferenz), das über den Kommunikationskanal (z. B. Akustikwelle in der Luft) vom Sender zum Empfänger (Trommelfell/Ohr) geleitet wird. Die APs des Nucleus cochlearis werden dann in den verschiedenen zentralnervösen Zentren in eine Nachricht umgewandelt.

In diesem Modell ist bereits sichtbar, dass es mehrere Störungsquellen bei der Kommunikation geben kann – angefangen bei der subjektiven Auswahl der Mitteilung (Information) des Senders über die Übertragung in efferente motorische Aktivitäten der Sprachmuskulatur, Störgeräusche in der Luft, Probleme in der Rezeption der Druckwellen der Luft bis hin zur Rückübersetzung der empfangenen afferenten APs in ein subjektives Verständnis des Empfängers.

Weaver beschreibt dabei Probleme der Kommunikation, die auf drei Ebenen auftreten:

A. **Das technische Problem**: Wie genau können die Symbole der Kommunikation übermittelt werden?
B. **Das semantische Problem:** Wie präzise vermitteln die übermittelten Symbole die gewünschte Bedeutung?
C. **Das Effektivitätsproblem:** Wie effektiv beeinflusst die empfangene Bedeutung das Verhalten in der gewünschten Weise?

Diese drei Problemebenen haben wir auch in der biologischen Kommunikation:

1. Wie genau können wir akustische Signale in APs umwandeln?
2. Wie präzise werden die APs weitergeleitet und verarbeitet?
3. Wie effektiv werden diese Informationen (Nachrichten) interpretiert und zu Handlungen (sprachlich – motorisch) umgeformt?

Weaver stellt auch folgende Fragen:

1. Wie misst man die Informationsmenge?
2. Wie misst man die Kapazität eines Kommunikationskanals?
3. Die Aktion des Senders, die Nachricht in ein Signal umzuwandeln, beinhaltet häufig einen Codierungsprozess. Was sind die Merkmale eines effizienten Codierungsprozesses? Und mit welcher Geschwindigkeit kann der Kanal Informationen übermitteln, wenn die Codierung so effizient wie möglich ist?
4. Was sind die allgemeinen Merkmale von Rauschen? Wie beeinflusst Rauschen die Genauigkeit der letztendlich am Ziel empfangenen Nachricht? Wie kann man die unerwünschten Auswirkungen von Rauschen minimieren, und in welchem Ausmaß können sie eliminiert werden?
5. Wenn das übertragene Signal kontinuierlich ist (wie bei gesprochener Sprache oder Musik) und nicht aus diskreten Symbolen besteht (wie bei geschriebener Sprache, Telegraphie usw.), wie beeinflusst diese Tatsache das Problem?

Versuchen wir auch für diese Fragen eine Transferierung in die Physiologie:

- **Zu Frage 1:** Wenn wir Information auf einer neuronalen Ebene mit AP gleichsetzen (und nicht als „binary digit", „bit"), kann die Informationsmenge theoretisch elektrophysiologisch gemessen werden. Das ist unter speziellen und sehr eingeschränkten Laborbedingungen möglich, jedoch in der klinischen Praxis nur sehr schwer und aufwendig umzusetzen. Ansatzweise gelingt dies mit sensorisch evozierten Potentialmessungen im EEG oder in der Oberflächenelektromyographie mit „Motor Unit Action Potential" (MUAP). Jedoch gibt es dazu viele „aber". Alle oberflächlich abgeleiteten elektrischen Potentiale sind letztlich Summenpotentiale, die vielen Modulationen unterliegen.
- **Zu Frage 2**: Physiologisch gibt es aufgrund der Refraktärzeit für APs nur eine begrenzte Übertragungsfrequenz (bei einer Dauer des AP von ca. 2 ms ergeben sich maximal ca. 500 Hz; bei erhöhter Intensität etwas mehr) pro Faser, und auch die Gesamtkapazität ist durch die Anzahl der Fasern begrenzt.
- **Zu Frage 3**: Wenn wir die Nervenleitgeschwindigkeit als Maß für die Übertragungsgeschwindigkeit verwenden, dann haben wir sehr unterschiedliche Übertragungsgeschwindigkeiten je nach Nervenfasertyp, die u. a. auch von der Umgebungstemperatur abhängen (Tavee 2019; Olausson 2024).
- **Zu Frage 4**: Elektrische Signale des ZNS werden als Elektroenzephalogramm (EEG) abgeleitet. Diese Signale haben jedoch einen hohen Rauschanteil und somit ein niedriges Signal-Rausch-Verhältnis („signal-to-noise ratio"). Aktuelle Analysemethoden ermöglichen eine optimierte Decodierung dieser strak verrauschten Signale (Huang 2024). Die elektrische Aktivität der Muskulatur wird über der Haut als Oberflächen-Elektromyogramm (EMG) registriert. Auch dieses Signal hat eine Reihe von Überlagerungen und Rauschanteilen, die mit entsprechenden Filtern und Analysealgorithmen für eine klinische Interpretation decodiert werden können (Boyer et al. 2023; Li et al. 2025).

In der Physiologie des Sehens hat sich evolutionär ebenfalls eine Technologie entwickelt, die das Signal-Rausch-Verhältnis reduziert und somit ein genaueres Sehen ermöglicht (Cangiano 2021).
Für die Qualität von Cochlea-Implantaten ist die Filterung von Rauschsignalen von großer Bedeutung, um das Sprachverständnis auch bei unterschiedlichsten akustischen Bedingungen zu optimieren (Hersbach et al. 2013; Fletcher 2024).
Technisch im Alltag bekannt sind auch Kopfhörer mit Rauschunterdrückung („noise reduction").

- **Zu Frage 5:** Leben bedeutet auch Anpassung an unsere Umgebung. Anpassung erfolgt über längere Zeiträume u. a. beim Training. Schnelle Anpassungen auf zellulärer Ebene innerhalb eines neuronalen Netzwerkes variieren je nach Zelltyp, Synapsentyp, Merkmalsselektivität und anatomischer Konnektivität (Whitmire 2016). Die Erforschung dieser Phänomene einer schnellen sensorischen Adaptation wird ebenfalls durch neuere Analysealgorithmen ermöglicht. Eine „neuronale Anpassung" bedeutet, dass die Aktivität als Reaktion auf wiederholte oder anhaltende Stimulation abnimmt. Dies erfolgt mit einem Hochpassfilter als Grundelement für eine prädiktive Codierung (Benda 2021).
  Eine neuronale Anpassung wird auf dem gesamten Weg entlang der neuronalen Bahnen von der sensorischen Peripherie bis hin zur motorischen Leistung beobachtet. Je „höher" die Ebene, desto stärker werden die Adaptationsvorgänge, die sich in der Feuerungsrate, Membranspannung oder auch im Kalziumsignal präsentieren. Nicht adaptierende Neurone oder Neurone, die ihre Empfindlichkeit erhöhen, sind seltene Ausnahmen.
  In der praktischen Erfahrung ist das auch festzustellen: Wenn man längere Zeit auf eine Stelle der Haut Druck aus, nimmt die Empfindung für die Druckkraft im Laufe von mehreren Sekunden abnimmt. Ein weiteres Beispiel: Zieht man sich ein frisches Hemd an, so spürt man das nur für wenige Sekunden. Man kann diese neuronale Anpassung auch als „Gewöhnung" bezeichnen.
  Im Alltag gibt es aber nicht nur stationäre Umgebungsbedingungen; häufig verändert sich die Umgebung, sie ist also nicht stationär. Dafür brauchen wir andere Adaptierungsmechanismen, da eine erhebliche Fehlerquelle entstehen würde, wenn sich eine auf Basis eingehender sensorischer Informationen/Reize „geschätzte" Situation von einer aktuellen Situation unterscheidet. Afferente Reize müssen daher so codiert sein, dass wir die Fähigkeit haben, Änderungen in der Verteilung dieser Reize schnell zu erkennen und daran anzupassen und Codierungsfehler zu reduzieren. Die dem zugrunde liegenden statistischen Modelle werden aktuell diskutiert (Młynarski 2021).

Weaver definiert „**Information**" als:

> *„[...] ein Maß für die Entscheidungsfreiheit bei der Auswahl einer Nachricht. Je größer diese Entscheidungsfreiheit und damit je größer die Informationen, desto größer die Unsicherheit, ob die ausgewählte Nachricht tatsächlich eine bestimmte ist. Größere Entscheidungsfreiheit, größere Unsicherheit und größere Informationen gehen also Hand in Hand."*
> (Weaver 1949)

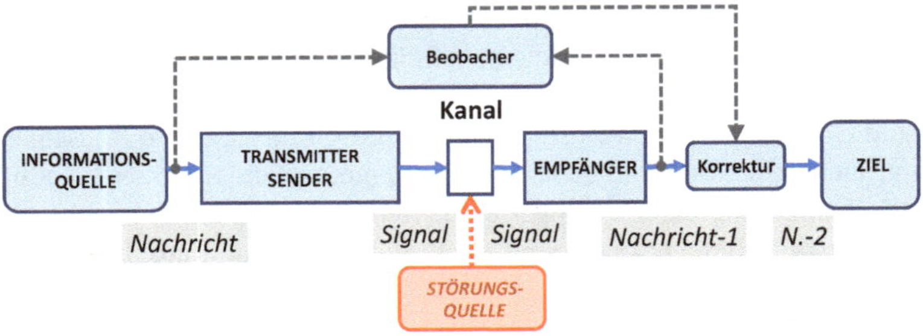

Abb. 2.2 Weiterentwicklung des S-R-Modells mit einen zusätzlichen Kanal für Korrekturen. Ein Beobachter erhält die Information (Nachricht) sowohl direkt von der Informationsquelle als auch vom Empfänger. Damit kann ein Vergleich stattfinden, der eine Korrektur ermöglicht, die dann als Nachricht 2 (N.–2) weitergeleitet wird. (Shannon und Weaver 1949)

Mehr Information bedeutet auch mehr **Rauschen** („noise" – nicht zu übersetzen mit „Lärm") und somit mehr Unsicherheit durch mögliche Verzerrungen.

Shannon führt daher eine weitere Ebene in dem oben beschriebenen Kommunikationsmodell ein: einen Beobachter oder auch eine Hilfsvorrichtung, die registrieren und vergleichen kann, welche Nachricht abgesendet wird und welche Nachricht ankommt (Abb. 2.2). Diese Vorrichtung informiert den Empfänger darüber über einen **Korrekturkanal**.

Ein Signal wird umgewandelt in eine Nachricht (Mitteilung), und die Bewertung der Nachricht durch einen „Beobachter" kann zu einer modulierten („korrigierten") Nachricht führen.

Robert S. Woodworth (1869–1962), US-amerikanischer Psychologe in New York, bezieht (als Erweiterung des S-R-Modells) in einem **Stimulus-Organismus-Response-Modell (S-O-R-Modell)** eine kognitive Ebene ein, die erst nach Durchlaufen dieser Ebene zu einer Reaktion führt (Woodworth 1899; Elliott 2001). Dieses Modell wird auch in neueren Publikationen zum Thema „Mensch-Computer-Interaktion" bearbeitet (Fischer 2022).

Im Grunde entspricht dieses Modell einem **senso-kognito-motorischen** Konzept. Wenn man nunmehr einen zusätzlichen Informationsweg vom Response-Prozess zurück zum Stimulus-Prozess einführt, könnte ein Kreisprozess beschrieben werden (z. B. Feedback).

Die kognitive Ebene kann auch als eine „beobachtende Ebene" gesehen werden, wenn das S-O-R-Modell intraindividuell angenommen wird. Eine Bewertung eines Reizes auf einer kognitiven Ebene ist aber nicht immer sinnvoll und auch nicht immer erforderlich. In manchen Situationen ist die Zeitspanne, die für diese Bewertung erforderlich ist, einfach zu lange (z. B. monosynaptische Reflexe). In den Wirtschaftswissenschaften (Marketing) spielt die zeitliche Problematik jedoch keine Rolle (Zimmerman 2012). Weitere Kommunikationsmodelle werden auch in der Psychologie und Philosophie beschrieben (Littlejohn 2021; Zlatev 2009).

Für Watzlawick gilt Kommunikation als Conditio sine qua non des menschlichen Lebens, von dessen Beginn an die Regeln erlernt werden, ohne dass die Regeln selbst oft bewusst werden (Watzlawick 2017).

Er definiert:

- **Syntaktik**: Signale. Nachrichtenübermittlung (Codes, Kanäle, Kapazität, Rauschen, Redundanz, statistische Eigenschaften der Sprache)
- **Semantik**: Bedeutungszuordnung. Übereinkunft der Bedeutung von Signalen zwischen Sender und Empfänger
- **Pragmatik**: Einfluss auf Verhalten der Teilnehmer. Unter Einbeziehung der Umwelt als Kontext setzt er an dieser Stelle Kommunikation und Pragmatik gleich.

Kommunikation bezeichnet er – sehr vereinfacht – als Informationsaustausch.

Kommen wir zurück auf die Definition von Bewegung als eine Funktion von Struktur, Information und Energie und erweitern den Kommunikationsbegriff auch als Strukturaustausch und Energieaustausch, so kommen wir unserem senso-kognito-motorischem (S-K-M) Modell sehr nahe. In diesem Modell werden auch strukturelle Elemente (z. B. Hormone wie Myokine oder BDNF) zwischen ZNS und Peripherie ausgetauscht. Ebenso wird Energie ausgetauscht, in dem Sinn, dass z. B. Wärme in verschiedener Form (Konvektion, Konduktion und Strahlung) weitergeleitet wird; Informationsaustausch findet auch als elektrische Energie (AP) statt.

Ähnliches gilt für eine interpersonelle Kommunikation, wobei die Wirkung nicht determiniert ist:

- Bewegen wir einen Gegenstand, so ist die Energieübertragung determiniert, d. h., es besteht ein mit physikalischen Gesetzen beschreibbarer Ursache-Wirkungseffekt.
- Bewegen wir dagegen (mechanisch) ein Lebewesen, so wird unsere Energieübertragung zuerst registriert und danach „bewertet". Das Gehirn des bewegten Menschen (z. B. eines Patienten) führt eine Beobachtung und daran anschließend eine Bewertung aus. Die Wirkung (quasi als Reizantwort) kann aber – je nach Bewertung – sehr konträr ausfallen; sie ist keinesfalls determiniert und die Beziehung zwischen Ursache und „Wirkung" auch keinesfalls linear.
- Bewegen wir (nichtmechanisch) einen zur Kommunikation fähigen Mit-Menschen, so können Energien und Emotionen frei werden. Dabei kommt es ebenfalls zu einer Beobachtung und Bewertung durch den „bewegten" Menschen, die keinesfalls determiniert ist.

Eine mechanische Energieübertragung („Berührung") kann entweder als empathisch empfunden werden und führt zu anderen „reaktiven" Bewegungen als ein als „aggressiv" bewerteter Stoß. In der Biologie wird zudem von einem kybernetischen Kreisprinzip („feedback", „feedforward") auszugehen sein.

2.2 Information und Kommunikation im Nervensystem

Um Information zu übertragen, muss zuerst einmal ein Signal produziert werden. Dieses Signal entsteht in der Biologie z. B. als Schallwelle, als Bewegung, als Duftsignal oder als optisches Signal.

Damit werden verschiedenste Informationen übermittelt: von der Körpergröße des Senders über den hormonellen Status, den vegetativen (autonomen) Status, bis hin – als Warnsignal – zur Information über mögliche Freunde oder auch Fressfeinde. Die unterschiedliche Bedeutung legt dabei der Empfänger fest (von Foerster 1997).

Jeder Organismus muss neben Energie und Materie auch Informationen mit seiner Umgebung („Milieu") austauschen, um in einem autopoietisch-dynamischen Gleichgewicht (Homöostase) zu existieren. Da jedoch die Möglichkeiten des Informationsaustauschs für einen Organismus begrenzt sind und keinesfalls alle angebotenen Informationen weder wahrgenommen noch übertragen werden können, ist der Organismus gezwungen, eine strenge Auswahl der empfangenen Informationen vorzunehmen.

Die Selektion beginnt bereits bei der Art und den begrenzten physiologischen Möglichkeiten der einzelnen Sensoren. Unsere Sinneszellen, die optische Informationen von elektromagnetischen Wellen (und auch Photonen) aufnehmen, sind auf einen bestimmten Sektor (Frequenzband) begrenzt, ebenso wie die Sinneszellen für akustische Informationen. Eine weitere Selektion findet über einen Schwellenwert für die Intensität (**Rheobase**) und die Dauer (**Chronaxie**) eines Reizes statt. Erst nach einem Überschreiten dieser Schwellenwerte wird eine Information (also ein AP) gebildet und weitergeleitet. Die Möglichkeit, ein AP entstehen zu lassen, ist darüber hinaus u. a. auch noch an eine Refraktärzeit gebunden.

Die Frage, wie das NS die Menge der durch Signale übermittelten Informationen bestimmt, wurde bereits vor mehr als 40 Jahren mit den damals zur Verfügung stehenden Methoden untersucht (Restian 1979). Demnach arbeitet das Gehirn weder auf der Basis von Signalen noch auf Basis von Informationen, die von einer spezifischen Quelle ausgehen. Vielmehr konstruiert das Gehirn ein internes Modell für eine spezifische Quelle anhand der Informationen. Eine Verbesserung des Modells verändert das Ergebnis der empfangenen Signale.

Eine vergleichbare Beschreibung der Informationserkennung durch Extraktion aus einer Vielzahl an Signalen wird als **Superisierungsprozess** beschrieben (Leisman 1989). Mithilfe bestimmter logischer Schaltkreise werden Modelle der Informationsquellen erstellt, womit dann eine schrittweise Erkennung der jeweiligen Signalquellen realisiert werden kann. Damit kann das Gehirn schrittweise von der **Steuerung durch Signale zur Steuerung durch Informationen** gelangen. Auf diese Weise ist es möglich, dass höhere Strukturen eine viel subtilere Kontrolle ausüben und die niedrigeren Strukturen überwachen können, die mit Signalen arbeiten.

Auch bei diesen Untersuchungen wurde ein Feedforward-Pfad angenommen, wie er bereits im Modell der Efferenzkopie bereits beschrieben und für die „Corollary Discharge“ (Folge-Entladung) bestätigt wurde (siehe Abb. 1.8).

2.2.1 Intrazelluläre Kommunikation

Der erste Hinweis auf die Informationsverarbeitung im Zytoskelett scheint von *Charles Sherrington* (1857–1952), einem britischen Physiologen und Nobelpreisträger über die Funktion der Neurone und Synapsen, zu stammen. Als er über das intelligente Verhalten und die innere Struktur einzelliger Organismen nachdachte, mutmaßte er:

> *„Von Nerven gibt es keine Spur, aber vielleicht könnte das Zytoskelett als Hilfsmittel dienen.“* (Sheriington 1951).

Ein neuer Ansatz für ein Modell der intrazellulären Kommunikation wurde auf Basis von neueren molekularbiologischen Untersuchungen auf zellulärer Ebene publiziert. Mithilfe der Röntgenkristallographie und der Elektronenmikroskopie konnten **intrazelluläre zylindrische Strukturen (Tubuli)** bei Einzellern entdeckt werden, die aus 80 nm großen Dimeren von Proteinen bestehen, die **„Tubuline“** genannt wurden (Klug 1966; Amos 1974; siehe Abschn. 1.11.1). Diese Mikrotubuli fungieren sowohl als dynamische Strukturelemente als auch als Schienen für den intrazellulären Transport (antero- und retrograd), die in den Neuronen asymmetrisch verteilt sind (Park 2018).

In den Axonen sind Mikrotubuli mit unterschiedlicher Länge parallel gebündelt mit einem Pluspol distal des Zellkörpers. In den Dendriten haben die Mikrotubuli gemischte Polaritäten, zumeist mit einem distal ausgerichteten Minuspol; sie sind stark verzweigt und dienen als wirksame Rezeptoren für die Axone.

Die asymmetrische Architektur von Neuronen setzt einen funktionierenden intrazellulären Transport voraus, eine Störung führt nicht nur zu neurodegenerativen Erkrankungen, sondern auch zu Karzinomen (De Vos et al. 2008).

Durch eine genetische und chemische Vielfalt von Tubulin wird ein **Tubulincode** gebildet, der die verschiedensten intrazellulären Prozesse reguliert (McKenna 2023).

Die zielgerichteten Aktionen der Mikrotubuli könnten möglicherweise das Ergebnis computerähnlicher Informationsverarbeitung sein. So könnten beispielsweise diskrete Zustände einzelner Tubulin-Untereinheitenproteine Informationen innerhalb von Mikrotubuli-Gittern darstellen und austauschen. Der Zustand jedes Tubulins würde mit binären Bit-Zuständen in Computern und Automaten übereinstimmen (Hameroff 2001).

Unklar ist, wie sich die elektrischen Impulse für komplizierte Pfade der Nervenzweige allein durch das „Abfeuern“ von APs entscheiden, ob sich möglicherweise neue Verbindungen bilden, indem sie die alten aufbrechen. In einem neuronalen Netzwerk ist es von entscheidender Bedeutung, wie diese Auswahl eines Pfades erfolgt. Dies ist jedoch derzeit noch unklar, und ob die Dichte an Ionenkanälen alleine die axonale oder dendritische Berechnung reguliert, ist ebenfalls unklar (Atherton 2008; Ratté 2015; Ghosh 2022).

Das sichtbare neuronale Netzwerk ist nicht der operative Schaltkreis (Singh 2021). In verschiedenen Zeitabständen arbeiten verschiedene Schaltkreise, die aus Filamenten (Mikrotubuli) bestehen, im selben neuronalen Netz.

Synaptische Verbindungen zwischen Neuronen sind nicht der einzige Weg der Energieübertragung. Es gibt verschiedene Energieformen, und sie finden je nach Art der Träger geeignete Wege. Daher würden unterschiedliche Energieformen unterschiedliche Wege der Energieübertragung bilden. Diese Wege bilden dann Schaltkreise für den jeweiligen Träger. Elektromagnetische Schwingungen im Mikrotubulus-Hohlraum verbinden alle Heterodimere (unterschiedliche Dimere) im Mikrotubulus, stellen genaue Frequenzen ein und verteilen die Energiezufuhr auf die Schwingungsdipole in allen Heterodimeren (Pokorný et al. 2021). Diese Schwingungen können verschiedenste chemische Reaktionen modulieren und somit zelluläre Funktionen sowie die Informationsverarbeitung beeinflussen.

Die Rolle der **elektromagnetischen Resonanz** von Filamenten besteht darin, die richtigen Wege oder Schaltkreise mit einer Geschwindigkeit von Mikrosekunden zu finden, sodass die Ionenübertragung im Millisekundenbereich vorab entscheidet, wohin und in welcher Menge Ionen übertragen werden. Die Zeitmodulation könnte in direktem Zusammenhang mit menschlicher Wahrnehmung stehen. Neurofilamente (Mikrotubuli) sind also nicht nur als Zytoskelett zu sehen, sondern spielen eine wesentliche Rolle für die Funktion (Plastizität) eines neuronalen Netzwerks und ermöglichen das Lernen eines Netzwerks (Singh 2021). Die Hirnfunktion ist vermutlich ein besonderer Teil der elektromagnetischen Aktivität der Mikrotubuli.

Die „sehr großen" Pyramidenneurone der Großhirnrinde scheinen die wahrscheinlichsten Orte für das **Bewusstsein** im Gehirn zu sein (Hameroff 2022). Sie sind die „Konvergenz" von externer und interner Integration, der „Scheitelpunkt" des Wahrnehmungs-Handlungs-Zyklus und somit ein strategischer Ort für bewusste Wahrnehmung und Handlung. Axonale Impulse der Pyramidenneurone wandern direkt zu den motorischen „Pyramidenbahnen" des Rückenmarks und können direkt kausale Handlungen im Verhalten ausführen. Apikale Dendriten entspringen an den Spitzen der Pyramidenzellkörper, steigen vertikal zur Oberfläche der Großhirnrinde auf und erzeugen gemeinsam lokale Feldpotentiale, die an der Gehirnoberfläche oder der Kopfhaut als EEG erkannt werden können. Die elektrische Aktivität erfolgt daher in mehreren Wellen. Es wird angenommen, dass das EEG aus Interferenzwellen höherfrequenter Vibrationen in Mikrotubuli stammt (Hameroff und Penrose 2014).

Betrachtet man Neurone als „unbelebte Materie", so können diese unbelebten elektronischen Schaltkreise und Netzwerke aus Logikbausteinen, die auf Schwellenwerterkennung aufbauen (künstliche neuronale Netzwerke), tatsächlich „rechnen" und im Prinzip einige kognitive Hirnfunktionen erklären (Hameroff et al. 2026).

Aber das Konzept „Gehirn als Computer" weist im Vergleich zu den Hirnfunktionen von Menschen und Tieren erhebliche Einschränkungen und Paradoxien auf (Hameroff 2022). Diese Einschränkungen und Paradoxien könnten durch ein neues Paradigma gelöst werden, nämlich mit einer **skaleninvarianten („selbstähnlichen“) Hierarchie**, die tiefere, schnellere und kleinere intraneuronale Quanten- und klassische Verarbeitung in Mikrotubuli und anderen Zytoskelettkomponenten in Gehirnneuronen umfasst. Diese Verarbeitung auf einer tieferen Ebene beinhaltet einheitliche Quantenzustände, die im Wesentlichen biologisch sind und der grundlegenden Natur von Leben und Bewusstsein nahekommen.

Es wäre effizient und praktisch, wenn das Bewusstsein im selben Medium und am selben Ort auftreten würde, wo die Erinnerung codiert wird und „**Erinnerungen**“ in den Mikrotubuligittern gespeichert werden.

Neurone teilen sich nicht, und neuronale Mikrotubuli durchlaufen keinen zyklischen Zerfall und Neuaufbau. Daher sind die Mikrotubuli über die gesamte Lebensdauer hinweg extrem stabil. Synaptische Übertragungsprozesse codieren den **„Tubulincode“** (Gadadhar 2017). Dendritisch-somatische Mikrotubuli könnten daher möglicherweise Orte des Bewusstseins sein (Janke 2014).

Von einem Mikrotubulus des Gehirns gibt es verschiedene genetische Isoformen (Janke 2020), und jeder Mikrotubulus könnte ein heterogenes Mosaik sein und damit enorme Informationsmengen codieren. Mit $\sim 10^8$ Tubulinen pro Neuron gibt es 2×10^8 binäre Zustände pro Neuron. Durch Oszillationen und andere Modifikationen könnte jeder Mikrotubulus ein sehr heterogenes Mosaik sein, das in der Lage ist, große Mengen an Informationen zu codieren, wobei jedes Tubulin einen von mindestens etwa 10^{22} möglichen Zuständen codiert.

Die **Gedächtniskapazität** wäre in einem einzelnen Neuron enorm ($\sim 10^8$ *hoch* 10^{22}). Somit besteht potentiell ein schier unbegrenzter Speicher für Erinnerungen. Schließlich weist dieses neue Paradigma auf medizinische Anwendungen hin, indem es sich mit den Ursprüngen der Neuropathologie in den Mikrotubuli und im Zytoskelett befasst, darunter Alzheimer-Krankheit, traumatische Hirnverletzungen und Depressionen. Bei Alzheimer korreliert die kognitive Dysfunktion mit dem Verlust des Mikrotubuli-assoziierten **Proteins Tau** aus den Mikrotubuli, was diese destabilisiert. Bei traumatischen Hirnverletzungen sind Mikrotubuli, insbesondere jene in langen Axonen, häufig gebrochen.

Tatsächlich scheinen die meisten Arten von psychiatrischen Erkrankungen Anomalien des Zytoskeletts aufzuweisen (Marchisella et al. 2016). Zu diesem Thema sind jedoch derzeit noch sehr viele Fragen offen (Peña-Ortega 2022).

Bereits bekannte Therapieformen (transkranielle Galvanisation, transkranielle Magnetstimulation oder auch die Anwendung von fokussiertem Ultraschall mit 500 kHz oder 8 MHz) könnten auf diesem Konzept aufbauen und ein Erklärungsmodell (Resonanzwirkung auf die Mikrotubuli der Neurone und somit auf synaptische Übertragungsprozesse) für die klinisch bereits erprobten Formen darstellen (Hameroff 2013; Sanguinetti 2020; Lee 2024).

Möglicherweise können, auf diesen Modellen aufbauend, pharmakologische und physikalische Therapiekonzepte die Ergebnisse von Bewegungstherapie bei neurodegenerativen Erkrankungen komplettieren.

2.2.2 Interzelluläre Kommunikation

Die physikalischen Interaktionen zwischen zwei oder mehr Zellen, die durch Proteine, Liganden, Zucker oder andere Biomoleküle vermittelt werden können, werden als **Zelle-Zelle-Interaktion** bezeichnet (Armingol 2021). In diesem Zusammenhang werden Rezeptoren als Proteine definiert, die Verbindungen zu anderen Biomolekülen (Liganden) eingehen, um Signale zu empfangen oder auch zu verstärken. Sie sind zumeist an den Zellmembranen zu finden, können aber auch im Zytoplasma vorhanden sein. Liganden bilden mit den Rezeptorproteinen ein Paar und lösen somit ein Signalereignis an den Rezeptoren aus.

Im Allgemeinen werden die chemischen Substanzen, die an der interzellulären Signalkommunikation (oder auch intrazellulären Signalübertragung) beteiligt sind, als **Signalmoleküle** bezeichnet, während kleinere Moleküle, die auf die Übermittlung biologischer Informationen spezialisiert sind, als **Botenmoleküle** (Messenger-Moleküle) bezeichnet werden. Die Ketten von Signalmolekülen, die die Umwandlung und Übertragung biologischer Informationen zwischen den Zellen (oder auch innerhalb der Zellen) durchführen, werden als **Signalübertragungswege** bezeichnet. Daher liegt das Wesen der interzellulären Signalübertragung in der intrazellulären Umwandlung und Übertragung biologischer Informationen durch spezifische Signalübertragungswege, die die Regulierung der Genexpressionsprozesse verwandter funktioneller Proteine beinhalten können (Su 2024).

Als **analoge Kommunikation** wurde eine synaptische Übertragung bezeichnet, die spannungsabhängig ist, je nach AP im axonalen Soma (Hu 2012). Das Ergebnis war die Erkenntnis, dass kortikale Neurone nicht nur im digitalen Modus kommunizieren, der durch APs vermittelt wird, sondern auch im analogen Modus, der vom Membranpotential abhängig ist. Elektrische Phänomene modulieren chemische Effekte, und vice versa modulieren chemische Reaktionen die elektrischen Mechanismen, sowohl an der Membran als auch intrazellulär. Anhand dieser Vorstellungen könnte auch ein Erklärungsmodell für die Wirkung der Mikrostromtherapie entwickelt werden (Bochdansky 2016).

Homöostase und Funktionen eines Gewebes können nur mit interzellulärer Kommunikation erfolgen. So ist diese Kommunikation auch für die Funktion des Gehirns und seiner verschiedenen Zellen, darunter Neurone, Astrozyten, Oligodendrozyten, Gliazellen und Mikroglia, essentiell.

Zellen kommunizieren über verschiedene Modalitäten miteinander, nicht nur über **Synapsen**, sondern auch durch **parakrine Sekretion** (neurotrophe Faktoren wie BDNF und Neuropeptide sowie Wachstumsfaktoren), durch **extrazelluläre Vesikel** und **„Gap Junctions“ (GJs)**. Letztere sind interzelluläre Kanäle, die aus Connexinen bestehen. Diese Strukturen ermöglichen die Diffusion kleiner Moleküle, darunter Ionen, Neurotransmitter, sekundäre Botenstoffe und Metabolite, zwischen verbundenen Zellen. GJ-vermittelte Kommunikation ist an der Übertragung und Ausbreitung neuronaler Signale, der Kalium-Clearance auf synaptischer Ebene und der Kalziumsignalgebung beteiligt. Sie sind auch wesentlich an der physiologischen Funktion der Oligodendroglia-Zellen beteiligt, um die Myelinisierung zu ermöglichen und die metabolische und homöostatische Unterstützung der Axone zu gewährleisten (Butt 2025).

Durch körperliche Betätigung wird eine Reihe von Molekülen freigesetzt, die in extrazelluläre Vesikeln transportiert werden (Whitham 2018). Bei gesunden Menschen werden nach einer einstündigen Fahrradeinheit über 300 Proteine im Kreislauf angereichert, die in der Leber ihre Proteine übertragen. Somit können diese Myokine durch Gewebe-Crosstalk während körperlicher Betätigung systemische biologische Effekte ausüben und verschiedene positive Effekte durch Bewegung erklärt werden (Walzik 2024).

Spezielle Strukturen, die den physischen Kontakt zwischen den diversen Zellen sicherstellen, werden als **Nanotubes** bezeichnet (Khattar 2022). Diese hochempfindlichen röhrenförmigen Nanostrukturen, die zwischen Zellen gebildet werden und komplexe Netzwerke bilden, erleichtern den selektiven Transfer von Membranvesikeln und Organellen, scheinen aber den Fluss kleiner Moleküle zu behindern (Rustom 2004). Das wird auch als ein Mechanismus gesehen, der eine Geweberegeneration nach Verletzung ermöglicht, oder auch als Antwort nach einer Krebstherapie.

Störungen dieser Nanotubes werden ebenfalls für die Entstehung verschiedenster Pathologien (z. B. neurodegenerative Erkrankungen bis hin zu Glioblastomen) verantwortlich gemacht. Extrazelluläre Faktoren können die Funktion der Nanotubes stören, wie z. B. zellulärer metabolischer Stress durch freie Radikale oder auch azidotische ph-Werte und Hypoxie.

Akute ischämische Schäden verursachen dramatische mitochondriale Funktionsstörungen in Neuronen und gefährden so deren Lebensfähigkeit. Der durch diese Nanotubes vermittelte mitochondriale Transfer scheint ein adaptiver Mechanismus zur Aufrechterhaltung der mitochondrialen Funktion im geschädigten Gehirn und zur Förderung der Genesung nach einem Schlaganfall zu sein (Kalogeris 2014).

2.2.3 Transzelluläre Kommunikation

Als „transzelluläre Kommunikation“ wird das Modell einer immunologischen Synapse bezeichnet (Finetti 2017). Bei einem Kontakt mit als Antigen wirkenden Zellen bilden T-Lymphozyten eine spezielle Struktur, die als **immunologische Synapse** (IS) definiert wird. Diese Signalplattform ist für die Aktivierung von T-Zellen erforderlich und somit für eine adaptive Immunantwort (Bromley 2001).

Bei einer Autoimmunerkrankung wie ankylosierende Spondylitis (Morbus Becheterew) liegt eine Störung der Unterscheidung zwischen körpereigenen und körperfremden Antigenen vor; Erkenntnisse deuten darauf hin, dass die IS eine herausragende Rolle bei der adaptiven Immunantwort spielt (Tavasolian 2023).

Der transzelluläre Transfer von Mitochondrien hat sich als Schlüsselbeispiel für diese Kommunikation herausgestellt. Dieser transzelluläre Transfer von Mitochondrien ist dynamisch an der Zell- und Gewebereaktion auf ZNS-Verletzungen beteiligt und spielt eine positive Rolle bei der Genesung (Shanmughapriya 2020). Auf diese Weise können Mitochondrien in das endogene Netzwerk der Empfängerzellen übertragen werden und somit zu Veränderungen des bioenergetischen Profils und anderer funktioneller Eigenschaften der Empfängerzelle führen.

Mitochondrien spielen speziell im ZNS eine wichtige Rolle in der Energieversorgung, da das Gehirn bekanntlich zwar nur 2 % des Körpers ausmacht, jedoch 20 % der Energie (in Ruhe) verbraucht (Tomasi 2013). Davon wiederum brauchen die Neurone ca. 80 %.

Neben dem intrazellulären Transport von Mitochondrien gibt es auch den Transport mithilfe von Tunnelnanoröhren, extrazellulären Vesikeln und der Bildung von „Gap Junctions" (transmitterfreien Synapsen). Mitochondrien werden aber auch von einer Zelle auf die andere durch Ausstoßen (Extrusion) übertragen. Neben Astrozyten können andere Zellen des ZNS von dieser Übertragung unter physiologischen Bedingungen profitieren, aber auch in Stresssituationen kann diese transzelluläre Übertragung mitwirken, geschädigte Zellen zu reparieren (Shanmughapriya 2020). Dies eröffnet eine neue Perspektive für den therapeutischen Einsatz von Mitochondrientransplantation.

2.2.4 Transkranielle Kommunikation (Brain-Computer-Interface, Brain-Machine-Interface)

Die Bedeutung von efferenten Signalen vom Gehirn für die Lebensqualität wird vor allem dann erkannt, wenn sie nicht funktioniert. Dies ist z. B. bei Menschen mit einem **Locked-in-Syndrom** festzustellen, also einem Zustand von Wachheit und Bewusstsein, verbunden mit einer Tetraplegie und einer Lähmung der unteren Hirnnerven, typischerweise bei einem Insult im Bereich der Pons im Hirnstamm. Diese Menschen sind wach, können hören, sehen und verstehen, aber nicht die Gesichtsmuskeln oder „tiefere" motorische Funktionen ausführen, nur die Augen öffnen oder schließen.

Sie sind daher auf eine technische Lösung für die Kommunikation angewiesen (Steadman et al. 1980; Shannon et al. 1981). Aktuelle Technologien werden mithilfe eines „Brain-Computer-Interface" (BCI) eingesetzt (Wolpaw 2002; Pfurtscheller 2010; Crell 2025).

Aktivitäten des Gehirns (elektrisch oder hämodynamisch-thermisch) werden registriert (EEG. MEG, fMRI), verarbeitet und in Signale umgewandelt, die verschiedene maschinelle Prozesse regulieren („brain-machine-interface"). Experimentell werden auch implantierte Elektroden angewandt (Isaacs et al. 2000).

Die Verarbeitung und Umwandlung basiert auf den Prinzipien des maschinellen Lernens bzw. der Big-Data-Analyse.

In einer neuen Publikation werden Decoder für ein rekurrierendes neuronales Netzwerke (RNN) trainiert, das in jedem 80-ms-Zeitschritt die Wahrscheinlichkeit ausgibt, mit der jedes **Phonem** zu diesem Zeitpunkt gesprochen wird. Diese Wahrscheinlichkeiten wurden dann mit einem Sprachmodell kombiniert, um die wahrscheinlichste zugrunde liegende Wortfolge abzuleiten, wobei sowohl die Wahrscheinlichkeiten für Phoneme als auch die Statistiken der englischen Sprache berücksichtigt wurden (Willett 2023). Damit war es möglich, freie Sätze aus einem großen Vokabular mit einer Geschwindigkeit von 62 Wörtern pro Minute zu decodieren, was einem praktisch normalen Sprechtempo entspricht.

BCI-Systeme durchlaufen im Prinzip einen ähnlichen Prozess der Informationsverarbeitung wie das Gehirn selbst. Zuerst erfolgt eine Signalerfassung, dann wird eine Vorverarbeitung durchgeführt, gefolgt von einer Mustererkennung. Diese ermöglicht eine Klassifizierung, die als (efferente) Information an ein exekutives System weitergeleitet wird. Sinnvollerweise erfolgt danach ein entsprechendes Feedback (Pfurtscheller 2008, 2010).

Die Signalerfassung kann auch von verschiedenen Quellen stammen (Hybrid-BCI), wodurch die Präzision verbessert werden kann – so wie dies auch unter physiologischen Bedingungen der Fall ist.

Patienten, die von einem BCI profitieren würden, können in drei verschiedene Gruppen eingeteilt werden:

1. Patienten, die keine brauchbare neuromuskuläre Kontrolle haben und daher dauerhaft „eingesperrt" („locked-in") sind
2. Patienten, die eine eingeschränkte Fähigkeit zur neuromuskulären Kontrolle behalten
3. Menschen, die eine beträchtliche Fähigkeit zur neuromuskulären Kontrolle behalten und muskelbasierte Technologie nutzen können

Die Anwendungsformen, z. B. auch durch elektromyographische Signale (EMG-Signale), können sehr unterschiedlich sein, wie Lokomotion, Bewegungskontrolle, Neurorehabilitation, Kommunikation oder Kontrolle der Umgebung. Exekutive Maschinen können auch Exoskelette sein, um die Lokomotion zu optimieren.

Neben der zweifellos positiven Anwendung dieser Technologien, um die Lebensqualität zu verbessern, gibt es auch berechtigte Diskussionen zur Anwendung moderner Technologien, um ein höheres Maß an körperlicher und sensorischer Kontrolle zu erreichen, mit dem Ziel, aktiv neue physiologische Fähigkeiten und Funktionen zu schaffen, die beim normalen, gesunden Menschen sonst nicht vorhanden sind (Manero 2024).

„**Biohacking**" ist ein weit gefasster Begriff, der mindestens zwei Bedeutungen hat.

1. **Chemische und/oder physiologische Veränderungen des Körpers**: Diese Form umfasst u. a. Ernährungsumstellungen, gezielte Veränderungen des Darmmikrobioms oder auch genetische Interventionen, um stärker zu werden.
2. **Verbesserung oder Erweiterung menschlicher Funktionen durch bionische Geräte**: Diese Form führt zu „Biopunk/Cyborgs", bei der Menschen sich selbst durch Bionik eine neue Lebensform geben wollen (Gillett 2006)

Nicht zuletzt daraus ergibt sich eine Reihe von medizin-ethischen Fragestellungen bei der Anwendung solcher rehabilitativer oder augmentativer Geräte, nicht nur in Bezug auf Personenauswahl oder technische Sicherheit, sondern auch auf Datensicherheit oder Fragen zur Autonomie (Big Data Mining). Wer bestimmt über die Möglichkeiten zur Reparatur von Hard- und Software? Wer bestimmt den Preis?

2.2.5 Intrapersonelle (intraindividuelle) Kommunikation

Die Kommunikation zwischen den „Funktionselementen“ des Menschen ist – wie bereits erwähnt – Voraussetzung für eine funktionierende Homöostase oder, anders ausgedrückt, für eine funktionierende Autopoiese.

Das **System Mensch** kann auf verschiedenste Art in Subsysteme unterteilt werden (siehe auch Abschn. 1.1).

Die minimalste Einteilung umfasst drei Teilsysteme:

1. Bewegungssystem
2. Homöostasesystem
3. Fortpflanzungssystem

Innerhalb des **Bewegungssystems**, das sowohl Materie, Energie und Information umfasst, kann z. B. das NS, das Kreislaufsystem, das Stoffwechsel-(Energiegewinnungs-)System und das Muskelsystem neben dem „Bewegungsapparat“ als jeweiliges Subsystem definiert werden.

Ein weiteres System wäre das **Homöostasesystem**, also die Summe aller Subsysteme, die für eine funktionierende Homöostase benötigt werden. Darunter fallen dann ähnliche Subsysteme wie beim Bewegungssystem, aber auch das Immunsystem (Abwehrsystem).

Als drittes System könnte dann ein **Fortpflanzungssystem** beschrieben werden – auch hier wiederum mit vielen Überschneidungen zu anderen Subsystemen. Jede dieser Einteilungen, sei sie anatomisch oder physiologisch oder funktionell-zielorientiert, kann daher immer kritisiert werden.

Im Folgenden werden drei Beispiele für die Kommunikation zwischen den verschiedenen Subsystemen angeführt.

2.2.5.1 Kommunikation zwischen Nervensystem und Immunsystem

Eine der Möglichkeit ist, zwischen dem NS und dem Immunsystem zu unterteilen, obwohl eigentlich beide auch gleichzeitig als Teile eines gemeinsamen **Informationssystems** bezeichnet werden können. Die Kommunikation zwischen diesen beiden Subsystemen ist jedenfalls eine wesentliche Voraussetzung für eine funktionierende Homöostase.

Über autonome und neuroendokrine Bahnen werden „target cells“ vom ZNS ausgesandt. Diese Bahnen setzen Neurotransmitter und Hormone frei, die mit Immunzellen interagieren und so die Immunfunktionen einschließlich der Zytokinproduktion modulieren, die wiederum Schlaffunktionen regulieren (Lorton 2006).

Von Immunzellen freigesetzte Zytokine, insbesondere Interleukin-1 und Tumornekrosefaktor (TNF), signalisieren neuroendokrinen, autonomen, limbischen und kortikalen Bereichen des ZNS, die neuronale Aktivität zu modulieren, und beeinflussen somit Verhaltensweisen (einschließlich Schlaf), Hormonfreisetzung und autonome Funktionen. Auf diese Weise wirken auch Immunzellen als „Sinnesorgan“ und informieren das ZNS über periphere Ereignisse im Zusammenhang mit Infektionen und Verletzungen.

Alle primären und sekundären Immunorgane erhalten eine erhebliche sympathische Innervation von sympathischen postganglionären Neuronen (Nance 1987). Es gibt keine neuroanatomischen Hinweise darauf, dass irgendein Immunorgan von einem parasympathischen oder vagalen Nerv versorgt wird. Die initiale Information (Reiz) an das Gehirn erfolgt entweder über sensorische Reize, z. B. von den Spinalganglien, oder Immunreize, z. B. Zytokine. Vom ZNS wird ein primärer Weg zur neuronalen Regulierung der Immunfunktion vom sympathischen NS und seinem wichtigsten Neurotransmitter, Noradrenalin, bereitgestellt.

Die Aktivierung des sympathischen NS (noradrenerge Nerven und Nebennierenmark) hat eine starke entzündungshemmende Wirkung auf das angeborene Immunsystem. Unter den von Makrophagen produzierten Entzündungszytokinen sind die Produktion und Freisetzung des Entzündungszytokins TNF-α das wichtigste Zytokin, das vom sympathischen NS reguliert wird (Nance 2007). Für eine vom sympathischen NS unabhängige entzündungshemmende Wirkung des efferenten Vagusnervs gäbe es keine Hinweise.

Ein **neuronaler Entzündungsreflex** wurde für die Interaktion und Regulation zwischen Nerven- und Immunsystem beschrieben. Er besteht aus einem afferenten Arm, der Entzündungen wahrnimmt, und einem efferenten Arm, dem cholinergen entzündungshemmenden Weg, der angeborene Immunreaktionen hemmt (Rosas-Ballina 2009).

Zytokine, die von Immunzellen als Reaktion auf endogene und exogene Reize produziert werden, aktivieren afferente Neurone des Vagusnervs, die diese Informationen an das Gehirn übermitteln, wo die Signalintegration und -transformation stattfinden. Eine Reaktion wird durch den cholinergen entzündungshemmenden Weg ausgelöst, den efferenten Bogen dieses Entzündungsreflexes, der die Immunfunktion modifiziert und die Homöostase aufrechterhält.

In diesem Modell agiert das angeborene und adaptive Immunsystems keinesfalls autonom, sondern wird von hochintegrierten neuronalen Netzwerken und Reflexen moduliert, um die gesamte Bandbreite koordinierter, physiologischer und immunologischer Reaktionen zu manifestieren, die der Homöostase zugrunde liegen.

Auf diesem Modell aufbauend kann auch eine Erklärungsmöglichkeit für den therapeutischen Einsatz der elektrischen **Vagusstimulation** entwickelt werden. Der zehnte und längste Hirnnerv verbindet Hirnstamm und Dickdarm und innerviert auf diesem Weg die verschiedenen thorakalen und abdominalen Organe (Bonaz 2018).

Kutane Fasern versorgen auch den äußeren Gehörgang und den Nacken und bieten somit eine mögliche Lokalisation für eine transkutane elektrische Stimulation (z. B. 25 Hz, 0,25 ms Dauer und Intensität bis knapp oberhalb der sensiblen Schwelle – ca. 0,5–1 mA; Butt 2020).

Möglicherweise kann die elektrische Stimulation des Vagusnervs neuroanatomische Schaltkreise benutzen, um entzündungshemmende Signale an einzelne Zellen in bestimmten Organen zu senden. Auch chronische kardiologische Erkrankungen können durch diese Vagusstimulation behandelt werden (Gentile 2024).

2.2.5.2 Kommunikation zwischen Nervensystem und Herz-Kreislauf-System

Die Kommunikation zwischen dem NS und dem Herz-Kreislauf-System erfolgt vor allem über das vegetative (autonome) Nervensystem. Es innerviert den Herzmuskel, die glatte Muskulatur und die verschiedensten endokrinen und exokrinen Drüsen.

Es wird oft vereinfacht beschrieben, dass das sympathische System dabei Kampf-oder-Flucht-Reaktionen („Fight-or-flight") steuert und das parasympathische System Ruhe- und Verdauungsfunktionen („rest and digest") reguliert. Mit anderen Worten bereitet der Sympthikus den Körper auf anstrengende körperliche Aktivitäten vor, und der Parasympathikus steuert grundlegende regenerative Körperfunktionen, während man nach dem Essen z. B. ruhig sitzt, ein Buch liest und verdaut (siehe These 19 in Kap. 4).

Wenn das Herz als reine Pumpe betrachtet wird, die Blutgefäße als Auslieferungsweg und die Muskulatur als Endverbraucher, so muss gleichzeitig berücksichtigt werden, dass auch andere Organe ausreichend durchblutet werden müssen. Somit kommt es während einer körperlichen Ausdauerbelastung zu zwei durchaus kontroversiellen Situationen:

1. Die **Durchblutung** der Muskulatur muss an den erhöhten metabolischen Bedarf angepasst werden.
2. Der **Blutdruck** muss dabei so aufrechterhalten bleiben, dass gleichzeitig alle anderen Organe ausreichend durchblutet werden.

Eine reine intramuskuläre Vasodilatation würde jedoch den Blutdruck beeinflussen und – bei einer aufrechten Person, bei der sich das Gehirn oberhalb der Pumpe befindet – die Hirnfunktion beeinträchtigen (Joyner 2015).

In Ruhe (ohne Essen und Verdauen) und bei indifferenter Umgebungstemperatur werden ca. 80 % des Sauerstoffs in Gehirn, Herz, Leber und Niere verbraucht. Während körperlicher Aktivität kann der Sauerstoffverbrauch auf das 10- bis 15-Fache ansteigen mit Werten um ca. 80 ml/kg/min VO_{2max} (Saltin und Astrand 1967; Trappe 2013). Dabei bleibt die Durchblutung des Gehirns konstant, und die Durchblutung der anderen Organe ändert sich nur geringfügig.

Die Auswurfleistung des Herzens steigt bei körperlicher Aktivität durch eine Erhöhung der Herzfrequenz und des Schlagvolumens, und auch die Sauerstoffnutzung verbessert sich (erhöhte arteriell-venöse Sauerstoffdifferenz auch durch verbesserte Kapillarisierung); die Durchblutung der weniger aktiven Muskulatur sinkt. Ebenso steigen der systolische und diastolische Blutdruck.

Diese Regulation wird in erster Linie auf eine reflexvermittelte Erhöhung der sympathischen Nervenaktivität, die den vasomotorischen Tonus des Skelettmuskel-Widerstandsgefäßsystems moduliert, zurückgeführt (Delp und O'Leary 1985). Jedoch müssen zentrale Kontrollmechanismen für eine integrative Regulation des Blutdrucks und der Muskeldurchblutung vorhanden sein.

Der Sympathikus reduziert die Muskeldurchblutung der nichtaktiven Muskeln und ist somit für die Verteilung zur aktiven Muskulatur verantwortlich (Hamann et al. 1985).

Ausgehend von Barorezeptoren erfolgt die Regulation des Herz-Kreislauf-Systems durch autonome Reflexe. Diese Rezeptoren befinden sich hauptsächlich im Karotissinus und im Aortenbogen und reagieren auf mechanische Verformung durch einen piezoelektrischen Wirkungseffekt (Zeng 2018). Bei ansteigendem arteriellem Druck werden sie durch Dehnung aktiviert und unterdrücken die sympathische Aktivität. Gleichzeitig erhöhen sie die parasympathische Vagusaktivität, die zu einer vagal vermittelten Bradykardie und zu einer reflektorischen blutdrucksenkenden Reaktion auf die afferenten Signale führt (Joyner 2015). Während körperlicher Betätigung nehmen Blutdruck, sympathische Aktivität und Herzfrequenz jedoch zu.

Der Einfluss des vegetativen (autonomen) NS auf das Herz-Kreislauf-System zeigt sich bei der Beurteilung der **Herzratenvariabilität (HRV)**, also der zeitlichen Veränderung des Zeitraums zwischen aufeinanderfolgenden Herzschlägen.

Die HRV spiegelt vermutlich die Fähigkeit des Herzsystems wider, sich an veränderte Umstände anzupassen, indem es unvorhersehbare Reize erkennt und schnell darauf reagiert. Die HRV-Analyse ermöglicht die Beurteilung der „allgemeinen Herzgesundheit“ und des Zustands des vegetativen NS, das für die Regulierung der Herzaktivität verantwortlich ist. Sie soll physischen und psychischen Stress charakterisieren (Immanuel 2023; Waghmare 2024).

Am häufigsten wird das Intervall zwischen zwei R-Zacken des EKG zur Bestimmung der HRV verwendet. Dieses Intervall spiegelt eine lineare Beziehung sowohl zur parasympathischen (vagalen) als auch zur sympathischen Stimulation wider, die durch den Sinusknoten vermittelt wird (Draghici 2016). Dieser chronotrope Effekt ist jedoch zwischen Sympathikus und Parasympathikus unterschiedlich, wobei der vagale Einfluss über Acetylcholin schneller wirksam wird als der sympathische Einfluss über Noradrenalin. Auch die Atemfrequenz beeinflusst die Sinusarhythmie.

Neben den zeitkritischen Analysen – gemessen in Millisekunden – wird auch die Frequenzanalyse zumeist mit einer „Fast Fourier Transformation“ (FFT) durchgeführt.

Die bei der HRV-Bestimmung beschriebenen physiologischen Prozesse sind noch nicht vollständig geklärt, und es ist wahrscheinlich, dass komplexe Wechselwirkungen das Ergebnis modulieren. Eine simplifizierende „quantitative“ Erklärung dieser Phänomene als klinische Indizes sollte daher mit aller Vorsicht erfolgen.

Nichtlineare Messungen zeigen mögliche Anwendungen z. B. in der Intensivmedizin und Kardiologie oder als zukünftiger Biomarker verschiedener Erkrankungen auf (Johnston 2020).

Neben den neuralen Mechanismen gibt es noch weitere Einflüsse auf das Herz-Kreislauf-System:

- **Muskuläre Mechanismen:** In einem physiologischen Endothel der muskulären Arteriolen wird eine zelluläre Kommunikation (homozelluläre und heterozelluläre „gap junctions“) zwischen den Endothelzellen und auch zwischen Endothel und glatten Muskelzellen der Gefäße beschrieben (Sandow 2003). Eine Vasodilatation, die lokal in den kleinsten Arteriolen beginnt, breitet sich immer mehr aus, bis hin einer Durchblutungszunahme des Muskels.

Diese Reaktionen unterliegen auch einer Modulation durch das sympathische NS auf eine Weise, die sowohl zur Regulierung des arteriellen Drucks als auch zur Anpassung von Blutfluss und Stoffwechsel in vivo beitragen könnte.
Die Muskelpumpe (Verbesserung des venösen Rückstroms durch Druckerhöhung bei Muskelkontraktion) spielt sicherlich auch eine wesentliche Rolle bei der Durchblutungsvermehrung der aktiven Muskulatur (Shiotani et al. 1985).

- **Chemische Faktoren:** Eine Substanz, die eine sehr wesentliche Rolle bei der Muskelkontraktion spielt, ist Adenosin. Einige Studien propagieren einen durchblutungsfördernden Effekt von Adenosintriphosphat (ATP; Crecelius 2012; Lohman 2012), Andere Substanzen, wie z. B. Kalium oder das Radikal Stickstoffmonoxid (NO) spielen ebenfalls eine Rolle, jedoch ist die Bedeutung einer einzelnen Substanz unklar und es wird von einer synergistischen Wirkung ausgegangen (Joyner 2015).
Myokine, die bei muskulärer Aktivität produziert werden, vermitteln die Kommunikation zwischen Muskeln und anderen Organen, einschließlich Gehirn, Fettgewebe, Knochen, Leber, Darm, Bauchspeicheldrüse und Haut, sowie innerhalb des Muskels selbst (Severinsen 2020). Eines dieser ca. 650 Muskelproteine, die derzeit als „Myokine" bezeichnet werden, ist „Follistatin-like 1 (Fstl1)". Es wirkt auf Endothelzellen und führt zu einer intramuskulären Zunahme der Blutgefäße bei ischämischen „Stress" (Ouchi 2008). Diese Wirkung (neben „Vascular Endothelial Growth Factor", VEGF) gilt auch für den Herzmuskel nach Infarkt (Seki 2018).

Darüber hinaus können auch physikalische Wirkungen auf das Herz-Kreislauf-System beschrieben werden, wie z. B. thermische oder auch elektrische Interventionen, die jedoch an dieser Stelle nicht weiter beschrieben werden.

2.2.5.3 Kommunikation zwischen Nervensystem und Hormonsystem

Dieses Zusammenwirken stellt eine wechselseitige komplementäre Kommunikation zwischen zwei Elementen eines Informationssystems dar.

Das NS ermöglicht grundsätzlich eine schnelle (also innerhalb von Sekundenbruchteilen) Informationsübermittlung zwischen verschiedenen Körperregionen im Sinne einer **Zelle-zu-Zelle-Information**. Neurone unterscheiden sich entsprechend der Morphologie und vor allem der chemischen Eigenschaften der jeweiligen Transmittersubstanzen. Sie übertragen Informationen sehr rasch, aber nur von einem Ort zum anderen.

Die hormonelle Kommunikation hingegen, die auf der Produktion und Freisetzung von Hormonen (inklusive Zytokine) aus verschiedenen Drüsen und dem Transport dieser Hormone über den Blutkreislauf beruht, eignet sich besser für Situationen, die umfangreichere und länger anhaltende Regelungsmaßnahmen erfordern. Sie ist also eine **Organ-zu-Organ-Information** und erfolgt – je nach Blutfluss – wesentlich langsamer, kann aber deutlich breiter gestreut werden und wirkt länger anhaltend.

Die beiden Kommunikationssysteme ergänzen sich, wirken also komplementär. Darüber hinaus interagieren beide Systeme: Reize aus dem NS können die

Freisetzung bestimmter Hormone beeinflussen und umgekehrt. Dabei spielt der Hypothalamus – als Teil des NS – eine zentrale Rolle, die durch interne und externe Umgebungseinflüsse sowie hormonelles Feedback moduliert wird.

Die Kommunikation zwischen anderen Teilen des ZNS erfolgt elektrochemisch über verschiedenste Transmitter.

Es wäre vermessen, an dieser Stelle sämtliche Zusammenhänge zwischen dem NS und dem Hormonsystem aufzuzeigen. Erwähnt sei hier nur der bekannte Zusammenhang zwischen Hypothalamus und der Hypophyse (Glandula pituitaria) als Schnittstelle zwischen den beiden Subsystemen, die praktisch sämtliche Hormonsysteme reguliert.

Der **Hypothalamus** (griech. „ὑπό, hypo" = unter, „θάλαμος thálamos" = Kammer) setzt sich zusammen aus robusten, teilweise redundanten und komplexen neuronalen Regelkreisen, bestehend aus unterschiedlichsten Zelltypen, die grundlegende Lebensfunktionen unterstützen, die das Überleben sichern. Er fungiert als Schnittstelle zwischen peripheren, umweltbedingten und neuronalen Eingaben und integriert diese sensorischen Eingaben, um eine Reihe von physiologischen Prozessen und Verhaltensweisen zu beeinflussen (Fong 2023). Dazu gehören der Energiestoffwechsel (von der Nahrungsaufnahme über die Verdauung, die Stoffwechselkontrolle bis hin zum Energieverbrauch), der Flüssigkeits- und Elektrolythaushalt (vom Trinken bis zur Flüssigkeitsaufnahme und -ausscheidung), die Wärmeregulierung (von der Wahl der Umgebung über die Wärmeproduktion und -speicherung bis hin zu Fieberreaktionen), Wach-Schlaf-Zyklen und Notfallreaktionen auf Stressfaktoren in der Umgebung und die Fortpflanzung (von der Kontrolle der Fortpflanzungshormone über Paarung, Schwangerschaft und Geburt bis hin zum Säugen).

Für alle diese Aufgaben integriert der Hypothalamus eine Reihe von sensorischen Informationen, vergleicht diese mit grundlegenden Sollwerten und aktiviert dann entsprechend autonome (vegetative) endokrine und verhaltensbezogene Reaktionen um die Homöostase aufrechtzuerhalten oder einen Stressor auszugleichen (Allostase).

Die Kontrolle des vegetativen NS erfolgt über eine Reihe von Neuronen, die direkt präganglionäre Neurone des Sympathikus und Parasympathikus aktivieren und Zellgruppen im Hirnstamm, die autonome Reflexe kontrollieren (Saper 2014). Die endokrine Kontrolle erfolgt im Wesentlichen über Releasing-/Inhibiting-Hormone.

Die **Hypophyse** wird bekanntlich unterteilt in einen Vorderlappen (Adenohypophyse: Hormone werden produziert) und einen Hinterlappen (Neurohypophyse mit Axonen, deren Zellkörper im Hypothalamus sind: Hormone des Hypothalamus werden gespeichert). Dazwischen wird auch noch ein hormonbildender Zwischenlappen beschrieben.

Die **Hypothalamus-Hypophysen-Nebennierenrinden-Achse (HHNA)** ist eine der vielen Modelle, um die Zusammenhänge zwischen den verschiedensten Drüsen und deren Hormone zu beschreiben, die letztlich auf viele andere Systeme (z. B. Immunsystem, Verdauungssystem, Sexualität) wirken (Miller 2018). Sie spielt mit den vielfältigen Feedback-Schleifen (z. B. über Cortisol oder Noradrenalin) auch eine große Rolle im Verständnis der unterschiedlichsten Stressreaktionen im Zusammenhang mit den Funktionen des vegetativen NS (Abb. 2.3).

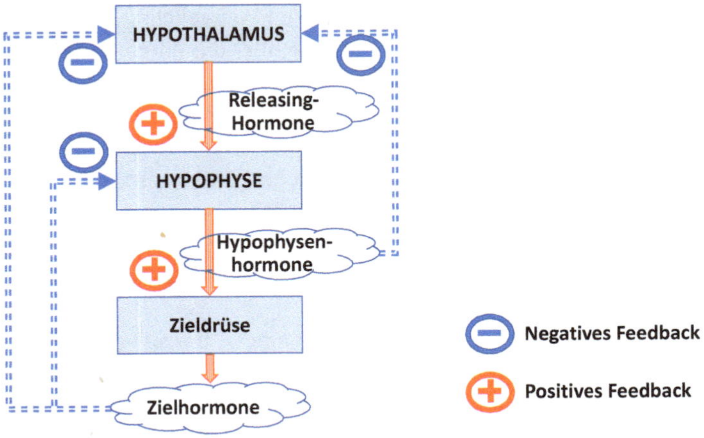

Abb. 2.3 Vereinfachendes Modell eines negativen Feedbacks in Kombination mit positiven Feedback-Schleifen am Beispiel der Hypothalamus-Hypophysen-Nebennierenrinden-Achse (HHNA). Die „Zieldrüse" ist in diesem Beispiel die Nebennierenrinde

In den letzten Jahren wurde auch ein Zusammenhang zwischen Darmmikrobiom, Kognition und der hormonellen Achse beschrieben (Rusch 2023). Das **Darmmikrobiom** produziert u. a. Metaboliten (z. B. Gallensäure) und Neurotransmitter (z. B. Serotonin, GABA, Katecholamine) und moduliert das Immunsystem. Damit wird neben der „Hypothalamus-Hypophysen-Drüsen" (z. B. Nebenniere) -Achse auch die zerebrale Kognition beeinflusst. Die Cortisolproduktion der Nebenniere moduliert wiederum sowohl die Darmflora als auch die Kognition. Die Verbindung erfolgt dabei über das enterische NS, den Vagusnerv, die Produktion von Neurotransmitter, die Regulierung des Immunsystems und der Blut-Hirn-Schranke sowie des Hormonstoffwechsels.

Auch die **Darm-Hirn-Achse** ist für eine funktionierende Homöostase erforderlich (Cryan 2019). Mit diesem Modell wird u. a. versucht, neuropsychiatrische Störungen zu behandeln. Chronischer Stress führt zu einer Dysregulation der HHNA und verändert so den Cortisolspiegel, und dies beeinflusst das Darmmikrobiom.

Man könnte somit auch von einer Kommunikation zwischen Darm und Gehirn sprechen (Abb. 2.4; Parker 2020). Es sei jedoch dahingestellt, ob dies einem Bauchgefühl entspricht oder der Aufforderung von *Enst Happel* (1925–1992), österreichischer international erfolgreicher Fußballtrainer, an seine Spieler, keine „braunen Striche in der Hose" vor einem Spiel zu produzieren.

Obwohl die Erforschung dieses Systems rasant wächst, sind noch lange nicht alle Zusammenhänge zwischen Hormonproduktion, Immunsignalisierung und neuronalen Funktionen vor allem bei altersabhängigen Funktionsstörungen der Darmflora bekannt. Jedenfalls werden die Prozesse der Neuroplastizität, die Synaptogenese und die neuronale Regeneration beeinflusst (Bialon 2024).

In anderen Zusammenfassungen wird darauf hingewiesen, dass körperliches Training die Biodiversität der Darmflora erhöht, das Wachstum der diversen Bakte-

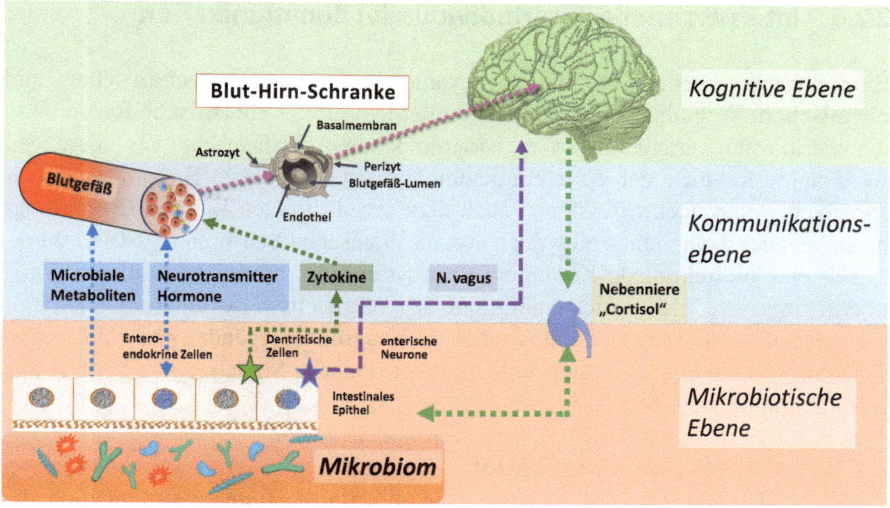

Abb. 2.4 Beispiel eines Modells für das Zusammenwirken von Zentrale (ZNS) und Peripherie: die Darm-Mikrobiom-Hirn-Achse. Die Periphere ist in diesem Beispiel eine mikrobiotische Ebene. Veränderungen mikrobieller Metabolite im Darm wirken über ein komplexes Zusammenspiel epithelialer, immunologischer und neuronaler Zellsignalnetzwerke an der Wahrnehmung und Kommunikation im Gehirn, wobei sowohl Kreislauf als auch Nervenbahnen mitwirken. Dies ist ein Beispiel für die humorale Säule eines dreidimensionalen 3-Ebenen-Modells eines S-K-M-S. (Modifiziert nach Parker 2020)

rienstämme fördert und die Immunologie der Darmschleimhaut optimiert (Dalton 2019; Mailing 2019). Dieser Effekt tritt nicht nur nach Ausdauertraining auf, sondern wurde auch im Rahmen einer Bewegungstherapie bei Kniebeschwerden nachgewiesen (Kouraki 2024).

Psychosozialer Stress aktiviert das sympathische NS und die Hypothalamus-Hypophysen-Achse. Er wirkt aber auch auf das Darmmikrobiom und das Immunsystem, womit sich eine negative Spirale für Herz-Kreislauf- und Darmerkrankungen, Autoimmunprobleme bis hin zu psychiatrischen Störungen entwickeln kann (Marwaha 2025). Auf die Bedeutung dieser Zusammenhänge im Spitzensport wurde bereits hingewiesen (Xia 2024).

Alle Interaktionen zwischen den beiden Informationssystemen (Nerven und Hormone) aufzuzählen, ist an dieser Stelle nicht möglich. Dazu gibt es einfach zu viel Literatur, und es beschäftigt sich eine eigene Fachrichtung damit: die Psychoneuroendokrinologie (International Society of Psychoneuroendocrinology: https://www.ispne.net; Wolkowitz 2003).

Es ist aber klar ersichtlich, dass diese humorale Säule eine bedeutende Rolle für das Bewegungssystem spielt, die zukünftig noch mehr im Rahmen der Bewegungstherapie zu beachten sein wird.

2.2.6 Interpersonelle (interindividuelle) Kommunikation

Eine interindividuelle Kommunikation kann auf **optischem**, **mechanischem** und **chemischem** Weg übermittelt werden. Außerdem gibt es **thermische** Rezeptoren, die thermische Veränderungen registrieren können. Thermische Veränderungen werden im Rahmen der Kommunikation optisch registriert (Erröten) und entsprechend verarbeitet. Sie können auch über einen direkten Kontakt (Berührung) entstehen, der dann gleichzeitig auch von mechanischen Sensoren registriert wird.

Für eine bidirektionale Kommunikation ist ein rein thermischer Informationsübertragungsweg nicht zuletzt aufgrund der vergleichsweise langsamen thermischen Regulationsprozesse nicht möglich. Die zugrunde liegenden physiologischen Prozesse können einfacher und schneller über optische Signalwege registriert und somit kommuniziert werden.

2.2.6.1 Optische Kommunikation

Da sich viele physiologische Prozesse nach außen präsentieren, ist es möglich, die Aktivität dieser Prozesse des Kommunikationspartners über das visuelle System (Auge) wahrzunehmen. Diese subjektive Wahrnehmung muss jedoch keinesfalls der Realität entsprechen, da verschiedene scheinbar autonome Aktivitäten in einem gewissen Rahmen auch von der aussendenden Person willkürlich moduliert werden können („Pokerface"; Ohira 2006; Arnold 2023; Oswald 2023).

Andererseits ist die Interpretation der Erscheinungsbilder wiederum abhängig vom Empfänger, und die Problematik von optischen Störungen wurde oben beschrieben.

Für eine Kommunikation ist es wichtig zu erkennen, ob und wo eine andere Person in einer bestimmten Situation errötet oder erblasst. Schwierig ist dann die Interpretation und somit auch die reaktive Aktivität des Informationsempfängers, der ebenfalls mit einer Reihe von – u. a. autonom-vegetativen Mechanismen – reagiert.

Das Gleiche gilt für das Bewerten von Bewegungen im Rahmen der „Körpersprache", die ja eigentlich eine **Haltungs- und Bewegungssprache** ist. Im Alltag erkennen wir Menschen schon aus großer Distanz nicht an ihrem Gesicht, sondern an ihrem Gangbild (Gangmuster).

Die Gestik beim Sprechen übermittelt oft nicht ausgesprochene Informationen. Dies kann die Kommunikation zwischen Therapeut und Patient auch im Rahmen der Bewegungstherapie wesentlich unterstützen (Goldin-Meadow und Alibali 2013).

Die Hände des Therapeuten übermitteln nonverbale Informationen nicht nur auf mechanischem Weg, sondern sind auch für die optische Kommunikation sehr wichtig.

Die optische Kommunikation ist insbesondere für Menschen, die auf die Gestik und Mimik inklusive „Mundbild" in Kombination mit der Körperhaltung und -bewegung (Gebärdensprache) als Kommunikationskanal angewiesen sind, von wesentlicher Bedeutung. Moderne Algorithmen („deep learning") versuchen, diese optischen Informationen durch Gestik in akustische (hörbare) Informationen umzuwandeln (Gao 2024; Papastratis 2021). Dies ist nicht nur in der Rehabilitation bzw. Integration von Personen mit Hörstörungen von Bedeutung, sondern spielt auch für die zukünftige Kommunikation zwischen Menschen und Maschinen (Roboter) eine wichtige Rolle.

Die Mechanismen der Mensch-Maschine-Kommunikation sind dabei dieselben wie in der Mensch-Mensch-Kommunikation:

► **Erfassen von Signalen → Erkennen von Signalen → Erkennen von Muster → Zuordnung von Muster → Reaktion auf Muster**

2.2.6.2 Mechanische Kommunikation

Eine mechanische Übertragung von Information kann in der Luft, im Wasser oder durch direkten mechanischen Kontakt erfolgen. Somit kann zwischen einer Fernwirkung (**indirekte** mechanische Kraftübertragung über mechanische Wellen) oder auch einer Nahwirkung (**direkte** mechanische Kraftübertragung) unterschieden werden.

Fernwirkung

Schall entsteht durch mechanische Schwingungen eines elastischen Mediums (z. B. Stimmbänder), die Druck- und Dichteschwankungen des umgebenden Mediums bewirken und sich darin ausbreiten.

Luft ist komprimierbar, und so sind longitudinale Schwingungen der Luftmoleküle möglich. Je nach physikalischem Status (Temperatur, Dichte, Druck) des Übertragungsmediums (Luft) breitet sich die Schallwelle mit unterschiedlicher Geschwindigkeit aus. In der Luft sind dies (je nach Status) ca. 330–340 m/s (im Wasser ca. fünfmal schneller). Mit dieser Information können wir z. B. bei Wanderungen auch die Entfernung eines Gewitters einschätzen. Der dabei auftretende – wechselnde – Schalldruck ist dem Luftdruck überlagert, wobei eine Veränderung des Luftdrucks (Größenordnung 100.000 Pa) um nur wenige Pascal (ca. 60 Pa) bereits an die Schmerzgrenze des Menschen (ca. 130 Dezibel, dB) heranreicht.

Der **Schalldruck** breitet sich räumlich aus, ist somit eine skalare Größe und nimmt proportional mit der Entfernung ab. Die **Schallenergie**, also die kinetische Energie der bewegten Teilchen (J) wird als Schallenergiepegel als logarithmischer Wert auch in Dezibel (dB) angegeben. Die **Schallintensität** (W/m^2), also die Schallleistung im Verhältnis zur Flächeneinheit, ist eine vektorielle Größe und nimmt ebenfalls mit dem Quadrat der Entfernung ab.

Auch ohne Kenntnis dieser physikalischen Grundlagen haben wir gelernt, die Entfernung und auch die Richtung der Schallquelle einzuschätzen.

Das akustische Signal wird (in einem eingeschränkten Frequenzspektrum, vereinfacht ausgedrückt in der Größenordnung zwischen 20 und 20.000 Hz) von den Sensoren des Ohres registriert. Diese Grenzen werden jedoch in manchen Publikationen auch weiter gefasst (Watanabe 1990; Leventhall 2007).

Mit zunehmendem Alter verlieren wir die Fähigkeit, vor allem höhere Frequenzen wahrzunehmen. Das führt dazu, dass ältere Menschen neben dem Verlust der Schallempfindlichkeit, insbesondere bei hohen Tonhöhen, auch eine verringerte Fähigkeit haben, Sprache bei Hintergrundgeräuschen zu verstehen. Die Hörschwelle von älteren Menschen ist auch – abhängig von der Lautstärke – um ca. 3–7 dB weniger empfindlich (Van den Berg 1999).

Dieses Phänomen betrifft sowohl die peripheren Strukturen des Innenohrs als auch die zentralen akustischen Bahnen. Die physiologische Degeneration des Innenohrs kann sowohl durch **intrinsische** Erkrankungen, wie genetische Veranlagung, als auch durch **extrinsische** Erkrankungen, wie Lärmbelastung, beeinflusst werden (Guerrieri 2023).

Damit dynamische akustische Signale, wie sie in der Sprache vorkommen, auf der kortikalen Ebene dargestellt werden können, müssen sie zunächst mehr oder weniger genau in der Hörperipherie, im Hörnerv und im Hirnstamm codiert werden.

Eine beeinträchtigte Hörfunktion führt bei vielen älteren Menschen zu sozialer Isolation und Einsamkeit (Kotwal 2021). Im Rahmen der Bewegungstherapie ist dies ein bedeutender und keinesfalls zu unterschätzender Faktor.

Schallwellen mit einer Frequenz zwischen 20 und 200 Hz werden als **niederfrequent** und unter 20 Hz als **Infraschall** bezeichnet. Wenn der Schallpegel hoch genug ist, können wir Infraschall auch über Vibrationen verschiedener Körperregionen wahrnehmen.

Pacinische Körperchen (Vater-Pacini-Körperchen) – als Teil der Hautsensoren in der Subkutis – sind lamellenartig (zwiebelschalenförmig) aufgebaut und äußerst sensitiv auf Vibrationen und reagieren mit einem AP bereits bei Hautverschiebungen um 10 nm bei 200 Hz (Brisben 1999). Dies entspricht einer Verschiebung der Luftteilchen bei 200 Hz und einer Lautstärke von 94 dB. Da sich die Partikelverschiebung in einer Schallwelle mit fixiertem Druck bei Halbierung der Frequenz (20 dB pro Dekade) verdoppelt, ist es aber unwahrscheinlich, dass nicht hörbare Schallwellen subkutane Rezeptoren erregen.

Dagegen hat der Brustraum eine Resonanzfrequenz von 25 Hz (Männer) und 33 Hz bei Frauen (Goodwin 1994). Wenn ein Mensch niederfrequentem Schall (Lärm) ausgesetzt ist, so kann er Vibrationen, die der Lärm im Körper verursacht, im Brust- oder Bauchraum wahrnehmen.

Der Mechanismus der Wahrnehmung von Vibrationen im Kopf unterscheidet sich von dem der Wahrnehmung von Vibrationsempfindungen in Brust und Bauch, da die Vibrationsempfindung vergleichbar mit dem Vibrationsbeschleunigungspegel der Körperoberflächenvibrationen ist und mit dem Schalldruckpegel des Lärmreizes korreliert (Takahashi 2002).

In der Literatur wird diskutiert, ob ein niederfrequenter Schall nicht auch durch Vibrationen der Hörknöchelchen wahrgenommen werden kann (Møller 2004). Auf jeden Fall ist klar, dass das Gehör bei abnehmender Frequenz allmählich unempfindlicher wird, aber es gibt keine bestimmte Frequenz, bei der das Hören „aufhört". Obwohl allgemein bekannt ist, dass Infraschall nicht direkt hörbar ist, können die gesundheitlichen Auswirkungen von Umgebungslärm auf den Menschen vielfältig, schwerwiegend und aufgrund der weit verbreiteten Belastung sehr häufig sein (Basner 2014).

Insbesondere bei älteren Menschen beeinträchtigt Umgebungslärm die Sprachwahrnehmung, und wenn Hintergrundgeräusche kognitiv anspruchsvoller werden, kommt es aufgrund des Alters oder einer Hörbeeinträchtigung zu einem größeren Rückgang der Sprachwahrnehmung (Møller 2004).

Diese Phänomene sind für die Kommunikation während einer Behandlung vor allem von älteren Menschen ebenfalls zu beachten.

In diesem Zusammenhang soll auf den Zusammenhang zwischen Musik, Rhythmus und Motorik nur hingewiesen werden. Ein breites Spektrum wird im Rahmen der Musiktherapie abgehandelt (z. B. Thaut 1999, 2015). In der therapeutischen Praxis ist jedoch auch hier neben der psychologischen vor allem der kulturlle Kontext zu beachten.

Nahwirkung

Berührung ist eine wesentliche Basis für die Interaktion mit unserer Umwelt. Wir bemerken einen feinen Luftzug einer Bewegung ebenso wie ein zartes Streicheln, eine kräftige Massage oder auch einen kräftigen Händedruck.

Sherrington beschreibt die Funktion der Hautsensoren damit, dass sie *„[. . .] den vollen Strom der verschiedenen Kräfte, die ständig von der Außenwelt auf ihn einströmen [. . .]“* registrieren (Sherrington 1900).

Mechanorezeptoren der Haut werden durch mechanische Reize (Druck bzw. Dehnung) aktiviert und leiten über afferente Fasern die Information.

Die Rezeptoren werden unterteilt in:

- **SA-I („Slowly Adapting 1“)**: Merkel-Zellen im Stratum basale der Epidermis (lang andauernde Reize)
- **SA-II („Slowly Adapting 2“)**: Ruffini-Körper im Stratum reticulare der Dermis (kurz andauernde Reize)
- **RA („Rapidly Adapting“)**: Meissner-Körper im Stratum papillare der Dermis (Geschwindigkeitsrezeptoren)
- **PC („Pacinian Corpuscle“)**: Vater-Pacini-Körper in der Subkutis (Beschleunigungsrezeptoren)

Teilweise werden diese Mechanorezeptoren auch als **„niedrigschwellige Sensoren“** (low-treshold mechanoreceptors, LTMRs) bezeichnet, die Kräfte zwischen 0,5 und 2 mN registrieren können. Entsprechend der Leitgeschwindigkeit ihrer Neurone werden sie in Aβ-, Aδ- oder C-LTMRs eingeteilt (Li 2011; Handler 2021).

C-LTMRs sind nicht myelinisiert, daher am langsamsten und adaptieren auch am langsamsten, wohingegen Aβ- und Aδ-LTMRs deutlich bzw. leicht myelinisiert sind. Daher wird ein taktiler Reiz wahrscheinlich durch zeitlich koordinierte Ensembles von Aβ-RA-, Aβ-SA-, Aδ- und C-LTMR-Aktivitäten codiert, die auf LTMR-Säulen des spinalen Hinterhorns zusammenlaufen, wo diese Aktivitäten integriert und verarbeitet werden (Abraira 2013).

Die Transduktion von mechanischen Reizen zu elektrischen Signalen erfolgt durch einen mechanisch empfindlichen Kationenkanal „Piezo2“ als Hauptkomponente des Übertragungsapparats sowohl bei langsam als auch schnell adaptierenden LTMRs (Ranade 2014; Chesler 2016).

Tab. 2.1 Gegenüberstellung der verschiedenen Charakteristika zwischen myelinisierten Aβ-afferenten sensorischen Neuronen und nichtmyelinisierten afferenten sensorischen CT-Neuronen. (Nach Björnsdotter 2010)

Aβ-Berührung	C-Berührung
Hohe zeitliche Auflösung	Schlechte zeitliche Auflösung
Hohe räumliche Auflösung	Schlechte räumliche Auflösung
Vollständige Innervation	Innervation nur in behaarter Haut
Codiert alle Aspekte der Mechanostimulation	Codiert spezifische Kräfte und Geschwindigkeiten
Projiziert durch die hintere Säule des Rückenmarks	Projiziert durch den Tractus spinothalamicus
Projiziert in somatosensorische Rindenareale	Projiziert in die Inselrinde

Unser derzeitiger Wissenstand zeigt, dass jeder einzelne, auch schwache, taktile Reiz wahrscheinlich durch eine einzigartige Kombination unserer Hautendorgane mit ihren darin enthaltenen LTMR-Typen dargestellt werden kann, von denen jeder einzigartig abgestimmt ist und mit unterschiedlichen Mustern feuert. Diese Spezifität bildet – wie beim Farbsehen und der visuellen Wahrnehmung – die physiologische Grundlage für das Verstehen des Tastens (Handler 2021).

Dünn myelinisierte (Aδ-Fasern) und nichtmyelinisierte afferente Neurone (C-Fasern) haben auch freie sensorische Enden innerhalb der Epidermis und werden zusammenfassend als **kleine** Fasern bezeichnet. Sie sind auf bestimmte Klassen von Neuronen spezialisiert, die bestimmte physikalische und chemische Reize erkennen (Ständer 2024).

Beim Menschen wurden C-Fasern gefunden, die durch leichtes Streicheln der Haut aktiviert und bei hohen Frequenzen entladen werden. Diese C-taktile Afferenzen (CT-Neurone) besitzen biophysikalische, elektrophysiologische, neurobiologische und anatomische Eigenschaften, die das zeitlich verzögerte emotionale somatische System steuern (Björnsdotter 2010).

Eine Gegenüberstellung der verschiedenen Charakteristika zwischen Aβ und CT zeigt Tab. 2.1. Daraus wird gefolgert, dass die beiden Systeme parallele taktile Informationskanäle mit bestimmten unterschiedlichen Funktionen darstellen.

Die schnelle, präzise und informative **Aβ-Berührung** repräsentiert die Außenwelt durch Hautereignisse auf **exterozeptive** Weise. Dagegen hat die **C-Berührung** mehr Merkmale mit **interozeptiven** Modalitäten (z. B. Schmerz, Temperatur und Juckreiz) gemeinsam, nicht zuletzt angesichts der langsamen, aktiven Natur der Wahrnehmung, und ist daher wahrscheinlich auch an der Aufrechterhaltung des körperlichen Wohlbefindens beteiligt.

Sie hat womöglich eine motivational-affektive (limbische) Rolle als integraler Bestandteil eines dünnen afferenten homöostatischen Netzwerks zur Aufrechterhaltung des körperlichen und sozialen Wohlbefindens. C-Afferenzen wurden in der unbehaarten Haut der Hand nicht gefunden, was die Schlussfolgerung nahelegt, dass sie in der unbehaarten Haut fehlen (McGlone 2014).

In der Praxis kann auch festgestellt werden, dass ein sanftes „beruhigendes" **Streicheln** des Handrückens effektvoller ist als ein Streicheln der Handinnenfläche.

C-Afferenzen sind auch am Schmerzgeschehen (Allodynie) wesentlich mitbeteiligt (Nagi 2011). Das ist nicht nur unter pathologischen Bedingungen der Fall, sondern auch nach anstrengenden exzentrischen Belastungen mit schmerzhaftem Muskelkater („Delayed Onset of Muscle Soreness", DOMS; Nagi 2013). Ein positiver therapeutischer Effekt einer „sanften" Bindegewebsmassage ist durch Modulation dieser Fasern erklärbar (Cheatham 2019).

Die leichteste Form der Berührung (Stimulation unmyelinierter Afferenzen) ist neben den Schmerzsyndromen auch wichtig für Eltern-Kind-Beziehungen (vor allem bei Frühgeborenen) und Liebesbeziehungen. Soziale Berührungen, einschließlich Umarmungen und „Händchenhalten", sind für diese Form der Kommunikation ebenfalls wichtig (Field 2019).

In einer Untersuchung zeigte sich, dass individuelle Unterschiede im interozeptiven Vertrauen und in der Einstellung zu zwischenmenschlicher Berührung positiv mit den Gesamtbewertungen der Berührung durch Berührende und Berührte korrelierten.

Die Wertschätzung sowohl der vom Berührenden als auch der vom Berührten vermittelten stellvertretenden Berührung hängt davon ab, ob eine C-optimale Berührung speziell abgestimmt ist – insbesondere dann, wenn Menschen auf unterschiedliche neurokognitive Mechanismen angewiesen sind, um affektive Informationen zu verstehen, die durch zwischenmenschliche taktile Interaktionen vermittelt werden (Butti 2024).

Das gilt im Prinzip auch für die Interaktion und die affektive Kommunikation zwischen Mensch und Roboter, insbesondere wenn ein Roboter Teil des menschlichen Körpers (Prothese) ist.

In manchen Konzepten wird in diesem Zusammenhang zwischen **sozialer Berührung** (vermittelt Botschaften im Zusammenhang mit sozialen Interaktionen und Beziehungen) und **affektiver Berührung** (Ziel ist, emotionale Reaktionen hervorzurufen und Bindung und Geborgenheit zu fördern, mit Schwerpunkt stärker auf dem neurophysiologischen Hintergrund) unterschieden (Cascio 2019).

Tragbare haptische Schnittstellen, die in der Lage sind, autonom-affektive Berührung zu übermitteln, könnten die Mensch-Roboter-Interaktion revolutionieren und speziell bei Prothesen der Hand eine optimalere Interaktion ermöglichen (Cansev 2024; Saito 2023).

Periphere sensorische Neurone leiten aber nicht nur Information von der Haut in das ZNS, sondern sondern wirken auch indirekt (Ramus communicans albus) auf efferente autonome (sympathische) Funktionen, indem sie die Hautdurchblutung und Schweißdrüsenaktivität im Rahmen der Stress- und Thermoregulation modulieren und auch bei der Genese von Fibromyalgie eine komplexe Rolle spielen (Hagbarth et al. 1972; Hagbarth 1979). Zusätzlich zu ihrer sensorischen Rolle kommunizieren Hautnervenfasern umfassend mit Gewebezellen und Immunzellen, um die lokale Hauthomöostase zu optimieren (Albrecht 2013).

2.2.6.3 Chemische Kommunikation

Alle Menschen senden chemische Signale aus und können diese auch empfangen, womit Kommunikation ermöglicht wird.

In unserem Körper haben wir eine Reihe von Chemosensoren, mit denen zwar keine unmittelbare interindividuelle Kommunikation möglich ist, wie gustatorische Informationen oder auch verschiedenste körpereigene (endogene) chemische Rezeptoren in Zellmembranen, die direkten Kontakt voraussetzen. Olfaktorische Signale können aber durchaus für eine solche Kommunikation – über eine gewisse Distanz – genutzt werden. Die Bedeutung dieser Sinneswahrnehmung zeigt sich auch im allgemeinen Sprachgebrauch, wie z. B. „Ich kann jemanden nicht riechen" oder „Eine Situation stinkt mir".

Der **Geruchssinn (olfaktorischer Sinn)** ist bekanntlich nicht nur für die Nahrungsaufnahme wichtig, sondern auch für das Sozialverhalten. Die Auswirkungen von Störungen dieses Sinnes sind den meisten Menschen bei einer Rhinitis bekannt.

Phylogenetisch ist das olfaktorische System sehr alt und zeigt auch ähnliche Funktionen bei verschiedensten Spezies (Eisthen 2002; Albrecht 2006). Bereits unmittelbar nach der Geburt ist der Geruchssinn wichtig für die Bindung zwischen Mutter und Kind, da Neugeborene den Geruch der Muttermilch wahrnehmen können (Vaglio 2009).

Im Gegensatz zu optischen oder mechanischen Signalen, die eine definierbare physikalische Dimension haben, besitzen Geruchsmoleküle keine offensichtlichen Verbindungen zueinander, außer dass sie „riechen", d. h., dass sie Empfindungen im olfaktorischen System hervorrufen. Sehen, Hören und Tastsinn funktionieren alle innerhalb begrenzter Spektren, dagegen gibt es scheinbar unbegrenzt viele Geruchsmoleküle, die erkannt und beschrieben werden können (Mackay-Sim 2006).

Dafür haben Menschen ca. 300 Rezeptorgene für die Geruchswahrnehmung entwickelt (Glusman 2001), andere Untersuchungen sprechen von ca. 1000 (Gaillard 2004).

Das Erkennen von Gerüchen beginnt in der oberen Nasenhöhle auf einer Fläche von ca. $2 \times 5\,cm^2$, wo ca. 30 Mio. Riechzellen lokalisiert sind, die 200 bis 400 verschiedene Arten von Riechzellen mit unterschiedlichen spezifischen Geruchsrezeptoren aufweisen (Hatt 2004).

An dieser Stelle wird nicht auf andere olfaktorische Rezeptoren außerhalb der Nase und deren vielfältige physiologische Phänomene (z. B. im Rahmen der Onkologie) eingegangen (Maßberg 2018).

Die Transduktion eines chemischen Reizes zu einer elektrisch weitergeleiteten Information beginnt mit dem Kontakt eines Duftstoffmoleküls an die Rezeptorproteine der Zellmembran im Bereich der Zilien, die in die Nasenschleimheut hineinreichen. Die axonale Weiterleitung zum Riechkolben (als Teil des Rhinencephalon) erfolgt über den N. olfactorius durch das Siebbein hindurch, wo eine starke Konvergenz der Signale stattfindet. Über den Tractus olfactorius werden die Informationen im ZNS verbreitet und u. a. neben dem Neokortex auch in den Bereich des limbischen Systems, des Hypothalamus und der Formatio reticularis. Dies erklärt auch die engen Verbindungen zu emotionalen Reaktionen durch Geruch.

Auch der N. trigeminus hat freie Nervenendigungen im Bereich der Riechschleimhaut, die bei sehr starken, eher schmerzhaft wahrgenommenen Reizen aktiviert werden und somit entsprechende Reaktionen hervorrufen. Dem N. trigeminus werden ebenfalls olfaktorische Eigenschaften zugeschrieben (Albrecht 2006; Rombaux 2008; Frasnelli 2017). Die Interaktionen zwischen den beiden Nerven finden auf der Ebene der Peripherie (der nasalen Mukosa), auf der Ebene des Nucleus bulbosus und auf der Ebene des ZNS statt (Tremblay 2021).

Die Funktion des Riechkolbens ist wegen der starken Konvergenz der Afferenzen sehr komplex. Es scheint, dass eine topographische Karte der Aktivität auf der Oberfläche des Bulbus olfactorius in eine chemotopische Karte der aus dem Geruchsreiz extrahierten molekularen Merkmale umgewandelt wird und diese molekularen Merkmale dann zumindest im piriformen Kortex zu komplexeren Darstellungen der Reize zusammengesetzt werden. Das entspricht auch dem Prinzip des visuellen Systems, dass die Information der primären afferenten Signale zunächst in den Reaktionen primärer kortikaler Neurone in hervorstechende Merkmale zerlegt wird (Merkmale wie Orientierung, Geschwindigkeit und Bewegungsrichtung, Farbe), bevor es zu komplexeren Darstellungen von Gesichtern, Händen und Bewegungen zusammengesetzt wird (Mackay-Sim 2006). Das Ziel ist in beiden Systemen die Möglichkeit einer **Mustererkennung**.

Die Diagnostik der Funktion des olfaktorischen Systems (z. B. durch olfaktorisch evozierte Potentialmessungen) wird nicht nur im medizinischen Kontext angewandt. Studien zeigen Unterschiede zwischen jungen und älteren Menschen; sie werden im Rahmen der Diagnostik bei neurodegenerativen und neuropsychiatrischen Erkrankungen (Parkinson, Alzheimer, Schizophrenie oder Multiple Sklerose) eingesetzt, aber auch bei psychologischen Untersuchungen zum Thema Angst und Depression, Erkennen von Gesichtsausdruck bis hin zum Marketingbereich (Arpaia 2022). Da Düfte auch unsere kognitiven Funktionen beeinflussen können, indem sie die verschiedenen Hirnareale stimulieren, kann ein „multimediales Kauferlebnis" verstärkt und eine Kaufentscheidung beeinflusst werden (Wilson 2006).

In der Literatur spielt das olfaktorische System ebenfalls eine Rolle. Neben dem Roman *Das Parfum – Die Geschichte eines Mörders* von *Patrick Süskind*, in dem der tragische Lebenslauf eines Menschen mit ausgeprägtem Geruchssinn beschrieben wird (Süskind 1985), beschreibt auch *Marcel Proust* (1871–1922) in seinem Werk *Auf der Suche nach der verlorenen Zeit* (*À la recherche du temps perdu*, 1913) die Bedeutung von olfaktorischen Reizen, speziell für die Erinnerung (Proust 2011; Baudry 2020). Nach ihm wurde auch ein psychologisches Phänomen (**Proust-Effekt**) beschrieben, ein plötzliches und unmittelbares emotionales Erinnern, ausgelöst durch einen auch geringen olfaktorischen Reiz. Ein starker Flashback kann nach traumatisierenden Ereignissen auch zu psychotischen Störungen führen (Bourne et al. 2013) und ist durch Geruchsreize emotionaler als bei anderen sensorischen Reizen (Herz et al. 2004).

Das subjektive Erleben der emotionalen Potenz von durch Gerüche hervorgerufenen Erinnerungen korreliert mit einer spezifischen Aktivierung der Amygdala während des Erinnerns und mit einer deutlich stärkeren Aktivierung des Gyrus parahippocampalis, einer Struktur, die am langfristigen deklarativen Gedächtnis beteiligt ist. Geruch löst dadurch eine **Aktivität in limbischen Strukturen** aus, die stark an Emotionen mitbeteiligt ist.

Gerüche und Geruchsmischungen werden nicht vom olfaktorischen System analytisch verarbeitet, sondern durch eine synthetische Verarbeitung und Erfahrungsfaktoren, da wir nur eine sehr begrenzte Fähigkeit haben, Komponenten in Geruchsmischungen (oder submolekulare Merkmale monomolekularer Geruchsstoffe) zu identifizieren (Wilson 2003).

Gedächtnis und neuronale Plastizität (Wahrnehmungslernen) spielen eine grundlegende Rolle bei der Geruchssynthese und damit bei der Geruchsunterscheidung und -wahrnehmung. Die Identifizierung und Unterscheidung einer breiten Palette komplexer Gerüche mit neuartigen Merkmalskombinationen werden durch diese synthetische kortikale Informationsverarbeitung ermöglicht und somit eine optimale Adaptation an neue olfaktorische Gerüche, die auch Auswirkungen auf unterschiedliche Verhaltensweisen hat.

Die Unterscheidung von verschiedenen Gerüchen kann ebenso erlernt werden wie die Diskriminierung der Qualität der Gerüche (Jehl 1995; Stevenson 2001).

Die Leistungen des olfaktorischen und **deklarativen Gedächtnisses** hängen zusammen und lassen bei älteren Menschen nach, da die Funktionen des olfaktorischen und deklarativen Gedächtnisses von sich überschneidenden medial-temporalen und präfrontalen Strukturen verarbeitet werden (Jobin 2023). Diese Metaanalyse zeigte, dass die Geruchsschwelle sowohl mit dem episodischen als auch semantischen Gedächtnis verbunden ist und dass das Alter die Beziehung zwischen der Geruchsschwelle und der Gedächtnisleistung moderiert.

Geruchsveränderungen und kognitive Beeinträchtigungen sind häufige Merkmale des Long-COVID-Syndroms (Di Stadio 2022). Durch neuroinflammatorische Mechanismen ist zu erklären, dass bei Patienten, die über Kopfschmerzen berichten, das Risiko, an Anosmie und/oder Hyposmie zu leiden, signifikant erhöht war.

Die olfaktorische interindividuelle Kommunikation erfolgt durch hormonähnliche Substanzen, die jedoch nicht innerhalb des Körpers wirken, sondern nach außen. Diese **Pheromone** wurden 1959 beschrieben (Karlson 1959). Die Autoren definierten Pheromone als *„Substanzen, die von einem Individuum der gleichen Art nach außen abgesondert werden und dort eine spezifische Reaktion auslösen, beispielsweise ein bestimmtes Verhalten oder einen Entwicklungsvorgang"*.

Wie Bilder oder Geräusche können auch Gerüche zweifellos die Stimmung, Emotionen und Gefühle des Menschen beeinflussen.

Die große Gruppe an Hautdrüsen (apokrine und exokrine Schweißdrüsen und Talgdrüsen, die in einigen Körperbereichen mit Haarfollikeln verbunden sind) kann Chemikalien produzieren, die Gerüche verursachen. Solche Substanzen können vom olfaktorischen, gustatorischen oder trigeminalen NS wahrgenommen werden oder über die Gefäße der Nase, der Nebenhöhlen, der Mundhöhle und der Lunge in den allgemeinen Kreislauf gelangen (Doty 2010). Die Frage ist jedoch, ob diese Substanzen als Pheromone bezeichnet werden können. Es besteht zurzeit kein Konsens darüber, was ein Pheromon ausmacht, weshalb es schwierig ist, es als objektive wissenschaftliche Einheit festzulegen.

Eine **Arbeitsdefinition** beschreibt folgende fünf Kriterien (Wyatt 2020):

1. Das synthetisierte Molekül oder die Molekülkombination sollte dieselbe Reaktion hervorrufen wie der natürliche Reiz im Bioassay. Dies ist die grundlegende Basis für die Bezeichnung eines Pheromons.
2. Es sollte in natürlichen Konzentrationen wirken. Die Konzentration ist für Säugetiere und andere Tiere wichtig. Bei hohen Konzentrationen können falsche Ergebnisse auftreten, da auch Nichtpheromone Rezeptoren stimulieren können.
3. Bei Pheromonen mit mehreren Komponenten sollten Experimente nachweisen, dass alle Verbindungen in der Kombination notwendig und ausreichend sind, um die volle Reaktion hervorzurufen.
4. Nur dieses Molekül oder die vorgeschlagene Molekülkombination löst die Wirkung aus (im Gegensatz zu anderen ähnlichen Molekülen oder Kombinationen, denen das Tier normalerweise begegnen würde).
5. Es sollte einen glaubwürdigen Weg geben, auf dem sich das Pheromonsignal durch direkte oder Verwandtenselektion entwickelt hat. In evolutionärer Hinsicht müssen sich sowohl die Emission als auch der Empfang des Pheromonsignals für eine bestimmte Funktion entwickelt haben, damit es sich um ein Signal handelt.

Bis heute wurden beim Menschen keine Chemikalien isoliert, die sämtliche dieser Kriterien erfüllen (Doty 2014; Wyatt 2020).

Obwohl Menschen Säugetiere sind und eine chemische Kommunikation für andere Säugetiere eine Bedeutung hat, ist – speziell in diesem Fall – eine verallgemeinernde Übertragung von Ergebnissen aus Tierversuchen auf Menschen nicht zulässig.

Gerüche an sich (jedoch nicht unbedingt Pheromone) sind auch für Menschen wichtig und beeinflussen Verhalten und soziale Interaktionen, jedoch fehlt bis dato ein klarer Nachweis von menschlichen Pheromonen, obwohl viele Publikationen über Effekte von „mutmaßlichen menschlichen Pheromonen" wie Androstendion (Androstadienon) und Estratetraenol veröffentlicht wurden (Wyatt 2020).

Die vegetativen Reaktionen auf unterschiedliche **emotionale Ereignisse durch Schwitzen** wurden beschrieben (Doty 2010).

In einer über zehn Jahre angelegten Studie wurde ein deutlicher Zusammenhang zwischen der subjektiven Lebensqualität („Nottingham Health Profile", NHP) und einer eingeschränkten Geruchswahrnehmung gefunden (Brämerson 2007). Dies wurde auch in einer neueren Studie im Zusammenhang mit Post-COVID Patienten bestätigt (Dumas 2024). Die subjektiv bewertete Störung der Geruchswahrnehmung zeigt, dass dies die Lebensqualität vor allem in den Bereichen Angst und Depression deutlich einschränkt.

Geruchsstörungen führen zu vermindertem Genuss von Nahrungsmitteln, Problemen bei der Einhaltung der persönlichen Hygiene, beruflichen Einschränkungen, sozialer Isolation und beeinträchtigtem Sicherheits- und Gefahrenbewusstsein. Darüber hinaus können sie zu psychischen Problemen wie Schlaflosigkeit, Angstzuständen und Depressionen sowie zu kognitiven Beeinträchtigungen führen, die

die frontoparietalen kognitiven Funktionen beeinträchtigen und das Risiko neurodegenerativer Erkrankungen erhöhen (Valsamidis 2020; Marin 2018; Llana 2023).

Die Geruchswahrnehmung umfasst drei Aspekte:

1. **Intensität**: Konzentration der Geruchssubstanzen
2. **Qualität**: Chemische Zusammensetzung der Geruchssubstanzen
3. **Hedonistischer Wert**: Angenehm – unangenehm

Ob es wirklich geschlechtsspezifische Unterschiede, vor allem im dritten Aspekt – der hedonistischen Bewertung – gibt, ist derzeit nicht klar. Möglicherweise hat dies damit zu tun, dass sowohl die inter- als auch die intraindividuelle Variabilität sehr groß und dieser Aspekt der Bewertung sehr multidimensional ist (Bontempi 2021).

Geruch und Emotion sind jedenfalls anatomisch (verschiedene Hirnstammzentren) und funktionell sehr eng miteinander verbunden (Soudry 2011; Kontaris 2020). **Emotionen** (affektiver Status bei Depressionen) können die Geruchswahrnehmung beeinflussen (Flohr 2017), und **Gerüche** modulieren die Bewertung gleichzeitig zu sehender Gesichter bzw. Gesichtsausdrücke, vor allem wenn ein unangenehmer Geruch eine mögliche Gefahr oder unerwünschte soziale Interaktionen signalisieren (Cook et al. 2018; Li 2020).

Emotionen werden über verschiedene Kanäle ausgedrückt, etwa den Gesichtsausdruck, die Körpersprache oder auch akustische Signale. Diese Information muss rasch beim Kommunikationspartner decodiert werden, um entsprechende optimale Reaktionen zu ermöglichen. Dabei spielt selbstverständlich auch die Bewertung der verschiedensten Kontextinformationen eine große Rolle. Eine multimediale Information ist daher erforderlich, um den emotionalen Status zu bewerten.

Gerüche beeinflussen unser kognitives Verhalten und werden somit auch im **Marketing** eingesetzt, um das Kaufverhalten durch Modulation der Umwelt zu beeinflussen (DeLuca und Botelho 2021). Wenn wir also im Rahmen der Bewegungstherapie die Wirksamkeit optimieren wollen, sollten wir auf den Aspekt einer olfaktorischen Stimulation auf keinen Fall verzichten. Die subjektive Bewertung ist jedoch zu beachten, denn nicht jeder Mensch reagiert z. B. auf den Geruch von Räucherstäbchen gleich.

2.3 Emotion

Emotionen werden im allgemeinen Sprachgebrauch sehr oft mit körperlichen Zuständen verbunden. Man bekommt vielleicht plötzlich „kalte Füße", fühlt ein „gebrochenes Herz", beschreibt eine plötzliche „Gänsehaut", oder ein Lieblingslied jagt uns vielleicht „einen Schauer über den Rücken" (siehe These 20 in Kap. 4). Der orbitofrontale Kortex und die Amygdala sind an Emotionen und Motivation beteiligt (Rolls et al. 2023). Emotion und Motivation spielen sich in Wechselfeld zwischen Bestrafung und Belohnung ab bzw. zwischen Erwartung oder Beendigung von Belohnung und Bestrafung (Abb. 2.5).

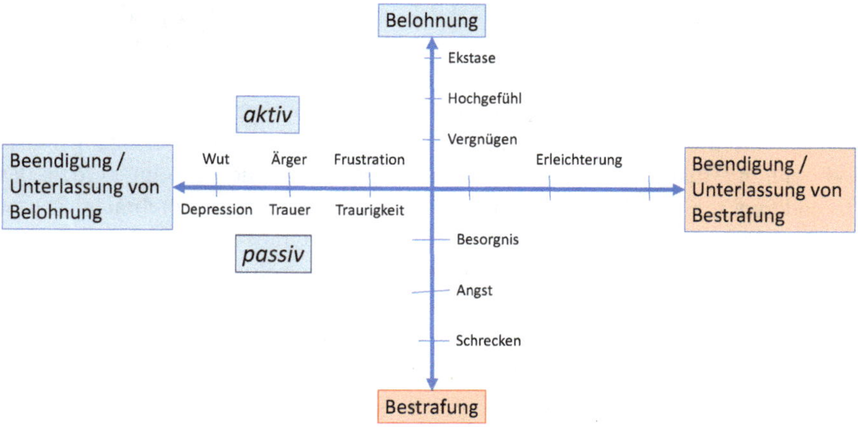

Abb. 2.5 Wechselfeld von Belohnung und Bestrafung für Emotion und Motivation. (Nach Rolls 2023)

Rolls definiert Emotionen (operativ) als Zustände, die durch die Präsentation, Beendigung oder Unterlassung von Belohnungen und Bestrafungen mit bestimmten Funktionen hervorgerufen werden (Rolls 2023). Eine **Belohnung** ist alles, wofür ein Tier (einschließlich des Menschen) arbeitet. Eine **Bestrafung** ist alles, wovor ein Tier flieht oder was es vermeidet.

Diese – letztlich – motorischen Reaktionen verlaufen wie folgt:

1. **Spinal**: Als Reflexe zur Vermeidung von Schäden (Schmerz) und ungelernte Reaktionen (automatisierte, autonome motorische Antworten)
2. **Hirnstamm**: Sowohl als reflektorische Reaktionen als auch als erlernte autonome Reaktionen (Verhaltensmuster)
3. **Amygdala und orbitofrontaler Kortex**: Als assoziatives Lernen zwischen primären Verstärkern wie Geschmack, Berührung und nozizeptiven Reizen und neutralen Reizen wie visuellen und auditorischen Reizen aus dem Assoziationskortex (z. B. inferiorer temporaler visueller Kortex), um erlernte autonome und einige andere Verhaltensreaktionen wie Annäherung hervorzurufen
4. **Orbitofrontaler Kortex und Amygdala über die Basalganglien** (insbesondere das ventrale Striatum): Um implizite Reiz-Reaktions-Gewohnheiten zu erzeugen
5. **Orbitofrontaler Kortex zum anterioren zingulären Kortex**: Als Aktionen, die vom Wert des Zieles beim Aktions-Ergebnis-Lernen abhängen. Für diesen Weg implementiert der orbitofrontale Kortex das Reiz-Verstärker-Assoziationslernen und der anteriore zinguläre Kortex das Aktions-Ergebnis-Lernen (wobei sich das Ergebnis darauf bezieht, ob eine Belohnung oder Bestrafung erfolgt oder nicht).
6. **Orbitofrontaler Kortex und mehrstufige Denksysteme:** Die Verarbeitung auf dieser Ebene kann mit expliziten Bewusstseinszuständen zusammenhängen. Diese Ebene kann auch eine gewisse Top-down-Kontrolle emotionsbezogener Zustände im orbitofrontalen Kortex durch das explizite Verarbeitungssystem ermöglichen.

In diesen beiden Zentren (orbitofrontaler Kortex und Amygdala) laufen auch alle anderen Informationen, wie optisch-visuelle Information, Geschmack und Geruch, Berührung (somatosensorische Information) und akustisch-auditorische Information zusammen; von dort werden Verbindungen zu 360 kortikalen und 66 subkortikalen Zentren beschrieben, die alle weiteren Verhaltens- und Bewegungsmuster modifizieren (Huang 2022; Rolls et al. 2023). Es konnte auch gezeigt werden, dass alle anderen sensorischen Informationen letztlich über diese zerebralen Zentren Emotionen und motorisches Verhalten beeinflussen (Grabenhorst 2008).

Emotionen sind bei jeder Bewegung bzw. Bewegungskontrolle von zentraler Bedeutung (Amesberger 2021). Die Fähigkeit, Emotionen zu erkennen, ist eines der Kennzeichen **emotionaler Intelligenz**.

Physiologische Veränderungen (z. B. Blutvolumenpuls, EMG, elektrodermale Aktivität, Hauttemperatur, Atmungsfrequenz), die einem gewissen Muster zugeordnet werden können, signalisieren anderen Individuen den jeweiligen emotionalen Zustand. Die Reaktion auf diese Information über den emotionalen Zustand ruft im Gegenüber wieder unterschiedliche emotionale Reaktionen hervor, die dann abhängig vom jeweiligen kognitiven und emotionalen Zustand der anderen Person sind (Maaoui 2010).

Im Zusammenhang damit steht **Empathie**. Empathie wird im Allgemeinen auch als „Einfühlungsvermögen" bezeichnet und bedeutet, zu erkennen und zu verstehen, was eine andere Person erlebt oder auszudrücken versucht (Elliott et al. 2018). Differenziert wird zwischen kognitiver, emotionaler und sozialer Empathie (Morelli 2015).

Nicht nur in der Psychotherapie ist Empathie von großer Bedeutung, sondern auch im Rahmen der Bewegungstherapie.

So ist es sowohl in der Psychotherapie als auch in der Bewegungstherapie ein Ziel, den Menschen „zu bewegen", etwas zu tun oder auch nicht zu tun. Psychotherapeutische Aspekte sind auch bei jedem bewegungstherapeutischen Prozess nicht hoch genug zu bewerten.

Empathie zeigt sich bereits beim Empfang eines Patienten, weiter darin, wie der Therapeut zuhört, den Patienten respektiert und sich um ihn kümmert, und nicht nur darin, was der Therapeut sagt oder tut.

Auch an dieser Stelle gilt wieder das **hermeneutische Prinzip** von Foerster (2022): *„Der Hörer, nicht der Sprecher bestimmt die Bedeutung einer Bemerkung, einer Äußerung (‚utterance'')."*

Veränderungen der Regulation von Emotionen sind verbunden mit Veränderungen der situativen Empathie und der autonomen Reaktionen, wobei der parasympathische Zweig bevorzugt dominiert wird und möglicherweise eine Zunahme der Regulierungsprozesse widerspiegelt (Jauniaux 2020). Empathie ist für unterschiedliche emotionale Valenzen mit deutlichen Veränderungen der situativen Empathie und der autonomen Reaktionen verbunden.

Diese dynamischen Modulationen des somatischen (inklusive viszeralen) Zustands werden neuronal durch sympathische und parasympathische Bereiche des ANS moduliert. Gleichzeitig werden über neuronale Afferenzen Repräsentationen des inneren Zustands des Körpers zurück an das Gehirn (anteriore Insula und ventromedialer präfrontaler Kortex) übermittelt und Emotionen und Kognition weiter beeinflusst (Critchley 2009).

Bestimmte Regionen des limbischen Vorderhirns sind dabei an der verhaltensbedingten Erzeugung autonomer Erregungszustände beteiligt. Aktivitäten in diesen Regionen können emotionsspezifische autonome Reaktionsmuster innerhalb und zwischen Körperorganen vorhersagen, was physiologische Erklärungen für die **psychosomatische Medizin** ermöglicht.

Eine Störung des somatisch-viszeralen Feedbacks (**Interozeption**) kann die emotionale Reaktionsfähigkeit beeinträchtigen und im Zusammenhang mit entzündlichen Zuständen zu kognitiven, affektiven und psychomotorischen Störungen führen (Quadt 2018).

Interozeption (Selbstwahrnehmung, Selbstkonzept) umfasst als Überbegriff

- die **afferente Signalübertragung** über verschiedene neuronale und humorale (einschließlich immunologischer und endokriner) Kanäle,
- die **neuronale Codierung**, Darstellung und Integration dieser Informationen über den inneren körperlichen Zustand,
- den **Einfluss** solcher Informationen auf andere Wahrnehmungen, Erkenntnisse und Verhaltensweisen sowie
- den psychologischen **Ausdruck** dieser Darstellungen als bewusst zugängliche körperliche Empfindungen und Gefühle.

Die Art der individuellen Interozeption bestimmt letztlich auch die individuellen Möglichkeiten von Empathie.

Modelle der emotionalen Verarbeitung gehen davon aus, dass subjektive emotionale Gefühle durch die Wahrnehmung emotionsbezogener körperlicher Zustände ausgelöst werden, die Veränderungen im Skelett-Muskel-System, neuroendokrinen System und ANS widerspiegeln (Levenson 2003).

Die häufigsten Emotionen sind mit der Empfindung einer erhöhten Aktivität im oberen Brustbereich verbunden, also mit Atemfrequenz und Pulsfrequenz. Auch im Gesicht wird Emotion in Form von Muskelaktivität, Hauttemperatur (Durchblutung und Schweiß) und Tränendrüsenaktivität präsentiert.

In den Extremitäten sind die aktivierenden Empfindungen bei Wut oder Glück zu finden; bei Traurigkeit zeigte sich eine verminderte Aktivität. Reaktionen auf Ekel zeigen sich im Verdauungstrakt (Nummenmaa 2014).

In diesem Zusammenhang ist es sehr interessant, dass auch umgekehrt eine willkürliche Aktivierung der Gesichtsmuskulatur zu emotionsspezifischen Reaktionen führt (Levenson 1990).

Eine bedeutende Rolle bei der interpersonellen Kommunikation, also dem wechselseitigen Erkennen der jeweiligen Emotion, spielt eine Emotion, die als „**Liebe**“ bezeichnet wird – ein multidimensionaler Status eines intensiven Gefühls von tiefer Zuneigung oder Vorliebe für eine Person oder auch für eine Sache, sexueller Leidenschaft oder sexuellen Beziehungen im Allgemeinen.

Aus neurophysiologischer Perspektive ist Liebe ein komplexes neurobiologisches Phänomen, das auf Vertrauen, Glauben, Vergnügen und Belohnungsaktivitäten im Gehirn, d. h. limbischen Prozessen, beruht. Diese Prozesse beruhen entscheidend auf Oxytocin, Vasopressin, Dopamin und serotonergen Signalen. Darüber hinaus spielen Endorphin und endogene morphinerge Mechanismen, die mit Stickoxid-Autoregulationswegen gekoppelt sind, eine Rolle (Esch 2005).

Mitgefühl kann als eine menschliche Verhaltensqualität bezeichnet werden, die uns ermöglicht, Empathie und Sympathie auszudrücken. Intellektuell ermöglicht es uns, das Leiden eines anderen Menschen mit einer emotionalen Bindung der Unterstützung anzunehmen. Mitgefühl und insbesondere Empathie stellen auch eine Verbindung zwischen Individuen für eine liebevolle und/oder fürsorgliche Beziehung her. Dabei ist die Funktion der **Spiegelneurone** für die Übernahme von Perspektiven von wesentlicher Bedeutung (Bonini 2022; Proverbio und Zani 2022).

Mitgefühl, Liebe und ähnliche Erfahrungen stehen in engem Zusammenhang mit Belohnungs- und Motivationsaktivitäten des ZNS. Diese wiederum sind mit Lustphänomenen und dem Wohlfühlerlebnis verbunden sowie mit Situationen, die allgemein ein hohes Maß an sozialer Unterstützung und Nähe, d. h. „Verbundenheit", beinhalten. Nahe verwandt sind Bereiche, die für die Entstehung von „Spiritualität" und ihr Auftreten in religiösen Situationen und Begegnungen eine Rolle spielen (Esch 2011). Manche bewegungstherapeutische Techniken mögen mitunter an „heilige, mythische Handlungen" erinnern.

2.4 Motivation

Spätestens beim Zusehen von Sportereignissen, egal welcher Sportart, erkennt schon ein Laie – oder zumindest ein Sportreporter – sofort, ob der Sport motiviert ausgeführt wird. Der Grad an Motivation ist an der **Körpersprachlichkeit** (Bewegungssprachlichkeit) beurteilbar – und nicht nur an der Aktivität der mimischen Gesichtsmuskulatur.

In der Beurteilung der Muskelaktivität durch EMG und/oder Dynamometrie wird eine „maximale willkürliche Kontraktion" zur Standardisierung herangezogen. Dabei meinen wir dann, dass eine **maximale Willkürlichkeit** mit einer **maximalen Motivation** gleichzusetzen wäre. Das bedeutet aber bekanntlich noch immer nicht maximale Muskelspannung, da zwischen konzentrischer und exzentrischer Kontraktion zu unterscheiden ist und auch die exzentrische Kontraktion als willkürlich bezeichnet werden muss. Eine maximale Muskelspannung wäre daher dann erreicht, wenn der Muskel-Sehnen-Apparat unmittelbar vor der Zerreißung steht, und eine dafür erforderliche derartig starke Motivation ist willkürlich nur in Ausnahmesituationen erreichbar.

Ein Versuch, Motivation zu definieren, ist allerdings willkürlich und subjektiv. Interessant ist, dass das Wort „Motivation" (lat. „movere" = bewegen) in direktem Zusammenhang mit „Bewegung" und somit auch „Haltung" steht.

Eine irgendwie direkte messbare Beurteilung des Motivationsgrades ist nicht wirklich möglich, und bereits die Festlegung der Endpunkte (keine Motivation bis 100 % Motivation) entzieht sich einer objektiven Beurteilung. Wie definiert man denn 100 %?

Es wäre vollkommen falsch, wollte man den Grad der Motivation an der Höhe der zerebralen elektrischen Aktivität im EEG ablesen („Je mehr elektrische Aktivität, desto höher die Motivation"), da eine „höhere" Motivation möglicherweise eine „höhere" Fokussierung bewirkt (Verbesserung des zielgerichteten Verhaltens/Bewegens), was dann zu einer – in Summe – geringeren elektrischen Gesamt-EEG-Aktivität führen würde.

In Abb. 2.5 sind Motivation und Emotion miteinander verbunden (Rolls 2023).

> *„**Motivationszustände** sind Zustände, in denen instrumentelle, zielgerichtete Handlungen ausgeführt werden, um Belohnungen zu erhalten oder Strafen zu vermeiden, und **emotionale Zustände** sind Zustände, die ausgelöst werden, wenn die Belohnung oder Strafe empfangen wird oder nicht."* (Rolls 2023)

Die zerebrale Lokalisation erfolgt im orbitofrontalem Kortex in Verbindung mit den oben beschriebenen 360 kortikalen und 66 subkortikalen Regionen. Emotion und Motivation sind somit auch anatomisch-physiologisch eng miteinander verknüpft. Emotion und somit auch Motivation sind darüber hinaus physiologisch sehr eng mit autonomen (vegetativen) Prozessen verbunden. Dies zeigt sich auch in der Umgangssprache (**parasympathisch**: „Es geht mir auf die Nerven", „Es *‚scheißt'* mich an"; **sympathisch**: „Ich bin Feuer und Flamme", „Ich brenne darauf").

Über die neurohumorale Achse spielt auch das Hormonsystem eine bedeutende Rolle. Erfahrene Trainer setzten diese Tatsache z. B. beim Krafttraining ein, indem verschieden „attraktive" Personengruppen (Männer bzw. Frauen) im Trainingsraum anwesend sind, um die jeweilige Motivation zu erhöhen. Wenn wir uns „freudvoll" (lustvoll) bzw., vereinfacht gesagt, „gerne" bewegen, so bewegen wir uns „motiviert" und interessanterweise dann auch energieoptimiert.

Im antiken Griechenland wurde dieser Ansatz eines „freudvollen" Lebens im Hedonismus u. a. vom *Epikur* (um 341–271 oder 270 v. Chr) besprochen (Euringer 2003) und auch in der neueren Zeit noch von *Wilhelm Reich* (1897–1957) und *Herbert Marcuse* (1898–1979) weiter diskutiert (Reich 1975; Marcuse 1938; Laska und Zeka 1993).

In der Psychologie wird u. a. auch davon ausgegangen, dass das menschliche Verhalten von einem hedonistischen Prinzip geleitet wird, wonach unsere Auswahl an Aktivitäten darauf abzielt, negative Auswirkungen zu minimieren und positive Auswirkungen zu maximieren (Schacter 2011). In einer Untersuchung mit 28.000 Personen konnte gezeigt werden, dass Menschen, wenn es ihnen schlecht geht, nach Aktivitäten suchen, die ihre Stimmung aufhellen, und (manchmal erst dann) wenn es ihnen gut geht, widmen sie sich unangenehmen Aktivitäten, die ihnen einen längerfristigen Nutzen versprechen (Taquet et al. 2016).

Emotionen beeinflussen das Verhalten, und dies könnte erklären, wie Menschen kurzfristiges Glück gegen langfristiges Wohlergehen eintauschen. Je nach Motivationsgrad erfolgt bekanntlich auch die subjektive (relativierte) Wahrnehmung von Zeit sehr unterschiedlich (Carstensen et al. 1999).

Neben diesen **intrinsischen Quellen** der Motivation („Ich möchte, dass es mir gut geht"), werden auch **extrinsische Quellen** beschrieben („Ich möchte von meiner Umgebung anerkannt werden"; Barbuto 1998).

Weitere Publikationen zum Thema „Motivation und körperliche Aktivität oder Training" sind sehr zahlreich (in PubMed werden aktuell dazu fast 20.000 Publikationen aufgelistet) und fallen in das Gebiet der Psychologie.

Für den Einsatz von modernen Technologien („virtual/augmented reality", „remote exercise", „serious gaming" etc.) ist das Thema „Motivation" sehr wichtig, und Studien dazu werden noch viel bewegen und beeinflussen.

Literatur

Abraira VE, Ginty DD. The sensory neurons of touch. Neuron. 2013;79(4):618–39.

Albrecht J, Wiesmann M. Das olfaktorische System des Menschen. Anatomie und Physiologie [The human olfactory system. Anatomy and physiology]. Nervenarzt. 2006;77(8):931–9.

Albrecht PJ, Hou Q, Argoff CE, Storey JR, Wymer JP, Rice FL. Excessive peptidergic sensory innervation of cutaneous arteriole-venule shunts (AVS) in the palmar glabrous skin of fibromyalgia patients: implications for widespread deep tissue pain and fatigue. Pain Med. 2013;14(6):895–915.

Amesberger G. Psychologie der Bewegung. In: Bochdansky T, Ammer K, Ebenbichler G, Hrsg. Bewegung – Gesundheit –Medizin: Wie Bewegen Gesundsein beeinflusst. München: Urban & Fischer, Elsevier; 2021. S. 70–84.

Amos L, Klug A. Arrangement of subunits in flagellar microtubules. J Cell Sci. 1974;14(3):523–49.

Armingol E, Officer A, Harismendy O, Lewis NE. Deciphering cell-cell interactions and communication from gene expression. Nat Rev Genet. 2021;22(2):71–88.

Arnold JT, Lennon JF, Lloyd AB. Modulation of cold-induced shivering activity by intermittent and continuous voluntary suppression. Am J Physiol Regul Integr Comp Physiol. 2023;324(1):R102–R8.

Arpaia P, Cataldo A, Criscuolo S, De Benedetto E, Masciullo A, Schiavoni R. Assessment and scientific progresses in the analysis of olfactory evoked potentials. Bioengineering. 2022;9(6):252.

Atherton JF, Wokosin DL, Ramanathan S, Bevan MD. Autonomous initiation and propagation of action potentials in neurons of the subthalamic nucleus. J Physiol. 2008;586(23):5679–700.

Barbuto JE Jr, Scholl RW. Motivation sources inventory: development and validation of new scales to measure an integrative taxonomy of motivation. Psychol Reports. 1998;82(3):1011–22.

Basner M, Babisch W, Davis A, Brink M, Clark C, Janssen S, Stansfeld S. Auditory and non-auditory effects of noise on health. Lancet. 2014;383(9925):1325–32.

Baudry M. Did Proust predict the existence of episodic memory? Neurobiol Learn Mem. 2020;171:107191.

Benda J. Neural adaptation. Curr Biol. 2021;31(3):R110–R6.

Białoń MN, Górka DHNOZD, Górka MM. The brain-gut axis: communication mechanisms and the role of the microbiome as a neuroprotective factor in the development of neurodegenerative diseases: A literature overview. AIMS Neurosci. 2024;11(3):289–311.

Björnsdotter M, Morrison I, Olausson H. Feeling good: on the role of C fiber mediated touch in interoception. Exp Brain Res. 2010;207(3-4):149–55.

Bochdansky T, Ammer K. Prozessmodulierte Mikrostromtherapie (Zytoenergese) im Rahmen der stationären Frührehabilitation nach Knie- bzw. Hüftoperationen. Eine doppelblind plazebokontrollierte Pilotstudie. Phys Med Rehab Kuror. 2016;26:308–18.

Bonaz B, Bazin T, Pellissier S. The vagus nerve at the interface of the microbiota-gut-brain axis. Front Neurosci. 2018;12:49.

Bonini L, Rotunno C, Arcuri E, Gallese V. Mirror neurons 30 years later: implications and applications. Trends Cogn Sci. 2022;26(9):767–81.

Bontempi C, Jacquot L, Brand G. Sex Differences in Odor Hedonic Perception: An Overview. Front Neurosci. 2021;15:764520.

Bourne C, Mackay CE, Holmes EA. The neural basis of flashback formation: the impact of viewing trauma. Psychol Med. 2013;43(7):1521–32.

Boyer M, Bouyer L, Roy JS, Campeau-Lecours A. Reducing Noise, Artifacts and Interference in Single-Channel EMG Signals: A Review. Sensors (Basel). 2023 Mar 8;23(6):2927.

Brämerson A, Nordin S, Bende M. Clinical experience with patients with olfactory complaints, and their quality of life. Acta Otolaryngol. 2007;127(2):167–74.

Brisben AJ, Hsiao SS, Johnson KO. Detection of vibration transmitted through an object grasped in the hand. J Neurophysiol. 1999;81:1548–58.

Bromley SK, Burack WR, Johnson KG, Somersalo K, Sims TN, Sumen C, Davis MM, Shaw AS, Allen PM, Dustin ML. The immunological synapse. Annu Rev Immunol. 2001;19:375–96.

Butt A, Willis A, Hunter I, Niu J, Yi C, Verkhratsky A. Physiology of Oligodendroglia. Adv Neurobiol. 2025;43:125–53.

Butt MF, Albusoda A, Farmer AD, Aziz Q. The anatomical basis for transcutaneous auricular vagus nerve stimulation. J Anat. 2020;236(4):588–611.

Butti N, Urgesi C, McGlone FP, Oldrati V, Montirosso R, Cazzato V. To touch or to be touched? comparing appraisal of vicarious execution and reception of interpersonal touch. Plos One. 2024;19(5):e293164.

Cangiano L, Asteriti S. Interphotoreceptor coupling: an evolutionary perspective. Pflugers Arch. 2021;473(9):1539–54.

Cansev ME, Miller AJ, Brown JD, Beckerle P. Implementing social and affective touch to enhance user experience in human-robot interaction. Front Robot Ai. 2024;11:1403679.

Carstensen LL, Isaacowitz DM, Charles ST. Taking time seriously. A theory of socioemotional selectivity. Am Psychol. 1999 Mar;54(3):165–81.

Cascio CJ, Moore D, McGlone F. Social touch and human development. Dev Cogn Neurosci. 2019;35:5–11.

Cheatham SW, Kreiswirth E, Baker R. Does a light pressure instrument assisted soft tissue mobilization technique modulate tactile discrimination and perceived pain in healthy individuals with DOMS? J Can Chiropr Assoc. 2019;63(1):18–25.

Chesler AT, Szczot M, Bharucha-Goebel D, Čeko M, Donkervoort S, Laubacher C, Hayes LH, Alter K, Zampieri C, Stanley C, Innes AM, Mah JK, Grosmann CM, Bradley N, Nguyen D, Foley AR, Le Pichon CE, Bönnemann CG. The role of PIEZO2 in human mechanosensation. N Engl J Med. 2016;375(14):1355–64.

Cook S, Kokmotou K, Soto V, Wright H, Fallon N, Thomas A, Giesbrecht T, Field M, Stancak A. Simultaneous odour-face presentation strengthens hedonic evaluations and event-related potential responses influenced by unpleasant odour. Neurosci Lett. 2018;672:22–7.

Crecelius AR, Kirby BS, Luckasen GJ, Larson DG, Dinenno FA. ATP-mediated vasodilatation occurs via activation of inwardly rectifying potassium channels in humans. J Physiol. 2012;590(21):5349–59.

Crell MR, Kostoglou K, Sterk K, Müller-Putz GR. A novel paradigm for fast training data generation in asynchronous movement-based BCIs. Front Hum Neurosci. 2025;19:1540155.

Critchley HD. Psychophysiology of neural, cognitive and affective integration: fMRI and autonomic indicants. Int J Psychophysiol. 2009;73(2):88–94.

Cryan JF, O'Riordan KJ, Cowan CSM, Sandhu KV, Bastiaanssen TFS, Boehme M, Codagnone MG, Cussotto S, Fulling C, Golubeva AV, Guzzetta KE, Jaggar M, Long-Smith CM, Lyte JM, Martin JA, Molinero-Perez A, Moloney G, Morelli E, Morillas E, O'Connor R, Cruz-Pereira JS, Peterson VL, Rea K, Ritz NL, Sherwin E, Spichak S, Teichman EM, van de Wouw M, Ventura-Silva AP, Wallace-Fitzsimons SE, Hyland N, Clarke G, Dinan TG. The microbiota-gut-brain axis. Physiol Rev. 2019;99(4):1877–2013.

Dalton A, Mermier C, Zuhl M. Exercise influence on the microbiome-gut-brain axis. Gut Microbes. 2019;10(5):555–68.

De Vos KJ, Grierson AJ, Ackerley S, Miller CCJ. Role of axonal transport in neurodegenerative diseases. Annu Rev Neurosci. 2008;31:151–73.

DeLuca R, Botelho D. The unconscious perception of smells as a driver of consumer responses: A framework integrating the emotion-cognition approach to scent marketing. AMS Review. 2021;11.1:145–61.

Delp MD, O'Leary DS. Integrative control of the skeletal muscle microcirculation in the maintenance of arterial pressure during exercise. J Appl Physiol. 1985;97(3):1112–8.

Demchenko I, Desai N, Iwasa SN, Gholamali Nezhad F, Zariffa J, Kennedy SH, Rule NO, Cohn JF, Popovic MR, Mulsant BH, Bhat V. Manipulating facial musculature with functional electrical stimulation as an intervention for major depressive disorder: a focused search of literature for a proposal. J Neuroeng Rehabil. 2023;20(1):64.

Di Stadio A, Brenner MJ, De Luca P, Albanese M, D'Ascanio L, Ralli M, Roccamatisi D, Cingolani C, Vitelli F, Camaioni A, Di Girolamo S, Bernitsas E. Olfactory dysfunction, headache, and mental clouding in adults with long-COVID-19: what is the link between cognition and olfaction? A cross-sectional study. Brain Sci. 2022;12(2):154.

Doty RL. The great pheromone myth. Baltimore: Johns Hopkins University Press; 2010.

Doty RL. Human pheromones: do they exist? In: Mucignat-Caretta C, Hrsg. Neurobiology of chemical communication. Boca Raton: CRC Press/Taylor & Francis; 2014. Chapter 19.

Draghici AE, Taylor JA. The physiological basis and measurement of heart rate variability in humans. J Physiol Anthropol. 2016;35(1):22.

Dumas LE, Vandersteen C, Metelkina-Fernandez V, Gros A, Auby P, Askenazy-Gittard F. Impact of post-COVID-19 olfactory disorders on quality of life, hedonic experiences and psychiatric dimensions in general population. Bmc Psychiatry. 2024;24(1):111.

Eisthen HL. Why are olfactory systems of different animals so similar? Brain Behav Evol. 2002;59(5-6):273–93.

Elliott D, Helsen WF, Chua R. A century later: Woodworth's (1899) two-component model of goal-directed aiming. Psychol Bull. 2001;127(3):342–57.

Elliott R, Bohart AC, Watson JC, Murphy D. Therapist empathy and client outcome: an updated meta-analysis. Psychotherapy. 2018;55(4):399–410.

Esch T, Stefano GB. The neurobiology of love. Neuro Endocrinol Lett. 2005;26(3):175–92.

Esch T, Stefano GB. The neurobiological link between compassion and love. Med Sci Monit. 2011;17(3):RA65–75.

Euringer M. Epikur: antike Lebensfreude in der Gegenwart. Stuttgart: Kohlhammer; 2003.

Field T. Social touch, CT touch and massage therapy: A narrative review. Dev Rev. 2019;51:123–45.

Finetti F, Cassioli C, Baldari CT. Transcellular communication at the immunological synapse: a vesicular traffic-mediated mutual exchange. F1000Res. 2017;24(6):1880.

Fischer F, Fleig A, Klar M, Müller J. Optimal feedback control for modeling human-computer interaction. ACM Trans Comput Interact. 2022;29(6):1–70.

Fletcher MD, Perry SW, Thoidis I, Verschuur CA, Goehring T. Improved tactile speech robustness to background noise with a dual-path recurrent neural network noise-reduction method. Sci Rep. 2024 Mar 28;14(1):7357.

Flohr EL, Erwin E, Croy I, Hummel T. Sad man's nose: Emotion induction and olfactory perception. Emotion. 2017;17(2):369–78.

von Foerster H. Der Anfang vom Himmel und Erde hat keinen Namen. Eine Selbstschaffung in 7 Tagen. Wien: Döcker; 1997.

von Foerster H, von Glasersfeld E. Wie wir uns erfinden. Eine Autobiografie des radikalen Konstruktivismus. 6. Aufl. Heidelberg: Carl Auer; 2022. S. 126.

Fong H, Zheng J, Kurrasch D. The structural and functional complexity of the integrative hypothalamus. Science. 2023;382(6669):388–94.

Frasnelli J, Manescu S. The intranasal trigeminal system. In: Buettner A, Hrsg. Springer handbook of odor. Cham: Springer; 2017. S. 113–4.

Gadadhar S, Bodakuntla S, Natarajan K, Janke C. The tubulin code at a glance. J Cell Sci. 2017;130(8):1347–53.

Gaillard I, Rouquier S, Giorgi D. Olfactory receptors. Cell Mol Life Sci. 2004;61(4):456–69.

Gao L, Shi P, Hu L, Feng J, Zhu L, Wan L, Feng W. Cross-modal knowledge distillation for continuous sign language recognition. Neural Netw. 2024;179:106587.

Gentile F, Orlando G, Montuoro S, Ferrari Chen YF, Macefield V, Passino C, Giannoni A, Emdin M. Treating heart failure by targeting the vagus nerve. Heart Fail Rev. 2024; https://doi.org/10.1007/s10741-024-10430-w.

Ghosh S, Singh P, Manna J, Saxena K, Sahoo P, Krishnanda SD, Ray K, Hill JP, Bandyopadhyay A. The century-old picture of a nerve spike is wrong: filaments fire, before membrane. Commun Integr Biol. 2022;15(1):115–20.

Gillett G. Cyborgs and moral identity. J Med Ethics. 2006 Feb;32(2):79–83.

Glusman G, Yanai I, Rubin I, Lancet D. The complete human olfactory subgenome. Genome Res. 2001;11(5):685–702.

Goldin-Meadow S, Alibali MW. Gesture's role in speaking, learning, and creating language. Annu Rev Psychol. 2013;64:257–83.

Goodwin MJ. Measurement of resonant frequencies in the human chest. Proc Inst Mech Eng Part H J Eng Med. 1994;208(2):83–9.

Grabenhorst F, Rolls ET, Bilderbeck A. How cognition modulates affective responses to taste and flavor: top-down influences on the orbitofrontal and pregenual cingulate cortices. Cereb Cortex. 2008;18(7):1549–59.

Guerrieri M, Di Mauro R, Di Girolamo S, Di Stadio A. Hearing and ageing. Subcell Biochem. 2023;103:279–90.

Hagbarth KE. Exteroceptive, proprioceptive, and sympathetic activity recorded with microelectrodes from human peripheral nerves. Mayo Clin Proc. 1979;54(6):353–65.

Hagbarth KE, Hallin RG, Hongell A, Torebjörk HE, Wallin BG. General characteristics of sympathetic activity in human skin nerves. Acta Physiol Scand. 1972;84(2):164–76.

Hamann JJ, Buckwalter JB, Valic Z, Clifford PS. Sympathetic restraint of muscle blood flow at the onset of dynamic exercise. J Appl Physiol. 1985;92(6):2452–6.

Hameroff S. Consciousness, the brain, and spacetime geometry. Ann N Y Acad Sci. 2001 Apr;929:74–104.

Hameroff S. Consciousness, Cognition and the Neuronal Cytoskeleton – A New Paradigm Needed in Neuroscience. Front Mol Neurosci. 2022 Jun 16;15:869935.

Hameroff S, Penrose R. Consciousness in the universe: a review of the ‚Orch OR' theory. Phys Life Rev. 2014;11:39–78.

Hameroff S, Trakas M, Duffield C, Annabi E, Gerace MB, Boyle P, Lucas A, Amos Q, Buadu A, Badal JJ. Transcranial ultrasound (TUS) effects on mental states: a pilot study. Brain Stimul. 2013;6(3):409–15.

Hameroff S, Bandyopadhyay A, Lauretta DS. Microtubules are 'fractal time crystals': Implications for life and consciousness. Journal of Consciousness Studies, 2026;33(1-2):211–47.

Handler A, Ginty DD. The mechanosensory neurons of touch and their mechanisms of activation. Nat Rev Neurosci. 2021;22(9):521–37.

Hatt H. Molecular and cellular basis of human olfaction. Chem Biodivers. 2004;1(12):1857–69.

Hersbach AA, Grayden DB, Fallon JB, McDermott HJ. A beamformer post-filter for cochlear implant noise reduction. J Acoust Soc Am. 2013 Apr;133(4):2412–20.

Herz RS, Eliassen J, Beland S, Souza T. Neuroimaging evidence for the emotional potency of odor-evoked memory. Neuropsychologia. 2004;42(3):371–8.

Hora T. Tao, Zen and existential psychotherapy. Psychologia. 1959;2(4):236–42.

Hu W, Shu Y. Axonal bleb recording. Neurosci Bull. 2012;28(4):342–50.

Huang CC, Rolls ET, Feng J, Lin CP. An extended Human Connectome Project multimodal parcellation atlas of the human cortex and subcortical areas. Brain Struct Funct. 2022;227(3):763–78.

Huang J, Chang Y, Li W, Tong J, Du S. A spatio-temporal capsule neural network with self-correlation routing for EEG decoding of semantic concepts of imagination and perception tasks. Sensors. 2024;24(18):5988.

Immanuel S, Teferra MN, Baumert M, Bidargaddi N. Heart rate variability for evaluating psychological stress changes in healthy adults: a scoping review. Neuropsychobiology. 2023;82(4):187–202.

Isaacs RE, Weber DJ, Schwartz AB. Work toward real-time control of a cortical neural prothesis. IEEE Trans Rehabil Eng. 2000 Jun;8(2):196–8.

Janke C. The tubulin code: molecular components, readout mechanisms, and functions. J Cell Biol. 2014;206(4):461.

Janke C, Magiera MM. The tubulin code and its role in controlling microtubule properties and functions. Nat Rev Mol Cell Biol. 2020;21(6):307–26.

Jauniaux J, Tessier MH, Regueiro S, Chouchou F, Fortin-Côté A, Jackson PL. Emotion regulation of others' positive and negative emotions is related to distinct patterns of heart rate variability and situational empathy. PLoS ONE. 2020;15(12):e244427.

Jehl C, Royet JP, Holley A. Odor discrimination and recognition memory as a function of familiarization. Percept Psychophys. 1995;57(7):1002–11.

Jobin B, Roy-Côté F, Frasnelli J, Boller B. Olfaction and declarative memory in aging: a meta-analysis. Chem Senses. 2023;48:bjad45.

Johnston BW, Barrett-Jolley R, Krige A, Welters ID. Heart rate variability: Measurement and emerging use in critical care medicine. J Intensive Care Soc. 2020;21(2):148–57.

Joyner MJ, Casey DP. Regulation of increased blood flow (hyperemia) to muscles during exercise: a hierarchy of competing physiological needs. Physiol Rev. 2015;95(2):549–601.

Kalogeris T, Bao Y, Korthuis RJ. Mitochondrial reactive oxygen species: a double edged sword in ischemia/reperfusion vs preconditioning. Redox Biol. 2014;2:702–14.

Karlson P, Luscher M. ‚Pheromones': a new term for a class of biologically active substances. Nature. 1959;183(4653):55.

Khattar KE, Safi J, Rodriguez AM, Vignais ML. Intercellular Communication in the Brain through Tunneling Nanotubes. Cancers. 2022;14(5):1207.

Klug A, De Rosier DJ. Optical filtering of electron micrographs: reconstruction of one-sided images. Nature. 1966;212(5057):29–32.

Kontaris I, East BS, Wilson DA. Behavioral and neurobiological convergence of odor, mood and emotion: a review. Front Behav Neurosci. 2020;14:35.

Kotwal AA, Cenzer IS, Waite LJ, Covinsky KE, Perissinotto CM, Boscardin WJ, Hawkley LC, Dale W, Smith AK. The epidemiology of social isolation and loneliness among older adults during the last years of life. J Am Geriatr Soc. 2021;69(11):3081–91.

Kouraki A, Vijay A, Gohir S, Millar B, Kelly A, Valdes AM. Physical therapy for knee pain relief induces changes in gut microbiome composition: a secondary analysis of data from a randomized controlled trial. Sports Health. 2024;6:19417381241283812.

Laska BA, Zeka N. Wilhelm Reich. Rowohlt; 1993.

Lee K, Park TY, Lee W, Kim H. A review of functional neuromodulation in humans using low-intensity transcranial focused ultrasound. Biomed Eng Lett. 2024;14(3):407–38.

Leisman G. Cybernetic model of psychophysiologic pathways: II. Consciousness of tension and kinesthesia. J Manipulative Physiol Ther. 1989;12(3):174–91.

Levenson RW. Blood, sweat, and fears: the autonomic architecture of emotion. Ann N Y Acad Sci. 2003;1000:348–66.

Levenson RW, Ekman P, Friesen WV. Voluntary facial action generates emotion-specific autonomic nervous system activity. Psychophysiology. 1990;27(4):363–84.

Leventhall G. What is infrasound? Prog Biophys Mol Biol. 2007;93(1-3):130–7.

Li D, Jia J, Wang X. Unpleasant food odors modulate the processing of facial expressions: an event-related potential study. Front Neurosci. 2020;14:686.

Li K, Sun Y, Li J, Li H, Zhang J, Wang L. Characterization of Muscle Fatigue Degree in Cyclical Movements Based on the High-Frequency Components of sEMG. Biomimetics (Basel). 2025 May 6;10(5):291.

Li L, Rutlin M, Abraira VE, Cassidy C, Kus L, Gong S, Jankowski MP, Luo W, Heintz N, Koerber HR, Woodbury CJ, Ginty DD. The functional organization of cutaneous low-threshold mechanosensory neurons. Cell. 2011;147(7):1615–27.

Littlejohn SW, Foss KA, Oetzel JG. Theories of human communication. Long Grove: Waveland Press; 2021.

Llana T, Mendez M, Garces-Arilla S, Hidalgo V, Mendez-Lopez M, Juan MC. Association between olfactory dysfunction and mood disturbances with objective and subjective cognitive deficits in long-COVID. Front Psychol. 2023;14:1076743.

Lohman AW, Billaud M, Isakson BE. Mechanisms of ATP release and signalling in the blood vessel wall. Cardiovasc Res. 2012;95(3):269–80.

Lorton D, Lubahn CL, Estus C, Millar BA, Carter JL, Wood CA, Bellinger DL. Bidirectional communication between the brain and the immune system: implications for physiological sleep and disorders with disrupted sleep. Neuroimmunomodulation. 2006;13(5-6):357–74.

Maaoui C, Pruski A. Emotion recognition through physiological signals for human-machine communication. Cut Edge Robotics. 2010;11:317–32.

Mackay-Sim A, Royet JP. The olfactory system. Olfaction and the brain: window to the mind. Brisbane: Griffith University; 2006. S. 3–27.

Mailing LJ, Allen JM, Buford TW, Fields CJ, Woods JA. Exercise and the gut microbiome: a review of the evidence, potential mechanisms, and implications for human health. Exerc Sport Sci Rev. 2019;47(2):75–85.

Manero A, Rivera V, Fu Q, Schwartzman JD, Prock-Gibbs H, Shah N, Gandhi D, White E, Crawford KE, Coathup MJ. Emerging medical technologies and their use in bionic repair and human augmentation. Bioengineering. 2024;11(7):695.

Marchisella F, Coffey ET, Hollos P. Microtubule and microtubule associated protein anomalies in psychiatric disease. Cytoskeleton. 2016;73(10):596–611.

Marcuse H. Zur Kritik des Hedonismus. Zeitschrift für Sozialforschung. 1938;7(1/2):55–89.

Marin C, Vilas D, Langdon C, Alobid I, López-Chacón M, Haehner A, Hummel T, Mullol J. Olfactory dysfunction in neurodegenerative diseases. Curr Allergy Asthma Rep. 2018;18(8):42.

Marwaha K, Cain R, Asmis K, Czaplinski K, Holland N, Mayer DCG, Chacon J. Exploring the complex relationship between psychosocial stress and the gut microbiome: implications for inflammation and immune modulation. J Appl Physiol. 2025; https://doi.org/10.1152/japplphysiol.00652.2024.

Maßberg D, Hatt H. Human olfactory receptors: novel cellular functions outside of the nose. Physiol Rev. 2018;98(3):1739–63.

McGlone F, Wessberg J, Olausson H. Discriminative and affective touch: sensing and feeling. Neuron. 2014;82(4):737–55.

McKenna ED, Sarbanes SL, Cummings SW, Roll-Mecak A. The Tubulin code, from molecules to health and disease. Annu Rev Cell Dev Biol. 2023;39:331–61.

Miller WL. The hypothalamic-pituitary-adrenal axis: a brief history. Horm Res Paediatr. 2018; 89(4):212–23.

Młynarski WF, Hermundstad AM. Efficient and adaptive sensory codes. Nat Neurosci. 2021;24(7): 998–1009.

Møller H, Pedersen CS. Hearing at low and infrasonic frequencies. Noise Health. 2004;6(23):37–57.

Morelli SA, Lieberman MD, Zaki J. The emerging study of positive empathy. Soc Pers Psychol Compass. 2015;9:57–68.

Nagi SS, Mahns DA. C-tactile fibers contribute to cutaneous allodynia after eccentric exercise. J Pain. 2013;14(5):538–48.

Nagi SS, Rubin TK, Chelvanayagam DK, Macefield VG, Mahns DA. Allodynia mediated by C-tactile afferents in human hairy skin. J Physiol. 2011;589(Pt 16):4065–75.

Nance DM, Sanders VM. Autonomic innervation and regulation of the immune system (1987–2007). Brain Behav Immun. 2007;21(6):736–45.

Nance DM, Hopkins DA, Bieger D. Re-investigation of the innervation of the thymus gland in mice and rats. Brain Behavimmun. 1987;1:134–47.

Nasiri R, Shushtari M, Arami A. An adaptive assistance controller to optimize the exoskeleton contribution in rehabilitation. Robotics. 2021;10:95.
Nasr A, Hashemi A, McPhee J. Model-based mid-level regulation for assist-as-needed hierarchical control of wearable robots: a computational study of human-robot adaptation. Robotics. 2022;11(1):20.
Nummenmaa L, Glerean E, Hari R, Hietanen JK. Bodily maps of emotions. Proc Natl Acad Sci USA. 2014;111(2):646–51.
Ohira H, Nomura M, Ichikawa N, Isowa T, Iidaka T, Sato A, Fukuyama S, Nakajima T, Yamada J. Association of neural and physiological responses during voluntary emotion suppression. Neuroimage. 2006;29(3):721–33.
Olausson H, Marshall A, Nagi SS, Cole J. Slow touch and ultrafast pain fibres: Revisiting peripheral nerve classification. Clin Neurophysiol. 2024;163:255–62.
Oswald V, Vanhaudenhuyse A, Annen J, Martial C, Bicego A, Rousseaux F, Sombrun C, Harel Y, Faymonville ME, Laureys S, Jerbi K, Gosseries O. Autonomic nervous system modulation during self-induced non-ordinary states of consciousness. Sci Rep. 2023;13(1):15811.
Ouchi N, Oshima Y, Ohashi K, Higuchi A, Ikegami C, Izumiya Y, Walsh K. Follistatin-like 1, a secreted muscle protein, promotes endothelial cell function and revascularization in ischemic tissue through a nitric-oxide synthase-dependent mechanism. J Biol Chem. 2008;283(47):32802–11.
Papastratis I, Chatzikonstantinou C, Konstantinidis D, Dimitropoulos K, Daras P. Artificial intelligence technologies for sign language. Sensors. 2021;21(17):5843.
Park JH, Roll-Mecak A. The tubulin code in neuronal polarity. Curr Opin Neurobiol. 2018;51:95–102.
Parker A, Fonseca S, Carding SR. Gut microbes and metabolites as modulators of blood-brain barrier integrity and brain health. Gut Microbes. 2020;11(2):135–57.
Peña-Ortega F, Robles-Gómez ÁA, Xolalpa-Cueva L. Microtubules as regulators of neural network shape and function: focus on excitability, plasticity and memory. Cells. 2022;11(6):923.
Pfurtscheller G, Müller-Putz G, Scherer R, Neuper C. Rehabilitation with brain-computer interface systems. IEEE Comp Mag. 2008;41:58–65.
Pfurtscheller G, Allison BZ, Brunner C, Bauernfeind G, Solis-Escalante T, Scherer R, Zander TO, Mueller-Putz G, Neuper C, Birbaumer N. The hybrid BCI. Front Neurosci. 2010;4:30.
Pokorný J, Pokorný J, Vrba J. Generation of Electromagnetic Field by Microtubules. Int J Mol Sci. 2021 Jul 30;22(15):8215.
Proust M. Auf der Suche nach der verlorenen Zeit. Berlin: Suhrkamp; 2011.
Proverbio AM, Zani A. Mirror neurons in action: ERPs and neuroimaging evidence. In: Boggio PS, Wingenbach TSH, da Silveira Coêlho ML, Comfort WE, Murrins ML, Alves MVC, Hrsg. Social and affective neuroscience of everyday human interaction: from theory to methodology. Cham: Springer; 2022. Chapter 5
Quadt L, Critchley HD, Garfinkel SN. The neurobiology of interoception in health and disease. Ann N Y Acad Sci. 2018;1428(1):112–28.
Ranade SS, Woo SH, Dubin AE, Moshourab RA, Wetzel C, Petrus M, Mathur J, Bégay V, Coste B, Mainquist J, Wilson AJ, Francisco AG, Reddy K, Qiu Z, Wood JN, Lewin GR, Patapoutian A. Piezo2 is the major transducer of mechanical forces for touch sensation in mice. Nature. 2014;516(7529):121–5.
Ratté S, Lankarany M, Rho YA, Patterson A, Prescott SA. Subthreshold membrane currents confer distinct tuning properties that enable neurons to encode the integral or derivative of their input. Front Cell Neurosci. 2015;8:452.
Reich W. Eine Einführung in die Orgonomie. Köln: Kiepenheuer & Witsch; 1975.
Restian A. How the nervous system determines the quantity of information delivered by signals. Int J Neurosci. 1979;9(1):45–8.
Rolls ET. Emotion, motivation, decision-making, the orbitofrontal cortex, anterior cingulate cortex, and the amygdala. Brain Struct Funct. 2023;228(5):1201–57.

Rolls ET, Deco G, Huang CC, Feng J. The human orbitofrontal cortex, vmPFC, and anterior cingulate cortex effective connectome: emotion, memory, and action. Cereb Cortex. 2023;33:330–59.

Rombaux P, Mouraux A, Keller T, Hummel T. Trigeminal event-related potentials in patients with olfactory dysfunction. Rhinology. 2008;46(3):170–4.

Rosas-Ballina M, Tracey KJ. The neurology of the immune system: neural reflexes regulate immunity. Neuron. 2009;64(1):28–32.

Rusch JA, Layden BT, Dugas LR. Signalling cognition: the gut microbiota and hypothalamic-pituitary-adrenal axis. Front Endocrinol. 2023;14:1130689.

Rustom A, Saffrich R, Markovic I, Walther P, Gerdes HH. Nanotubular highways for intercellular organelle transport. Science. 2004;303(5660):1007–10.

de Saint-Exupéry A. Carnets. Paris: Gallimard; 1953.

Saito N, Matsumori K, Kazama T, Sakaguchi S, Okazaki R, Arakawa N, Okamoto S. Skin quality sensor to evaluate vibration and friction generated when sliding over skins. Int J Cosmet Sci. 2023;45(6):851–61.

Saltin B, Astrand PO. Maximal oxygen uptake in athletes. J Appl Physiol. 1967;23:353–58.

Sandow SL, Looft-Wilson R, Doran B, Grayson TH, Segal SS, Hill CE. Expression of homocellular and heterocellular gap junctions in hamster arterioles and feed arteries. Cardiovasc Res. 2003;60(3):643–53.

Sanguinetti JL, Hameroff S, Smith EE, Sato T, Daft CMW, Tyler WJ, Allen JJB. Transcranial focused ultrasound to the right prefrontal cortex improves mood and alters functional connectivity in humans. Front Hum Neurosci. 2020;14:52.

Saper CB, Lowell BB. The hypothalamus. Curr Biol. 2014;24(23):R1111–6.

Schacter DL. How the mind forgets and remembers: The seven sins of memory. Souvenir Press; 2011.

Seki M, Powers JC, Maruyama S, Zuriaga MA, Wu CL, Kurishima C, Kim L, Johnson J, Poidomani A, Wang T, Muñoz E, Rajan S, Park JY, Walsh K, Recchia FA. Acute and chronic increases of circulating FSTL1 normalize energy substrate metabolism in pacing-induced heart failure. Circ Heart Fail. 2018;11(1):e4486.

Severinsen MCK, Pedersen BK. Muscle-organ crosstalk: the emerging roles of myokines. Endocr Rev. 2020;41(4):594–609.

Shanmughapriya S, Langford D, Natarajaseenivasan K. Inter and Intracellular mitochondrial trafficking in health and disease. Ageing Res Rev. 2020;62:101128.

Shannon C.E.: A Mathematical Theory of Communication. In: Bell System Technical Journal. Short Hills N.J. 27.1948, (Juli, Oktober), S. 379–423, 623–656.

Shannon CE, Weaver W. The mathematical theory of communication. Urbana: University of Illinois Press; 1949.

Shannon DA, Staewen WS, Miller JT, Cohen BS. Morse-code-controlled computer aid for the nonvocal quadriplegic. Med Instrum. 1981 Sep–Oct;15(5):341–3.

Sherrington CS. Text-book of physiology. Edinburgh: Pentland; 1900.

Sherrington CS. Man on His Nature. 2. Aufl. Edinburgh: Gifford Lectures, Cambridge University Press; 1951.

Shiotani I, Sato H, Sato H, Yokoyama H, Ohnishi Y, Hishida E, Kinjo K, Nakatani D, Kuzuya T, Hori M. Muscle pump-dependent self-perfusion mechanism in legs in normal subjects and patients with heart failure. J Appl Physiol. 1985;92(4):1647–54.

Singh P, Saxena K, Sahoo P, Ghosh S, Bandyopadhyay A. Electrophysiology using coaxial atom probe array: live imaging reveals hidden circuits of a hippocampal neural network. J Neurophysiol. 2021;125(6):2107–16.

Soudry Y, Lemogne C, Malinvaud D, Consoli SM, Bonfils P. Olfactory system and emotion: common substrates. Eur Ann Otorhinolaryngol Head Neck Dis. 2011;128(1):18–23.

Ständer S, Schmelz M. Skin Innervation. J Invest Dermatol. 2024;144(8):1716–23.

Steadman JW, Ferris CD, Rhodine CN. Prosthetic communication device. Arch Phys Med Rehabil. 1980 Feb;61(2):93–7.

Stevenson RJ. Perceptual learning with odors: implications for psychological accounts of odor quality perception. Psychon Bull Rev. 2001;8(4):708–12.

Su J, Song Y, Zhu Z, Huang X, Fan J, Qiao J, Mao F. Cell-cell communication: new insights and clinical implications. Signal Transduct Target Ther. 2024;9(1):196.

Süskind P. Das Parfum. Die Geschichte eines Mörders. Zürich: Diogenes; 1985.

Takahashi Y, Kanada K, Yonekawa Y. The relationship between vibratory sensation and body surface vibration induced by low-frequency noise. J Low Freq Noise Vib Active Control. 2002;21(2):87–100.

Taquet M, Quoidbach J, De Montjoye YA, Desseilles M, Gross JJ. Hedonism and the choice of everyday activities. Proceedings of the national Academy of Sciences. 2016;113(35):9769–73.

Tavasolian F, Pastrello C, Ahmed Z, Jurisica I, Inman RD. Vesicular traffic-mediated cell-to-cell signaling at the immune synapse in Ankylosing Spondylitis. Front Immunol. 2023;13:1102405.

Tavee J. Nerve conduction studies: Basic concepts. Handb Clin Neurol. 2019;160:217–24.

Thaut MH. The discovery of human auditory-motor entrainment and its role in the development of neurologic music therapy. Prog Brain Res. 2015;217:253–66.

Thaut MH, Kenyon GP, Schauer ML, McIntosh GC. The connection between rhythmicity and brain function. IEEE Eng Med Biol Mag. 1999;18(2):101–8.

Tomasi D, Wang GJ, Volkow ND. Energetic cost of brain functional connectivity. Proc Natl Acad Sci U S A. 2013;110(33):13642–7.

Trappe S, Hayes E, Galpin A, Kaminsky L, Jemiolo B, Fink W, Trappe T, Jansson A, Gustafsson T, Tesch P. New records in aerobic power among octogenarian lifelong endurance athletes. J Appl Physiol. 2013;114:3–10.

Tremblay C, Frasnelli J. Olfactory-trigeminal interactions in patients with parkinson's disease. Chem Senses. 2021;46:bjab18.

Vaglio S. Chemical communication and mother-infant recognition. Commun Integr Biol. 2009; 2(3):279–81.

Valsamidis K, Printza A, Constantinidis J, Triaridis S. The impact of olfactory dysfunction on the psychological status and quality of life of patients with nasal obstruction and septal deviation. Int Arch Otorhinolaryngol. 2020;24(2):e237–e46.

Van den Berg GP, Passchier-Vermeer W. Assessment of low frequency noise complaints. Proceedings of the Internoise'99; Fort Lauderdale.. 1999.

Waghmare S, Whitaker-Hilbig AA, Chertoff M, Billinger SA. Blood pressure and heart rate variability to assess autonomic response to an acute bout of high intensity interval exercise in healthy young adults. Physiol Rep. 2024;12(14):e16142.

Walzik D, Wences Chirino TY, Zimmer P, Joisten N. Molecular insights of exercise therapy in disease prevention and treatment. Signal Transduct Target Ther. 2024;9(1):138.

Watanabe T, Møller H. Low frequency hearing thresholds im Druckure field and in free field. J Low Freq Noise Vib Active Control. 1990;9(3):106–15.

Watzlawick P. Vom Unsinn des Sinns oder vom Sinn des Unsinns. 13. Aufl. München: Piper; 2022.

Watzlawick P, Beavin JH, Jackson DD. Menschliche Kommunikation. Formen, Störungen, Paradoxien. 13. Aufl. Bern: Hogrefe; 2017.

Weaver W. Recent contributions to the mathematical theory of communication. Urbana: The University of Illinois Press; 1949.

Whitham M, Parker BL, Friedrichsen M, Hingst JR, Hjorth M, Hughes WE, Egan CL, Cron L, Watt KI, Kuchel RP, Jayasooriah N, Estevez E, Petzold T, Suter CM, Gregorevic P, Kiens B, Richter EA, James DE, Wojtaszewski JFP, Febbraio MA. Extracellular vesicles provide a means for tissue crosstalk during exercise. Cell Metab. 2018;27(1):237–251.e4.

Whitmire CJ, Stanley GB. Rapid sensory adaptation redux: a circuit perspective. Neuron. 2016;92(2):298–315.

Willett FR, Kunz EM, Fan C, Avansino DT, Wilson GH, Choi EY, Kamdar F, Glasser MF, Hochberg LR, Druckmann S, Shenoy KV, Henderson JM. A high-performance speech neuroprosthesis. Nature. 2023;620(7976):1031–6.

Wilson DA, Stevenson RJ. The fundamental role of memory in olfactory perception. Trends Neurosci. 2003;26(5):243–7.

Wilson DA, Kadohisa M, Fletcher ML. Cortical contributions to olfaction: plasticity and perception. Semin Cell Dev Biol. 2006;17(4):462–70.

Wolkowitz OM, Rothschild AJ, Hrsg. Psychoneuroendocrinology. The scientific basis of clinical practice. Arlington: American Psychiatric Publishing; 2003.

Wolpaw JR, Birbaumer N, McFarland DJ, Pfurtscheller G, Vaughan TM. Brain-computer interfaces for communication and control. Clin Neurophysiol. 2002;113(6):767–91.

Woodworth RS. Accuracy of voluntary movement. Psychol Rev Monogr Suppl. 1899;3(3):i–144. https://doi.org/10.1037/h0092992.

Wyatt TD. Reproducible research into human chemical communication by cues and pheromones: learning from psychology's renaissance. Philos Trans R Soc Lond B Biol Sci. 2020;375(1800):20190262.

Xia W, Li X, Han R, Liu X. Microbial champions: the influence of gut microbiota on athletic performance via the gut-brain axis. Open Access J Sports Med. 2024;15:209–28.

Zeng WZ, Marshall KL, Min S, Daou I, Chapleau MW, Abboud FM, Liberles SD, Patapoutian A. PIEZOs mediate neuronal sensing of blood pressure and the baroreceptor reflex. Science. 2018;362(6413):464–7.

Zimmerman J. Using the SOR model to understand the impact of website attributes on the online shopping experience. University of North Texas; 2012.

Zlatev J. Levels of meaning, embodiment, and communication. Cybern Hum Knowing. 2009;16(3-4):149–74.

Biologische Kommunikation versus Watzlawick

3

► **Übertragung der fünf Kommunikationsaxiome nach Paul Watzlawick (1921–2007) auf ein mehrdimensionales Modell des senso-kognito-motorischen Systems.**

Da Kommunikation und die Darstellung der Informations- bzw. Kommunikationskanäle das Thema eines ka-S-K-M-S-Modells sind, soll im Folgenden geprüft werden, wie dieses Modell Kommunikationsprinzipien – am Beispiel der fünf Kommunikationsaxiome von Watzlawick – darstellen kann (Watzlawick 1969; Watzlawick et al. et al. 2017).

3.1 Die Unmöglichkeit, nicht zu kommunizieren

► **Axiom 1** Man kann nicht nicht kommunizieren!

Unser S-K-M-S überträgt wechselseitig kontinuierlich Informationen zwischen der Peripherie und der Zentrale. Diese Zentrale – das ZNS – besteht aus vielen Ebenen der Informationsverarbeitung.

Auch wenn wir schlafen (oder bewusstlos sind), gelangen die Informationen aus der Peripherie in unterschiedliche Zentren des ZNS und werden dort registriert, bewertet und verarbeitet. Das ist bekanntlich bei einer elektroenzephalographischen Untersuchung der Gehirnaktivität (EEG) während des **Schlafes** im Rahmen einer Polysomnographie gut zu erkennen. Unterschiedliche Schlafstadien werden dabei in REM- („Rapid Eye Movement") und NREM- („Non-REM") Phasen unterteilt (Jouvet 1967; Jones 2018).

Um nur wenige Beispiele zu nennen: In einer aktuellen Studie konnte gezeigt werden, dass akustische Signale während des Schlafes annähernd gleich im ZNS verarbeitet werden wie im Wachzustand (Hayat et al. 2022). Dieses Phänomen ist auch bei Vögeln zu finden und ist für das Lernen von Bedeutung (Shank 2009).

T. Bochdansky, *Bewegungssystem und Kommunikation*,
https://doi.org/10.1007/978-3-662-71737-0_3

Während des Schlafes ist auch unsere hormonelle Schiene der Kommunikation aktiv (Osorio-Forero 2022). Auch motorische Aktivitäten werden im ZNS registriert (Dooley 2021). Während des Schlafes sind motorische neuronale Zentren aktiv und werden in derselben Reihenfolge aktiviert wie während des Wachzustands (Skaggs und McNaughton 1996).

Bei vielen untersuchten Spezies zeigt sich, dass während des Schlafes eine Konsolidierung der verschiedenen Informationen stattfinden kann, die für die Merkfähigkeit vor allem bei jüngeren Individuen sehr wichtig ist (Rudoy et al. 2009; Spencer 2013).

Afferente sensorische Infomation wird bekanntlich auch im Schlaf produziert und führt zu entsprechenden zentralen Reaktionen. Der Füllungszustand der Blase, der über Aδ-Fasern eine spino-bulbo-spinale Schleife aktiviert, wird in der periaquäduktalen Grauzone (PAG) des Mittelhirns und im pontinen Miktionszentrum (PMC) weitergeleitet (Lovick 2016). Während des Schlafes wird zwar die Wahrnehmungsschwelle verändert, viele Menschen spüren jedoch letztlich diesen nächtlichen Harndrang.

Für unsere zentrale und periphere Ebene gibt es also nie eine Pause, in der wir nicht kommunizieren.

► **Daher kann dieses Axiom für ein S-K-M-S uneingeschränkt gelten.**

3.2 Die Inhalts- und Beziehungsaspekte

► **Axiom 2** Jede Kommunikation hat einen Inhalts- und einen Beziehungsaspekt, wobei Letzterer den Ersteren bestimmt und daher eine Metakommunikation ist.

Sensoren der Peripherie registrieren Informationen, die an die Zentrale weitergelitet werden. Diesen Vorgang nennt man **Rezeption**.

Diese Infomationen stammen entweder von der Außenwelt (Exterozeption), z. B. über Sehen, Hören, Riechen, oder von der Innenwelt des eigenen Körpers (Interozeption). Letztere sind z. B. Tiefensensibilität (Propriozeption), Oberflächensensibilität (Mechanik, Thermik), Viszerozeption, Nozizeption oder vestibuläre Rezeption.

Alle Informationen werden in elektrische bzw. chemische Information transformiert und letztlich auf einer kognitiven Ebene (unter Einbeziehung der emotionalen Ebene) gegebenenfalls bewertet. Diese **Bewertung** des Inhalts entspricht der Herstellung einer Beziehung.

Eine modellhafte Beschreibung des Zusammenhangs zwischen Inhalt (sensorischer Information – Rezeption) und Herstellung eines Beziehungsaspekts (Perzeption, Wahrnehmung durch Kognition) und Einfluss auf die Rezeption stammt z. B. von *J. J. Gibson* (1904–1979), einem US-amerikanischen Psychologen der Cornell University in New York (Gibson 1979). Darin erläutert er, dass es zuerst erforderlich ist, dass man sich bewegen kann, also lernt, den Kopf und die Augen zu bewegen, damit man das sehen kann, was man will. Er unterscheidet zwischen „**sehen**" und „**schauen**".

Sensorischer Input ist kein passiver (zufälliger) Prozess, sondern wird gesucht und somit auch selektiert (Witt 2014; Covarrubias 2017; Lobo 2018). *John R. Smythies* (1922–2019), ein britischer Neuropsychiater in Edinburgh, beschreibt dies so, dass wir nicht einfach durch den sensorischen Input sehen, was in der Umwelt existiert, sondern dass „*[...] vieles von dem, was wir sehen virtuelle Realität ist, die von den Programmen des Gehirns gesteuert ist*" (Smythies und Ramachandran 1998; Smythies 2005).

Dies entspricht auch der wiederholt zitierten Wahrnehmungskette, die von Smythies (1956; **„causal chain of perception and action"**) im Gegensatz zu einer monistischen als dualistische Kette beschrieben wurde: Eine **monistische Kette** verläuft wie folgt: Rezeptororgan → Nervensystem → Effektororgan, eine **dualistische Kette** hingegen: Rezeptororgan → Nervensystem → Verstand („mind") → Nervensystem → Effektororgan.

Auch dieses Modell entspricht einem S-K-M-S, wobei eine direkte Verbindung zwischen NS und dem Effektororgan für automatisierte Bewegungen oder automatisierte Komponenten der willkürlichen Bewegung (Reflexe) besteht (Smythies 1956; Toepfer 2017).

Im deutschsprachigen Raum wird die Kette, die ja eigentlich als **Kreis** zu sehen ist, folgendermaßen beschrieben: Reiz – Transduktion – Verarbeitung – Wahrnehmung – Wiedererkennung – Handeln – Reiz.

Die einzelnen Phasen dieses Kreislaufs lassen sich wie folgt beschreiben:

- **Reiz**: Physikalisch messbare Größe
- **Transduktion**: Überleitung des Reizes in elektrische Signale in den Sensoren, die in Abfolgen von APs transformiert werden
- **Verarbeitung**: APs werden in zentralen Regionen (Kerngebieten) zusammengefasst. Dort erfolgt unterschiedlich Hemmung, Filterung, Integration, Konvergenz und/oder Divergenz
- **Wahrnehmung**: Bewusstwerdung der Perzeption durch Kognition (moduliert durch Emotion)
- **Wiedererkennung**: Führt zum Verständnis des Wahrgenommenen
- **Handeln**: Beeinflussung des nächsten Prozesskreises um den Reiz zu modifizieren

In diesem Prozess kann der Reiz – also die Rezeption – als **Inhaltsaspekt** bezeichnet werden, der erst durch die Wahrnehmung – also die Perzeption – einen **Beziehungsaspekt** erhält, der dann wiederum den Inhaltsaspekt moduliert.

► **Daher kann dieses Axiom für ein S-K-M-S uneingeschränkt gelten.**

3.3 Die Interpunktion von Ereignisfolgen

► **Axiom 3** Die Natur einer Beziehung ist durch die Interpunktion der Kommunikationsabläufe seitens der Partner bestimmt.

Bezeichnet man die zentrale Ebene und die periphere Ebene des S-K-M-S als Kommunikationspartner, so ist grundsätzlich eine Interpunktion, also ein Startpunkt der Kommunikation, nicht wirklich bestimmbar, da diese Kommunikation entsprechend Axiom 1 bereits pränatal beginnt und permanent – lebenslang – abläuft. Nimmt man jedoch einen initialen Reiz als Interpunktion der Peripherie an, so muss dies nicht zwangsläufig der Interpunktion der zentralen Ebene entsprechen. Gleichwohl startet aber – entsprechend Axiom 2 – ein Kreislauf. Das Ende eines solchen Kreislaufs kann willkürlich gesetzt werden, je nachdem, wie dieser Prozess definiert wird.

In der Physiologie des S-K-M-S kann es durch unterschiedliche Interpunktionen zu Konflikten kommen. Nehmen wir als einfaches Beispiel die **Gamma-Schleife** zur Regulation des Muskeltonus. Sie beschreibt das Zusammenwirken von extrafusalen Muskelfasern und den Muskelfasern innerhalb der Muskelspindel (intrafusal). Erstere Fasern werden durch die Alpha-Motoneurone innerviert und zweitere durch die Gamma-Nervenfasern (Abb. 1.21, 1.28 und 4.10).

Muskelspindeln sind – einfach formuliert – zuständig für die Rezeption der Muskellänge und die Veränderung der Muskellänge (Henatsch 1976). Wird nun die extrafusale Muskulatur durch Aktivierung der Alpha-Motorik kontrahiert und kommt es dabei zu einer Muskellängenveränderung (mechanische Twitches), wird diese Längenänderung von der Muskelspindel registriert und als afferente Information an die spinalen Zellen der Alpha-Motoneurone weitergeleitet. Die Sensitivität der Gamma-Motoneurone verändert sich darüber hinaus auch durch Informationen aus den Sensoren der Sehnen, der Haut und der Gelenke oder durch Informationen supraspinaler Zentren (Johansson 1991). Neue Untersuchungen zeigen außerdem einen Einfluss „virtueller" optischer und emotionaler Information auf die Sensitivität der Muskelspindel (Hodgson et al. 2025).

Durch diese Veränderung der Sensitivität der peripheren Sensoren verändert sich auch die afferente Information wegen einer Muskelaktivität (∼ Bewegung) an die zentralen Strukturen, wodurch sich letztlich entweder ein zu hoher oder ein zu geringer Tonus der peripheren Muskeln ergeben kann. Der Tonus wird insgesamt aber auch durch andere – nichtneurale – Einflüsse (Gewebeimpedanz, Thixotrophie etc.) moduliert.

Diese Störung der Kommunikation führt zu einer Bewegungsstörung, die dann z. B. bei einer „Verkrampfung" durch Dehnen des Muskel-Sehnen-Apparats („stretching") – also einer externen Intervention – wiederhergestellt werden kann. Die Sensitivität der Muskelspindel auf Dehnung spiegelt auch das Gleichgewicht zwischen Agonisten und antagonistischer Muskelgruppen (Dimitriou 2014, 2022).

Der Parameter „**Muskeltonus**" kann also sowohl durch Veränderung der Peripherie als auch der Zentrale modifiziert werden. Unterschiedliche Interpunktionen dieser Information (also mangelhafte Synchronisation von Peripherie und Zentrale und somit mangelhafte Koordination) können zu Störungen der Muskelfunktion führen.

► **Daher kann dieses Axiom für ein S-K-M-S uneingeschränkt gelten.**

3.4 Digitale und analoge Kommunikation

► **Axiom 4** Menschliche Kommunikation bedient sich digitaler und analoger Modalitäten. Digitale Kommunikation hat eine komplexe und vielseitige logische Syntax, aber eine auf dem Gebiet der Beziehungen unzulängliche Semantik. Analoge Kommunikation dagegen besitzt dieses semantische Potential, ihr fehlt aber die für eindeutige Kommunikationen erforderliche logische Syntax.

Digital bedeutet im Zusammenhang mit Watzlawicks Kommunikationsmodell, dass eine Aussage direkt, klar und deutlich formuliert ist. Sie lässt dem Kommunikationspartner keinen Interpretationsspielraum. **Analog** hingegen bedeutet, dass eine Aussage einen gewissen Interpretationsspielraum zulässt. Die Botschaft ist also nicht eindeutig und muss daher vom Kommunikationspartner interpretiert werden. Als **Syntax** wird ein Regelsystem bezeichnet, das die Kombination von Zeichen definiert, die als „Struktur der Information" verwendet werden. Die inhaltliche Bedeutung von Zeichen bzw. Zeichenfolgen wird durch die **Semantik** beschrieben.

Für ein senso-kognito-motorisches Modell können daher die durch Reize in der Peripherie entstehenden APs von Sensoren als digitale Syntax bezeichnet werden, die in der Folge an die zentralen Strukturen weitergeleitet werden. Dort erfolgt eine Perzeption dieser APs, die semantisch verarbeitet und interpretiert werden. Damit bekommt diese **digitale** Information eine **analoge** Bedeutung und wird somit wahrgenommen.

Nicht immer stimmt die zentral wahrgenommene Bedeutung bzw. Interpretation der Information mit der peripher rezipierten digitalen Information überein. Das nennt man dann „Wahrnehmungs- oder Sinnestäuschung", die bis hin zu Illusionen oder auch Halluzinationen führen können.

Diese Täuschungen können alle Sinne betreffen. Bekannt sind neben den optischen Täuschungen, die z. B. von *M. C. Escher* (1888–1972) gezeichnet wurden (Locher 1986), auch Abbildungen, bei denen zwei identische Bilder, die nebeneinander positioniert sind, unterschiedlich wahrgenommen und interpretiert werden (Abb. 3.1; siehe auch Abschn. 2.2.6.1, Abb. 1.29 und Abb. 1.31).

Akustische Informationen können auch analog wahrgenommen werden, wenn sie überhaupt keinen peripheren digitalen Ursprung haben – das wird als „**Tinnitus**" bezeichnet (Tsang 2024). Werden verschiedene digitale periphere Sinnesrezeptionen in zentralen Bereichen analog miteinander verknüpft, so nennt man das **Synästhesie** (Simner 2012).

Ein weiteres Beispiel veränderter zentraler analoger Perzeption bei unveränderter peripherer digitaler Rezeption wurde von *Harry McGurk* (1936–1998), briti-

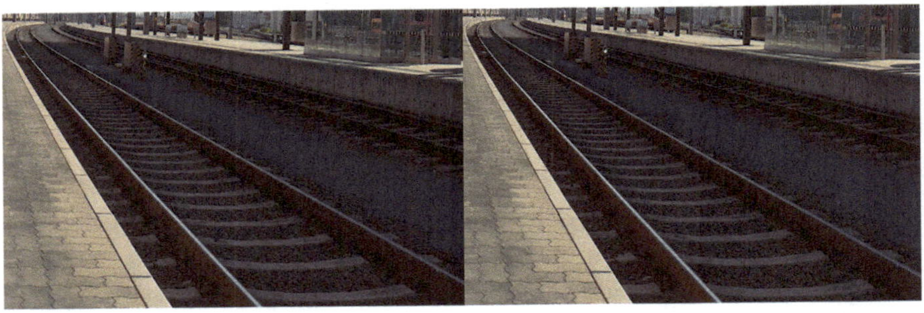

Abb. 3.1 Beide Abbildungen sind identisch, obwohl sich die Linien zu kreuzen scheinen (siehe auch Abb. 1.31). (© Bochdansky 2023)

scher Psychologe in London und Melbourne, beschrieben. Er kombiniert visuelle und akustische Informationen, die bei unterschiedlichen Personen zu unterschiedlichen Wahrnehmungen führen (McGurk 1976). Der **McGurk-Effekt** entsteht dadurch, dass eine visuelle Information von einer sprechenden Person die Art und Weise, wie eine zuhörende Person den Laut hört, verändern kann. Das kann vor allem bei schlechter auditiver Information und gleichzeitig guter visueller Information auftreten (Alsius 2018).

Im Bereich der Motorik sind unterschiedliche Wahrnehmungen der Propriozeption durch Vibration bekannt (Cafarelli 1986; Walsh 1992).

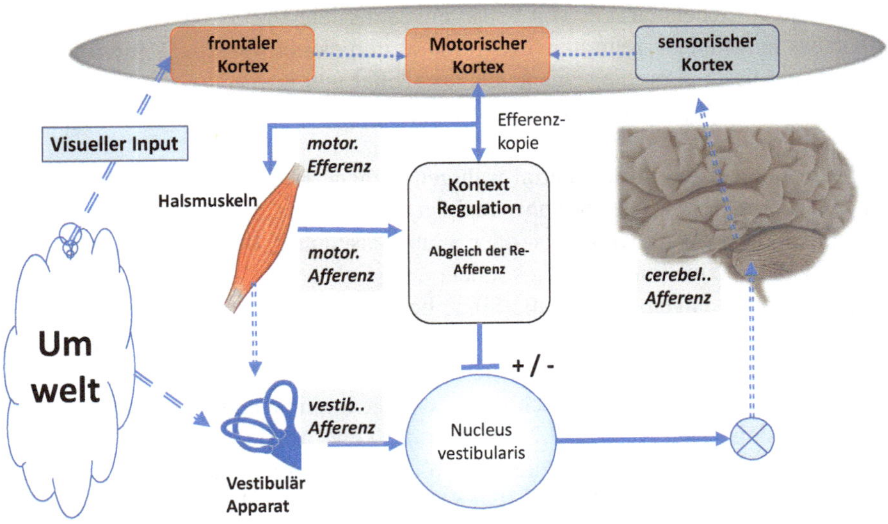

Abb. 3.2 Beispiel für eine Anwendung des Reafferenzprinzip am Beispiel der Kopfbewegung. Visuelle (oder auch akustische) Informationen führen zu eine willkürlichen Kopfbewegung. Informationen aus dem Vestibulärpparat werden mit den Informationen der Efferenzkopie abgeglichen und führen so zu keiner vegetativen Irritation, wenn das erwartete Signal mit dem tatsächlichen Signal übereinstimmt. (nach Cullen 2012)

Wir können aber auch die zentrale Semantik verbessern, indem wir die Menge an Information durch periphere Rezeptionen vermehren. Zum Beispiel kann die Präzision unserer Motorik verbessert werden, wenn wir unterschiedliche zentrale analoge Wahrnehmungsebenen aus visueller peripherer Information und propriozeptiver peripherer Information miteinander kombinieren (Takamuku 2019).

Das ist z. B. bei der motorischen Kontrolle des Gleichgewichts und der Balance durch vestibuläre Informationen der Fall, die im ZNS multisensorisch und multimodal verknüpft werden, um diese komplexe Aufgabe wahrnehmen zu können (Angelaki 2008). Somit ist eine Differenzierung zwischen einer aktiven (willentlichen) und einer passiven Kopfbewegung möglich (Cullen 2012). Die Abb. 3.2 zeigt eine schematische Darstellung eines Beispiel für die Anwendung des „Reafferenzprinzips" (siehe Abb. 1.6). Das Bewegungssystem bedient sich also sowohl digitaler als auch analoger Informationen zur Kontrolle.

► **Daher kann dieses Axiom für ein S-K-M-S uneingeschränkt gelten.**

3.5 Symmetrische und komplementäre Interaktion

► **Axiom 5** Zwischenmenschliche Kommunikationsabläufe sind entweder symmetrisch oder komplementär, je nachdem, ob die Beziehungen zwischen den Partnern auf Gleichheit oder Unterschiedlichkeit basieren.

Die Evolution des NS führte zu einer frühen Theorie einer Hierarchie des NS durch den britischen Systemphilosophen *Herbert Spencer* (1820–1903), die später durch den Neurologen *John H. Jackson* (1835–1911), auch als Vater der britischen Neurologie bezeichnet, weiterentwickelt wurde (Critchley und Critchley 1998). Demnach überlagern phylogenetisch später entwickelte Zentren die vorbestehenden Zentren und kontrollieren diese durch Hemmung. Er beschreibt das NS bereits als „sensorimotor machine" mit drei evolutionären, hierarchisch angeordneten Ebenen (Spencer 1855, 1873; Jackson 1887). Auf diesem grundsätzlichen Ansatz aufbauend erfolgt auch heute noch die wissenschaftliche Forschung (Miller 2001; Badre und D'Esposito 2009; Badre et al. 2009).

Auf dem Gebiet der Neuropsychologie bis hin zur Psychoanalyse werden zwar ebenfalls hierarchische Modelle der Hirnfunktion beschrieben, jedoch wird dabei nicht von einem einheitlichen zentralen „Rechner" als „oberste Instanz" ausgegangen (Wiest 2012).

Vor fast 50 Jahren wurde bei Katzen ein **zentraler Mustergenerator („Central Pattern Generator", CPG)** für die Nervus-phrenicus-Aktivität beim Atmen ohne sensorischen Input beschrieben (Wyman 1976), ebenso für rhythmische Extremitätenbewegungen beim Gehen als miteinander verbundene „biologische Oszillatoren" (Stein 1977).

CPGs sind neuronale Schaltkreise, die Steuersignale für diese „archaischen" Bewegungen liefern. Im Vergleich zu den komplexen Schaltkreisen im Gehirn können sie vereinfacht als Netzwerke von Neuronen dargestellt werden, die rhythmische Aktivierung erzeugen und regionale zyklische Muskelbewegungen koordinieren, wie dies beim Gehen der Fall ist.

Automatisierte Bewegungsformen werden in solchen partiell autonomen Bereichen kontrolliert, die somit modular aufgebaute Kontrollprozesse ermöglichen und sogar ohne zentrale Kontrolle rudimentär funktionieren (Dimitrijevic 1981).

Auf einer spinalen Ebene kann es bei einer paraplegischen Querschnittsläsion entsprechend dem Ausmaß („discomplete – incomplete"), trotz unzureichender efferenter Information aus übergeordneten zentralen Bereichen, zu motorischen Aktivitäten kommen, da unterhalb der Läsion die Verbindung zwischen Peripherie und (spinaler) Zentrale (CPG) erhalten ist. Durch entsprechende Stimulation soll diese periphere Motorik verbessert werden können, was darauf hinweist, dass es auch spinale Zentren der motorischen Kontrolle gibt (Mayr 2016; Dimitrijevic et al. 2015; Balbinot et al. 2021). Aber auch bei Modellen eines CPG wird eine gewisse Hierarchie beschrieben, mit der eine reine Agonisten-Antagonisten-Aktivität durch andere motorische Aktionen moduliert werden kann (Feldman et al. 2021).

Keinesfalls darf die Bedeutung spinaler motorischer Kontrollsysteme unterschätzt werden, die weit mehr sind als reine Relaisstationen auf dem Weg zwischen Peripherie und Zentrale (ZNS; Grillner 2008; Elias 2023).

Die einfachste Ebene der motorischen Aktivität sind **Reflexe**. Sie stellen die Verbindung von Afferenz zu Efferenz über wenige synaptische Verbindungen her. Sie sind zwar relativ autonom oder unwillkürlich, trotzdem unterliegen sie einer zentralen Kontrolle (Yakovenko 2004).

Um jedoch die vielfältigen und adaptiven Bewegungsabläufe von lebenden Organismen zu regulieren, müssen Faktoren wie sensorische Modulation, Steuerung und Regelung auf höherer Ebene und kognitive Komponenten im Zusammenhang mit Lernen und Gedächtnis berücksichtigt werden (siehe Abb. 1.2 ff.).

Neue Technologien (KI, „big data processing", „pattern recognition" etc.) ermöglichen immer besser, diese Prinzipien auch für eine rechnergestützte Bewegungskontrolle von Maschinen einzusetzen (Ijspeert 2008; Merel 2019; Gordleeva et al. 2023).

Obwohl es viele Publikationen über CPGs im Tierreich gibt, scheint ihre Existenz beim Menschen nicht wirklich gesichert zu sein (Minassian et al. 2017). Gleichwohl können bei Menschen mit einer Querschnittsläsion, bei der eine zentrale Modulation spinaler Prozesse nicht möglich ist und auch die sensorische Rückmeldung beim Gehen bis in die motorischen Zentren des ZNS nicht stattfindet, im Bereich der Lendenwirbelsäule rhythmische Muskelaktivierungsmuster erzeugt werden, die den CPGs von isolierten tierischen Rückenmarks sehr ähnlich sind. Somit kann derzeit angenommen werden, dass beim rhythmischen Gehen solche CPGs – im Sinne eines Feedforward-Mechanismus – die supraspinale Kontrolle vereinfachen und so eine optimierte Zielgeschwindigkeit ermöglichen (Mayr 2016).

Ein hierarchisch aufgebautes Modell der Bewegungskontrolle (Abb. 3.3) zeigt das vielschichtige Zusammenwirken der verschiedensten Systemelemente, wobei ein CPG an unterster Stufe der Kontrolle steht (Merel 2019).

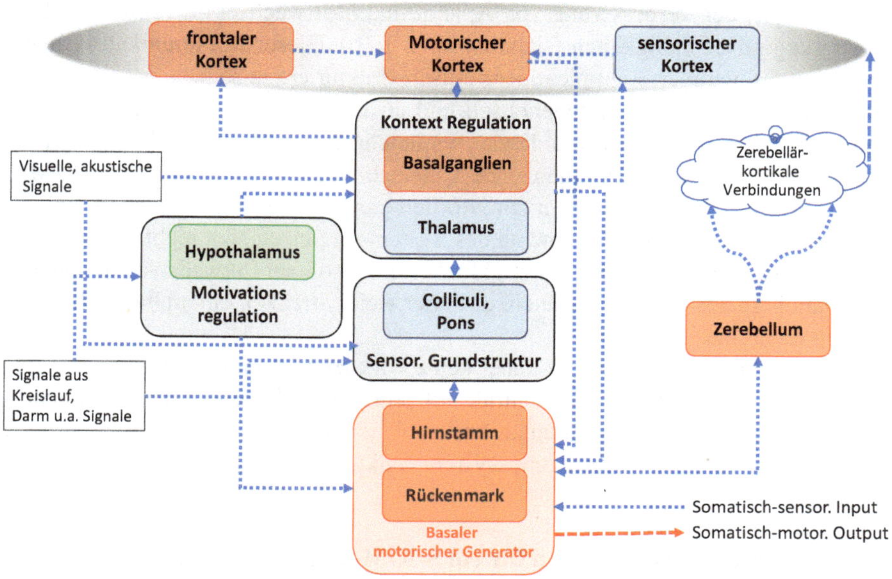

Abb. 3.3 Prinzip eines hierarchischen Modells des Nervensystems von Säugetieren. Frontaler, motorischer und sensorischer Kortex bilden die höchste Ebene. Blaue Felder: sensorische Interpretation; rote Felder: motorische Koordination; grünes Feld: „Antriebsregulation". (Modifiziert nach Merel 2019)

Neuronale Schaltkreise für Appetit werden sowohl durch homöostatische Störungen als auch durch Essverhalten reguliert, wobei die Organisation dieser Schaltungen nicht geklärt ist (Augustine et al. 2018). An Tiermodellen wurden hierarchische Architekturen zur Regulierung von Durst gefunden.

Neben diesen neuralen Verbindungen wird auch eine mechanische, morphologische hierarchische motorische Kontrolle beschrieben (Haeufle et al. 2020). Diese morphologische Berechnung (**„morphological computation"**) ermöglicht übergeordneten Zentren eine motorische Kontrolle mit geringerem Aufwand.

Ein exterozeptives System, ein autonomes System und ein motorisches System haben auch keinerlei direkte Verbindungen auf einer „niederen" hierarchischen Ebene, sondern sind erst im präfrontalen Bereich des Mittelhirns miteinander verbunden (Pezzulo 2015). Im Gehirn besteht zwar grob anatomisch strukturell eine gewisse Symmetrie, die jedoch funktionell als „asymmetrisch" beschrieben wird (Corballis 2019) im Sinne einer **„hemisphärischen Spezialisierung"** (Hopkins 2015).

Die humorale (hormonelle) Kommunikation zwischen Muskel und Gehirn wird erst in den letzten Jahren erforscht und als **„muscle-brain crosstalk"** beschrieben, also als eine endokrine Muskel-Hirn-Schleife (Pedersen 2019).

Ein aktiver Muskel produziert Myokine, die durch die Blut-Hirn-Schranke ins Gehirn gelangen und dort die Produktion von BDNFs modulieren. Beide Substanzen wirken u. a. auch auf verschiedene viszerale Organsysteme, z. B. im Sinne einer

Neurogenese, der Verbesserung von Appetit und Stoffwechsel bis hin zur Verbesserung kognitiver Fähigkeiten (siehe Abschn. 1.10). Dieser Kommunikationskanal erscheint aus heutiger Sicht nichthierarchisch strukturiert zu sein.

Die Hirnfunktion ist phylogenetisch und auch ontogenetisch hierarchisch aufgebaut, was im Sinne von Watzlawick vielleicht als „komplementär" bezeichnet werden kann („gegenseitig ergänzende Unterschiedlichkeiten"). Für ein S-K-M-S erscheint dieser Begriff jedoch nicht wirklich passend, da ja keine Gegensätzlichkeit besteht. Die einzelnen Elemente des Systems ergänzen sich nicht nur, sondern sie benötigen sich auch wechselseitig. Es besteht also kein Entweder-oder, sondern ein unabdingbares Sowohl-als-auch, das über weite Strecken einem hierarchischen Prinzip unterliegt.

Zusammenfassend scheint es daher keine wirkliche „symmetrische" Kommunikation zwischen Peripherie und Zentrale auf neuronaler Ebene zu geben; möglicherweise ist ein humoraler Kommunikationskanal symmetrisch im Sinne Watzlawicks. Die Kommunikation im Bewegungssystem funktioniert auch nicht wirklich komplementär.

► **Daher kann dieses Axiom für ein S-K-M-S nur sehr eingeschränkt gelten.**

3.6 Konklusion

Zwischen einem Modell eines komplexen adaptiven senso-kognito-motorischen Systems und den Kommunikationsaxiomen nach Watzlawick kann eine weitgehende Übereinstimmung gefunden werden. Lediglich das Axiom der symmetrischen und komplementären Interaktion ist in der Biologie des Bewegungssystems nicht wirklich zu finden (vielleicht mit der Ausnahme der humoralen Kommunikation).

Eine „Symmetrie" in der Bewegungskontrolle würde wohl nicht lebensfähig sein, da Entscheidungen zu langsam erfolgten. Es ist also phylogenetisch offensichtlich vorteilhafter, eine schnelle Entscheidung zur Bewegung zu treffen – auch unter der Voraussetzung, dass sich diese Entscheidung im Nachhinein als falsch herausstellen sollte – als eine zu langsame Entscheidung, die dann dazu führen kann, fatale und irreversible Folgen nach sich zu ziehen.

Eine wesentliche Voraussetzung dafür ist die permanente Rezeption von Reizen, also die permanente Kommunikation. Reize, also Informationen, müssen in einer bestimmten Weise rezeptiert und später perzeptiert werden. Zentral kognitiv registriert und verarbeitet werden keinesfalls alle Informationen, und offensichtlich ist es auch phylogenetisch vorteilhaft, sowohl monistisch (auf eine Erklärung, die auf ein einziges Grundprinzip zurückgeführt wird), als auch dualistisch (gegensätzlich) – oder auch pluralistisch – die Informationen selektiv zu verarbeiten. Eine monistische Weiterleitung erfolgt zwar schneller, aber eine dualistische ermöglicht letztlich eine optimalere Bewertung der Information. Dabei ist die Interpunktion, also der Startpunkt, manchmal peripher und manchmal zentral und ermöglicht somit eine langsamere **willkürliche**, aber auch eine schnellere **unwillkürliche** Bewegungskontrolle. Nicht abgestimmte (koordinierte) Interpunktionen können zu Bewegungsstörungen führen.

Ausgangspunkt der Informationen sind Sensoren, die über digitale APs die Information leiten und in der Folge zentral analog beurteilt werden. Störungen der digitalen und analogen Syntax sind möglich und führen beide zu unterschiedlichen Formen von Bewegungsstörungen.

Die zentrale (kognitive) Beurteilung der Information und deren hierarchische neuronale Dominanz ist letztlich eine Conditio sine qua non für eine selbstbestimmte Bewegung, also eine **Automobilität**. Dies gilt nicht nur für die menschliche Bewegung, sondern für alle mehrzelligen Tiere, möglicherweise auch für Maschinen (Automobile).

Bewegung erfordert Struktur und Energie, und die menschliche Bewegung erfordert zusätzlich Information nicht nur für Koordination, sondern auch für Kommunikation.

Mit dieser Gegenüberstellung von biologischen und sozialwissenschaftlichen Prinzipien ist klar ersichtlich, dass Informationsaustausch ein grundlegendes wissenschaftliches Prinzip ist.

Für biologische Systeme, egal auf welcher Entwicklungsstufe, ist Informationsaustausch ein Grundprinzip des Lebens, und Gesundheit baut essentiell auf diesem Prinzip auf.

Literatur

Alsius A, Paré M, Munhall KG. Forty years after hearing lips and seeing voices: the McGurk effect revisited. Multisens Res. 2018;31(1-2):111–44.

Angelaki DE, Cullen KE. Vestibular system: the many facets of a multimodal sense. Annu Rev Neurosci. 2008;31:125–50.

Augustine V, Gokce SK, Lee S, Wang B, Davidson TJ, Reimann F, Gribble F, Deisseroth K, Lois C, Oka Y. Hierarchical neural architecture underlying thirst regulation. Nature. 2018 Mar 8;555(7695):204–9.

Badre D, D'Esposito M. Is the rostro-caudal axis of the frontal lobe hierarchical?. Nat Rev Neurosci. 2009;10:659–69.

Badre D, Hoffman J, Cooney JW, D'Esposito M. Hierarchical cognitive control deficits following damage to the human frontal lobe. Nat Neurosci. 2009;12(4):515–22.

Balbinot G, Li G, Wiest MJ, Pakosh M, Furlan JC, Kalsi-Ryan S, Zariffa J. Properties of the surface electromyogram following traumatic spinal cord injury: a scoping review. J Neuroeng Rehabil. 2021;18(1):105.

Cafarelli E, Layton-Wood J. Effect of vibration on force sensation in fatigued muscle. Med Sci Sports Exerc. 1986;18(5):516–21.

Corballis MC. Evolution of cerebral asymmetry. Prog Brain Res. 2019;250:153–78.

Covarrubias P, Jiménez AA, Cabrera F, Costall A. The senses considered as perceptual systems: the revolutionary ideas of Gibson's 1966 book, 50 years later – part 1. Ecol Psychol. 2017;29(2):69–71.

Critchley M, Critchley EA. Herbert spencer, evolution and dissolution, and the hierarchy of the nervous system. New York: John Hughlings Jackson: Father of English Neurology; 1998.

Cullen KE. The vestibular system: multimodal integration and encoding of self-motion for motor control. Trends Neurosci. 2012 Mar;35(3):185–96.

Dimitrijevic MR, Larsson LE. Neural control of gait: clinical neurophysiological aspects. Appl Neurophysiol. 1981;44(1-3):152–9.
Dimitrijevic MR, Danner SM, Mayr W. Neurocontrol of movement in humans with spinal cord injury. Artif Organs. 2015;39(10):823–33.
Dimitriou M. Human muscle spindle sensitivity reflects the balance of activity between antagonistic muscles. J Neurosci. 2014 Oct 8;34(41):13644–55.
Dimitriou M. Human muscle spindles are wired to function as controllable signal-processing devices. Elife. 2022 Jul 13;11:e78091.
Dooley JC, Sokoloff G, Blumberg MS. Movements during sleep reveal the developmental emergence of a cerebellar-dependent internal model in motor thalamus. Curr Biol. 2021;31(24):5501–5511.e5. https://doi.org/10.1016/j.cub.2021.10.014.
Elias LA, Hur P, Sieck GC. Editorial: Towards an understanding of spinal and corticospinal pathways and mechanisms. Front Hum Neurosci. 2023;17:1181647.
Feldman AG, Levin MF, Garofolini A, Piscitelli D, Zhang L. Central pattern generator and human locomotion in the context of referent control of motor actions. Clin Neurophysiol. 2021;132(11):2870–89.
Gibson JJ. The ecological approach to visual perception. Boston: Houghton Mifflin; 1979.
Gordleeva SY, Kastalskiy IA, Tsybina YA, Ermolaeva AV, Hramov AE, Kazantsev VB. Control of movement of underwater swimmers: Animals, simulated animates and swimming robots. Phys Life Rev. 2023 Dec;47:211–44.
Grillner S, Wallén P, Saitoh K, Kozlov A, Robertson B. Neural bases of goal-directed locomotion in vertebrates – an overview. Brain Res Rev. 2008;57:2–12.
Haeufle DFB, Stollenmaier K, Heinrich I, Schmitt S, Ghazi-Zahedi K. Morphological computation increases from lower- to higher-level of biological motor control hierarchy. Front Robot Ai. 2020;7:511265.
Hayat H, Marmelshtein A, Krom AJ, Sela Y, Tankus A, Strauss I, Fahoum F, Fried I, Nir Y. Reduced neural feedback signaling despite robust neuron and gamma auditory responses during human sleep. Nat Neurosci. 2022;25(7):935–43.
Henatsch HD. Bauplan der peripheren und zentralen sensomotorischen Kontrollen. In: Gauer OH, Kramer K, Jung R, Hrsg. Physiologie des Menschen. Sensomotorik, Bd. 14. München Berlin Wien: Urban und Schwarzenberg; 1976. S. 193–263.
Hodgson DD, Butt T, Dalton BH, Cluff T, Peters RM. Upper limb muscle reflexes in real and virtual environments: Insights into sensorimotor adaptations. PLoS One. 2025;13;20(8):e0330129.
Hopkins WD, Misiura M, Pope SM, Latash EM. Behavioral and brain asymmetries in primates: a preliminary evaluation of two evolutionary hypotheses. Ann N Y Acad Sci. 2015;1359(1):65–83.
Ijspeert AJ. Central pattern generators for locomotion control in animals and robots: a review. Neural Netw. 2008;21(4):642–53.
Jackson JH. Remarks on evolution and dissolution of the nervous system. Br J Psychiatry. 1887;33:25–48.
Johansson H, Sjölander P, Sojka P. A sensory role for the cruciate ligaments. Clin Orthop Relat Res. 1991;268:161–78.
Jones BE. The mysteries of sleep and waking unveiled by Michel Jouvet. Sleep Med. 2018;49:14–9.
Jouvet M. Neurophysiology of the states of sleep. Physiol Rev. 1967;47(2):117–77.
Lobo L, Heras-Escribano M, Travieso D. The history and philosophy of ecological psychology. Front Psychol. 2018;9:2228.
Locher JL, Hrsg. Leben und Werk M.C. Escher. Eltville am Rhein: Rheingauer Verlagsgesellschaft; 1986.
Lovick TA. Central control of visceral pain and urinary tract function. Auton Neurosci. 2016;200:35–42.
Mayr W, Krenn M, Dimitrijevic MR. Motor control of human spinal cord disconnected from the brain and under external movement. Adv Exp Med Biol. 2016;957:159–71.

McGurk H, MacDonald J. Hearing lips and seeing voices. Nature. 1976;264:746–8.

Merel J, Botvinick M, Wayne G. Hierarchical motor control in mammals and machines. Nat Commun. 2019;10(1):5489–5482.

Miller EK, Cohen JD. An integrative theory of prefrontal cortex function. Annu Rev Neurosci. 2001;24:167–202.

Minassian K, Hofstoetter US, Dzeladini F, Guertin PA, Ijspeert A. The Human Central Pattern Generator for Locomotion: Does It Exist and Contribute to Walking? Neuroscientist. 2017 Dec;23(6):649–63.

Osorio-Forero A, Cherrad N, Banterle L, Fernandez LMJ, Lüthi A. When the locus coeruleus speaks up in sleep: recent insights, emerging perspectives. Int J Mol Sci. 2022;23(9):5028.

Pedersen BK. Physical activity and muscle-brain crosstalk. Nat Rev Endocrinol. 2019;15(7):383–92.

Pezzulo G, Rigoli F, Friston K. Active Inference, homeostatic regulation and adaptive behavioural control. Prog Neurobiol. 2015;134:17–35.

Rudoy JD, Voss JL, Westerberg CE, Paller KA. Strengthening individual memories by reactivating them during sleep. Science. 2009 Nov 20;326(5956):1079.

Shank SS, Margoliash D. Sleep and sensorimotor integration during early vocal learning in a songbird. Nature. 2009;458(7234):73–7.

Simner J. Defining synaesthesia: a response to two excellent commentaries. Br J Psychol. 2012 Feb;103(1):24–7.

Skaggs WE, McNaughton BL. Replay of neuronal firing sequences in rat hippocampus during sleep following spatial experience. Science. 1996 Mar 29;271(5257):1870–3.

Smythies JR. Analysis of perception. The international library of psychology. Milton Park, Abingdon, Oxon: Routledge; 1956. S. 4. reprinted 2002.

Smythies JR, Ramachandran VS. An empirical refutation of the Direct Realist theory of perception. Inquiry. 1998;40:437.

Smythies J. How the brain decides what we see. J R Soc Med. 2005;98(1):18–20.

Spencer H. The principles of psychology. London: Longman, Brown, Green, and Longmans; 1855.

Spencer H. The principles of biology. Bd. I, II. New York: Appleton and Co; 1873.

Spencer RM. Neurophysiological Basis of Sleep's Function on Memory and Cognition. ISRN Physiol. 2013 Jan 1;2013:619319.

Stein PS. Application of the mathematics of coupled oscillator systems to the analysis of the neural control of locomotion. Fed Proc. 1977 Jun;36(7):2056–9.

Takamuku S, Gomi H. Better grip force control by attending to the controlled object: evidence for direct force estimation from visual motion. Sci Rep. 2019;9(1):13114.

Toepfer G. Biologie und Anthropologie der Wahrnehmung. In: Hartung G, Herrgen M, Hrsg. Interdisziplinäre Anthropologie. Wiesbaden: Springer VS; 2017.

Tsang BKT, Collins GG, Anderson S, Westcott M. Tinnitus update: what can be done for the ringing? Intern Med J. 2024;54(7):1066–76.

Walsh EG. Muscles, masses and motion. The physiology of normality, hypotonicity, spasticity and rigidity. London: Mac Keith Press; 1992. S. 166–90.

Watzlawick P, Bavelas JB, Jackson DD. Menschliche Kommunikation: Formen, Störungen, Paradoxien. Bern, Stuttgart: Huber; 1969.

Watzlawick P, Beavin JH, Jackson DD. Menschliche Kommunikation. Formen, Störungen, Paradoxien. 13. Aufl. Bern: Hogrefe; 2017.

Wiest G. Neural and mental hierarchies. Front Psychol. 2012;3:516.

Witt JK, Riley MA. Discovering your inner Gibson: reconciling action-specific and ecological approaches to perception-action. Psychon Bull Rev. 2014;21(6):1353–70.

Wyman RJ. Neurophysiology of the motor output pattern generator for breathing. Fed Proc. 1976 Jul;35(9):2013–23.

Yakovenko S, Gritsenko V, Prochazka A. Contribution of stretch reflexes to locomotor control: a modeling study. Biol Cybern. 2004;90(2):146–55.

Bewegungstherapeutische Konsequenzen 4

22 Thesen zur Bewegungstherapie

1. Wir behandeln ein System
2. Wir behandeln subjektiv
3. Wir behandeln im Kreis
4. Wir behandeln systemisch
5. Wir behandeln funktionell
6. Wir behandeln strukturell
7. Wir behandeln komplex
8. Wir behandeln geregelt
9. Wir behandeln autopoietisch
10. Wir behandeln homöostatisch und allostatisch
11. Wir behandeln nach einem Modell
12. Wir behandeln biomechanisch
13. Wir behandeln senso-kognito-motorisch
14. Wir behandeln umweltbewusst
15. Wir behandeln kommunikativ
16. Wir behandeln thermisch
17. Wir behandeln optisch
18. Wir behandeln wahr-scheinlich
19. Wir behandeln autonom (vegetativ)
20. Wir behandeln emotional, motiviert und motivierend
21. Wir behandeln empathisch
22. Wir behandeln wohltemperiert

T. Bochdansky, *Bewegungssystem und Kommunikation*,
https://doi.org/10.1007/978-3-662-71737-0_4

These 1: Wir behandeln ein System (und kein Systemelement)

In der Bewegungstherapie müssen wir davon ausgehen, dass ein Patient grundsätzlich als ein sehr komplexes adaptierendes System zu sehen ist.

Wir bezeichnen ein System (also einen Menschen) als **„krank"**, wenn eine erlebte Beeinträchtigung des Gesundheitszustands oder das Risiko von zukünftigen Gesundheitsbeeinträchtigungen festgestellt werden kann (Ammer et al. 2021). Diese „Feststellung" hat eine bedeutende subjektive Basis, sowohl beim betroffenen Menschen selbst als auch bei einem Diagnostiker/Therapeuten.

Objektive Kriterien, also Kriterien, die sich auf das Objekt „Patient" (betroffener Mensch) beziehen, sind Informationen, die sowohl von Patienten, als auch von Therapeuten jeweils subjektiv beurteilt und interpretiert werden. Eine Beurteilung (Bewertung) der Untersuchungsergebnisse erfolgt auf Basis eines Vergleichs mit bereits bekannten Informationen. Sie können daher keinesfalls als „absolut richtig" oder „absolut falsch" bewertet werden, da ja nur ein Vergleich mit bekannten und nicht mit unbekannten Informationen, die eventuell von Bedeutung sind, erfolgen kann. In einem medizinischen Kontext wird dies als **Erfahrung** bezeichnet, die eine erste Orientierung ermöglicht. Erfahrungen können auch als **Modelle** betrachtet werden, die sich sowohl eine Person als auch eine „Gesellschaft" macht, wobei sie vom jeweiligen Wissenstand abhängen.

Auf Basis einer solchen subjektiven Bewertung (Erfahrung, Modell) wird zumeist eine Strategie für eine Intervention (Therapie) festgelegt. Dabei kann es keine Objektivität im Sinne einer „absoluten Wahrheit" geben. Jedes Therapieprogramm ist zwangsläufig subjektiv. Ein gemeinsam (von Patient und Therapeut) festgelegter **Therapieprozess (TP)** ist somit zwar jeweils subjektiv, aber zumindest **gemeinsam subjektiv**. Damit erfolgt auch die Evaluation des Therapieverlaufs zwar auf Basis einer subjektiven Beurteilung, jedoch immerhin anhand gemeinsam festgelegter Beurteilungskriterien.

Wir müssen daher einen Therapieprozess als einen Kreisprozess sehen, der grundsätzlich auf subjektiven Beurteilungen aufbaut, auch wenn diese Beurteilung (Evaluation) mit scheinbar objektiven Informationen belegt werden kann, die durch physikalische, chemische oder auch bildgebende Techniken gewonnen wurden.

Als Modell für diese Systembeschreibung soll wieder das Sensitivitätsmodell von Frederic Vester verwendet werden (siehe Abschn. 1.6, Abb. 4.1 und 1.15).

In vier Stadien erfolgt zuerst eine Beschreibung des Systems „Patient", danach werden verschiedene Untersuchungen durchgeführt, die eine Mustererkennung ermöglichen. Diese Ergebnisse werden im laufenden Vergleich mit bekannten Regeln (Erfahrungen, Modellen) in einer Diagnose zusammengeführt. Daraus kann eine Strategie für therapeutische Interventionen entwickelt werden. Jeder Prozessabschnitt wird laufend evaluiert, womit ein permanentes **Feedback** stattfinden kann und somit der gesamte Kreisprozess dynamisch (**biokybernetisch**) abläuft.

Jeder Patient ist ein System mit vielen verschiedenen Subsystemen in sich. Gleichzeitig ist jeder Patient auch ein Subsystem des **Gesundheitssystems**, in dem Therapeuten und Diagnostiker ebenso Subsysteme sind wie Systemelemente des

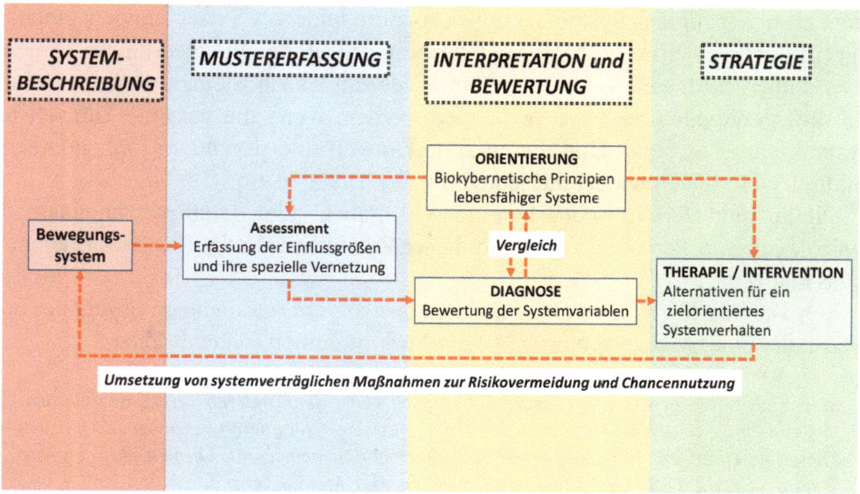

Abb. 4.1 Das Diagnose-Therapie-Schema als Kreisprozess. (Nach Vester 2019)

Versicherungswesens, des Krankenhauswesens, des Sozialsystems und somit auch des Systems „Gesellschaft".

Jede Analyse des Systems „Patient" darf daher keinesfalls nur in Richtung der Subsysteme innerhalb des Patienten ausgerichtet sein, sondern muss in jedem Fall auch die Position des Subsystems „Patient" im Rahmen eines übergeordneten Systems berücksichtigen.

Jeder TP beginnt daher mit einer klaren Systembeschreibung, also von welchem System ist die Rede. Daraus ergeben sich unterschiedliche Untersuchungstechniken, mit denen Muster entsprechend erfasst werden können, um zu einer Diagnose zu kommen. Eine **Diagnose** ist im Rahmen eines TP immer nur eine vorläufige Arbeitshypothese, die „laufend" mit aktuell geltenden „allgemeinen" Regeln verglichen werden muss. Diese aktuell geltenden allgemeinen Regeln (Rahmenrichtlinien, Leitlinien) werden ebenfalls laufend evaluiert und somit verändert. Aus diesem Grund ist es logisch, dass sich auch Maßnahmen der Therapie (Interventionen in der Rehabilitation) laufend verändern.

Die Bewegungstherapie ist also nicht nur eine **bewegende**, sondern auch eine **bewegte** Therapie. Sie bewegt sich entlang einer Zeitachse in einem offenen kybernetischen Kreisprozess im Sinne eines **Deming-Kreises** (PDCA-Zyklus; siehe Abschn. 1.5.2.3; Deming 1982).

Ein Therapieprozess wird geplant, Ressourcen werden bereitgestellt, ausgeführt und evaluiert. Dabei wird immer ein „System Mensch", also die Symbiose aus Biologie, Psychologie, Soziologie und Ökonomie sowie Kultur, ver-handelt und behandelt. „Behandler" sind dabei aber nicht Therapeuten alleine, sondern Therapeuten in Interaktion mit Patienten und dem gesamten Umfeld.

Das System „Patient" ist im Verlauf einer medizinischen Intervention (Diagnostik oder Therapie oder Rehabilitation/Prävention – primär, sekundär oder tertiär) nicht als unabhängiges System zu sehen, sondern bildet als Systemelement gemeinsam mit anderen Stakeholdern wiederum ein erweitertes übergeordnetes System. Dieses übergeordnete System kann nun wiederum als ein Element eines noch einmal übergeordneten Systems verstanden werden, wenn die gesamte Umwelt als System betrachtet wird. Und die gesamte Umwelt (bio-psycho-sozioökonomisch-kulturell) wirkt auch wieder auf jede Form der Therapie ein.

Die Position (Relation) und Funktion (Aufgaben) aller Beteiligten an einem TP – also auch von Personen außerhalb dieser Zweierbeziehung Therapeut/Patient – muss klar sein.

Von *Thomas Hora* (1914–1995), einem aus Ungarn stammenden Psychiater und Begründer einer Metapsychiatrie in New York, stammen folgende Zitate:

> *„Um sich selbst zu verstehen, muss der Mensch von einem anderen verstanden werden. Um von einem anderen verstanden zu werden, muss er den anderen verstehen. Wenn zwei Menschen einander vollkommen verstehen, herrscht Gemeinschaft. Gemeinschaft ist jene Vereinigung, die Differenzierung möglich macht. Der Mensch wird durch die Vereinigung mit dem anderen zum Individuum. Indem er sich im anderen verliert, findet er sich selbst als das Eine. Denn der Mensch ist sich völlig ähnlich und zugleich völlig verschieden. So wie zwei Mosaikbilder zwar dieselben Steinfragmente enthalten, aber in ihrer Gesamtgestaltung völlig unterschiedlich sein können."* (Hora 1959, zitiert nach Watzlawick 2022b)

> *„In dem Moment, in dem der Patient verstanden wird, erfährt er Gemeinschaft, das heißt, er erfährt eine Befreiung aus seiner epistemischen Isolation. Die Subjekt-Objekt-Dichotomie zwischen ihm und dem Therapeuten löst sich auf."* (Hora 1959, zitiert nach Watzlawick 2022b)

Beziehung zwischen Patient und Therapeut

- Die Wirklichkeit eines **Patienten** ist subjektbezogen, also subjektiv, und kann keinesfalls als wahr angenommen werden.
- Die Wirklichkeit eines **Therapeuten** ist subjektbezogen, also subjektiv, und kann ebenfalls keinen Anspruch auf wahr erheben.

Für den praktischen TP ist es wichtig zu bedenken, dass sich die Subjektivität eines Therapeuten nicht nur auf seine eigene Betrachtungsweise bezieht (Subjektivität 1. Ordnung), sondern auch auf die Betrachtungsweise, wie er den Patienten sieht – es ist also eine „doppelte" Subjektivität (Subjektivität 2. Ordnung), die nicht notwendigerweise der subjektiven Wirklichkeit eines Patienten entspricht. Es treffen also in einem TP zwei Subjektivitäten aufeinander. Dabei müssen sich Patient und Therapeut jeweils ihrer eigenen Subjektivität sowie der jeweils anderen Subjektivität bewusst sein.

Der Empfänger einer Information bestimmt – für sich – den Inhalt der Information und setzt ihn mit seiner eigenen Subjektivität in Beziehung. Das gilt sowohl für den Patienten als auch für den Therapeuten.

Der Begriff „Therapeut" ist in diesem Zusammenhang nicht berufsspezifisch gemeint. Vielmehr bezieht er sich auf die Art und das Ziel der Tätigkeit. Therapeuten können sowohl Personen sein, in deren Berufsbezeichnung „Therapeut" inkludiert ist, als auch Personen aus dem Pflegebereich, Ärzte, Psychologen. Auch Angehörige und Freunde können, wenn sie entsprechende Tätigkeiten ausführen, als „Therapeut“ bezeichnet werden.

Beziehung zwischen Patient und Diagnostiker Ein Diagnostiker betrachtet einen Patienten als Objekt, und das Resultat seiner Arbeit ist daher objektbezogen, also objektiv. Letztlich ist aber auch die zusammenfassende Beurteilung (Diagnose) eine subjektive Zusammenstellung und Bewertung des Diagnostikers.

Ein Diagnostiker kann sich zwar zumeist auf Referenzdaten beziehen, die seine Beurteilung begründen und vielleicht die scheinbare Objektivität durch Vergleiche und Erfahrung verbessern. Sie beruhen aber letztlich auch nur auf aktuelle „Modellen“, die sich laufend verändern. Sobald er aber den diagnostischen Prozess abgeschlossen hat und versucht, aus seinem Resultat eine Empfehlung für einen therapeutischen Prozess abzuleiten, nimmt er sofort wieder die Position eines Therapeuten ein (Subjektivität 2. Ordnung).

Der Begriff „Diagnostiker“ ist ebenfalls nicht berufsspezifisch zu interpretieren, sondern bezieht sich, ebenso wie der Begriff „Therapeut“, auf die entsprechende Tätigkeit.

Beziehung zwischen Therapeut und Diagnostiker Da eine einzelne Person beide Positionen einnehmen kann, ist es gelegentlich schwierig, die unterschiedlichen Positionen in unterschiedlichen Subsystemen voneinander zu unterscheiden. Bei einem diagnostisch tätigen Therapeuten (aber auch bei einem therapeutisch tätigen Diagnostiker) können die beiden Positionen oftmals verschwimmen, was eine differenzierende Evaluation des TP erschwert, da sich die Subjektivität 1. Ordnung nicht präzise von der – in diesem Fall intraindividuellen – Subjektivität 2. Ordnung trennen lässt. Man kann das auch als **Schwierigkeit zur Selbstkritik** bezeichnen.

Eine hierarchische Dominanz sowohl der Diagnose als auch der Therapie ist im Rahmen eines TP keinesfalls sinnvoll, wenn man den TP als einen biokybernetischen Prozess betrachtet.

These 2: Wir behandeln subjektiv

Die Bewegungstherapie ist eine durch und durch subjektive Therapieform – und das ist auch ihr großer Vorteil.

Subjektivität erlaubt Emotion und Empathie. Dadurch wird die Mitarbeit des Patienten geradezu verpflichtend. Er hat dann ein großes Maß an Mitverantwortlichkeit am Verlauf und somit auch einen wesentlichen Anteil am Erfolg. Beides ist wesentlich für die Selbstbestimmtheit eines Patienten.

Jede Form der Bewegungstherapie ist letztlich zum Scheitern verurteilt, wenn ein Patient nicht mitarbeitet oder wenn ein Therapeut meint, die Bewegungstherapie für den Patienten „hierarchisch“ bestimmen zu können.

Jede Subjektivität für sich alleine kann keinen sinnvollen Prozess ermöglichen.

► **Gemeinsame Subjektivität führt zum Erfolg.**

► Ich weiß, dass du weißt, dass ich weiß, was du weißt ... oder zumindest glaubst zu wissen.

Therapeutische Konsequenzen Im Therapieprozess ist eine klare Definition der jeweiligen Positionen notwendig. Der Patient hat seine Sicht der Dinge und ebenso der Therapeut. Diese „Klar-Stellung" ist wichtig, damit aus diesen Positionen heraus eine Kommunikation erfolgen kann.

Das Ergebnis einer solchen Kommunikation sollte darin bestehen, dass sich sowohl der Patient als auch der Therapeut über seine jeweilige subjektive Position klar wird. Das ist eine Voraussetzung für eine Mitarbeit (Zusammenarbeit) eines sowohl in der Bewegung als auch in der Sprache „mündigen" Patienten mit einem ebensolchen Therapeuten.

Speziell in der Bewegungstherapie findet eine **rekursive Wechselbeziehung** des S-K-M-S zwischen Patienten und Therapeuten statt (Abb. 4.2), also gewissermaßen in einer sich selbstmodulierenden Beziehung im Sinne einer seltsamen Schleife (Hofstadter 1985).

Der Patient bewegt sich – der Therapeut spürt (oder sieht) die Bewegung – verarbeitet diese Information – gibt motorische Informationen (Bewegung und Sprache) efferent an den Patienten – dieser spürt und registriert diese nun afferenten Informationen – verarbeitet sie – und bewegt sich seinerseits (in Form von mechanischer Fazilitation oder Inhibition oder auch akustisch-sprachlich) – diese efferenten Bewegungen nun wieder vom Therapeuten afferent wahrgenommen usw. Gleichzeitig spüren sowohl der Patient als auch der Therapeut ihre eigene Bewegung.

Damit dieses Wechselspiel erfolgreich sein kann, bedarf es auch einer wechselseitigen Empathie. Das Ergebnis dieser Wechselwirkung ist nicht determiniert und auf jeden Fall nichtlinear.

Im Rahmen der Bewegungstherapie steht die taktile Interaktion im Vordergrund. Taktile Interaktionen sind nach der Geburt die ersten Kommunikationswege für emotionale Informationen, und diese Bedeutung bleibt ein Leben lang bestehen (Cascio 2019). Neurophysiologisch korreliert die angenehme Berührungsempfindung mit der Aktivität langsamer, nichtmyelinisierter Afferenzen, den sog. CT-Fasern („C-Tactile fibers"), die vor allem die behaarte Haut innervieren. Sie re-

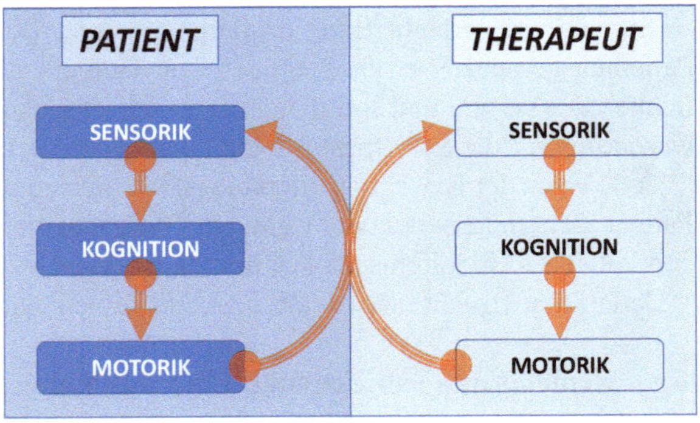

Abb. 4.2 Eine endlose seltsame Schleife während des Therapieprozesses zwischen Patient und Therapeut. In einem dreidimensionalem Modell kann man sich diese Schleife auch als ein **Möbius-Band** vorstellen

agieren auf langsame Berührungsgeschwindigkeiten von ca. 1–10 cm/s (Ackerley 2014) und beeinflussen u. a. auch die Herzfrequenzvariabilität über die Vagusaktivität (Pawling 2024). Sie modulieren auch die Gefühle in Bezug auf eine soziale Ausgrenzung (von Mohr 2017).

In der Bewegungstherapie ist die Interaktion zwischen **berührtem** Patient und **berührendem** Therapeut sehr wesentlich, um affektive Informationen über die CT-optimale Berührung zu übermitteln. Dabei macht es einen Unterschied, ob die Berührung am Handrücken (behaarte Haut) oder auf der Handinnenfläche stattfindet und mit welcher Geschwindigkeit sie ausgeführt wird (Butti 2024).

Im Alltag zeigen wir unsere Zuneigung (Belohnung) darin, dass wir langsam über den Handrücken streicheln (siehe Abschn. 2.2.6.2). Bestrafend im Sinne von Rolls (siehe Abb. 2.5) wäre dann eine abrupte mechanische „Berührung“ (Schlag) auf die Hand.

Über den Weg der Berührung findet jedenfalls eine reichhaltige und noch nicht vollständig erforschte Informationsübertragung zwischen Patient und Therapeut statt, die keinesfalls unterschätzt werden darf.

These 3: Wir behandeln im Kreis
Bewegungstherapie ist ein kybernetischer Kreisprozess, und keinesfalls gilt ein lineares Kausalprinzip (Ursache – Wirkung).

> *„Das ‚Motorium‘ ist mit dem ‚Sensorium‘ rückgekoppelt, und die Interpretation des Sensoriums vom Motorium interpretiert die Bewegung des Motoriums. Dies führt zu einem Kreislauf einer gegenseitigen Interpretation der Aktivitäten von Sensorium und Motorium – und somit zu einer einheitlichen Darstellung der Wahrnehmungen. Die Integration der Wahrnehmung erfolgt über das Motorium und die Vereinheitlichung der Bewegungen über die Wahrnehmungen. Bewegung ist eine Voraussetzung für Wahrnehmung und die Wahrnehmung eine Voraussetzung für Bewegung [...].“* (von Foerster 1997)

Eine Änderung des Sensoriums bedeutet jedoch nicht automatisch eine direkte Bewegungsänderung. Diese kann erst nach einer geänderten Wahrnehmungsphase erfolgen. Therapeutisch können wir das Sensorium modulieren (z. B. thermisch oder auch optisch) und somit das System so destabilisieren, dass eine Folgeregulation stattfinden muss, um das System wieder zu stabilisieren. Diese Reregulation führt zu Adaptations- oder Regenerationsprozessen, wodurch auch therapeutische Ziele erreichbar werden können.

Ein interessantes Experiment wurde von *Ivo Kohler* (1915–1985) in Innsbruck durchgeführt (siehe Abschn. 1.13). Dabei hatten Versuchspersonen über mehrere Wochen eine durch Prismenbrillen „umgekehrte“ Wahrnehmung. Mit der Zeit gewöhnten sie sich daran und konnten mit der „neuen“ (umgedrehten) Wahrnehmung ihre Bewegungskontrolle durchführen. Nach dem Ende der Intervention brauchten sie dann mehrere Tage und Wochen, um sich an die „alte“ Wahrnehmung wieder anzupassen (Kohler 1962; Sachse 2017).

Ähnliches gilt für die Modulation des Motoriums. Wir modulieren die Bewegung, und dies führt zu einer Veränderung des Sensoriums und zu einer Modulation der Wahrnehmung. Jede bewegungstherapeutische Intervention moduliert das gesamte Bewegungssystem und deren Kreisprozesse.

Ein Therapeut muss sich dabei bewusst sein, dass er selbst ebenfalls diese Kreisprozesse durchläuft, indem er die Bewegung des Patienten – in welcher Form auch immer – wahr-nimmt und danach sich selbst bewegt. Er handelt also konstruktivistisch und sollte dabei die Forderung von Foerster berücksichtigen, *stets „so zu handeln, dass die Anzahl der Möglichkeiten wächst"* (von Foerster 1997).

In einem therapeutischen Milieu braucht es auch für einen Kreisprozess einen definierten Beginn und ein klar kommuniziertes Ende, und zwar nicht nur für jede einzelne Therapieeinheit, sondern auch für einen länger dauernden Prozess, also klare **Interpunktionen**. Ein therapeutischer Kreisprozess braucht Interpunktionen, d. h. einen Anfang und ein Ende.

Das bedeutet Klarheit für alle in einen solchen Prozess involvierten Parteien, womit auch eine genauere Evaluation der Ergebnisse ermöglicht wird. In der Praxis soll für diese Prozesse ein vorab kommuniziertes Ende vorbestimmt sein. Jeder Therapieprozess muss zu einem Abschluss kommen, da das oberste Ziel eines solchen Prozesses die Selbstständigkeit des Patienten ist und somit auch die Unabhängigkeit vom Therapeuten.

Bei Bedarf gibt es dann eben wiederholte Kreisprozesse.

Therapieprozess (TP) Am Beginn eines TP steht die Klärung der unterschiedlichen Positionen aller beteiligten Parteien. Ein TP betrifft nicht nur Patient und Therapeut, sondern auch Angehörige, zuweisende und nachbetreuende Institutionen und nicht zuletzt unterschiedlichste Gesundheitsversicherungen und unter Umständen auch kommunale Einrichtungen. Alle diese Parteien sind Teil dieses Kreises.

Der TP ist grundsätzlich zweigeteilt zu betrachten:

1. Patientenorientierter Therapieprozess (POTP)
2. Therapeutenorientierter Therapieprozess (TOTP)

Patienten und Therapeuten haben ein unterschiedliches Verhältnis zu den jeweiligen „Kreispartnern", und der TP selbst wird auch aus unterschiedlicher Perspektive wahr-genommen und beurteilt. Daher sind Informationen aus der jeweiligen unterschiedlichen Position und den unterschiedlichen Beziehungen zu bewerten, was in der Kommunikation manchmal zu Problemen und unterschiedlichen Auffassungen führen kann (Subjektivität 2. Ordnung).

Das Gesprochene muss nicht das Gemeinte repräsentieren, und das gilt auch für das Nichtgesprochene in der Körpersprache (Haltungs- und Bewegungssprache). Nicht zuletzt deshalb ist Klarheit in einer „kreisförmigen" Kommunikation umso wichtiger, je mehr Parteien Teil eines solchen Therapiesystems sind.

Ein TP startet zuerst mit einer entscheidenden ersten Kontaktaufnahme zwischen Patient und Therapeut bei der Begrüßung. Danach folgen in weiterer zeitlicher Reihenfolge Anamnese, Zieldefinition, Assessment, Intervention und Reevaluation, die im Folgenden beschrieben werden.

1. **Anamnese:** Die Informationen des Patienten sind immer wahr – da sie vom Patienten wahr-genommen sind. Daher müssen sie auch vom Therapeuten primär als wahr-genommen werden. Die Konsequenzen ergeben sich dann nach einer Bewertung der Informationen durch den Therapeuten und einen daran anschließenden Kommunikationsprozess.
   In eine Anamnese sollten möglichst viele unterschiedliche Informationen einfließen. Schon alleine aus statistischer Sicht bringen mehr – „unsichere" – Informationen letztlich zusammen betrachtet, eine höhere Sicherheit bzw. Verlässlichkeit in der Beurteilung. Das bedeutet, dass jede zusätzliche Information von einer der beteiligten Institutionen („Systempartner") hilfreich ist, um einen TP zu gestalten.
2. **Erstellen von therapeutischen Zielen:** Jeder TP kann erst beginnen, wenn sowohl für den Patienten als auch für den Therapeuten klargestellt ist, dass ein solcher überhaupt erforderlich bzw. gewünscht ist. Nicht jeder Befund führt zu einer Diagnose, und nicht jede Diagnose führt zwangsläufig zu einer Therapie.
   Ein **bio-psycho-sozioökonomisch-kulturelles** Modell zeigt, dass ein therapeutischer Prozess nicht nur den Patienten (den es erst als solchen zu definieren gilt) betrifft, sondern auch seine gesamte Umwelt. Ebenso ist aber auch ein Therapeut in seiner Umwelt zu beachten. Es gilt daher, diese beiden „Welten" miteinander abzustimmen.
   Manche Diagnosen unterliegen einem gesellschaftlichen, kulturellen Wandel in der Bewertung einer therapeutischen Notwendigkeit, andere Diagnosen einem wissenschaftlich begründeten Wandel.
   Die Wertung ist nicht notwendigerweise für Patienten und Therapeuten gleich, sie muss auch nicht notwendigerweise gleich gemacht werden, jedoch wechselseitig akzeptiert sein. Das erfordert einen manchmal aufwendigen Kommunikationsprozess, nicht nur am Beginn, sondern auch im Verlauf eines TP.
   In Analogie zu einem Deming-Kreis (Deming 1982) kann ein Therapieprozess in drei Phasen gegliedert werden: Planung, Durchführung und Evaluation.
   Auch dabei steht in der **Planungsphase** an erster Stelle die Erarbeitung von Zielen. Ziele können für Patienten und Therapeuten in einer ersten Phase des TP unterschiedlich sein. Wenn dies der Fall ist, sollte ein Kommunikationsprozess gestartet werden (übrigens wieder mit möglichst vielen Systempartnern) mit dem Ziel, die Ziele so zu vereinbaren, dass zuerst die Unterschiede für Patient und Therapeut klar sind und als nächster Schritt eine gemeinsam beschlossene Liste erstellt wird, in der auch die Rangfolge der Priorität festgelegt ist.
   Ziele sollten bekanntlich **SMART** sein (Bovend'Eerdt 2009; siehe auch These 5):
   - **S – Spezifisch**: Es muss klar formuliert sein, was durch die Intervention genau bewirkt werden soll.
   - **M – Messbar**: Es müssen Indikatoren definiert werden, mit denen die Erreichung des Zieles überprüft werden kann.
   - **A – Anspruchsvoll**: Das Erreichen des Zieles soll herausfordernd sein.
   - **R – Realistisch**: Das Erreichen des Zieles soll möglich sein und nicht illusorisch.

  - **T – Terminiert**: Der Zeitraum wird festgelegt, in dem das Ziel erreicht bzw. wann die Zielerreichung überprüft werden soll.

  Dies erfordert auch eine Analyse und Koordination der vorhandenen Zeit- und Materialressourcen, wiederum sowohl des Patienten als auch des Therapeuten.

  Wir sehen auch an diesem Beispiel die Bedeutung der drei Begriffe **„Struktur"**, **„Information"** und **„Energie"**: Welche strukturellen Veränderungen sind mit welchem Energieaufwand zu erwarten, und welche Informationen braucht es dafür?

  Nach der Evaluation kann – muss aber nicht – eine neue Planung zur Therapie anschließen.

3. **Assessment:** Ein Eingangs-Assessment kann bereits Teil einer ersten Therapieeinheit sein. Sowohl klinische Tests als auch diverse Fragebogen bringen weitere Informationen, die zunächst eine Evaluation der therapeutischen Ziele ermöglichen. Möglicherweise führen die Ergebnisse des ersten Assessments zu einer Neugestaltung der therapeutischen Ziele.

   Ergebnisse eines ersten Assessments ermöglichen in einer Reevaluation eine Beurteilung des TP, und sehr oft ist dies auch mit emotionalen und Motivationsprozessen verbunden.
4. **Intervention:** In der **Durchführungsphase** erfolgt eine laufende Wechselwirkung zwischen Patient und Therapeut. Auch während der Intervention sollte eine Evaluation durch wiederholte Reassessments erfolgen, um den Verlauf des TP zu beurteilen, unterschiedlichste Adaptierungen zu erkennen und auch etwaige Änderungen der Priorität zu berücksichtigen. Nach einem zu definierenden Zeitraum muss eine erste Durchführungsphase abgeschlossen werden.
5. **Reevaluation:** Eine **Evaluationsphase** mittels neuerlichem Assessment schließt einen Zyklus eines Therapieprozesses ab. Auf Basis der Ergebnisse erfolgt ein von Patient und Therapeut gemeinsam durchzuführender Vergleich mit dem Eingangs-Assessment und somit auch eine Überprüfung der Ziele und deren jeweiliger Priorität. Dafür bietet sich z. B. die Möglichkeit, eine **Zielerreichungsskala** („Goal Attainment Scale", GAS) zu verwenden (Kiresuk und Sherman 1968; Turner-Stokes 2009; Schäfer 2015).

   Dieser erste Zyklus eines Therapieprozesses wird abgeschlossen mit einer gemeinsamen „Erklärung" von Patient und Therapeut, ob und wie die Ziele erreicht worden sind und ob sich ein weiterer Zyklus anschließen kann und soll.

These 4: Wir behandeln systemisch

Der Ansatz einer systemischen Behandlung erfordert eine Abgrenzung bzw. Definition des zu betrachtenden Systems. Gelegentlich wird für diesen Ansatz das Wort **„ganzheitlich"** verwendet, wobei zumeist nicht definiert wird, was denn eigentlich mit „ganz" gemeint ist. In diesem Absatz wird das System auf die individuelle Person „Patient" bezogen (Bateson 1984).

Die Prozessdynamik eines biologischen Systems und somit auch des Patienten ist durch Stabilitäts- und Instabilitätsphasen gekennzeichnet. Qualitative Entwicklungssprünge in diesen biologischen Systemen treten spontan auf, die sich – auch Watzlawick et al. (2017) zufolge – nur in **Instabilitätsphasen** beobachten lassen.

Am flexibelsten ist ein dynamisches System in Phasen der Instabilität von (Bewegungs-)Mustern, weshalb nur in solchen Phasen sich Interventionen und Manipulationen lohnen. Dies konnte auch in der Motorikforschung nachgewiesen werden (Schöllhorn 1998; Schöllhorn und Perl 2002; Stoll 2005). Gefestigte (und erprobte) Bewegungsmuster sind viel schwieriger zu ändern als instabile, unsichere Muster.

Systeme streben nach einem (dynamischen) Gleichgewicht. Bei Patienten besteht eine Störung des systemischen Gleichgewichts, womit – systemtheoretisch – eine Instabilitätsphase vorliegt, in der die optimale Grundlage für eine Intervention gegeben ist. Manchmal besteht die Intervention auch darin, eine Instabilität zu bewirken, die dann einen therapeutischen Erfolg erst ermöglicht. Therapeuten kennen dieses Vorgehen bei chronischen Erkrankungen, die therapeutisch zuerst „aktualisiert" werden müssen.

Für ein systemtheoretisch ausgerichtetes Intervenieren bedeutet dies, dass zum einen sowohl Informationsvermittlung als auch Interventionshandlungen auf die Prozesse im System bezogen sein müssen und andererseits eine größtmögliche Reduktion von Intervention stattfinden sollte, um Selbstorganisationseffekte (Autopoiese) nicht zu behindern.

Um einen **Therapieprozess** bzw. einen **Rehabilitationsprozess** systemtheoretisch beurteilen zu können, verwenden wir wieder eine Sensitivitätsanalyse nach Vester, die es ermöglicht, eine Bewertung der einzelnen Variablen eines Systems vornehmen zu können (Vester 2019; siehe Abschn. 1.6.2, Abb. 1.16).

Das **System** könnte z. B. als **biologisch**, **psychologisch**, **sozioökonomisch** und **kulturell** differenziert werden, gemeinsam mit den Aspekten **Materie/Struktur**, **Energie** und **Information** und nicht zuletzt mit den Aspekten, ob eine Variable auf den **Input** bzw. den **Output** eines Systems Auswirkungen hat.

Variablen könnten z. B. Klassifikationen aus der International Classification of Functioning, Disability and Health (ICF) sein oder selbst zu definierende **Therapieziele**, etwa Verbesserung der Motorik, Verbesserung der Teilhabe oder auch der Selbstversorgung.

Mit einer Sensitivitätsanalyse kann auch der Einsatz der vorhandenen Ressourcen (des gesamten Systems, nicht nur des Patienten oder der Institution) optimiert werden, indem für die Fragestellung entsprechende Variablen ausgewählt werden. Auch die Häufigkeit der Durchführung einer Systemanalyse hängt von der jeweiligen Fragestellung an ein zu definierendes System ab.

Das Ergebnis einer Systemanalyse sollte den gesamten Rehabilitationsprozess transparenter, personenbezogener und besser koordinierbar machen. Nicht zuletzt führt dies dann zu einer spezifischeren Kommunikation und letztendlich zu einer Verbesserung der Effizienz.

Systemanalyse eines Bewegungstherapieprozesses am Beispiel einer stationären Rehabilitation Eine wesentliche Voraussetzung für die Gestaltung eines Rehabilitationsprozesses bzw. Gesundheitsprozesses, der alle daran beteiligten Personen optimal zufrieden stimmt und somit erfolgreich im Sinne einer Zielerreichung ist, besteht u. a. darin, diese Relativität einer medizinischen Wirklichkeitskonstruktion zu beachten.

Spätestens nach Erreichen eines ersten Zieles, ist eine neuerliche Zielsetzung erforderlich. Und dieser Prozess erfordert Kommunikation, die erst eine sog. **Wirklichkeit** im Sinne einer **Wirksamkeit** schafft.

Diese Wirklichkeit ist jedoch für alle an einem Therapieprozess beteiligten Interessensgruppen („stakeholder") unterschiedlich, sie ist daher jeweils subjektiv. Als **Stakeholder** bezeichnen wir alle Personen und Institutionen, die am Verlauf und am Ergebnis dieses Prozesses beteiligt sind (Stewart 1963; Freeman 1984).

Ein Informationsaustausch zwischen den Stakeholdern ist manchmal standardisiert (Befundbericht, Arztbrief), erfolgt teilweise schriftlich, teilweise mündlich, teilweise unmittelbar und teilweise mittelbar (über andere Stakeholder), und nicht notwendigerweise ist ein Patient immer in diesen Informationsaustausch eingebunden. Gleichwohl nehmen in der Regel alle Beteiligten für sich in Anspruch, objektiv zu agieren, im Sinne „der Realität".

Keinesfalls wird differenziert, welche Elemente von diesem Informationsaustausch nun tatsächlich objektiv – im Sinne von über ein „Objekt – Patient" informierend – ist und welche Aspekte davon subjektiv – also aus der jeweiligen Position des Stakeholders als „Subjekt" – zu bewerten sind.

So sind die unterschiedlichen Möglichkeiten zwischen „Patient-Reported Outcome Measuremenets" (**PROMs**) und „Clinician-Reported Outcome Measurements" (**CROMs**) zwar ein Schritt in diese Richtung, jedoch ist diese Differenzierung noch zu wenig deutlich, um die jeweilige Subjektivität leicht erkennbar zu machen.

Die Entwicklung neuer Technologien in der Datenverarbeitung („big data analysis") und die immer größer werdende Datenmenge im Rahmen der elektronischen Krankenhaussysteme und elektronischen Gesundheitsakten ermöglichen es, auf immer größere Datenmengen zuzugreifen. Die Ergebnisse solcher Analysen können Ausgangspunkt für individuell relevante Entscheidungen bis hin zu generell gesellschaftlichen Veränderungen sein.

Und alle diese Entscheidungen werden dann mit dem Hinweis auf Objektivität (Wahrheit) in einen Diskussionsprozess eingebracht, da offensichtlich alleine schon die Menge an Daten diese Objektivität angeblich begründet (Bily 2022; Magalhães 2022; Zisis 2024). Sie erhöht jedoch lediglich die statistische „Wahr-scheinlichkeit".

Gehen wir davon aus, dass ein bewegungstherapeutischer Prozess Teil eines Rehabilitationsprozesses ist, so haben wir es mit einer langen Liste an Stakeholdern zu tun, also Menschen, die am Verlauf und am Ergebnis dieses Prozesses in irgendeiner Form beteiligt sind und daher auch ein Interesse daran haben (Stewart 1963; Freeman 1984).

Diese unterschiedlichen Interessensgruppen wirken jedoch nicht einfach linear im Sinne eines Input-output-Prozesses, sondern systemisch auf den Prozess. Sie bilden somit ein System mit unterschiedlicher Bedeutung, unterschiedlichen Effekten und führen somit auch zu unterschiedlichen Ergebnissen, das mit einem systemanalytischen Modell beschrieben werden kann (Vester 2019).

An diesem – sehr deutlich rein subjektiven (Subjekt = Autor) – Beispiel soll verkürzt das Prinzip einer solchen Analyse gezeigt werden. Für eine detailliertere

Analyse sind möglicherweise mehr Variablen zu bestimmen und ist auch die Zahl an systemrelevanten Parametern zu modifizieren. Sie müssen der Fragestellung für ein zu definierendes System angepasst, in einem Team der betroffenen Personen erstellt und evaluiert werden.

Variablen im Kontext dieses Systems können die folgenden Stakeholder-Gruppen sein, die keinesfalls den Anspruch auf Vollständigkeit erheben und auch nicht allgemeingültig sein können:

- **Interne Stakeholder:** Patient, Therapeut, Diagnostiker, Institution
- **Externe Stakeholder:** Sozialversicherungen, Familienangehörige und Freundeskreis, ggf. Arbeitgeber

Dieselbe Person kann sowohl als Therapeut als auch als Diagnostiker tätig sein. Das gilt für alle Berufsgruppen, also für Therapeuten, Ärzte, Psychologen genauso wie für Pflegepersonen. Als Diagnostiker sind auch jene Personen gemeint, die jedwede Daten aufnehmen oder ein Assessment vornehmen und diese Information dem System zur Verfügung stellen. Entscheidend an diesem Beispiel ist die Tätigkeit an sich und nicht die Berufsbezeichnung.

Die **Systemrelevanz** wird in folgenden Aspekten beschrieben:

- **Rehabilitationsbereiche:** Biologie, Psychologie, Sozioökonomie, Kultur
- **Systembeziehung**:
  - Input: Beeinflussen das Rehasystem von außen nach innen (wirken auf interne Stakeholder)
  - Output: Beeinflussen das Rehasystem von innen nach außen (wirken auf externe Stakeholder).

Es erfolgt nun eine Systembeschreibung nach Vester (**Sensitivitätsmodell;** siehe Abschn. 1.6.2). Die Bedeutung ergibt sich aus einer Bewertung jeder Variablen (0 – keine, 1 – mittlere, 2 – große) in Bezug auf das System, das jeweils für den Rehabilitationsbereich und die jeweilige Systembeziehung beschrieben wird. Für dieses Beispiel könnte sich die in Tab. 4.1 aufgeführte Reihenfolge für die **Bedeutung der Variablen** ergeben. Hier wird die Bedeutung des Umfelds eines Patienten deutlich.

Tab. 4.1 Systemanalyse einer Bewegungstherapie im Rahmen einer stationären Rehabilitation. Bedeutung der Variablen in Prozent der Gesamtsumme einer subjektiven Bewertung. (Vorsicht: Subjektive Wertung des Autors!). (Nach Vester)

Angehörige und Freunde	21
Patient	17
Institution	15
Gegebenenfalls Arbeitgeber	15
Therapeut	12
Diagnostiker	10
Sozialversicherung	10

Mit diesen Variablen wird eine **Einflussmatrix** erstellt, die zeigt, welche Variablen welche Wirkung auf die jeweils anderen Variablen haben. Die Bewertungsskala lautet:

0: Keine Wirkung (Beziehung)
1: Geringe/schwach-proportionale Wirkung
2: Mittlere/proportional Wirkung
3: Starke/überproportionale Wirkung

Das ergibt die in Tab. 4.2 gezeigte Reihung für die **Intensität (Dominanz)**.

Die Diagnostik (Assessment) spielt also eine große Rolle im Rahmen einer stationären Rehabilitation.

Die **Empfindlichkeit** zeigt die **Beeinflussbarkeit**. Wie aus Tab. 4.3 ersichtlich, sind Patienten in der Rehabilitation „leichter" zu beeinflussen als z. B. Sozialversicherungen.

In einer zweidimensionalen Matrix zeigt sich die **Wertigkeit** der einzelnen Variablen (Abb. 4.3). Aus dieser Matrix ist abzuleiten, dass Variablen, die eine niedrige Empfindlichkeit auf Veränderung und eine hohe Einflussintensität auf das System haben, sehr wirksame Parameter sind, um das System zu verändern bzw. zu beeinflussen (siehe auch Abb. 1.16). Das wäre in diesem Beispiel die Diagnostik bzw. das Assessment.

Der Patient hat in dieser Systembeschreibung sowohl eine relativ hohe Intensität, aber vor allem eine hohe Empfindlichkeit, und somit den meisten Einfluss auf das System. Mit anderen Worten sind das Systemelement „Patient" und dessen Diagnose bestimmend für einen Rehabilitationsprozess. Sozialversicherung, Arbeitsplatz und Familie sind in diesem Beispiel eher stabilisierende Faktoren. Die Bedeutung der Reha-Institution (Qualität der Infrastruktur, Image etc.) ist dabei nicht zu unter-

Tab. 4.2 Intensität (Dominanz) der Variablen in Prozent der Gesamtsumme einer subjektiven Bewertung

Diagnostiker	20
Institution	17
Patient	15
Angehörige und Freunde	13
Therapeut	13
Sozialversicherung	13
Arbeitgeber	9

Tab. 4.3 Empfindlichkeit (Beeinflussbarkeit) der Variablen in Prozent der Gesamtsumme einer subjektiven Bewertung

Patient	30
Therapeut	17
Institution	17
Arbeitgeber	11
Angehörige und Freunde	11
Diagnostiker	7
Sozialversicherung	7

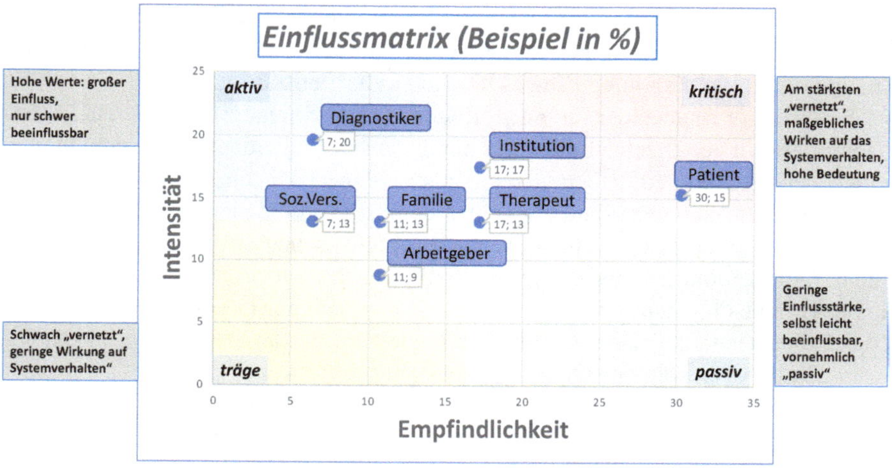

Abb. 4.3 Systemanalytische Matrix für das Verhältnis zwischen Intensität des Einflusses einer Variablen gegenüber deren Empfindlichkeit in Prozent der Gesamtsumme einer subjektiven Bewertung am Beispiel eines Bewegungstherapieprozesses einer stationären Rehabilitation. Werte entsprechend Tab. 4.2 und 4.3 (siehe auch Abb. 1.16). (Nach Vester 2019)

schätzen. Dagegen spielt ein einzelner Therapeut eine weniger große Rolle; es sind ja auch immer mehrere Therapeuten am Prozess beteiligt.

Um diese Beziehungen zahlenmäßig zu beschreiben, schlägt Vester u. a. vor, ein Produkt aus Empfindlichkeit und Intensität zu berechnen. Je größer das Produkt, desto mehr ist die Variable an der Funktionalität eines Systems beteiligt. In unserem Beispiel ergäbe dies, dass Patienten und die jeweilige Institution (bzw. Infrastruktur der Institution) den größten Einfluss für den Rehabilitationsprozess haben (Tab. 4.4).

Das bedeutet, dass in diesem Beispiel die Diagnostik (Assessment) zwar eine sehr wichtige Rolle spielt, jedoch im System der Patient die wichtigste Rolle innehat. Patient und Therapeut, gemeinsam mit der Institution, sind hier die wichtigsten Variablen, um den Erfolg eines Therapieprozesses zu gewährleisten. Das bestätigt sich durchaus auch in der Praxis.

Tab. 4.4 Produkt aus Empfindlichkeit und Intensität einer Variablen (Tab. 4.2 und 4.3), um die Bedeutung der Funktionalität an einem System zu bestimmen (in Prozent der Gesamtsumme einer subjektiven Bewertung)

Patient	31
Institution	21
Therapeut	16
Familienangehörige und Freundeskreis	10
Diagnostiker	9
Arbeitgeber	7
Sozialversicherungen	6

Eine Systemanalyse sollte – auch im Rahmen eines Qualitätsmanagements – immer wiederholt werden, da sich das System laufend verändert. Erst mit der Evaluation durch Wiederholung kann es letztlich **kybernetisch** sein.

Ein weiterer Aspekt, der für eine fortlaufende Systemanalyse spricht, ist die Tatsache, dass wir als einzelne Individuen nur die jeweils individuelle Wahrnehmung in eine solche Analyse einfließen lassen können. Je mehr Personen an dieser Analyse beteiligt sind, desto eher kann man einen daraus resultierenden Mittelwert errechnen, der die Aussagekraft alleine schon aus statistischen Gründen präzisiert und mehr Aspekte und Beobachtungen inkludiert. Daher ist prinzipiell eine Analyse in der Gruppe (Teamansatz) zu empfehlen, in der nicht nur interne Teammitglieder/Stakeholder (innerhalb einer Institution), sondern auch externe Personen/Stakeholder mit einbezogen werden sollen.

Keinesfalls liegt die Begründung für eine wiederholte Systemanalyse in einem angeblichen österreichischen Sprichwort: *„Warum einfach, wenn es auch kompliziert geht“* (Watzlawick 2022b, S. 90).

Das Bewegungssystem selbst ist beweglich, daher kann es theoretisch nur als Folge von Einzelbildern – wie in einem Film – analysiert werden. Erfolgt diese Analyse sehr oft (mit einer hohen Frequenz), so brauchen wir viele Einzelbilder, um eine Veränderung über einen bestimmten Zeitraum – quasi wie in Zeitlupe – zu erkennen. Größere Veränderungen können auch mit einer niederen Frequenz erkannt werden. In beiden Fällen ist eine hohe Auflösung (Präzision und „Richtigkeit“, Reproduzierbarkeit) vorteilhaft, um den Wert einer Beurteilung zu optimieren.

In der Praxis bedeutet dies, dass jeweils eine Einschätzung zwischen Aufwand und Ergebnis einer Analyse vorzunehmen ist und dabei auch die Varianz der Messmethodik sowie die – nicht nur – klinische Relevanz („Minimal Important Difference“, MID; Jaeschke 1989; Rolfson 2016) einzubeziehen sind, sondern auch Boden- und Deckeneffekte.

Aus dem Blickwinkel des Konstruktivismus ist zu beachten, *„[…] dass jede ‚Wirklichkeit‘ im unmittelbaren Sinn die Konstruktion derer ist, die diese Wirklichkeit zu entdecken und zu erforschen währen“* (Watzlawick 2021).

Der radikale Konstruktivismus behauptet, dass wir die Operationen, mit denen wir unsere Erlebenswelt zusammenstellen, weitgehend selbst erschließen können und dass uns dann die Bewusstheit des Operierens helfen kann, es anders und vielleicht besser zu machen (Watzlawick 2021). Alle Personen, die an einer Systemanalyse beteiligt sind, unterliegen daher dieser Prämisse.

Für die Anwendung eine Sensitivitätsanalyse im Rahmen der Bewegungstherapie bzw. im Rahmen der Rehabilitation gilt natürlich aber auch folgender Satz:

> *„Unser Wissen ist brauchbar, relevant, lebensfähig (oder wie immer wir die positive Seite der Werteskala nennen wollen), wenn es der Erfahrungswelt standhält und uns befähigt, Vorhersagen zu machen und gewisse Phänomene (d. h. Erscheinungen, Erkenntnisse) zu bewerkstelligen oder zu verhindern. Wenn es diesen Dienst nicht erweist, wird es fragwürdig, unverlässlich, unbrauchbar und schließlich als Aberglaube entwertet.“* (Watzlawick 2021)

These 5: Wir behandeln funktionell

Dieser Satz wird wohl in Diskussionen am häufigsten dann verwendet, wenn Therapeuten (also alle Personen, die therapeutisch tätig sind) keine weiteren Erklärungen für die Begründung ihrer Tätigkeit haben. Gemeint ist in diesen Diskussionen sehr oft, dass es eigentlich um eine **Zielorientierung** geht und nicht um die Funktion an sich. So sei z. B. angeblich ein Gehtraining durch Gehen als eine isolierte Kniebewegung. Dabei sind eine isolierte Knieflexion und Knieextension ja auch eine Funktion, die für das Gehen wichtig ist. Sie ist auch zielgerichtet, wenn es um das Ziel „geht", dass ein in der Beweglichkeit eingeschränktes Kniegelenk wieder genau in dieser Funktion verbessert werden soll. Mit einer isolierten Kniebewegung kann auch das Ziel einer Strukturverbesserung erreicht werden, wenn das Ziel z. B. eine Kräftigung der Kniebeuger und -strecker ist. In einem weiteren Therapieschritt wird dann das Ziel verfolgt, diese Verbesserung der Kraft in eine mehrgelenkige Bewegung einzubeziehen.

Das weiterführende Ziel „Verbesserung der Gehstrecke" erfordert aber dann andere Interventionen, die über eine isolierte Bewegung eines Gelenks hinausgehen.

Entscheidend ist daher eine exakte Zielformulierung. In einem biologisch offenem System (Mensch) spielt dabei die **Äquifinalität** eine zentrale Rolle. Bei unterschiedlichen Menschen kann ein gleiches Ziel aufgrund von unterschiedlichen Systemfunktionen eines selbstregulierende Kreisprozesses mit unterschiedlichen Interventionen erreicht werden. Der Endzustand (Ziel) ist in einem solchen offenen System durch unterschiedliche Ausgangsparameter nicht determiniert (Watzlawick 2017). In der „modernen" (aktuellen) Medizin wird dieses Vorgehen als **„personalisiertes Prozedere"** bezeichnet.

Wenn wir funktionell behandeln, dann müssen wir exakt unser Ziel formulieren (definieren). Wie erwähnt, beschreibt eine **Funktion** die Beziehung von Elementen eines Systems untereinander. Beziehungen können nicht **reifiziert** (verdinglicht) werden und folgen auch nicht irgendwelchen Naturgesetzen, sind also nicht determiniert (Berger 1991). Die funktionelle Anatomie beschreibt, wie die Strukturelemente, also die „aufgeschnittene" (ana-tomische) Struktur, zusammenwirken.

Das menschliche Bewegungssystem basiert – wie beschrieben – auf den drei Grundelementen der Naturwissenschaften: Struktur (S) – Information (I) – Energie (E).

Das sind dann eben die übergeordneten Ziele einer funktionsorientierten Bewegungstherapie, die auch die Emergenz des zu definierenden Gesamtsystems berücksichtigt.

Die Ziele müssen – wie bereits beschrieben (These 3) – **SMART** sein, also:

- **S**pecific: Spezifisch – so präzise wie möglich
- **M**easurable: Messbar– mit adäquaten klinischen und/oder Reserveverfahren
- **A**chievable: Erreichbar – gleichzeitig auch **A**-kzeptiert
- **R**easonable: Angemessen – und auch **R**-elevant
- **T**ime-bound: Terminiert – Ziel muss mit einem Datum bestimmt werden

Diese Liste könnte für die Therapie noch erweitert werden als **SMARTER**:

- **E**xciting:Begeisternd
- **R**ewarding: Belohnend

Diese beiden Themen werden unter Punkt 2.3 (Emotion) und 2.4 (Motivation) beschrieben.

Das Thema „Zielsetzung in der Therapie“ ist keinesfalls neu (Locke 1966) und wurde in Großbritannien breit erforscht (Bovend'Eerdt 2009; Turner-Stokes 2009). Im deutschsprachigen Raum sind der routinemäßige Prozess einer Zielformulierung und die Messung der Zielerreichung durchaus noch ausbaubar (Schäfer 2015). Mit dieser Methode könnten auch neue Formen der Finanzierung – je nach Zielerreichung – erfolgen; davon sind wir aber offensichtlich auch noch weit entfernt.

Unabhängig davon ist in jedem Fall die **Motivation** aller am TP beteiligten Stakeholder wichtig. Daher muss die Entwicklung des therapeutischen Fortschritts (Entwicklung des TP) ersichtlich und nachvollziehbar sein. In einem einfachen Gespräch sollten diese Prinzipien in jeder Praxis befolgt werden – auch ohne großen administrativen Aufwand und ohne Ausfüllen von Skalen etc.

Wir erleben in der Praxis sehr oft, dass ursprüngliche Ziele zwar erreicht worden sind, diese jedoch – sowohl von Therapeuten als auch von Patienten – bereits vergessen wurden. Somit sind diese Erfolge keine Erfolge mehr, sondern leider selbstverständlich und somit weniger „wert“, und das führt dazu, dass die gesamte Arbeit weniger wert-geschätzt wird.

Wir sollten daher grundsätzlich weniger oft das Wort „funktionell“ verwenden, sondern eher von **„zielgerichtet“** und **„zielorientiert“** sprechen.

These 6: Wir behandeln strukturell

Selbstverständlich muss eine Bewegungstherapie auch zielgerichtet auf spezielle Strukturen ausgerichtet sein. Ein strukturbezogenes therapeutisches Ziel kann aber nur ein Zwischenziel sein, da es ja letztlich im Alltag „funktionieren“ muss.

Ausgehend von dem S-K-M-Modell soll die Beschreibung zuerst in der mechanischen Ebene begonnen werden. Sodann soll immer mehr die kortikale Ebene einbezogen werden. Dies würde auch einem Evolutionsprozess entsprechen.

An dieser Stelle bleibt die Beschreibung aber auf einige Beispiele beschränkt.

Peripherer mechanischer Anteil eines S-K-M-Modells

Der periphere mechanische Anteil bezieht sich im Wesentlichen auf Muskel, Sehne und Faszie.

Muskel – Sehne – Faszie Eine strukturelle Störung der Muskulatur ist zumeist auf eine mechanische Ursache zurückzuführen, also eine Überlastung, Überdehnung oder direkte mechanische Krafteinwirkungen. Sie betrifft daher – nicht zuletzt auf Basis eines Hill'schen Muskelmodells – sowohl den kontraktilen als auch den elastischen Anteil. Eine funktionelle Trennung zwischen den drei Elementen des Muskel-Sehnen-Faszien-Apparats ist nur bedingt möglich, da immer alle drei Elemente betroffen sind, wenn auch – aus struktureller Sicht – in unterschiedlichem Ausmaß.

An dieser Stelle sollen die weiteren Möglichkeiten einer Störung der Muskulatur, wie akute und chronische Entzündungen, Stoffwechselstörungen, Durchblutungsstörungen bis hin zu genetischen Störungen, nicht erörtert werden, da alle diese Störungen nicht nur lokal, sondern auch systemisch wirken bzw. den gesamten Organismus involvieren können. Die sich daraus ergebenden Konzepte für die Bewegungstherapie (z. B. bei unterschiedlichsten rheumatischen Erkrankungen) sind sehr vielschichtig und bedürfen sehr viel Platz, um sie so zu beschreiben, wie es erforderlich wäre. Beschränken wir uns – beispielhaft – auf mechanische Ursachen (siehe auch Abschn. 2.2.6.2).

Mechanische Belastungen, wie sie bei exzentrischen Kontraktionsformen vorkommen können, führen zu einem deutlichen Anstieg der Spannung im Muskel-Sehnen-Apparat. Das kann in der Folge zu einem Riss der mechanisch schwächsten Struktur führen, und das sind im Sarkomer die Aktinfäden am Übergang zur Z-Scheibe. Dies wird im deutschen Sprachraum als „**Muskelkater**" bezeichnet und in der internationalen Literatur als **„Delayed Onset of Muscle Soreness" (DOMS;** Armstrong 1984; Hotfiel 2018). Beschrieben wurde dieser Status bereits vor über 100 Jahren (Hough 1902).

Oft werden auch ungewohnte Bewegungsformen als Ursache für DOMS angeführt, wobei jedoch – als Hypothese formuliert – ungewohnte Bewegungen dazu führen, dass es dabei für einzelne motorische Einheiten kurzfristig zu einer **exzentrischen** Belastung kommt, da die intramuskuläre Koordination der motorischen Einheiten während der ungewohnten (also nicht ausreichend intramuskulär koordinierten) Bewegung nicht (bzw. noch nicht) optimiert abläuft.

Makroskopisch erfolgt eine **konzentrische** Bewegungsform, die jedoch für einzelne motorische Einheiten „mikroskopisch exzentrisch" sein kann. Zudem ist bei einer ungewohnten Bewegung auch die Dosierung der kontraktilen Elemente nicht optimiert, wodurch die Steifigkeit (Dämpfung) des gesamten mechanischen Systems nicht an die Erfordernisse einer optimalen Abfederung adaptiert ist – ebenfalls eine Form der intramuskulären Koordination.

Da die Kraftübertragung nicht ausschließlich seriell (vom Sarkomer zur Sehne) stattfindet, sondern auch parallel über bindegewebige Strukturen, also Faszien (Patel 1997; Wilke 2019a), ist es gut vorstellbar, dass es bei zu starker exzentrischer Spannung auch zu mechanischen Strukturzerstörungen dieser Faszien kommt (Wilke 2019b). Da Faszien sehr intensiv mit sensiblen Nerven ausgestattet sind (z. B. Mense 2019), ist die Genese des Schmerzes bei DOMS daher auch gut nachvollziehbar (Wilke 2021). Dies konnte auch in einer aktuellen Studie mit bildgebenden Techniken gezeigt werden (Fu 2024).

Die beste bewegungstherapeutische Behandlung von DOMS ist die Nichtbehandlung, also die **Prävention**. Und diese hat zwei wesentliche Zielrichtungen:

1. Intra- und intermuskuläre **Koordination**
2. **Dehnung** der elastischen Anteile des Muskel-Sehnen-Faszien-Apparats durch Stretching – als serieller Ansatzpunkt– und direkte Dehnung durch Druck von

außen (Faszienrollen) – als paralleler Ansatzpunkt –, um u. a. auch die Sensitivität der mechanischen Sensoren auf die zu erwartende Belastung vorzubereiten.

Diese Maßnahmen werden auch nach anstrengender Belastung empfohlen, die nicht zu DOMS geführt haben.

Die **Behandlung** eines bereits vorhandenen Muskelkaters ist je nach Intensität unterschiedlich, da in diesem Stadium auch entzündliche Prozesse eine Rolle spielen. Bei übermäßiger schwellungsbedingter Druckerhöhung im Muskelkompartement kann dann sogar eine Faszienspaltung erfoderlich werden (Hobbs et al. 2024).

In einer Literaturübersicht wurde gezeigt, dass Massagetherapie eine bedeutende Rolle spielt (ohne auf die unterschiedlichen Massagetechniken einzugehen; Dupuy 2018). Als physiologische Erklärung werden eine Durchblutungs- und Lymphflusssteigerung durch spezifische Massagetechniken, eine Reduktion des intramuskulären Ödems, eine Reduktion des zirkulierenden Cortisols, eine Erhöhung von Beta-Endorphinen im Blutplasma und eine Reduktion von Kreatinkinase und Interleukin-6 angeführt. Damit ist auch eine Verringerung der empfundenen Ermüdung verbunden.

Weitere empfohlene Maßnahmen waren Kompressionsanwendungen und Kaltwasserbäder. Wechselbäder haben ebenfalls einen positiven Effekt auf DOMS, aber weniger auf die Ermüdung (Bieuzen 2013).

Die aktive Erholung, also das „Auslaufen", hatte nur eine relativ geringe Evidenz und könnte mit einer Durchblutungssteigerung erklärt werden – solange dabei nicht die verletzten Muskelgruppen verwendet werden. Das gilt auch für Dehnungsübungen, da eine durch mechanische Überlastung entstandene Verletzung nicht durch eine Spannungserhöhung behandelt werden kann.

Sehnen Neben dem vorderen Kreuzband ist die Verletzung der Achillessehne mit 13,7 Personen pro 100.000 Personenjahre eine der häufigsten Sehenverletzungen (Ponkilainen 2022). In speziellen Personengruppen, die entsprechende Stop-and-go-Sportarten wie Basketball, Handball etc. ausüben, ist die Inzidenz noch größer und abhängig von der jeweiligen Sportart und dem Hallenboden.

Chronische Sehnenerkrankungen sind oft Ursache für akute Verletzungen. Für die Bewegungstherapie sind die Voraussetzungen daher sehr unterschiedlich und variieren darüber hinaus, je nachdem, ob sich ein Patient in einer postoperative Phase befindet.

Daher kann es auch keine allgemeingültige Empfehlung für ein allgemeingültiges bewegungstherapeutisches Programm geben. Eine nichtoperative Behandlung einer Sehnenruptur hat ebenso ein Risiko wie eine operative Maßnahme (Willits 2010). Detaillierte Informationen sind u. a. in einer neuen Untersuchung beschrieben, die auch wesentliche Prinzipien für die Nachbehandlung bzw. Rehabilitation bis hin zur Wiederaufnahme des Sports beschreibt (Marrone et al. 2024).

Die Autoren empfehlen einen kriterienbasierten Ablauf, der individuelle und kontextbezogene Faktoren sowie die Biologie der Heilung berücksichtigt:

- Berücksichtigung der Zeitvorgaben für die Sehnenheilung (Entzündungsphase – Proliferationsphase – Remodellierungsphase)
- Frühzeitige Mobilisierung
- Wiederherstellung der mechanischen Eigenschaften der Sehne
- Progressive Kräftigung
- Wiederherstellung der elastischen Eigenschaften
- Rückkehr zum Sport als Kontinuum

Und sie teilen den zeitlichen Ablauf in einzelne Phasen ein:

- Unmittelbare postoperative Phase (0. bis 2. Woche)
- Kontrollierte Mobilisationsphase (2. bis 6. Woche)
- Frühe Rehabilitationsphase (6. bis 12. Woche)
- Späte Rehabilitationsphase (12. bis 24. Woche)
- Rückkehr-zum-Sport-(RTS-)Phase (24. Woche +)
- Rekonditionierungsphase, sportspezifische Phase

Jeder „Fort-Schritt" erfolgt nach einer kontrollierenden Evaluation, jeweils auch in Absprache mit anderen am TP beteiligten Personen (Operateur bis Trainer). Diese Phaseneinteilung gilt nicht nur für Patienten mit Achillessehnenstörungen, sondern auch für andere Sehnen und Bandverletzungen (Buckthorpe 2019).

Analysiert man die Prinzipien im Detail, so ist selbstverständlich sehr schnell klar, dass hier sehr wesentlich auch funktionelle (also zielgerichtete) Prinzipien dabei sind und auch sein müssen.

Faszien Unter dem Suchbegriff „fascia treatment" findet man in PubMed im Jahr 2024 annähernd 20.000 Publikationen aufgelistet, die fast alle in den letzten 60 Jahren veröffentlicht wurden; alleine zwischen 2014 und 2024 waren es annähernd 8000. Bereits vor ca. 140 Jahren ging es um Themen wie Plantarfaszie oder Fascia thoracolumbalis, und diese Themen sind auch noch heute aktuell.

Nur hat sich das Verständnis der Funktion insgesamt wesentlich verändert. Faszien werden nicht mehr als passive Strukturen gesehen. Durch die Entdeckung von verschiedenen Rezeptoren und kontraktilen aktiven Elementen wird es heute als Interface zwischen dem muskuloskeletalem System, dem endokrinen System, dem Gefäßsystem und dem autonomen System gesehen (Slater 2024). Faszien sind daher für die Bewegungskontrolle von zunehmender Bedeutung. An dieser Stelle können nur einige wenige Aspekte aufgelistet werden.

In einer aktuellen Konsensuserklärung wird von einem **Fasziensystem** gesprochen, das ein dreidimensionales Kontinuum bildet, aus weichem, kollagenhaltigem, lockerem und dichtem faserigem Bindegewebe, das den Körper durchdringt und die integrierte Funktion aller Körpersysteme ermöglicht:

> *„Das Fasziensystem umfasst Fettgewebe, Adventitia, neurovaskuläre Hüllen, Aponeurosen, tiefe und oberflächliche Faszien, Dermis, Epineurium, Gelenkkapseln, Bänder, Membranen, Meningen, myofasziale Erweiterungen, Periost, Retinacula, Septen, Sehnen (einschließlich*

Endotendon/Peritendon/Epitendon/Paratendon), viszerale Faszien und alle intramuskulären und intermuskulären Bindegewebe, einschließlich Endomysium/Perimysium/Epimysium." (Zügel 2018)

Spätestens nach dieser Definition ist eine Trennung zwischen Struktur- und Funktionsaspekten für die Therapie eigentlich obsolet.

Jede muskuläre Aktivität betrifft auch das Fasziensystem, da eine molekularmechanische Verbindung zwischen Z-Scheibe über die Basalmembran zur extrazellulären Matrix gegeben ist (Chen 2015). Neben dem Begriff „motorische Einheit" als Grundelement des Bewegungssystems wird auch von einer **„myofaszialen Einheit"** gesprochen, um die enge Verbindung zwischen den Faszien zum Gefäßsystem (Blut und Lymphe), den Nerven, weiteren Bindegewebsstrukturen und nicht zuletzt zu den Muskelfasern hervorzuheben (Stecco 2023).

Da das Fasziensystem auf praktisch alle Organsysteme wirkt, ist die Integrität der Faszie von größter Bedeutung für die menschliche Fortbewegung, die Interaktion mit unserer Umwelt, die Körperwahrnehmung und das allgemeine körperliche und emotionale Wohlbefinden, also die Gesundheit im Ganzen.

Peripherer neuronaler Anteil eines S-K-M-Modells

Der periphere neuronale Anteil umfasst sowohl die afferenten, als auch die efferenten Nerven.

Nerven Im Zusammenhang mit strukturellen Aspekten der Bewegungstherapie ist die Behandlung eines einzelnen peripheren Nervs oder auch einer Gruppe von peripheren Nerven schon lange bekannt, da es in der vorchirurgischen Zeit, die einzige Option war.

Ausdauerorientierte Bewegungsformen erhöhen Wachstumsfaktoren, wodurch die periphere Nervenregeneration stimuliert, die durch Gliazellen ausgeführte selektive synaptische Elimination verbessert und neurotrophe Faktoren freigesetzt werden (Alvites 2018; Maugeri 2021).

Bewegungstherapie wird zumeist auch additiv in Kombination mit anderen therapeutischen Maßnahmen eingesetzt, wie z. B. Elektrotherapie oder mesenchymale Stammzellentherapie (Lopes 2022). Alle diese Maßnahmen sind auch Teil einer postoperativen Nachbehandlung.

Zentraler Anteil eines S-K-M-Modells

Der zentrale Anteil umfasst den spinalen und den zerebralen Bereich des ZNS.

Rückenmark Die Inzidenz von traumatischen Rückenmarksverletzungen wird weltweit mit ca. 10 bis 80 Patienten pro 1 Mio. Personen und in europäischen Ländern mit ca. 9000 Patienten pro Jahr angegeben (Scivoletto 2017). Das Regenerationspotential ist danach sehr limitiert, daher ist auch nur ein multimodaler Therapieansatz sinnvoll. Der Einsatz von Bewegungstherapie nach einer Rückenmarksverletzung hat einen neuroprotektiven Effekt in Bezug auf das Auftreten neuropathischer Schmerzen, wobei der Beginn der Therapie in einem zu frühen Stadium ebenso schlecht ist wie der zu späte Einsatz (Sandrow-Feinberg 2015).

Bewegungstherapie ist wichtig, um die motorischen und sensorischen Funktionen nach einer Rückenmarksverletzung wiederzuerlangen. Weitere Studien weisen darauf hin, dass Bewegung eine praktikable Behandlung für mehrere sekundäre Folgen einer Rückenmarksverletzung ist, darunter chronische Entzündungen (Gleeson 2011), autonome Dysreflexie, Herz-Kreislauf-Erkrankungen (West 2014) und das kardiometabolische Syndrom (Kressler 2014).

Bewegungstherapie mit gewichtsentlastendem Lokomotortraining zielt auf die Verbesserung der Verbindung zwischen einem zentralen (auch spinalen) „pattern generator" und peripheren Strukturen ab (Pernía-Andrade 2021). Dabei wird davon ausgegangen, dass im ZNS eine Reorganisation zur Beibehaltung und Optimierung der motorischen Fähigkeiten erfolgt und die Kombination mit Stammzellen diesen Prozess unterstützt (Fischer 2024). Künftige Untersuchungen wollen auch den Effekt und die Dosierung eines Exoskeletts im Rahmen der Behandlung prüfen (Suhalka 2024).

Zentrales Nervensystem (ZNS) Dieses Thema ist zu komplex, und die Studien zum Thema „Bewegungstherapie" bei zentralnervösen Erkrankungen (degenerativen, traumatischen bis hin zu entzündlichen) sind viel zu zahlreich, um hier darauf eingehen zu können.

Zweifellos ist aber die Bewegungstherapie eine der wesentlichsten Therapieoptionen. In diesem Zusammenhang sei auf die zahlreiche Literatur dazu verwiesen, nicht zuletzt manifestiert in zahlreichen Therapiekonzepten (z. B. PNF, Bobath).

Strukturelle Veränderungen können mit modernen Assessmentverfahren gezeigt werden (Kobari 2024). Im Vordergund aller therapeutischen Konzepte steht selbstverständlich die Funktionsverbesserung.

These 7: Wir behandeln komplex

Komplexität bezeichnet den Zusammenhang zwischen einer großen Anzahl an Systemelementen und deren vielfältige Wechselwirkungen. Der Mensch ist ein komplexes adaptives System mit einer Vielzahl an Elementen und Subsystemen, die auf unterschiedliche Weise zusammengefasst werden können.

Eine davon ist die **Größenordnung** mit den folgenden drei Ebenen:

1. **Mikroebene**: Molekular, intrazellulär
2. **Mesoebene**: Zellulär und einzelne Organe
3. **Makroebene**: Interaktion von mehreren Organen in einem Organsystem (Funktionskreise)

Eine komplexe Bewegungstherapie umfasst alle drei Größenordnungen (zumindest konzeptionell).

Auf Basis der **Grundbegriffe der Naturwissenschaften** können weitere drei Dimensionen beschrieben werden:

1. **Struktur**: Alle anatomischen Elemente
2. **Energie**: Alle metabolischen Elemente (inkl. Transport)
3. **Information**: Alle neuronalen und humoralen Elemente

Eine weitere Möglichkeit einer Unterteilung kann über ein **3-Ebenen-Modell** erfolgen:

1. Kognitive Ebene
2. Kommunikative Ebene
3. Exekutive (mechanische) Ebene

In der therapeutischen und sportwissenschaftlichen Praxis ist es klar, dass eine Verbesserung der mechanischen (oder besser biomechanischen) Ebene nur erfolgreich sein kann, wenn die kognitive Ebene durch eine funktionierende kommunikative Ebene mit einbezogen wird.

Neben diesen Elementen spielen auch die drei **zeitlichen Dimensionen** eine wesentliche Rolle in der Bewegungstherapie:

1. Vergangenheit
2. Gegenwart
3. Zukunft

Zukünftige Ereignisse müssen in der Gegenwart vorweggenommen werden, wofür vergangene Ereignisse als Information zur Verfügung stehen. Oder anders ausgedrückt: Eine Bewegung muss – bevor sie durchgeführt werden kann, also in der Vergangenheit – so geplant sein, dass sie – in der Gegenwart ausgeführt – zukünftige Situationen ermöglicht. Wenn wir einen Ball fangen wollen, müssen wir eine Bewegung in die Zukunft machen.

► **Jede zielgerichtete Bewegung ist eine Pojektion in die Zukunft**.

In der klinischen Praxis spricht man auch von einem **aktiv** mitwirkenden Patienten, obwohl ein Patient ja auch bei Therapieformen, bei denen er nicht selbst (willkürlich) motorisch tätig ist, trotzdem aktiv ist.

Ein Patient, der in den TP mit einbezogen ist, kann biokybernetisch am TP teilnehmen und so die Effektivität einer Intervention optimieren, den Prozess fazilitieren.

Zeitsynchrone akustische, mechanische und visuelle Informationen ermöglichen eine Fazilitation im Sinne eines „**cueing**“ (Yoo 2016; Jola 2022; Caputo 2025).

In der Bewegungstherapie ist jedoch nicht immer eine Fazilitation ein therapeutisches Ziel. Manchmal ist es genau das Gegenteil, nämlich eine dosierte Inhibition.

Für mache Regelkreise ist die Modulation (und exakte Dosierung) von hemmenden Stellgliedern erforderlich, um die Komplexität zu gewährleisten. Eine ungebremste Aktivität führt z. B. zum Spasmus.

Durch eine hemmende Rückkoppelung entsteht eine Entweder-oder-Schaltung, in der nur eine Verhaltenstendenz wirksam wird. Wird nun die Hemmung gehemmt, so wirkt nur die Aktivierung. Andere Muster bleiben zwar vorhanden, sind jedoch nicht wirksam.

Eine optimale Bewegung (z. B. im Sinne einer Energieminimierung) hemmt alle Bewegungsmuster, die nicht für die eigentlich gewollte Bewegung erforderlich sind.

Interessanterweise ergibt das für einen Betrachter einer Bewegung (z. B. Wertungsrichter im Sport) eine runde, elegante etc. Bewegung, die zu einer guten Bewertung führt. Man könnte daher den Energieverbrauch als Wertungsmaßstab heranziehen und z. B. untersuchen, wie viel Laktat für eine definierte konzentrische Bewegung produziert wird oder wie hoch der Puls für eine definierte mechanische Belastung ist (siehe Literatur zur Leistungsdiagnostik).

Die Höhe eines Oberflächen-EMG-Signals zeigt auch an, wie viele motorische Einheiten an einer bestimmten Muskelaktivität beteiligt sind:

- Für eine definierte **Kraftanstrengung** (Widerstand gegen eine Bewegung) gilt: Je geringer die EMG-Aktivität, desto weniger motorische Einheiten waren beteiligt.
- Im Sinne einer **Energieoptimierung**: Je weniger, desto besser
- Im Sinne einer (intramuskulären und auch intermuskulären) **Koordination**: Je weniger, desto besser
- Im Sinne einer **Kraftmaximierung**: Je mehr, desto besser

Fazilitation und Inhibition spielen auch in der Schmerztherapie eine entscheidende Rolle in den verschiedenen Größenordnungen.

Eine **komplexe Bewegungstherapie** berücksichtigt alle drei Größenordnungen, inkludiert alle drei Dimensionen und kombiniert die drei Ebenen eines S-K-M-S, jeweils unter Beachtung der drei zeitlichen Dimensionen.

► **Eine komplexe Bewegungstherapie ist 3^4 ($3 \times 3 \times 3 \times 3$).**

These 8: Wir behandeln geregelt

Die Norm DIN IEC 60050-351:2009-06 definiert den Begriff **„Regeln“** bzw. **„Regelung“** („closed-loop control“) wie folgt:

> *„[...] Vorgang, bei dem fortlaufend eine variable Größe, die Regelgröße, erfasst, mit einer anderen variablen Größe, der Führungsgröße, verglichen und im Sinne einer Angleichung an die Führungsgröße beeinflusst wird. Der sich dabei ergebende Wirkungsablauf findet in einem geschlossenen Kreis, einem Regelkreis, statt.“*

Vereinfacht ausgedrückt: Das Ziel („Sollwert“) wird von außen gesetzt, das System verändert selbst sein Verhalten so, dass dieser Sollwert erreicht wird.

In die **Bewegungstherapie** übersetzt lautet diese Definition: „Wir geben ein therapeutisches Ziel vor, und wir setzen – von außen – einen Reiz (Belastung durch Therapie bzw. Training). Das System (der Mensch als Ganzes bzw. auch seine Subsysteme wie Muskulatur, Herz-Kreislauf etc.) reagiert darauf und verändert sein Verhalten, indem es sich an den Reiz anpasst und so den neuen Sollwert erreicht.“

► **Die Homöostase wird durch allostatische Reaktionen auf eine Heterostase erhalten.**

In der Sportwissenschaft nennt man das **Trainingszyklus**, und das Training ist ein Regelprozess (**Trainingsregelung**).

Die Anpassungsprozesse erfolgen mit einer Zeitverzögerung, und die Zielerreichung ist nicht determiniert, da ja ein offenes biologisches System mit Emergenz vorhanden ist, weshalb keinesfalls in dieser Situation ein Steuerungsprozess gegeben ist (auch wenn sehr oft von einer „Trainingssteuerung" die Rede ist).

In der Bewegungstherapie ist das Prinzip der **Reafferenz** (von Holst 1950; Mittelstaedt 1971) bzw. das Prinzip der begleitenden Entladung (**„Corollary Discharge"**; Crapse 2008) für eine optimierte Koordination im Sinne einer Energieminimierung von Bedeutung und hat als solches in der therapeutischen Praxis noch nicht ausreichend Eingang gefunden, obwohl gewisse Elemente immer schon eingesetzt wurden, wie z. B. antizipatorische Elemente (Abb. 1.6, 1.7 und 1.8).

Das „Vorstellen" einer Bewegung vor der eigentlichen Ausführung ist ein wichtiges Element, der Bewegungsvorbereitung, ebenso wie das vorbereitende Bewegen vor der eigentlichen Bewegungsausführung (Beispiel: lockeres Durchschwingen vor dem eigentlichen Schlagen eines Balles). Wir geben unserem neuronalen Kontrollsystem bereits die Information, wie die Bewegungsdaten sein sollen. Die tatsächlichen Daten können dann besser und schneller verglichen und Korrekturen (wenn nötig) mit geringerem „Aufwand" vorgenommen werden. Je exakter die Vorhersage, desto geringer ist der Aufwand (Energieverbrauch) für eine Korrektur.

Die **Efferenzkopien** können durch andere Reize (z. B. akustische) moduliert werden; in einer lauten Umgebung ist die Koordinationsfähigkeit oft reduziert, beispielsweise auf einem Sportplatz mit Publikum.

Übertragen auf die Bewegungstherapie bedeutet dies, dass eine Bewegung, die vom Therapeuten durchgeführt wird (dies wird – aus welchen Gründen auch immer – als eine **passive** Bewegung des Patienten bezeichnet), zwar eine Afferenz auslöst, jedoch keine unmittelbare Vergleichsmöglichkeit mit einer Efferenz möglich ist. Im Laufe eines Therapieprozesses müssen daher immer mehr zentrale Efferenzen beim Patienten entstehen. Das bedeutet, dass der Grad der **aktiven** (willkürlichen) Mitarbeit immer größer werden muss.

In der therapeutischen Praxis ist es wichtig, Bewegungsaufträge (einen Bewegungsstart) laut, klar und deutlich zu erteilen (vor allem bei Menschen mit akustischen oder kognitiven Einschränkungen). Dabei sollte aber kein störender Umgebungslärm das Startsignal „stören", also überlagern. Zumindest muss es von Umgebungsgeräuschen klar differenziert werden können (Signal-Rausch-Verhältnis; siehe Abschn. 2.1).

Die biologische Regelung in der Bewegungstherapie (Training) ist eine Autoregulation, die durch die zwei Prozesse Adaptation und Regeneration erfolgt (siehe auch Abschn. 1.4.1):

1. **Adaptation**: Sie ist eine wesentliche Eigenschaft biologischer Systeme, und der berühmte „Stressforscher" Selye beschreibt die Kapazität der Anpassung an externe Reize als das charakteristischste Kennzeichen des Lebens (Selye 1937). Anpassungen finden aber nicht nur im efferenten Bewegungsapparat (Muskeln, Sehnen, Faszien, Knochen) statt, sondern auch in den afferenten sensorischen

Systemen. Die Bewegungstherapie braucht daher viele verschiedenste (multimodale) Stimuli, da Lebewesen komplexe adaptive Systeme („Complex Adaptive Systems", CAS) sind (Holland 1992, 2006).
Die unterschiedlichen, durch Bewegung ausgelöste Adaptationsvorgänge sind ausführlich in der sportmedizinischen und sportwissenschaftlichen Literatur beschrieben und werden bereits umfassend angewandt.
Wir können – grob zusammenfassend –zwischen den folgenden Adaptionen unterscheiden:
- **Strukturelle Adaptation** (Krafttraining)
- **Informationsadaptation** (Koordinationstraining)
- **Metabolische (energetische) Adaptation** (Ausdauertraining)

Und wieder finden wir die drei Grundbegriffe **„Struktur"**, **„Information"** und **„Energie"**.

2. **Regeneration:** Sie umfasst Erholung und die Fähigkeit, Strukturen, Informationsprozesse und metabolische Prozesse nach einer vorausgehenden Belastung mit unterschiedlichen Zeitkonstanten zu erneuern und defekte Strukturen wiederherzustellen. Das Ziel der Regeneration ist die Wiederherstellung eines dynamischen Gleichgewichts der verschiedenen Organ- und Funktionssysteme im Sinne einer Homöostase.
In der Bewegungstherapie sind daher die unterschiedlichen Zyklen einer Belastungsphase und Regenerationsphase (**Makro,- Meso- und Mikrozyklus**) ebenso wichtig wie im sportlichen Training.
Der Status einer **Ermüdung** spielt dabei eine große Rolle in der Dosierung. Die „Lokalisation" und die Art der Ermüdung bestimmen ebenfalls die regenerative Maßnahme (Enoka 2016; siehe Abschn. 1.4.1.3).

Eine geregelte Bewegungstherapie baut auf diesen Prinzipien der physiologischen Regelprozesse auf und kann nur so erfolgreich sein – also die gemeinsam erstellten Ziele erreichen.

These 9: Wir behandeln autopoietisch

Lebende Systeme sind autopoietische Systeme; sie erschaffen und erhalten sich selbst – sie sind also **emergent** (Varela et al. 1981). In diesem Zusammenhang werden autopoietische lebende Systeme in sich als geschlossen angenommen, was durchaus zu diskutieren ist, da die Wechselwirkung mit dem jeweiligen externen Milieu bei diesen Überlegungen ausgeblendet wird (siehe Abschn. 1.4.2.1).

Wenn eine Bewegung von einem Beobachter beschrieben wird, so bestimmt dieser Beobachter das jeweilige Milieu (Umwelt), in dem die Beschreibung erfolgt (Maturana und Varela 2021).

Die Aufforderung, die Arme zu heben, ist in einem bewegungstherapeutischen Milieu – wenn sie vom Therapeuten erfolgt – anders zu interpretieren als z. B. in einer Bank, wenn ein Nichttherapeut diese Aufforderung an einen Bankangestellten richtet.

Als Beobachter beider Szenarien bieten sich sehr unterschiedliche Interpretationsmöglichkeiten.

„Der Hörer/Leser/Beobachter bestimmt die Bedeutung und nicht der Sprecher/Schreiber/ Akteur.“ (erweitert nach von Foerster und von Glasersfeld 2022)

Im Rahmen der Bewegungstherapie bedeutet diese Aussage, dass alles Gesagte vom jeweiligen Hörer interpretiert wird. Das gilt sowohl für Aufforderungen des Therapeuten als auch – vice versa – für die Antworten des Patienten.

Aus Sicht eines Therapeuten ist daher zu prüfen, ob das von ihm Gesagte auch so beim Patienten angekommen ist, wie es gemeint war, und eventuell als unklar wahrgenommene Antworten bzw. Anmerkungen des Patienten auch so interpretiert wurden, wie sie der Patient gemeint hatte.

Das Ziel der Bewegungstherapie ist jedenfalls, dass sich das **System-Patient** selbst erneuert, erschafft, verändert, sich also **„emergent“ selbst behandelt**. Therapeuten können letztlich nur versuchen, Anleitungen so zu geben, dass im S-K-M-S des Patienten ein neues (optimiertes) Bewegungsmuster entstehen kann.

Jeder Therapeut und auch jeder Patient lebt in seinem eigenen Milieu. Die Aufgabe eines Therapeuten besteht darin, das Milieu des Patienten so zu verändern (zu „stören“, zu destabilisieren), dass sich der Patient durch die Interaktion mit seinem veränderten Milieu, verändert (siehe These 4). Ob und wie dies gelingt, ist abhängig vom System-Patient und seinen Funktionen, vom System-Therapeut und seinen Funktionen sowie der Interaktion beider Systeme und seinen „gemeinsamen“ Funktionen.

These 10: Wir behandeln homöostatisch und allostatisch

Betrachten wir das System-Patient als offenes dynamisches System, so geht es dabei vor allem um ein inneres Milieu, das auch bei sich änderenden äußeren Bedingungen konstant gehalten werden soll („Fixité du milieu intérieur“; Bernard 1878; siehe Abschn. 1.4.3.1).

In der Sportmedizin spricht man von einem Fließgleichgewicht (**„steady-state“;** Hill 1924). In der Bewegungstherapie müssen endogene Prozesse (Hauptkonzepte der **Homöostase** nach Cannon 1932) berücksichtigt werden:

- Für verschiedene Funktionsprozesse ist eine **Konstanz** in gewissen Grenzen aufrechtzuerhalten. Zum Beispiel darf der Blut-ph-Wert nicht über einen gewissen Normbereich abweichen.
- Ein gewisser Widerstand (**Schwelle**) gegen eine Veränderung muss überwunden werden, bevor ein Effekt auftreten kann (Rheobase; siehe These 22).
- Mehrere **Regulationssysteme** wirken gleichzeitig zusammen und können zeitlich gemeinsam oder aber auch aufeinanderfolgend wirken. Zum Beispiel ist die Durchblutungsregulation gleichzeitig mit der Atemregulation verbunden, und diese wiederum moduliert vegetative Systeme.
- Homöostase ist letztlich ein Resultat von organisierter **Selbstregulation**. Sie ist daher von der Individualität des Patienten abhängig (personalisierte Therapie).

Jede Form der Bewegungstherapie stellt einen Reiz an homöostatische Regulierungsprozesse dar. Dies bedeutet in einem weiteren Sinn „Stress“ für das

Bewegungssystem. Dieser Stress kommt von außen, und dieser Status wird daher auch als „**Heterostase**" bezeichnet (Selye 1975). Als Gegenregulation versucht der Mensch, Homöostase wiederherzustellen. Dieses Wechselspiel ist im Alltag permanent der Fall, und daraus resultiert noch keine Funktionsverbesserung durch Anpassung (Trainingswirkung).

Ein Beispiel: Der homöostatische Blutdruck von 120/80 steigt bei Stress (Belastung) und sinkt wieder auf diesen Wert nach der Belastung. Für den Zeitraum der Belastung ist dieser homöostatische Blutdruck aber nicht optimal, da mehr Blut in der Muskulatur benötigt wird. Der optimale Blutdruck ist deutlich höher. Unsere Funktionssysteme müssen also bei Belastung (Stress) an die jeweilige Situation angepasst werden – sie sind daher **allostatisch** (Sterling und Eyer 1988) adaptiv.

Sind jedoch die Anforderungen an eine allostatische Reaktion nicht adäquat, sondern zu groß für die Belastungsfähigkeit (Belastbarkeit) eines Patienten, so kommt es zu einer **allostatischen Stressreaktion** (McEwen 1999). Dabei spielt das Gehirn eine zentrale Regulatorrolle, und das Verhältnis zwischen Aktivität und Erholung (Regeneration) bestimmt, ob eine Belastung zu einer Funktionsverschlechterung („Abnützung") durch Kompensation und Fehlbelastung oder zu einer Funktionsverbesserung führt (McEwen 2006).

Das Konzept der Allostase umfasst also – ebenso wie das S-K-M-Modell – kognitive Hirnfunktionen (Informationen) im gleichen Ausmaß wie Energie und Struktur (siehe Abschn. 1.4.3.4).

Die Bewegungstherapie richtet sich also umfassend (ganzheitlich) gleichzeitig an den Patienten und den Therapeuten, sie ist nichtlinear und dynamisch veränderbar. Sie muss daher auch entsprechend nichtlinear, dynamisch verändert und allostatisch (mit individuell dosiertem Stress) gestaltet werden.

These 11: Wir behandeln nach einem Modell

► **Jeder Therapeut ist ein Modellbauer**.

Glasersfeld beschreibt ein Modell als *„[...] ein hypothetisches Konstrukt, das man – auch wenn es gut funktioniert – keinesfalls als ‚so sein' annehmen darf"* (von Glasersfeld 2022). Es ist auch keine Verkleinerung oder Nachgestaltung des Wirklichen (siehe auch René Magritte, Abschn. 1.5.1).

Eine der Aufgaben eines Therapeuten besteht auch darin, den Patienten beim Bau seines eigenen Modells zu unterstützen. Therapeut und Patient brauchen jeweils ein Modell, das möglichst gut individuell abgestimmt ist. Das Modell des Therapeuten muss nicht identisch mit dem des Patienten sein. Das kann es aufgrund unterschiedlichen Kenntnisstands zumeist nicht sein. Es soll jedoch zu einem abgestimmten Verständnis für die jeweiligen Maßnahmen führen.

Therapeut und Patient konstruieren gemeinsam (aber jeweils unterschiedlich) ein Modell des Therapieprozesses aufgrund ihrer eigenen Vorstellungskraft. Im Laufe des TP wird das Modell angepasst (u. a. vielleicht auch reifiziert) und durch laufende Wiederholung evaluiert und verifiziert.

► **Reifikation ohne Verifikation ist Imagination (Couffignal** 1971).

Modelle haben drei Merkmale (Ropohl 2012; siehe Abschn. 1.5.1).

1. **Abbildungsmerkmal:** Anatomische und physiologische Bilder sind Teil der Behandlungserklärung.
2. **Verkürzungsmerkmal:** Die jeweiligen Informationen sind kurz und verständlich, ohne zu sehr ins medizinische Detail zu gehen – der lateinische Name eines Muskels ist nicht relevant.
3. **Pragmatisches Merkmal:** Informationen sind für den jeweilige Patienten abgestimmt, nur innerhalb bestimmter Zeitintervalle gülig und eingeschränkt auf bestimmte Interventionen.

Ein Beispiel eines Modell für die Bewegungstherapie ist eine Adaptierung des PDCA-Deming-Kreises (Deming 1982; siehe Abschn. 1.5.2.3):

1. Bewegungsplanung
2. Bereitstellung der Ressourcen
3. Bewegungsaktion
4. Bewegungsevaluation

In der Therapie können diese vier Schritte einzeln analysiert und geübt werden, um dann in einem gesamten Bewegungsablauf integriert zu wenden.

Ein anderes Modell baut auf drei Systemen auf:

1. Zieldefinitionssystem
2. Informationssystem
3. Exekutionssystem

Auch in diesem Modell werden die einzelnen Subsysteme zuerst einzeln analysiert und geübt, um dann in einer Bewegung synthetisiert zu werden. In der Praxis könnte das lauten:

1. Ich kenne mein Bewegungsziel.
2. Ich weiß, wie ich es erreichen kann.
3. Ich kann es erreichen.

Für einen Patienten ist eine klare Zielvorgabe (Bewegungsaufgabe) entscheidend. Kein Mensch kann Bewegung nach anatomischen Strukturen oder biomechanischen Funktionen „denken“, geschweige denn ausführen. Unser Gehirn hat keinen systematischen Anatomieatlas, es denkt in Mustern, die aufgabenspezifisch sind.

Die Überzeugung, eine Bewegung zu können, entscheidet über die Motivation. Ohne Motivation keine Bewegung.

These 12: Wir behandeln biomechanisch

> *„Biomechanik ist die Wissenschaft, die Kräfte untersucht, die auf und zwischen biologischen Strukturen wirken sowie Effekte, die durch solche Kräfte bewirkt werden.“* (Nigg 1994)

Es geht daher sowohl um strukturelle als auch funktionelle Aspekte der Physiologie. Diese Definition schließt zwar psychologische oder metabolische Aspekte aus, nicht jedoch eine Informationsebene, die z. B. bei Untersuchungen mit elektrischen Signalen des EMG sehr wohl Teil der biomechanischen Wissenschaft sind.

Neben den antiken Gelehrten, wie z. B. Pythagoras, Hippokrates, Galen oder Aristoteles, waren es dann Wissenschaftler der Renaissance, die biomechanische Forschungen vorantrieben: in erster Linie *Leonardo da Vinci* (1452–1519) und *Andreas Vesalius* (1514–1564) sowie später *Giovanni Borelli* (1608–1679), der mit seinem Buch *De motu animalium* als einer der Gründungsväter der Biomechanik gilt (Borelli 1680).

Im 19. und 20. Jahrhundert stand die Untersuchung des Gehens im Vordergrund (z. B. Braune und Fischer 1895; Vierordt 1871), und in den letzten Jahrzehnten entwickelte sich das Gebiet in viele unterschiedliche Schwerpunkte.

Im Zusammenhang mit der Bewegungstherapie wollen wir uns an dieser Stelle auf einige wenige Aspekte der Sehnen- und Muskelmechanik beschränken, die für das Verständnis des S-K-M-Modells wichtig sind.

Muskeln erfüllen bei der Fortbewegung eine Vielzahl von Funktionen: Sie fungieren als Motoren, Bremsen, Federn und Streben (Dickinson 2000).

Am Beginn steht das Mechanikmodell von *Archibald V. Hill* (1886–1977), einer der Pioniere der Muskelphysiologie, bis hin zur Leistungsphysiologie (Bassett 2002). In einem viel zitierten Artikel beschreibt er, dass der Muskel aus zwei mechanischen Elementen aufgebaut ist: einem elastischen und einem kontraktilen Element. Letzteres Element bedeutet gleichzeitig auch eine mögliche viskös-elastische Dämpfung (Hill 1938).

Die gleichen Elemente sind auch in den intrafusalen Fasern der Muskelspindeln – wenn auch mechanisch weniger bedeutend. Darüber hinaus können wir auch noch die Muskelfaszien als parallel elastische Elemente und die Sehnen als seriell elastische Elemente mit dazufügen (Abb. 4.4; Bochdansky 2000).

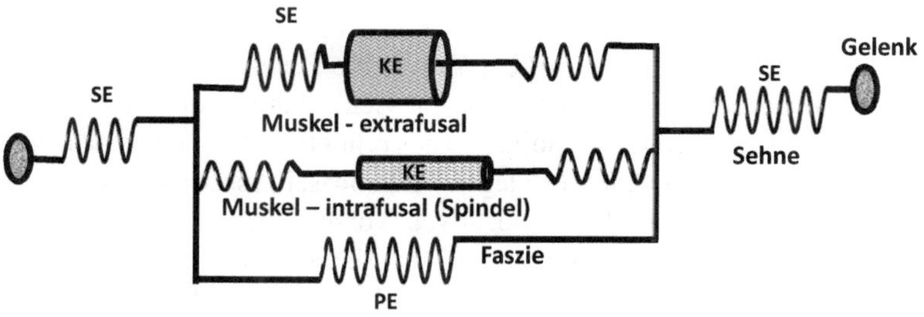

Abb. 4.4 Mechanisches Modell des Muskel-Sehnen-Muskelspindel-Faszien-Apparats (siehe Abb. 1.21). SE: Serienelastizität; PE: Parallelelastizität; KE: kontraktiles Element, Gelenk bzw. knöcherner Ursprung bzw. Ansatz. (Bochdansky et al. 2021)

Anhand dieses Modells können die Effekte von unterschiedlichen Kontraktionsformen sehr einfach beschrieben werden:

- **Isometrische Kontraktion:** Die Distanz zwischen Ursprung und Ansatz des Muskel-Sehnen-Faszien-(MSF-)Apparats bleibt unverändert, kontraktile Elemente (KE) ziehen sich zusammen, daher steigt die Steifigkeit (E-Modul) der seriellen Elemente (SE), und gleichzeitig sinkt sie in den parallelen Elementen (PE). Veränderungen der Scherkräfte zwischen unterschiedlichen elastischen Elementen (Perimysium, Endomysium) bleiben an dieser Stelle unberücksichtigt. Da der intramuskuläre Druck dabei erhöht werden kann, sind eine Dehnung der Faszien und eine auxetische Verdickung der Sehnen möglich.
- **Konzentrische Kontraktion:** Die Distanz zwischen Ursprung und Ansatz des MSF-Apparats wird verkürzt, KE ziehen sich zusammen, die Steifigkeit der SE bleibt annähernd gleich oder wird verringert, und gleichzeitig sinkt sie auch in den PE-Elementen. Je nach Gelenkwinkel ($\sim$ Muskellänge) und Kontraktionsgeschwindigkeit ändert sich der Grad des intramuskulären Druckes, der sich auf die Dehnung der Faszien (und deren mögliche plastische Anpassung) auswirkt.
- **Exzentrische Kontraktion:** Die Distanz zwischen Ursprung und Ansatz des MSF-Apparats wird verlängert, KE ziehen sich zusammen, daher steigt die Steifigkeit (E-Modul) der SE und gleichzeitig auch in den PE-Elementen. Je höher die willkürliche Anspannung, desto höher der intramuskulären Druck, der zusätzlich auf die Dehnung der Faszien wirkt, und desto eher ist eine auxetische Verdickung der Sehnen zu erwarten.

Die Höhe der mechanischen Spannung im MSF-Apparat ist also von der Kontraktionskraft (willkürlichen Aktivität) abhängig und – bei maximaler willkürlicher Kontraktion („Maximum Voluntary Contraction", MVC) – bei exzentrischen Blastungen am höchsten. Der dabei erforderliche Energieumsatz hängt nur vom Ausmaß der Kontraktion der kontraktilen Elemente (α-Aktivität) ab und kann daher keinesfalls in einem linearen Zusammenhang mit der Muskelkraft/Muskelspannung gesehen werden.

Im Alltag ist dies einfach zu prüfen: Wenn eine Person die Stiegen (oder auch einen Berg) hinaufgeht (vorwiegend konzentrisch), dann erhöht sich die Pulsfrequenz, und der Körper produziert aufgrund des erhöhten Energieumsatzes vermehrt Schweiß. Beim Abwärtsgehen (vorwiegend exzentrisch) ist der Energieumsatz bei gleicher mechanischer Arbeit (mit negativen Vorzeichen) deutlich geringer (Abbott 1952; Margaria 1968). Die Auswirkungen erhöhter mechanischer Belastungen (Spannung im Muskel-Sehnen-Apparat), wie Sehnenansatz- oder Gelenkschmerzen bis hin zum Auftreten von Muskelkater, sind allgemein bekannt. Die dazugehörige Literatur ist sehr umfangreich und kann z. B. bei Hahn (2021) nachgelesen werden.

Für die **konzentrische Kontraktionsform** gelten – sehr vereinfachend dargestellt – die Beziehungen zwischen Kraft und Muskelsehnenlänge (entspricht in etwa der Gelenkwinkelstellung), zwischen Kraft und Kontraktionsgeschwindigkeit (Hill'sche Kurve) und zwischen Kraft und Leistung (als Produkt von Kraft und Geschwindigkeit; Abb. 4.5).

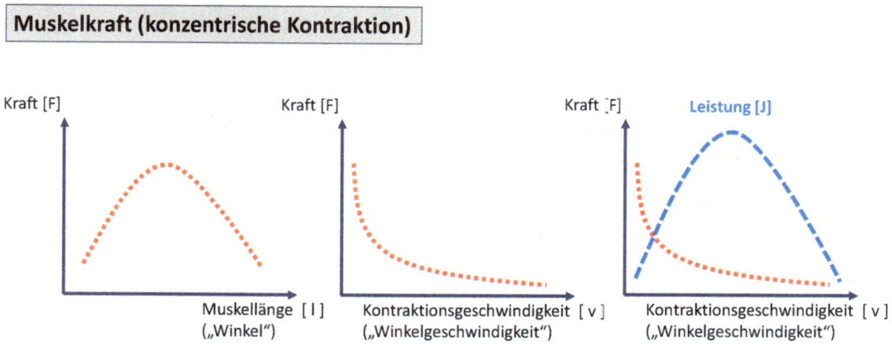

Abb. 4.5 Vereinfachtes Prinzip der Abhängigkeit der Muskelkraft (Drehmoment) von Länge und Geschwindigkeit während der konzentrischen Kontraktionsform. Die Muskelleistung wird als Produkt aus Kraft und Geschwindigkeit dargestellt

Ausgehend von einer Funktionsspezifität des Trainings, ergeben sich somit folgende Empfehlungen für die Bewegungstherapie:

- Die Therapie soll in dem Winkelsektor trainiert werden, wo der Kraftverlust am deutlichsten ist.
- Die Therapie soll mit der Winkelgeschwindigkeit (Bewegungsgeschwindigkeit) erfolgen, die als Ziel unter folgender Prämisse definiert wurde:
  - Langsame Geschwindigkeit: Hohe Muskelkraft, geringe Koordinationsanforderung, geringe Wiederholungszahl → **Krafttraining**
  - Hohe Geschwindigkeit: Geringe Muskelkraft, hohe Koordinationsanforderung, geringe Wiederholungszahl → **Koordinationstraining**
  - Mittlere Geschwindigkeit: Mittlere Muskelkraft, mittlere Koordinationsanforderung, hohe Wiederholungszahl → **Ausdauertraining**

Verbindet man die beiden Kurven (F/Winkel und F/Winkelgeschwindigkeit), kann daraus ein dreidimensionales Modell gezeichnet werden (Abb. 4.6). Dieses theoretische Modell konnte auch experimentell nachvollzogen werden. Mit einem geschwindigkeitskontrollierten (isokinetischen) Dynamometer wurde am Beispiel der Kniestreckung (konzentrisch) die Abhängigkeit der Muskelkraft von der Bewegungsgeschwindigkeit und der Kniewinkelposition gemessen (Bochdansky 1994).

Die Hill'sche Kurve konnte in vivo nicht als Hyperbel dargestellt werden, da wahrscheinlich die elastischen und anatomisch-architektonischen (Fiederung) Eigenschaften der gesamten Oberschenkelmuskulatur bei dieser Art der Bewegung das Resultat beeinflussen (Kalkhoven 2023). Das Ergebnis zeigt aber einen klaren Zusammenhang der Muskelkraft in Bezug auf Winkel und Winkelgeschwindigkeit unter konzentrischen Bedingungen.

Für die **exzentrische Kontraktionsform** gelten dagegen vollkommen andere Rahmenbedingungen. Eine Kombination aus zuerst isometrischer Kontraktion, gefolgt von einer konzentrischen und unmittelbar daran anschließenden exzentrischen

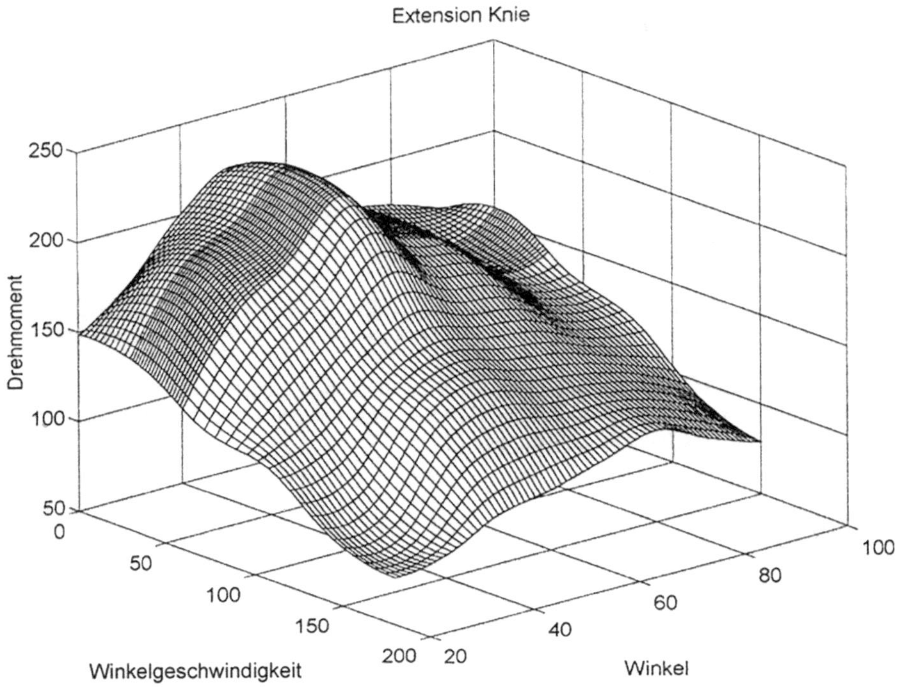

Abb. 4.6 Dreidimensionales Bild für die konzentrischen Muskelkraft der Kniestreckung in Abhängigkeit von Winkelstellung und Winkelgeschwindigkeit bei einer geschwindigkeitskonstanten (isokinetischen) Dynamometrie. Interpolation von mehreren Messpunkten bei 48 Wiederholungen der Extension bei unterschiedlichen Geschwindigkeiten über unterschiedliche Bewegungssegmente. (Bochdansky 1994)

Kontraktion mit abschließender zweiter konzentrischer Kontraktion, zeigt die unterschiedlichen Spannungen im MSF-Apparat bei den unterschiedlichen Kontraktionsformen im Rahmen einer isokinetischen Kniebewegung mit MVC für die Kniestrecker (Abb. 4.7).

Die Daten wurden aus 40 Tests auf 100 % am Ende der isometrischen Kontraktionsphase (bei 100 % MVC) normiert. Die EMG-Aktivität des M. quadriceps (V. medialis, V. lateralis, R. femoris) wurde ebenfalls normiert. Da in jeder Phase 100 % MVC galt, ist es nicht verwunderlich, dass die EMG-Aktivität über weite Strecken gleich blieb, mit einer leichten tendenziellen Zunahme bis kurz vor dem Ende des Tests. Die mechanische Spannung im Muskel-Sehnen-Apparat veränderte sich jedoch dramatisch (Abb. 4.8).

Während der isometrischen Phase nahm die Spannung zu, um sich dann – wie von Hill bereits beschrieben – in der ersten konzentrischen Phase geschwindigkeitsabhängig und winkelabhängig zu reduzieren.

Bei der Bewegungsumkehrung (**exzentrische Kontraktion**) zeigte sich zuerst ein Einschwingen aufgrund der Elastizitäten und danach ein deutlicher Anstieg der Spannung (Drehmoment). Der Anstiegswinkel war abhängig von der Vorspan-

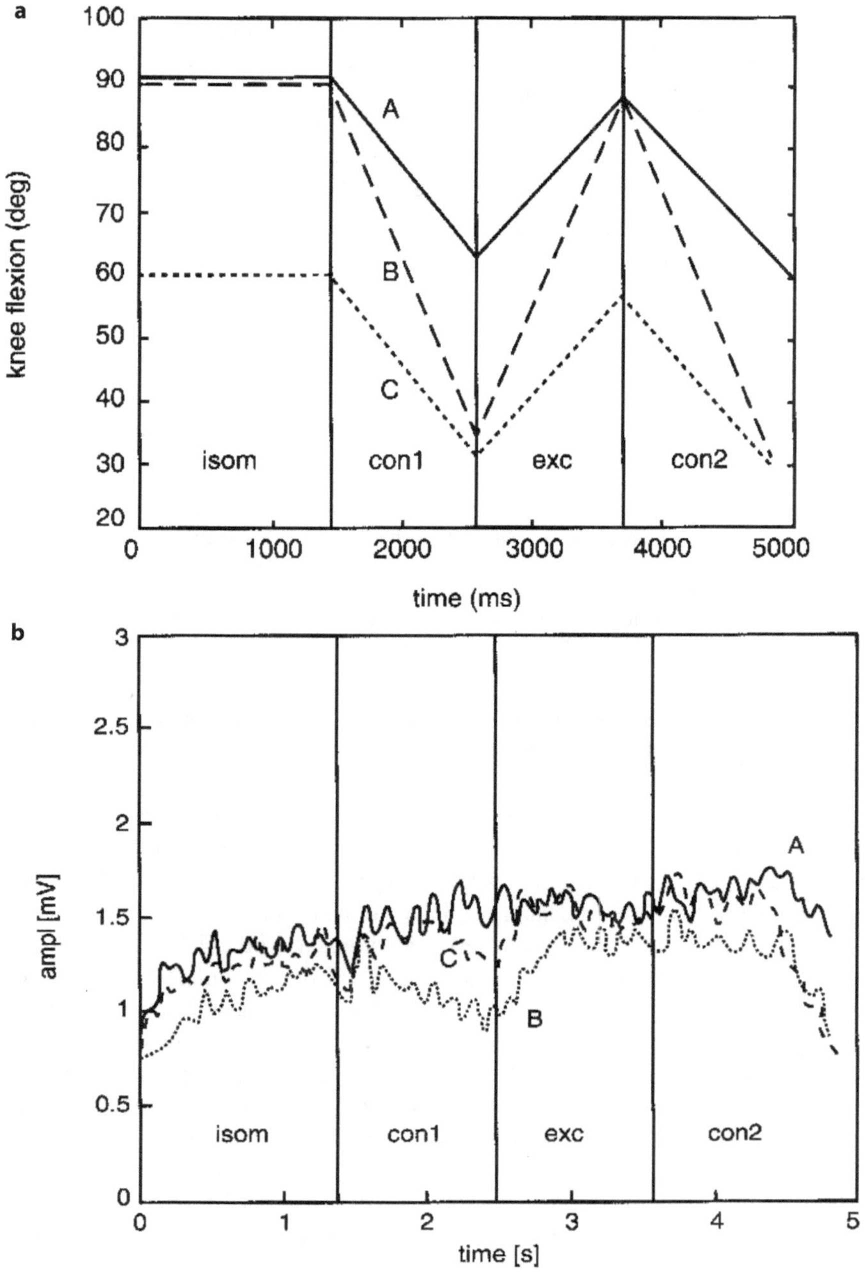

Abb. 4.7 **a** Winkelverlauf eines isokinetischen Tests für die Kniestreckung in den Phasen isometrisch (isom) – konzentrisch 1 (con 1) – exzentrisch (exc) – konzentrisch 2 (con2). Test A: Testbeginn bei 90° Kniebeugung, Streckung bis 60° Kniebeugung; Winkelgeschwindigkeit: 30°/s. Test B: Testbeginn bei 90° Kniebeugung, Streckung bis 30° Kniebeugung; Winkelgeschwindigkeit: 60°/s. Test C: Testbeginn bei 60° Kniebeugung, Streckung bis 30° Kniebeugung; Winkelgeschwindigkeit: 30°/s. **b** Normiertes EMG-Signal des M. quadriceps im Verlauf des Tests bei „geforderter" maximaler Willkürkontraktion (MVC) für Test A, B, C. Alle Daten normiert aus 40 Einzeltests. (Bochdansky 1994, 2000; Danksagung an Josef Kollmitzer)

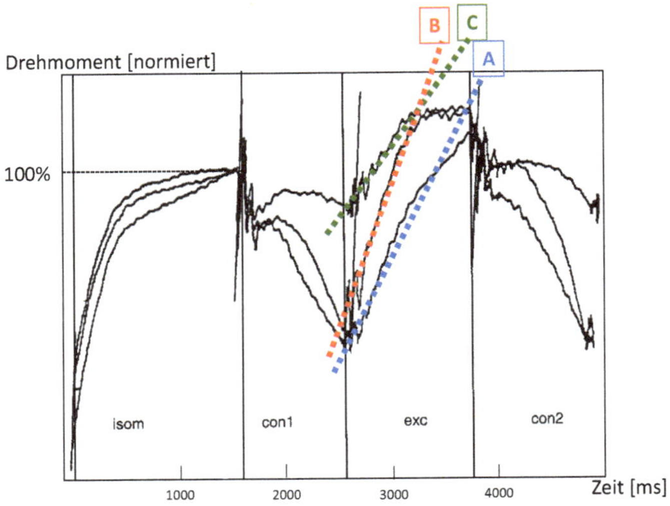

Abb. 4.8 Drehmomentdaten, normiert aus 40 Einzeltests, Ende der isometrischen Phase = 100 %. Testbeschreibung (A, B, C) siehe Abb. 4.7. Der deutliche Unterschied im Anstiegsverhalten (dF/dt) während der exzentrischen Phase weist auf unterschiedliche Dehnsteifigkeit (Spannungs-Dehnungs-Kurve) hin, da in dieser Phase die kontraktile Aktivität (EMG) annähernd konstant war (Abb. 4.7). (Bochdansky 1994, 2000; Danksagung an Josef Kollmitzer)

nung des M. quadriceps und vor allem von der Bewegungsgeschwindigkeit. Je mehr Vorspannung und je höher die Bewegungsgeschwindigkeit, desto „steifer" war der M. quadriceps und desto steiler der Kraftanstieg (dF/dT).

Bei dieser Kontraktionsform stehen daher die elastischen Eigenschaften des MSF-Apparats im Vordergrund. Diese Eigenschaften ermöglichen es, dass bei der Fortbewegung metabolische Energie „gespart" wird, da elastische Spannungsenergie gespeichert werden kann. Sehnen können sich viel schneller elastisch zusammenziehen, als sich Muskeln verkürzen können, wodurch Tiere weiter springen können. Die Elastizität der Sehnen und Faszien beeinflusst die Kontrolle der Muskelaktivität durch unterschiedliche Aktivität der sensorischen Afferenzen (Alexander 2002). Sie ist umso geringer, je höher die Vorspannung und je höher die exzentrische Bewegungsgeschwindigkeit ist, da die für eine Kontrolle erforderliche Zeit begrenzt ist und somit immer weniger Zeit und Information für eine rechtzeitige Regulierung vor einer Verletzung zur Verfügung steht.

Die **Steifigkeit** (hier: Dehnsteifigkeit: Widerstand gegen eine Verformung) des MSF-Apparats steigt, je höher die Kraft im MSF-Apparat ist. Dabei ist die Muskelsteifigkeit höher als die Sehnensteifigkeit (Jakubowski et al. 2023). Gleichzeitig steigt dadurch die Gelenksteifigkeit (und auch die Gelenkstabilität) nichtlinear mit zunehmender Willküraktivität der Muskulatur (siehe auch Thixotropie).

Nach Verletzungen bzw. bei Tendinopathie der Achillessehne ist die Spannung der Sehne erhöht, die Steifigkeit jedoch reduziert (Obst 2018). Diese reduzierte Steifigkeit ist jedoch nur auf den sehnigen Anteil des M. gastrocnemius lateralis beschränkt (Crouzier et al. 2025).

Die Steifigkeit und die Elastizität des MSF-Apparats des M. gastrocnemius sinkt auch mit zunehmenden Alter (Onambele 2006), wodurch eine schlechtere posturale Stabilität bei älteren bzw. verletzten Menschen erklärt werden kann.

Krafttraining moduliert die Steifigkeit des MSF-Apparats und beeinflusst somit auch die Belastung bei einer exzentrischen Kontraktion (Mersmann 2017).

Sehnen sind hoch anisotrop und haben **auxetische** Materialeigenschaften, d. h., sie werden bei Dehnung dicker (Gatt 2015; siehe Abschn. 1.9). Sie besitzen daher gute Materialeigenschaften in Bezug auf Steifigkeit und Energieabsorption. Diese Materialeigenschaften können bei Sehnenerkrankungen gestört sein.

Sowohl extrafusale als auch intrafusale Muskelfasern haben **thixotrope** Eigenschaften, d. h., nach Bewegung und bei länger anhaltender Dehnung verringert sich die Steifigkeit. Bei einer schnellen Dehnung ist die Steifigkeit höher. Dies bedingt auch eine unterschiedliche Sensitivität der agonistischen und antagonistischen Muskelspindeln (Proske 2014; Roach 2023). Je schneller also die Dehnung bei einer exzentrischen Bewegungsform einwirkt, desto steifer bleiben auch die kontraktilen Elemente des MSF-Apparats.

Bereits ein einfaches biomechanisches Modell des MSF-Apparats zeigt, dass es sich hier um ein **viskoelastisches** Modell handelt, und zwar in Form einer Kombination eines Kelvin-Körpers (parallele Elemente) und eines Maxwell-Körpers (serielle Elemente; Garrett 1990; Peltonen 2013), da die kontraktilen Elemente auch als Dämpfungselemente betrachtet werden können (Abb. 1.21 und 4.4).

Viskoelastizität ist u. a. auch temperaturabhängig, und somit spielt die Gewebetemperatur auch für die Elastizität/Steifigkeit des MSF-Apparats eine Rolle (Kirkendall 2002).

Bei einer exzentrischen Kontraktion ist also die Steifigkeit des MSF-Apparats abhängig vom Ausmaß der willkürlichen Kontraktion. Wir können grundsätzlich also willkürlich die Steifigkeit und somit auch die Dämpfung des MSF-Apparats modulieren. Dafür ist allerdings eine gewisse Vorlaufzeit erforderlich, und die ist nur durch antizipative Kontraktionskontrolle möglich.

Wenn wir also eine hohe α-Aktivität haben (willkürlich oder auch nichtwillkürlich, z. B. beim Spasmus), so ist die Steifigkeit hoch.

Bei einer exzentrischen Bewegung kommt es in kurzer Zeit zu einem hohen Anstieg der Spannung. Somit steht auch mit zunehmender Steifigkeit eine immer kürzer werdende Zeit pro Spannungsanstieg zur Verfügung, um diese Spannungsdifferenz so modulieren zu können, dass es nicht zu einem Überschreiten der Belastungsgrenze des Gewebes kommt, also keine Gewebsverletzung (z. B. DOMS) erfolgt.

Bei der Landung nach einem Sprung benötigen wir eine ausreichende Dämpfung und somit gleichbedeutend auch eine ausreichende antizipatorische Muskelaktivität, um die Bewegung kontrollieren („bremsen") zu können und einen möglichen unkontrollierten Sturz zu vermeiden.

Umgelegt auf die Hill'sche Kurve (Zusammenhang zwischen Kraft und Kontraktionsgeschwindigkeit) für exzentrische Kontraktionsformen bedeutet eine zunehmende exzentrische Bewegungsgeschwindigkeit (Dehnungsrate) eine steigende Dehnung und Spannung (Belastung) des MSF-Apparats, die aus mechanischer

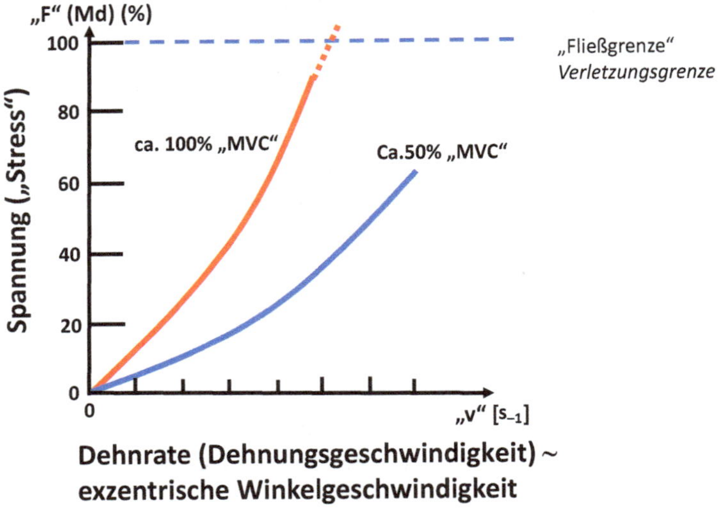

Abb. 4.9 Schematische Spannungs-Dehnungs-Kurve für eine exzentrische Kontraktionsform mit unterschiedlicher maximaler willkürlicher Kontraktion (MVC). Die Dehnrate entspricht einer Winkelgeschwindigkeit bei exzentrischer Kontraktion mit unterschiedlichem Grad an MVC. Je höher die MVC und je höher die Dehnungsgeschwindigkeit, desto „steifer“ ist die Muskel-Sehnen-Faszien-Einheit, und desto schneller wird eine Verletzungsgrenze erreicht, bevor eine willkürliche Abregelung der muskulären Aktivität erfolgen kann. Bei diesem vereinfachten Modell sind für die physikalische Beschreibung der Muskulatur bedeutende Parameter, wie z. B. Viskosität oder thermische Beeinflussung, nicht berücksichtigt

Sicht bis an die plastische Verformung oder womöglich darüber hinaus bis zur Strukturstörung (Riss) führt (Spannungs-Dehnungs-Kurve), wenn eine Fließgrenze (Verletzungsgrenze) überschritten wird (Abb. 4.9).

Die Dehnungsveränderung (Dehnrate) steigt pro Zeiteinheit: Die Verformungsgeschwindigkeit nimmt zu:

$$\dot{\varepsilon} = \frac{d\varepsilon}{dt} \quad \left[s^{-1}\right]$$

Physiologisch erfolgt – bei ausreichendem Zeitguthaben – vor einer mechanischen Überlastung bereits eine neurophysiologische Abregelung. Mit anderen Worten: Das Verletzungsrisiko steigt mit der Zunahme der Steifigkeit, unabhängig davon, ob diese endogen durch eine Erhöhung der efferenten Motorikaktivität erfolgt oder exogen, z. B. durch geringere Temperaturverhältnisse und dadurch veränderten E-Modul in Bindegewebe und Faszien, bedingt ist. Die exzentrische Kontraktionsform unterscheidet sich daher grundsätzlich von der konzentrischen Form. Eine Abbildung der Hill'schen Kurve mit negativen Geschwindigkeiten erscheint somit nicht sinnvoll, da unterschiedliche Prinzipien vermischt werden.

Aus bisherigen Untersuchungen geht hervor, dass in vivo die Dehnungsrate keinen großen Einfluss auf die viskoelastischen Eigenschaften der Achillessehne hat (Peltonen 2013; McCrum 2018). Der Grad der Steifigkeit moduliert aber auf jeden

Fall den Grad der sensorischen Afferenzen. Jedoch ist dieser Effekt in vivo schwer zu analysieren, da eine Reihe von neuronalen Regelprozessen diese Auswirkungen auf die Muskelmechanik modulieren (Cronin et al. 2008).

Dehnungsreflexe beeinflussen die Muskelsteifigkeit, wobei dies nur für die passive Steifigkeit gezeigt werden konnte, nicht jedoch für die aktive, die allerdings nur bei 30 % der maximalen Willküraktivität untersucht wurde (Kubo 2022).

Diesbezüglich sind noch viele Fragen zur Biomechanik in Kombination mit der Neurophysiologie offen. Für die Praxis der Bewegungstherapie können aber – sehr vereinfachend – folgende Schlüsse gezogen werden:

- Kraft und Ausdauer können unter konzentrischen Bedingungen **winkelspezifisch** und **geschwindigkeitsspezifisch** entsprechend den Regeln der Trainingslehre trainiert werden.
- Koordinationstraining muss die **neuronalen Regelprozesse** berücksichtigen, die bei den beiden unterschiedlichen Kontraktionsformen und deren unterschiedlichen biomechanischen Bedingungen auch sehr unterschiedliche Effekte haben.
- Krafttraining unter exzentrischen Bedingungen muss die neuronalen und **biomechanischen Bedingungen** berücksichtigen.
- Die physiologischen Prinzipien für einen isolierten Muskel sind nur sehr bedingt im Training und in der Therapie anzuwenden, da in vivo Muskeln im Rahmen von **Muskelketten** bzw. **Muskelschlingen** aktiv sind. Unterschiedliche Kontraktionsformen finden innerhalb einer Muskelschlinge auch zeitgleich statt.
- Agonisten, Antagonisten, Synergisten und Fixatoren kontrahieren in unterschiedlichen Formen, zu unterschiedlichen Zeiten, in unterschiedlicher Intensität.
- Im Alltag werden beide Kontraktionsformen (konzentrisch und exzentrisch; die isometrische Form kann als Übergangsform dieser beiden Formen angesehen werden) gebraucht; daher müssen auch **beide Formen** in einem TP berücksichtigt und spezifisch trainiert werden.

These 13: Wir behandeln senso-kognito-motorisch

Seit 1837, als sich Charles Bell die Frage stellte, wie der Mensch eine aufrechte oder gegen den Wind geneigte Haltung einhält (siehe Abschn. 1.7.1), wird noch immer die gleiche Frage der Haltungskontrolle gestellt.

Derzeit ist es modern zu sagen: „Wir trainieren sensomotorisch." Und alle erstarren in Ehrfurcht, und keiner fragt mehr, wie denn das zu „ver-stehen" sei. Wir benötigen daher ein Modell, um unser „Stehen zu ver-stehen".

Vierordt beschreibt 1871 sein Modell als „**Äquilibrierungsgefühl**", Exner 1891 die „**Sensomobilität**", Sherrington 1898 den „**muscle sense**" und schließlich 1923 Weizsäcker (Weizsäcker 1923) den Begriff „**Sensomotorik**", der dann 1967 von Jung als „**Senso-Telo-Memo-Motorik**" erweitert wurde. von Foerster (1997) bezieht neben dem Sensorium und dem Motorium noch das **Gehirnorium** in sein System ein. Er beschreibt Bewegung als Voraussetzung für Wahrnehmung und die Wahrnehmung als Voraussetzung für Bewegung. Kognition ist für diesen Kreislauf eine Voraussetzung. Da sich dieses System an die Umwelt anpassen kann – und muss –, ist es nach Holland (1992) ein „komplexes adaptives System“.

Auf diesen Modellen aufbauend, wird in dieser Publikation ein weiteres Modell vorgestellt, an dem therapeutische Maßnahmen erklärt werden.

Manchmal hört man „Ich behandle die Sensomotorik“. Spätestens dann ist klar, dass das Verständnis des Therapeuten Entwicklungspotential hat. Ein Modell – wie auch immer definiert – kann nicht in diesem Sinn „trainiert“ werden. Ein Mensch trainiert. Ein Modell kann durch wiederholte Evaluation entwickelt, verbessert oder optimiert werden. Ein Patient kann Bewegungsübungen machen („trainiert werden“), die auf einem Modell beruhen. Hoffentlich verbessern sich dann seine Funktionen.

In diesem Fall präsentieren wir ein Modell, das in drei Ebenen gegliedert ist und auf drei Säulen basiert (siehe Abschn. 1.7.2).

Und schon sind wir wieder bei diesem schwer fassbaren Begriff eines TP, der oft als „ganzheitlich“ bezeichnet wird, ohne zu definieren, was genau mit „Ganzem“ gemeint ist. In der Tat müssen jederzeit alle drei Ebenen und alle drei Säulen dieses Modells (also das „Ganze“) bei einem TP mitberücksichtigt werden (Abb. 4.10 und 1.28).

Das gilt sowohl für das gemeinsame System „Therapeut-Patient“ als auch jeweils für das einzelne System „Therapeut“ und „Patient“.

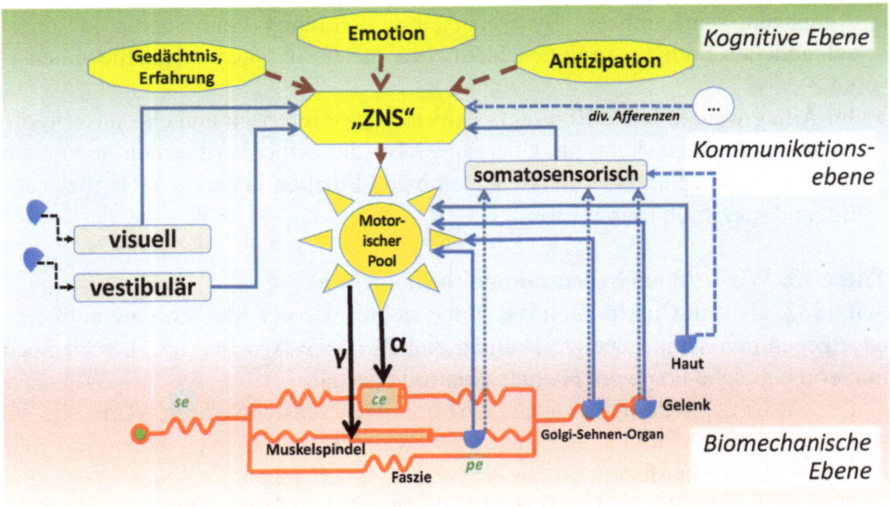

Abb. 4.10 SKMS-Modell. Es beschreibt die Wechselwirkung einer biomechanischen Ebene eines Muskel-Sehnen-Faszien-Modells mit der kognitiven Ebene des ZNS über eine kommunikative Ebene. ce: kontraktile Elemente; se: seriell elastische Elemente; pe: parallel elastische Elemente. α, γ: Efferenzen an die ce der extra- bzw. intrafusalen Fasern; Motorpool: motorischer Pool (nach Basmajian 1985); div. Afferenzen: verschiedenste Afferenzen, nicht näher bezeichnet. (Bochdansky et al. 2021)

Für einen „erfolgreichen“ TP muss die Kommunikation zwischen Therapeut und Patient „funktionieren“; die kognitive Ebene des Therapeuten muss mit der des Patienten koordiniert sein, und auch die mechanische Interaktion zwischen Therapeut und Patient muss optimal dosiert sein (siehe These 3).

In Bezug auf die drei Säulen der kommunikativen Ebene ist die neuronal-somatische Säule sehr entscheidend (siehe These 12), insbesondere bei manuellen Techniken. Die neuronal-autonome (vegetative) Säule, die ja auch über Emotionen (Geborgenheit, Angstreduktion etc.) modulierend wirkt, sollte in ihrer Bedeutung keinesfalls unterschätzt werden, nicht zuletzt da diese Säule ja auch die humorale Säule beeinflusst. Es gibt Menschen, die man nicht „riechen“ kann, bei denen „das Herz höher schlägt“, bei denen es „einem den Atem verschlägt“ etc. Die Verknüpfung des ANS mit allen sensorischen Informationen spielt auch in der Wechselbeziehung zwischen Therapeut und Patient eine große Rolle und beeinflusst auf jeden Fall den Erfolg eines TP („therapeutic touch“).

Die Säule der humoralen Information steht für die Interaktion zwischen Therapeut und Patient nicht ganz im Vordergrund, da es – im Allgemeinen – nicht zu einem Austausch humoraler Substanzen kommt. Es ist jedoch z. B. in manchen Kulturkreisen von großer Bedeutung, welches Geschlecht ein Therapeut bzw. ein Patient hat.

Auf jeden Fall muss die Position des Beobachters definiert sein, der einmal der Therapeut, ein anderes Mal der Patient sein kann. In allen Situationen muss sich dabei der Beobachter überlegen, was sich der Beobachtete überlegt, und als Beobachter versuchen zu spüren, was der Beobachtete spüren könnte. Gleichzeitig überlegt sich der Beobachtete, was der Beobachter sich überlegt und welche Erwartungen sich daraus für ihn ergeben könnten. Oder wie es in einer Liedzeile von der britischen Blueslegende John Mayall (1933–2024) heißt:

> *„I was looking back to see, if she was looking back to see, if I was looking back at her.“* – *„Ich schaute zurück, um zu sehen, ob sie zurückschaute, um zu sehen, ob ich zurückschaute.“* (Mayall 1966)

Klingt komplex, ist es auch – aber das ist der Alltag eines TP.

Im Rahmen eines TP ist eine Dimension – **die Zeit** – zusätzlich zu den verschiedenen Ebenen zu berücksichtigen. Damit ist nicht nur die Dauer jeder einzelnen Therapieeinheit oder nur die Gesamtdauer des TP gemeint, sondern auch die zeitliche Dynamik (siehe These 22): In welcher Häufigkeit finden die einzelnen Einheiten statt, wie lange sind die Pausen zwischen den Einheiten (Belastungen), wie groß ist der Belastungsanstieg pro Zeiteinheit, und welche weiteren Parameter spielen eine Rolle?

These 14: Wir behandeln umweltbewusst

Im Rahmen einer Behandlung, die auf dem Modell des S-K-M-S aufbaut, sind neben den endogenen physiologischen Bedingungen (sowohl des Patienten als auch des Therapeuten) auch exogene Faktoren zu beachten. Eine Behandlung muss in dem Sinn **umweltbewusst** sein, indem sie sich der Umwelt, also der Umgebung (Milieu) bewusst sein muss.

Es ist nicht egal, in welchem Raum die Therapie stattfindet, welche Raumtemperatur und Luftfeuchtigkeit herrscht; die Helligkeit spielt eine Rolle, der Lärmpegel und nicht zuletzt auch der Geruch. Dabei wird erneut der Einfluss der Emotionalität auf einen TP deutlich, der wiederum individuell sehr variabel ist. Die modulierbaren Umgebungsfaktoren wie Musik, Farbe, Licht, Geruch etc. sollten deshalb individuell angepasst werden, denn was manche als angenehm wahrnehmen, ist für andere störend.

Die **Architektur** wirkt auf den Menschen (und selbstverständlich be-wirken Menschen Architektur). Dazu gibt es zahlreiche einschlägige Literatur (z. B. Rittelmeyer 1990; Brichetti 2019). Räume, in denen Bewegungstherapie ausgeführt wird, sind aber in den seltensten Fällen nach therapeutischen Überlegungen konzipiert.

Leichter ist es, die Farbgestaltung der vorhandenen Räume zu adaptieren (Meerwein 2007). Dazu gibt es ebenfalls verschiedene Farbtheorien, u. a. aus dem Jahr 1810 von *Johann Wolfgang von Goethe* (1749–1832; Goethe 2016), von *Johannes Itten* (1888–1967), Schweizer Lehrer am Bauhaus in Weimar (Itten 1961), von *Wassily Kandinsky* (1866–1944), einem russischen Maler am Bauhaus und Mitbegründer des Blauen Reiters in München (Kandinsky 1952), der als Synästhetiker einen besonderen Bezug zu Farben hatte, bis hin zu *Heinrich Frieling* (1910–1996), einem deutschen Biologen und Farbpsychologen in Marquartstein (Frieling 1972). Alle Theorien beschreiben zwar psychologische Wirkungen, sie sind jedoch sehr unterschiedlich in ihren Schlussfolgerungen, sodass keine physiologische „Gesetzlichkeit“ aus den verschiedenen Theorien abgeleitet werden kann (Elliot 2015).

Einer subjektiven (und auch kulturabhängige) Bewertung der farblichen Umgebung sollte man sich bei der Gestaltung eines Therapieraumes jedenfalls bewusst sein.

Ein weiterer Aspekt für einen Therapieraum, der ohne großen Aufwand modifiziert werden kann, ist der Lärm („noise“) innerhalb des Raumes (**Akustik**) und der **Umgebungslärm**. Es ist bekannt, dass Lärm über 110 dB gesundheitsschädlich ist (Salazar 2023), aber auch umweltbedingter Lärm mit deutlich geringerer Lautstärke (< 50 dB) kann die kognitive Leistungsfähigkeit beeinträchtigen (Zhou 2012; Moudon 2009), sodass z. B. in neonatologischen Intensivstationen ein Lärmpegel von < 45 dB empfohlen wird (Gennattasio 2024).

Dabei geht es aber nicht nur um die Höhe des Lärms in Dezibel, sondern auch darum, ob die jeweils eigene Aufmerksamkeit des Therapeuten und Patienten abgelenkt werden kann, indem die Gespräche anderer Personen mitgehört werden können, egal, ob absichtlich oder unabsichtlich.

Hören ist keineswegs ein rein passiver Prozess vom Trommelfell zu zerebralen auditiven Zentren. Motorische Reaktionen, wie z. B. Drehen des Kopfes, modulieren den Schalldruck auf das Trommelfell oder wirken auch auf Hirnstamm und kortikale Strukturen über synaptische Schaltkreise, die auf dem Konzept der **„Corollary Discharge“** (Folge-Entladung; Reafferenzprinzip) aufbauen (Schneider 2014, 2015; siehe Abschn. 1.3).

Motorische Signale unterdrücken die Sensibilität für Umgebungsgeräusche während der Bewegung; dagegen wird die Aktivität im visuellen Kortex verbessert (Niell 2010). Bewegung moduliert jedenfalls Hören (Schneider 2018).

In Selbstversuchen kann man erfahren, dass Musik, die über einen Kopfhörer abgespielt wird, bei koordinativ anspruchsvollen Bewegungsformen (z. B. Skifahren) nicht „wirk-lich" wahrgenommen werden kann, jedoch durchaus ein rhythmisierender „cueing"-Effekt angenommen werden kann.

Musik wird in der therapeutischen Praxis sehr unterschiedlich eingesetzt (Thaut 2015; Caputo 2025; siehe Abschn. 2.2.6.2). Die Musiktherapie differenziert u. a. zwischen **rezeptiver** Musiktherapie, also dem Hören und Erleben, und der **aktiven** Musiktherapie, bei der der Patient selbst motorisch aktiv ist. Letztere Form soll an dieser Stelle nicht weiter beschrieben werden, dazu gibt es eigene Forschungseinrichtungen. Das gilt selbstverständlich auch für die rezeptive Form. An dieser Stelle soll lediglich darauf hingewiesen werden, dass der therapeutische Einsatz von Musik große medizinische Relevanz hat.

Es ist jedoch nicht sinnvoll, einfach „nur" Hintergrundmusik als Geräuschkulisse während der Therapie einzuschalten. Emotionale Reaktionen darauf können auch unterschiedliche unerwünschte Nebenwirkungen hervorrufen (Vuilleumier 2015). Auch bei der emotionalen Reaktion auf Musik spielt bekanntlich der jeweilige kulturelle Hintergrund eine wesentliche Rolle.

Ein nicht unwesentlicher sensorischer Umwelteinfluss ist der **Geruch**. Er weckt alte Erinnerungen, indem er sehr direkt auf Elemente des limbischen Systems wirkt, und moduliert dadurch wesentlich die emotionelle Stimmungslage (siehe Abschn. 2.2.6.3).

Insofern haben auch Räucherstäbchen einen physiologischen Effekt (in Abhängigkeit von der jeweiligen subjektiven Erwartung und Bewertung), und auch auf dieser sensorischen Ebene ist der kulturelle Hintergrund der jeweiligen Person von großer Bedeutung (neben möglichen individuellen Unverträglichkeiten auf verschiedene Gerüche). Man sollte daher mit diesem wirkungsvollen sensorischen Input sehr sorgsam umgehen.

Das Thema „**Licht**" wird in Abschn. 2.2.6.1 und These 17 beschrieben. Grelles Licht in einem Therapieraum ist ebenso problematisch wie ein zu dunkler Raum. Beides führt auch zu unterschiedlichen vegetativen Reaktionen.

Bewegung fördert kognitive Fähigkeiten. Dies konnte u. a. in einer Studie gezeigt werden, die diesen Effekt in unterschiedlichen Umgebungen untersuchte (Boere 2023). Dabei wurde als Parameter die P300-evozierten Potentiale (ereigniskorrelierte Potentiale im EEG, die den Grad der Relevanz eines Ereignisses widerspiegeln) verwendet. Interessant dabei war, dass die Umgebung bei der Steigerung kognitiver Funktionen wie Aufmerksamkeit eine größere Rolle spielen kann als die körperliche Betätigung. Ein 15-minütiger Spaziergang im Freien war effektiver als ein gleich langes Gehen innerhalb des Gebäudes. Das gilt auch für die Gartenarbeit, wie eine zusammenfassende Literaturübersicht zeigte (Stott 2024).

Daraus lässt sich insgesamt folgende Empfehlung ableiten:

► **Bewegung ist gesund, Bewegung in einer als angenehm empfundenen Umgebung, insbesondere im Freien (in der „Natur"), ist noch gesünder.**

These 15: Wir behandeln kommunikativ

Watzlawick beschreibt Kommunikation als Conditio sine qua non des menschlichen Lebens (Watzlawick 2017).

In jedem TP kommunizieren wir „fort-laufend", da wir uns auch „ver-halten". Permanent werden subjektive Signale als syntaktische Information ausgesandt und empfangen. Die semantische Zuordnung ihrer Bedeutung erfolgt jedoch individuell und subjektiv, und es bedarf eigentlich schon eines großen kommunikativen Aufwands, diese Signale auf Basis einer gemeinsam definierten Semantik so zu interpretieren, dass möglichst wenige Missverständnisse dabei auftreten.

Neue Bewegungen können erklärt, gezeigt oder geführt werden. Sie werden dann gehört, gesehen oder gefühlt – oder manchmal auch alles gemeinsam. Alles eine Frage der Kommunikation.

Ein senso-kognito-motorisches System (S-K-M-S) ist daher auch ein Kommunikationsmodell, mit dem wir über Bewegung kommunizieren (bzw. „nicht nicht kommunizieren") können. Das geschieht durch **Wahrnehmung 1. Ordnung** als direkte Wahrnehmung und **Wahrnehmung 2. Ordnung** in Form der Zuschreibung von Sinn und Bedeutung (Watzlawick 2022a).

Jede Person, die am TP beteiligt ist, hat ihre eigene Wahrnehmung und somit ihre eigene subjektive Wirklichkeit. Berichte über den Verlauf eines TP sind daher grundsätzlich subjektiv, sie „be-richten" über das Subjekt Patient aus Sicht des Subjekts Behandler.

Gehen wir von einer konkreten Situation in einem therapeutischen Umfeld aus. Ein Patient kommt das erste Mal zu einem Therapeuten. In einer ersten Gesprächsphase werden Informationen „ausgetauscht" oder – besser gesagt – Spielregeln der Kommunikation festgelegt. Dies erfolgt nicht notwendigerweise linguistisch, sondern zum großen Teil auf analoger Basis der Körpersprache (Haltungs- und Bewegungssprache). Der Therapeut sollte sich jedoch keinesfalls – im Sinne eines Stimulus-Response-Modells – als Informationsquelle betrachten, der dem Patienten als Informationsziel sagt, was zu tun sei (siehe Abschn. 2.1).

Vor allem am Beginn eines TP sollte der Therapeut die Position eines Beobachters einnehmen, der analysiert, weshalb die Kommunikation im S-K-M-S innerhalb des Patienten gestört ist, um dann gezielt seine Korrekturinterventionen setzen zu können. Der Therapeut wird somit zum Beobachter der Beobachtungsebene (kognitiven Ebene) des Patienten oder – anders ausgedrückt – zu einem Beobachter 2. Ordnung.

Er nimmt mit seinem S-K-M-S die Aktivität des S-K-M-S des Patienten wahr, interpretiert diese Information, ordnet ihr eine Bedeutung zu und setzt anschließend eine Intervention mit seinem S-K-M-S so um, dass der Patient mit seinem S-K-M-S so reagiert, wie sich das der Therapeut in seinem S-K-M-S gewünscht (erwartet) hat. Auf Basis der Differenz zwischen dem Erwarteten und dem Gesehenen wird ein neuer Kreisprozess gestartet (siehe Reafferenzprinzip in Abb. 1.6).

Der **Therapeut** ist gleichzeitig Beobachter seiner eigenen Aktivität und der Aktivität des Patienten. Der **Patient** ist gleichzeitig Beobachter der Aktivität des Therapeuten und seiner eigenen Aktivität und der Reaktion des Therapeuten. Beide Beteiligten **erwarten das Unerwartete**.

Dieser kreisförmige Informationsaustausch läuft so lange, bis ein Status erreicht worden ist, den beide „Kommunikationspartner“ als Ziel vereinbart haben. Sinnvollerweise kann bei diesem laufenden Kreisprozess ein physiologisches Prinzip zur Ökonomisierung angewandt werden: das Reafferenzprinzip (oder das Prinzip der „Corollary Discharge“, der Folge-Entladung).

Kommuniziert wird nicht mehr über das gesamte S-K-M-S und dessen Prozess, sondern nur über die Differenz zur letzten Information, also zur Entwicklung des Bewegungsablaufs auf dem Weg hin zum vereinbarten Ziel. Dabei werden auch viele Einzelziele formuliert, sodass beim Erreichen dieser Ziele viele Erfolgserlebnisse die Motivation „laufend auf-recht-er-halten“ können.

These 16: Wir behandeln thermisch

Seit Jahrtausenden ist bekannt, dass unterschiedliche Umgebungstemperaturen unterschiedliche physiologische Effekte haben (siehe auch These 14). Im Rahmen eines TP unterscheiden wir dabei, ob es sich um einen Kontextfaktor handelt oder um einen therapeutischen Reiz.

Kontextfaktor Wärme Beginnen wir bei der Umgebungstemperatur, die im zeitlichen Rahmen einer einzelnen Therapieeinheit konstant bleibt. Die Physiologie spricht von einer **Indifferenztemperatur**, wenn die Umgebungstemperatur keine physiologischen Reaktionen bewirkt und diese Umgebung subjektiv als angenehm empfunden wird.

Der Mensch ist ein **endothermes** Wesen, d. h., der Stoffwechselumsatz und somit der Energieumsatz bestimmt die Körperkerntemperatur, die über eine sehr große Spange der Umgebungstemperatur konstant gehalten werden kann.

Der Aufenthalt in einer Sauna ist (vereinfacht) mit einer Umgebungstemperatur von bis zu +100 °C verbunden, der Aufenthalt in einer Kältekammer von −100 °C. Trotz einer Spanne von (vereinfacht) 200 °C bleibt unsere Körperkerntemperatur bei annähernd 37 °C, zumindest eine gewisse Zeit lang. Je größer die Temperaturdifferenz zwischen Umgebung und Körper, desto kürzer ist die Zeit, in der der Körper seine thermische Homöostase aufrechterhalten kann.

Gemäß dem 2. Hauptsatz der Wärmelehre (Thermodynamik) wird Wärme nur von einem Körper höherer Temperatur auf einen Körper niedrigerer Temperatur übertragen. Ist die Umgebungstemperatur höher als die Köpertemperatur, muss der Körper Maßnahmen treffen, damit die Wärme aus dem Körperinneren nach außen abgeleitet werden kann – er beginnt zu schwitzen und atmet stärker. Umgekehrt muss bei einer niederen Umgebungstemperatur der Körper Wärme (durch Energieumsatz, z. B. Muskelarbeit) produzieren, da er Wärme an die Umgebung verliert.

Wir vernachlässigen hier die Effekte von Wind, Luftdruck, Luftfeuchtigkeit oder Strahlungstemperatur und betrachten nur die Umgebungstemperatur. Für die Bewegungstherapie bedeutet dies, dass die Umgebungstemperatur einen großen Einfluss auf die Energiebilanz und somit auch auf die Leistungsfähigkeit hat. Ist die Umgebungstemperatur zu hoch, braucht der Patient zu viel Energie für die Konstanthaltung seiner Homöostase, ebenso, wenn es im Raum zu kalt ist.

Das Problem in der Praxis ist bekannt: Die individuellen Empfindlichkeiten und subjektiven Wahrnehmungen sind sehr unterschiedlich. Für manche Menschen ist eine Raumtemperatur bereits unerträglich kalt, während sie für andere – vor allem bei körperlicher Bewegung – schon als zu warm empfunden wird.

Nicht zu vergessen ist, dass es auch eine Langzeitadaptierung gibt, d. h., 20 °C im Raum können von einer Person im Winter als warm und im Sommer als angenehm kühl empfunden werden – wie bereits erwähnt auch in Abhängigkeit von insbesondere Luftfeuchtigkeit und anderen physikalischen Parametern. In einem Review wurde gezeigt, dass Patienten mit Fibromyalgie bereits bei Umgebungstemperaturen zwischen ca. 11 und 26 °C Kälteschmerzen hatten (Berwick et al. 2021).

Wärme wirkt physiologisch auch im Gewebe sehr unterschiedlich. Dazu einige wenige Beispiele: Die mechanischen Eigenschaften (E-Modul) des Muskel-Sehnen-Faszien-Systems verändern sich mit der Temperatur. Ganz allgemein: Je niedriger die Temperatur ist, desto steifer ist das Material (siehe Materialeigenschaften, Temperaturkoeffizient, Wärmekapazität).

Daher verändern sich auch die viskoelastischen Eigenschaften – und somit die elastischen Kräfte – von Bindegewebe und Bändern (Lehmann et al. 1970; Ciccone et al. 2006; Bass et al. 2007). Je höher die Temperatur ist, desto geringer ist die Steifigkeit (desto besser die Dehnbarkeit), je niedriger die Temperatur ist, desto höher sind die Kräfte und somit das Risiko für Verletzungen. Einige dieser Eigenschaften wurden auch in einer umfassenden Beschreibung der Faszien erläutert (Klingler 2012).

Lokale Kühlung wirkt auch auf die Rekrutierung der motorischen Einheiten (Mallette et al. 2021; Ota et al. 2025). Das Eintauchen des Unterschenkels in kaltes Wasser senkte die Rekrutierungsschwelle und erhöhte die Entladungsrate und führte somit zu einer Abnahme der Rate der Drehmomententwicklung (Kraftentwicklung).

Selbstverständlich hat die Gewebstemperatur auch einen Einfluss auf neurologische Funktionen, wie z. B. die Nervenleitgeschwindigkeit (Herrera et al. 2010), sowie auf die Sensitivität der Hautrezeptoren (Machado et al. 2023).

Zum Thema Thermotherapie und ihren physiologischen Grundlagen sei auf die weiterführende Literatur verwiesen.

Reizfaktor Wärme In der physikalisch-therapeutischen Praxis sprechen wir oft noch von Kälte- bzw. Wärmetherapie. Obwohl die Kältetherapie (Kryotherapie) physikalisch betrachtet eigentlich nicht existiert, da es keine physikalische Definition von „Kälte“ gibt (und auch nicht geben kann), findet man in PubMed im Jahr 2024 mehr als 30.000 Artikel unter dem Suchbegriff „cryotherapy“ – ziemlich viele Publikationen über ein Thema, das es eigentlich gar nicht gibt …

Im Wesentlichen geht es dabei um folgende Punkte:

1. **Transportrichtung** (entweder von endogen nach exogen oder umgekehrt): Je nach Transportrichtung kann – aus der Patientenperspektive – auch von **Wärmezufuhr** oder von **Wärmeentzug** gesprochen werden. Jeder Wärmetransport wird von Thermosensoren der Haut registriert, und bekanntlich sind verschiedene

Sensorzellen für unterschiedliche Temperaturbereiche besonders sensitiv. Daher empfinden wir eine bestimmte Situation als kälter bzw. wärmer. Die Begriffe „kalt“ und „warm“ sind jedoch „nur“ psychologisch-physiologische Begriffe und keinesfalls physikalische. Die unterschiedliche Empfindung ergibt sich daher in der unterschiedlichen Wahrnehmung und unterschiedlichen Bewertung der sensorischen Information.

2. **Temperaturdifferenz** (je größer, desto höher die Reizwirkung): Unsere Temperatursensoren haben auch unterschiedliche Adaptationsmechanismen (Handwerker 1998). Daher ist klar, dass, je größer die Temperaturdifferenz zwischen Körper und Umgebung ist, desto stärker die **Reizwirkung** ist. Die exogene Umgebung kann z. B. ein Eiswürfel sein, der auf der Haut schmilzt (und daher wenige Grad Celsius über dem Gefrierpunkt liegt), oder auch ein Plastiksack, der mit „kaltem“ Wasser (ca. +15 °C) gefüllt ist. Sie kann aber auch Luft sein, die auf beispielsweise 70 °C abgekühlt ist. Die Hauttemperatur einer gut durchbluteten Extremität in Raumtemperatur beträgt – vereinfacht – ca. +30 °C; daher ist die Differenz je nach Anwendungsform und somit auch die Reizwirkung sehr unterschiedlich.
Bei einer akuten Schmerztherapie sind große Reizwirkungen erwünscht, große Differenzen daher sinnvoll. Dagegen soll bei einer Dämpfung von Stoffwechselvorgängen die Temperatur des Gewebes abgekühlt werden, ohne Durchblutungssteigerung aufgrund starker Reizwirkung. Daher sind geringere Differenzen sinnvoll, die dann aber länger einwirken können. Bei der Wärmezufuhr gelten die gleichen Prinzipien, mit unterschiedlichen physiologischen Reizantworten.
3. **Transportfläche** (lokale Wirkung oder Gesamtkörperwirkung): Für Wärmezufuhr und Wärmeentzug ist die Fläche der Applikation gleichermaßen wichtig. Die Summe der übertragenen **Wärmemenge** (pro Zeiteinheit) ist für die physiologische Wirkung entscheidend. Je größer die Fläche ist, desto größer ist die Wärmemenge.
Eine Umgebungstemperatur der Luft von +40 °C kann physiologisch – zumindest einige Stunden lang – gut toleriert werden. Die gleiche Umgebungstemperatur lokal appliziert im Nacken wird als warm empfunden, da wir an unterschiedlichen Hautarealen unterschiedlich viele Sensoren haben. Somit ist die Wirkung auch von der Lokalisation abhängig. Eine Handvoll Schnee, die im Nacken platziert wird, hat eine andere Wirkung als die Applikation am Unterarm. Die physiologische Wirkung eines lokal angewandten Eiswürfels unterscheidet sich auch von der eines Eisbades. Eine Ganzkörperanwendung in einer Sauna bewirkt andere physiologische Reaktionen als eine lokale Wärmepackung im Bereich der Lendenwirbelsäule.
4. **Dauer der Wirkung** (Kurzzeitanwendung für 2–3 min, Langzeitwirkung für ca. 20–30 min): Um es kurz zu machen: Kurze Anwendungen lösen eine **Reizreaktion** aus, lange Anwendungen führen zu **Adaptationsprozessen**.
5. **Transportdynamik** (transportierte Wärmemenge pro Zeiteinheit, also die Wirkung aus Fläche und Temperaturdifferenz als Materialeigenschaft): In unterschiedlichen Aggregatzuständen (fest – flüssig – gasförmig) und unterschied-

lichen Materialien (Holz, Metall, Plastik etc.) ist u. a. auch die Wärmetransportfähigkeit bzw. die **Wärmeleitfähigkeit** sehr unterschiedlich. Dadurch kommt es zu einer unterschiedlichen Wärmeübertragung pro Zeiteinheit (dQ/dt). Das bewirkt ebenfalls eine unterschiedliche Reizreaktion.

Für den gezielten Einsatz von **Thermotherapie** im Rahmen der Bewegungstherapie sind diese Parameter wichtig für eine Planung eines TP.

Ist z. B. eine vegetative Dämpfung das Ziel oder eher eine höhere Aktivierung? Soll eine lokale Durchblutungszunahme oder eine Durchblutungsabnahme das Ziel sein? Soll der Stoffwechsel angeregt oder gedämpft werden? Und so weiter ...

Im Rahmen der Bewegungstherapie (Propriozeptive Neuromuskuläre Fazilitation, PNF) wird z. B. ein Kältereiz zur Fazilitation der motorischen Aktivierung angewandt (Knott und Voss 1968, 1981; Adler et al. 1993).

Wärme wird sehr subjektiv empfunden, egal ob als Kontextfaktor oder als Reizfaktor. Sie kann – und soll – im Rahmen der Bewegungstherapie auf unterschiedliche Art spezifisch (zielgerichtet) eingesetzt werden.

These 17: Wir behandeln optisch

In diesem Abschnitt „geht" es nicht um den durchaus wichtigen optischen „Eindruck", den ein Therapeut und auch ein Patient jeweils vermittelt bzw. vermittelt bekommt, sondern um die optische Beurteilung der Bewegung von Patienten durch Therapeuten. Sie ist wohl so alt wie die Therapie an sich.

Viele Parameter werden als Informationen wahrgenommen, wenn ein Patient erstmals den Raum betritt – auch unabhängig von der Körpersprache (Haltungs- und Bewegungssprache). Asymmetrien werden zwar relativ leicht bemerkt, sind jedoch rein klinisch oft schwer quantitativ zu beurteilen.

Am einfachsten ist die Bewegungsbeobachtung bei zyklischen Bewegungsformen, insbesondere, wenn diese Muster sehr archaisch sind, wie z. B. beim Gehen. Dazu können Methoden der **beobachtenden Ganganalyse** („observational gait analysis") verwendet werden (Perry 1992; Götz-Neumann 2003), indem Parameter wie z. B. Gangzyklus, Kadenz, Schwung- und Standphasen beobachtet und beurteilt werden. Dabei ist zu beachten, dass die Qualität der gewonnenen Daten sehr abhängig von der Methodik ist (Ferrarello 2013; Rathinam 2014).

Apparative Ganganalysen auf optischer Basis (**Videometrie**) ermöglichen die Beurteilung detaillierterer Parameter, wie z. B. die minimale Zehenfreiheit in der Schwungphase, womit u. a. auch das Sturzrisiko beim Gehen evaluiert werden kann (Carter 2024).

„Beobachtungswerkzeuge" gibt es auch für die obere Extremität für nichtzyklische Bewegungsformen, z. B. das **„observational Drinking Task Assessment" (DTA)**, bei dem die Bewegungsqualität für das Heben eines Glases und das Hinführen zum Mund beurteilt wird (Jose 2024).

Es gibt eine Vielzahl an klinischen Tests, die entweder nur über Beobachtungsparameter oder in Kombination mit einfachen Messinstrumenten (z. B. einer Stoppuhr oder einem Video) bei den unterschiedlichsten Fragestellungen im klinischen Alltag eingesetzt werden, z. B. den Tinetti-Test (Tinetti 1986) oder die Berg-Balance-Skala (Berg 1992).

Der große Vorteil eines optischen Tests besteht darin, dass er auch im Rahmen einer Telemedizin mit den heute zur Verfügung stehenden Instrumenten der Kommunikationstechnologie eingesetzt werden kann (Russell 2003). Der Nachteil ist, dass die subjektive Bewertung nur bedingt standardisiert werden kann.

Eine neue Form der optischen Intervention im Rahmen der Bewegungstherapie ist der Einsatz von **virtueller** oder **augmentierter Realität**, wobei hier ebenfalls die Verbindung mit Telemedizin möglich ist. Insbesondere zu zentralnervösen Erkrankungen, wie z. B. nach einem Schlaganfall, gibt es zahlreiche Publikationen (z. B. Demeco 2023; Soleimani 2024).

Optische (visuelle) Informationen sind für die Bewegungskontrolle im Alltag sehr wichtig, vor allem um die posturale Stabilität zu optimieren (Abb. 1.28). Auch nach Kreuzbandverletzungen ist der Anteil von optischen Informationen für die Bewegungskontrolle nicht zu unterschätzen und soll im Rahmen der Nachbehandlung nach Knieoperationen entsprechend in den TP integriert werden, vor allem, wenn es um den Wiedereinstieg in den Sport geht (Chaput 2024).

Patienten mit einem gerissenen oder operierten vorderen Kreuzband zeigen im Einbeinstand mit geschlossenen Augen größere Balancedefizite als andere Personen. Bei Personen, die eine Rekonstruktion des vorderen Kreuzbandes hatten, war dieses Defizit geringer (Tortoli 2024). Daher ist es wichtig, die visuell-kognitiven Anforderungen in den TP einzubeziehen.

Licht – insbesondere Tageslicht – spielt im Rahmen der Bewegungstherapie eine zumeist unterschätzte Rolle. Viele Therapieräume haben zu wenig Licht oder sind zum Teil gänzlich ohne Tageslicht. So zeigen neuere Untersuchungen, dass Tageslicht einen bedeutenden Beitrag für den Erfolg einer Bewegungstherapie bei der Behandlung von Übergewicht leisten kann (Dunai et al. 2007).

Tageslicht moduliert den zirkadianen Rhythmus, der u. a. das Auftreten von kardiovaskulären Erkrankungen bestimmt. Dieser Rhythmus wird durch eine **zentrale Uhr** im Bereich des suprachiasmatischen Kerns und eine **periphere (molekulare) Uhr** in den zellulären Genen getaktet (Csoma 2023). Verbindungen zu einer Reihe von Zentren des ZNS (z. B. Hypothalamus, Zirbeldrüse – Melatoninproduktion, Hypophyse – Cortisolproduktion, dopaminerges System) zeigen diese umfassenden physiologischen Einflussmöglichkeiten. Die molekulare periphere Uhr wird u. a. über die Körpertemperaturkontrolle durch die zentrale Uhr synchronisiert.

Ein wichtiger Zeitgeber (Taktgeber) für diese Uhr ist Tageslicht, neben körperlicher Aktivität, Schlaf oder Nahrungsaufnahme. Helles Licht beeinflusst – am Abend – den systolischen Blutdruck und die Herzratenvariabilität, wobei blaues Licht den stärksten Effekt zeigte (Cajochen 2005).

Da sich Patienten jedoch nur eine beschränkte Zeit in einem künstlich beleuchteten Raum aufhalten, ist es vor allem für die allgemeine Gesundheit von Therapeuten wichtig, ausreichend Tageslicht zu erleben.

Für den TP ist insbesondere eine entsprechende Beleuchtungsstärke wichtig, um ausreichend optische (visuelle) Informationen zu ermöglichen. Bei anderen Therapieformen (z. B. Entspannungstherapien) soll die Beleuchtigsstärke ebenfalls angepasst werden.

Weitere Formen der Phototherapie sind zwar in Kooperation mit der Bewegungstherapie möglich (z. B. Lasertherapie oder PUVA-Therapie in dermatologischer Anwendung), sollen aber an dieser Stelle nicht erörtert werden.

These 18: Wir behandeln wahr-scheinlich

Wenn wir uns bewegen – und wir bewegen uns permanent, auch im Schlaf –, sind alle exogenen und endogenen Informationen, die von den verschiedenen Sensorensystemen registriert werden, grundsätzlich in einem unbestimmten Ausmaß statistisch „ungenau“. Das gilt nicht nur für biologische sensorische Informationen, sondern eigentlich für sämtliche Messungen, bei denen ein definierter Wert ermittelt werden soll. Mit einer einmaligen Messung erhält man einen Messwert, von dem man zunächst nicht sagen kann, wie genau der Wert der Realität entspricht. Wir müssen daher öfter messen, um diese Ungenauigkeit zu beurteilen und somit festzustellen, ob die in diesem Fall aufgetretene Genauigkeit (Ungenauigkeit) für die entsprechende Fragestellung akzeptierbar ist.

Neben der Messgenauigkeit sind auch die Spezifizität/Relevanz der Messung in Bezug auf das, was gemessen werden soll, sowie ihre Bedeutung für die Bewegungsausführung eine andere. Diese ist aber wichtig. Nur die Kraft zu verbessern, muss noch lange nicht bedeuten, dass der Patient sich dann auch besser bewegen kann. Messsignale können darüber hinaus auch von unterschiedlichen Störsignalen beeinflusst werden.

Der Vorgang der Messung ist in der DIN-Norm (1319) definiert als *„[...] das Ausführen von geplanten Tätigkeiten zu einer quantitativen Aussage über eine Messgröße durch Vergleich mit einer Einheit“*. Auch der Ablauf einer Messung ist in DIN und ISO normiert.

Jeder Messtechniker kennt den Satz *„Wer misst, misst Mist“*. Und wer öfter misst, misst öfter Mist. Um „aus-zu-misten“, brauchen wir statistische Verfahren.

Da eine zielgerichtete Bewegung in jedem Fall antizipatorische Prozesse absolvieren muss („Wir bewegen uns dorthin, wo wir zu einem bestimmten zukünftigen Zeitpunkt sein wollen“), ist eine retrospektive Analyse für die Bewegungskontrolle im Alltag keinesfalls ausreichend. Nicht zuletzt zeigen elektrophysiologische Untersuchungen, dass ca. 300 ms nach einem Ereignis entsprechende EEG-Aktivitäten registriert werden können („Event-Related Potentials“: ERP 300; Kamijo 2004). Dazu sind sehr viele Messwiederholungen erforderlich, um eine relevante Information zu erhalten.

Biologische sensorische Informationen sind nichtlinear, nichtstationär, verzögert, redundant und zeigen ein unterschiedliches Rauschen der Information (Franklin 2011).

Vergangene Informationen können nur mit einer gewissen „Wahr-scheinlichkeit“ für die Kontrolle von zukünftigen Ereignissen verwendet werden, wobei wir auch noch das Ausmaß der Wahrscheinlichkeit beurteilen müssen.

Dafür wurde ein Gehirnmodell beschrieben, in dem die neuronale Aktivität die bedingten Modi von Umweltzuständen codiert und ihre Konnektivität den kausalen

Kontext codiert, in dem sich diese Zustände entwickeln, also ein Modell, das auf der Basis **bayesischer Wahrscheinlichkeit** aufgebaut ist (Körding 2004; Friston 2008; siehe Abschn. 1.11.1). Unser Gehirn verarbeitet also Informationen auch im Hinblick auf die Wahrscheinlichkeit, mit der ein Ereignis eintreten wird.

Im therapeutischen Kontext bedeutet dies, dass durch viele **Wiederholungen** einer Bewegung die Wahrscheinlichkeit für das Gehirn größer wird, dass die nächste Bewegung unter denselben Rahmenbedingungen ähnliche (vergleichbare) sensorische Informationen bewirken wird und somit die Bewegungskontrolle erleichtert (verbessert) werden kann.

Das gilt auch für die kognitive (mentale) Vorstellung einer Bewegung als Vorbereitung vor der eigentlichen Ausführung. Der energetische Aufwand für die Bewegungskontrolle ist umso geringer, je mehr unsere Bewegungsvorstellung der eigentlichen Bewegung entspricht. Unerwartete Bewegungsaufgaben brauchen mehr Aufwand („free energy") für die Kontrolle.

Visuelle Information ist für all diese Kontrollprozesse von großer Bedeutung. Ist die visuelle Information eingeschränkt, ist die motorische Performance (Leistungsfähigkeit) ebenfalls eingeschränkt, nicht jedoch die Fähigkeit des motorischen Lernens (Cates 2024).

Motorisches Lernen kann die Auswirkungen von eingeschränkter visueller Information verringern. Je besser die motorische Leistungsfähigkeit ist, desto geringer ist die Abhängigkeit der Qualität der Bewegungskontrolle von visueller Information. Wir können auch im Dunklen gehen. In der Therapie kann aber genau diese Situation für ein Optimierungstraining (Koordinationstraining) eingesetzt werden. Je mehr die tatsächliche Bewegung den Erwartungen entspricht, desto weniger „anstrengend" ist sie.

Motorisches Lernen (Bewegungstherapie) hat das Ziel, Bewegungen „weniger anstrengend" zu machen (Verbesserung der Bewegungskontrolle). Während der Therapie sollen daher die Bewegungen möglichst „un-wahr-scheinlich" und „unvorher-seh-bar" sein, damit motorisches Lernen erfolgen kann. Und dafür brauchen wir eine entsprechende Zahl an Wiederholungen, damit wir eine Vielfalt an Wahrscheinlichkeiten kennenlernen.

Mit jeder Wiederholung lernen wir in einem verrauschten Informationsprozess besser zu „schätzen". Das gilt für die motorischen „Kommandos" sowohl durch den Therapeuten als auch durch das Gehirn des Patienten selbst. Die Statistik benutzt für solche „unsicheren" Situationen **Modelle zur Beweisakkumulation** („evidence based models"), um durch diese sequentielle Datengewinnung zu einer klaren Ja/Nein-Entscheidung zu kommen (Myers 2022). Jede Bewegungswiederholung sammelt „Beweise" für eine Ja- oder Nein-Entscheidung.

Gleichzeitig liefert jede Wiederholung auch mehr Informationen darüber, welche Details bedeutend für die Entscheidungsfunktion sind. In der therapeutischen Praxis bedeutet dies, dass wir sowohl viele Wiederholungen unter den gleichen Umgebungsparametern als auch unter geänderten Umweltbedingungen benötigen.

These 19: Wir behandeln autonom (vegetativ)

▶ **Wir können nicht nichtautonom handeln und be-handeln.**

Das autonome (vegetative) Nervensystem (ANS) spielt eine entscheidende Rolle bei den Prozessen, die unsere Homöostase regulieren, und ist somit wesentlich an unseren gesamten Gesundheitsprozessen beteiligt – biologisch, psychologisch, sozioökonomisch und kulturell (siehe Abschn. 1.9).

Autonome Prozesse regulieren nicht nur die unwillkürliche Bewegung, sondern auch die willkürlichen Bewegungsprozesse und endokrine Regelkreise. Sie modulieren Herz-Kreislauf-Prozesse und stellen diese auf die jeweilige Anforderung ein. Sie regulieren komplexe Regelprozesse für die Temperaturkontrolle und eine Vielzahl energiebereitstellender Stoffwechselvorgänge – von der Verdauung bis zur zellulären Verteilung. Sie sind somit ein wesentlicher Pfeiler in dem S-K-M-Modell.

Ohne ANS, keine Emotion – ohne Emotion, keine Motivation – ohne Motivation, keine Bewegung. Und ohne Sympathikus gibt es keine Aktivierung und ohne Parasympathikus keine Erholung – um es sehr simpel auszudrücken.

Das ANS hat – ebenso wie das somatische willkürliche NS Afferenzen und Efferenzen. Beschreiben wir nur die motorische Komponente, so sind die Exekutoren des ANS die glatten Muskeln. Wie alle anderen Muskeln haben auch glatte Muskeln kontraktile Proteine, die sich verkürzen und Kräfte/Spannung entwickeln können. Darüber hinaus haben sie regulatorische Proteine, die diese Kontraktion regulieren. Die Kraft, die bei einer Kontraktion erzeugt werden kann, wird über Zytoskelettproteine an die Zellmembran und in der Folge über die extrazelluläre Matrix auf das umgebende Gewebe übertragen (Gabella 2012).

In der Literatur wird von zwei Arten glatter Muskulatur berichtet:

1. **Tonische Fasern**: Sie entwickeln bei Gewebeaktivierung relativ langsam Kraft, können diese aber über einen längeren Zeitraum aufrechterhalten.
2. **Phasische Fasern**: Sie entwickeln bei Gewebeaktivierung relativ schnell Kraft, können diese aber nur über einen kürzeren Zeitraum aufrechterhalten.

Eine physiologische Erklärung dafür ist derzeit noch nicht beschrieben (Eddinger 2014). Die glatten Muskelzellen erfüllen jedoch in verschiedenen Organen unterschiedliche Funktionen (Bordoni 2019b).

Die Regulation der Gefäßmuskeln erfolgt nicht nur durch Barorezeptoren, sondern auch durch emotionale Sensoren und Thermosensoren der Haut – um nur einige beispielhaft aufzuzählen. Daneben gibt es selbstverständlich auch noch eine chemische (endokrine) Regulation der glatten Muskulatur (Bossé 2014; Brozovich 2016; Lam 2019), wobei Kalzium eine zentrale Rolle bei der Regulation im Rahmen der Hypertonie spielt (Touyz 2018). Kalzium und weitere Elektrolyte sind ebenfalls bei den Regulationsprozessen der glatten Muskeln im gastrointestinalem Trakt beteiligt (Sanders 2008).

Für das Modell eines autonomen (vegetativen) S-K-M-S beschränken wir uns auf das Beispiel der **Faszien** (Abb. 4.11 und 1.25). In den Faszien wurden auch

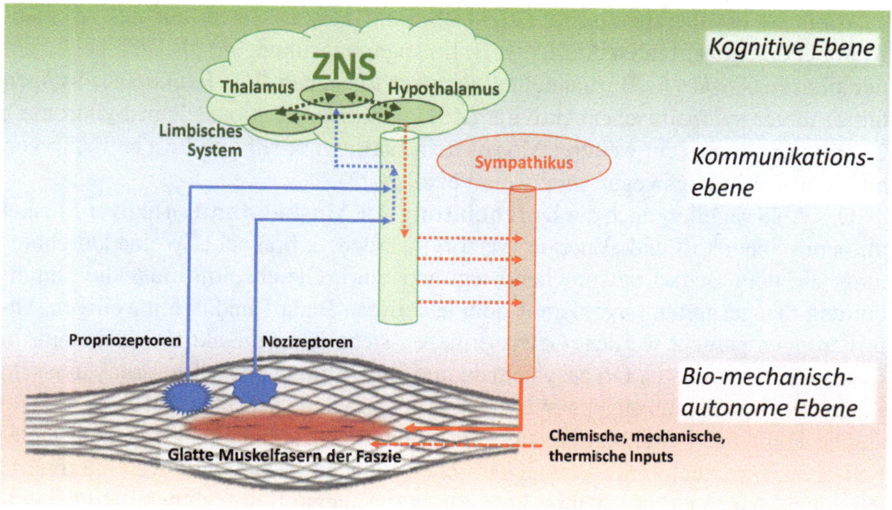

Abb. 4.11 Vereinfachtes senso-kognito-motorisches Modell für das autonome Nervensystem im Zusammenhang mit Faszien. Afferenzen verlaufen spinal, Efferenzen des Sympathikus paraspinal. Als Beispiel für die Verbindungen im ZNS sind Thalamus, Hypothalamus und das limbische System angeführt, die auch von anderen Hirnregionen moduliert werden. In der Peripherie werden die glatten Fasern der Faszien auch noch von einer Reihe anderer Parameter beeinflusst. Auch dieses Modell zeigt das Prinzip der drei Ebenen Kognition, Kommunikation und Mechanik/Sensorik

glatte Muskeln gefunden, deren mechanische Wirkung Einfluss auf die Steifigkeit – und somit auf die Dämpfung der Faszien sowie die Dynamik der willkürlichen Skelettmuskulatur – haben kann (Schleip et al. 2019).

Dabei geht es bei dieser Form der Kontraktion nicht um einen Zeitraum von wenigen Sekunden, sondern vielmehr um mehrere Minuten. Hält die Kontraktion noch länger an (z. B. Tage und Wochen), kann diese veränderte Steifigkeit weitgehende Folgen haben (Schleip und Klingler 2019), womit auch ein Teil der Pathogenese von chronischem Kreuzschmerz oder anderen fibromyalgischen Erscheinungen erklärt werden könnte (Klingler 2014; Wilke 2017).

In dem in Abb. 4.11 gezeigten Modell soll gezeigt werden, dass alle therapeutischen Interventionen, die auf die Faszie wirken, auch vegetative Reaktionen bewirken können. Wie in Abschn. 1.9 beschrieben, wirkt jede Bewegung auf die Faszie, und auch jede mechanotherapeutische Intervention (z. B. verschiedene Massagetherapietechniken) moduliert das ANS. Dabei bewirken die unterschiedlichen Sensoren (inkl. freie Nervenendigungen) und ihre sensorischen Bahnen unterschiedliche Effekte. Langsam leitende unmyelinisierte C-Fasern, die auf leichte Berührung reagieren, wirken aktivierend auf die insulare Region und lösen so eine emotional „angenehme“ Reaktion aus (Olausson et al. 2002, 2008; Campbell 2006). Jede Emotion beeinflusst diese Wechselbeziehungen und moduliert auf diesem Weg direkt das ANS sowie indirekt das gesamte Bewegungssystem (Papez-Kreis, limbisches System; Papez 1937; MacLean 1978).

Somit ist ein therapeutischer Effekt über das Fasziensystem auf das ANS sowohl bei einem **zentralen** Ansatz (z. B. Entspannungsübungen) als auch bei einem **peripheren** Ansatz (z. B. manuelle Techniken) gegeben. Für Funktionsstörungen mit erhöhter sympathischer Aktivität (z. B. „Complex Regional Pain Syndrome", CRPS) könnte dies ein weiterer Mosaikstein für die modellhafte Beschreibung von möglichen Wirkungswegen sein (Smart et al. 2022).

Das ANS reguliert auch die **Durchblutung der Muskulatur**. Ein aktiver Muskel muss mit Sauerstoff und „Energie" versorgt werden, er braucht also eine Durchblutung, die dem Bedarf entsprechend reguliert wird. Gleichzeitig muss die Durchblutung des gesamten Organismus dem jeweiligen Bedarf und den jeweiligen Anforderungen gerecht werden. Gewissermaßen steht daher die aktive Muskulatur in Konkurrenz zu anderen Organsystemen, und ein entsprechender Blutdruck muss im gesamten Organismus angepasst aufrechterhalten werden (Calbet 2010).

Die Höhe der Durchblutung steht in direktem Zusammenhang mit dem metabolischen Verbrauch bzw. der mechanischen Belastung (Saltin 1973). Untrainierte Personen können ca. 30–50 ml $\times$ kg^{-1} x min^{-1} Sauerstoff aufnehmen, und bei entsprechend trainierten Personen kann sich dieser Wert auf über 80 ml $\times$ kg^{-1} $\times$ min^{-1} erhöhen. Die diesen Regulationsprozessen zugrunde liegenden Mechanismen sind in der physiologischen und sportmedizinischen Literatur ausführlich beschrieben.

Eine hohe systemische Sauerstoffextraktion wird durch komplexe Interaktionen zwischen dem sympathischen Nervensystem und der Mikrozirkulation ermöglicht. Diese sind auch für die sympathische Kontrolle des Blutflusses von zu kontrahierenden Muskeln mitverantwortlich, um den Blutdruck während des Trainings mit großen Muskelmassen beim Menschen zu regulieren (Joyner 2015).

In Tierversuchen konnte gezeigt werden, in welchen Bahnen sowohl somatomotorische als auch sympathische Neurone durch exzitatorische Signale von mesencephalen Bewegungsneuronen gleichzeitig aktiviert werden (Koba et al. 2022). Werden diese monosynaptischen Bahnen erregt, treten Bewegungs- und kardiovaskuläre Reaktionen wie beim Laufen auf. Bei Hemmung dagegen werden die Bewegungsaktivitäten und der Blutdruckanstieg beim willentlichen Laufen unterdrückt, ohne die basale kardiovaskuläre Homöostase zu beeinträchtigen.

Diese monosynaptischen Verbindungen zwischen einer mesencephalen Lokomotorregion (MLR) und der rostralen ventrolateralen Medulla (RVLM) – als Teil des extrapyramidalen motorischen Systems – sind offensichtlich der zentrale Schaltkreis zwischen Motorik und Sympathikusaktivität, der willkürliche zentrale Befehlssignale weiterleitet und dadurch die Koordination der autonomen kardiovaskulären Kontrolle und der somatomotorischen Gliedmaßenkontrolle vermittelt, die zur Leistungssteigerung bei Fortbewegungs- oder Laufübungen erforderlich ist.

Auch die Verbindung der rostralen ventromedialen Medulla (RVM) mit deszendierenden (efferenten) spinalen Projektionsneuronen korreliert mit verschiedenen Muskel- und Sympathikotonusniveaus während verschiedener Erregungszustände (Zhang 2024).

Auf spinaler Ebene sind die segmentalen Verbindungen der präganglionären Nerven (Ramus communicans albus und griseus) zum sympathischen Grenzstrang als vegetative Reflexe beschrieben (Jänig 1985; Coote 2018). Auf dieser Ebene konnte gezeigt werden, dass eine direkte intraspinale Verbindung zwischen lumbalen Bewegungsnetzwerken und thorakalen sympathischen Netzwerken angenommen werden kann und somit die Kommunikation zwischen motorischen und autonomen Systemen auch eine allgemeine Funktion des Rückenmarks sein könnte (Chacon 2023).

Jede willkürliche Bewegung führt zu einer Mitaktivierung des sympathischen Systems durch sensorische Afferenzen der Muskulatur (Shoemaker 2024). Dysregulationen dieser Verbindungen können auch physische Reaktionen bei Stress oder Depression, Angst oder Panik beeinflussen (Kerman 2008).

Wie andere Hirnareale, die für Motivation etc. zuständig sind, diese Verbindungen beeinflussen, ist seit über 100 Jahren im Detail noch unklar (Johansson 1893). Es ist davon auszugehen, dass weitere Forschungsergebnisse über das ANS und seine Verbindungen zum Fasziensystem für die Bewegungstherapie noch eine Reihe von bedeutenden Erkenntnissen bringen werden.

These 20: Wir behandeln emotional, motiviert und motivierend

Wie alle anderen Interventionen, die eine aktive Mitarbeit des Patienten erfordern, ist auch die Bewegungstherapie auf eine entsprechende Motivation angewiesen. Entsprechend dem Modell einer permanenten Interaktion zwischen Therapeut und Patient (seltsame Schleifen; siehe These 2), ist auch in diesem Fall die Motivation beider Systempartner dafür verantwortlich, welches therapeutische Ziel erreicht werden soll, erreicht werden kann und tatsächlich erreicht wird. Beide Partner „leben" in dem von Rolls beschriebenen Wechselfeld zwischen Belohnung und Bestrafung (Rolls 2023) (siehe Abschn. 2.3).

Die Belohnung für den Therapeuten besteht darin, das gesteckte Ziel erreicht zu haben und somit als erfolgreich zu gelten. Die Bestrafung besteht unter Umständen in einer schlechten „Nachrede" und dadurch womöglich ökonomischen Bestrafung. Eine Bestrafung im juristischen Sinn kommt zum Glück nur sehr selten vor.

Die Belohnung des Patienten besteht ebenfalls im Erreichen eines therapeutischen Zieles (z. B. Schmerzfreiheit), während die Bestrafung in anhaltenden Schmerzen liegt. Die wichtigste Belohnung für den Patienten ist wohl eine effiziente Bewegungsfähigkeit und somit eine optimale Lebensqualität.

Erfolg in der Medizin bedeutet, möglichst viele Menschen bei ihrem Heilungsprozess erfolgreich zu unterstützen, um ihr jeweiliges Ziel zu erreichen. Erfolg in der Medizin bedeutet auch, möglichst viele Menschen bei ihrem Gesundheitsprozess erfolgreich zu unterstützen.

► **Erfolgreich zu sein, bedeutet, Vergnügen an seiner Tätigkeit zu haben.**

Für einen Therapeuten besteht eine große Belohnung darin, Vergnügen an seiner Tätigkeit zu haben, da dies maßgeblich zum Erfolg beiträgt. Das gilt gleichermaßen für den Patienten. Ein TP sollte daher in diesem epikuräischen Sinn durchaus **hedonistisch** für Patient und Therapeut sein.

Auch Patienten sind dann erfolgreich, wenn sie Vergnügen bei und durch die Therapie haben. Und sie haben dann Vergnügen, wenn sie erfolgreich sind. Eine Steigerung der Belohnung im Roll'schen Sinn zu einem Hochgefühl oder sogar bis zur Ekstase muss aber nicht zwangsläufig Teil eines Therapieprozesses sein.

In der therapeutischen Praxis kann Korrektur oft sehr nahe an einer Bestrafung im Sinne einer Besorgnis liegen. Keinesfalls aber sollte Angst mitschwingen, weder vor den Zielen noch vor den eigenen Perspektiven (weder der des Patienten noch der des Therapeuten).

Dazu ein Zitat von *Epiktet* (50–138 n. Chr.):

> *„Es sind nicht die Dinge, die uns beunruhigen, sondern die Meinungen, die wir von den Dingen haben."* (Nickel 2006)

Wenn Ziele „SMART" gesetzt wurden, besteht keine „Besorgnis", und der Prozess kann (soll) letztlich möglichst oft ein Vergnügen bereiten. Physiologisch bewirkt diese Gefühlslage dann eine autonome (vegetative) Grundstimmung, die sich fördernd auf die Bewegung auswirken kann.

Voraussetzung für ein derartiges Vorgehen ist **Empathie** (Morelli 2015). Dies ist nur möglich, wenn sich alle am TP beteiligten Personen der jeweiligen Interaktion im Sinne von Hora (1959) bewusst sind (siehe These 1). Es sollen sich auch alle Beteiligten darüber bewusst sein, dass die Zielsetzungen letztlich auf Modellvorstellungen beruhen, die nicht als absolut, sondern als eine relative Wirklichkeitskonstruktion zu sehen sind. Daher ist diese Relativität Voraussetzung dafür, dass auch die Beurteilung einer Zielerreichung relativ ist.

Somit sind auch Erfolg und Vergnügen relativ, und spätestens nach Erreichen eines ersten Zieles ist ein neuerlicher Prozess zur Zielsetzung notwendig, um letztlich wiederum Vergnügen zu haben. Allerdings muss zu einem optimalen Zeitpunkt auch eine Interpunktion (Beendigung) gesetzt werden.

Laut Watzlawick finden wir nicht die Wirklichkeit, sondern er-finden sie (Watzlawick 2022a). Im Rahmen eines TP sollten wir die Möglichkeit suchen und zumindest als wichtiges Ziel formulieren, auch unser Vergnügen er-finden zu können. Ein Modell hilft uns, den Prozess zu verstehen.

Verstehen gelingt nur mit Empathie, und Empathie ist nur mit Verstehen möglich. Somit ist für eine erfolgreiche Motivation eine Kreisförmigkeit der Kommunikationsabläufe zwischen allen Beteiligten zu beachten.

These 21: Wir behandeln empathisch

Das Wort „**Empathie**" („εμπάθεια, empátheia") könnte wörtlich mit „in Leidenschaft" und „**Sympathie**" mit „Mitgefühl" oder „Mit-Leid" übersetzt werden. Es gibt zahlreiche – auch unterschiedliche – Definitionen für den Begriff „Empathie", und an dieser Stelle kann nicht auf alle Aspekte eingegangen werden. Daher ist diese Zusammenstellung – wieder einmal – sehr subjektiv.

Eine kurze Beschreibung im therapeutischen Kontext lautet:

> *„Empathie bezieht sich auf das Verstehen dessen, was eine andere Person erlebt oder auszudrücken versucht."* (Elliott et al. 2018)

Diese Arbeitsgruppe beschreibt Empathie darüber hinaus wie folgt:

- Empathie ist **zwischenmenschlich** und unidirektional und wird von einer Person einer anderen Person entgegengebracht.
- Empathie wird in erster Linie als **Fähigkeit** oder Kapazität und gelegentlich als **Handlung** konzeptualisiert.
- Empathie beinhaltet eine Reihe verwandter geistiger Fähigkeiten/Handlungen, darunter:
  - In erster Linie **Verständnis** für die Gefühle, Perspektiven, Erfahrungen oder Motivationen der anderen Person
  - Aber auch Bewusstsein, **Wertschätzung** oder Sensibilität für die andere Person
  - Wird erreicht durch aktives Eintauchen in die Erfahrung des anderen, unterschiedlich beschrieben in Begriffen wie Stellvertretung, **Vorstellungskraft**, Teilen oder Identifikation

Empathie des Therapeuten bedeutet, auf den Patienten einzugehen, um sein Problem möglichst vollständig zu erfassen und ihn von seiner aktuellen Lage hin zu einer Verbesserung von realisierbaren Zielen zu führen. **Empathie des Patienten** bedeutet, das Eingehen des Therapeuten zuzulassen und von seiner aktuellen Lage hin zu einer Verbesserung von realisierbaren Zielen aktiv mitzuarbeiten.

Empathie und **Sympathie** sind eng verbunden mit neurophysiologischen Arealen, die auch im Zusammenhang mit Belohnung und Motivation wirken. Sie sind im ventralen tegmentalen Bereich lokalisiert und haben Verbindungen zu Zielregionen im Frontalhirn, insbesondere an eine Struktur tief unter dem Frontalkortex, d. h. den Nucleus accumbens (Teil des ventralen Striatums als ein Element des limbischen Systems). Der wesentliche Neurotransmitter dieser Verbindung ist Dopamin (Esch 2011).

Wenn wir als Therapeuten also – vereinfacht ausgedrückt – empathisch behandeln, belohnen wir nicht nur den Patienten, sondern gleichzeitig auch uns selbst. Das steigert dann auch die Motivation, wir freuen uns an unserem Tun und steigern damit wiederum die eigene Belohnung.

Alle Funktionskreise, die daran beteiligt sind, haben entweder sehr engen Kontakt zu limbischen Systemelementen oder sind integraler Bestandteil des limbischen Systems (Rodríguez de Fonseca 1998). In diesen Strukturen wurden u. a. auch endogene Morphine gefunden (Guarna 1998).

Wenn wir uns wohlfühlen – und das gilt wiederum sowohl für Therapeuten als auch Patienten –, dann bringt uns das auch ein größeres Selbstvertrauen, Herausforderungen und Hindernisse bei körperlicher Aktivität zu überwinden (Behm 2021; Zhang 2023), ein Aspekt, der auch in der Rehabilitation nach Brustkrebs beschrieben wurde (Ben-Artzi 2026).

Empathie ist neurophysiologisch eng mit dem **Schmerzverarbeitungssystem** verbunden. Schmerz ist eine emotionale Empfindung, die u. a. eine soziale Signalfunktion hat. Die Regionen, die beim Betroffenen dabei aktiv sind, sind bei beobachtenden Personen, als Reaktion auf Schmerzäußerungen anderer, ebenfalls aktiv

(Lamm 2011). Beim Beobachter von Schmerz ist dadurch die Berührungssensibilität auf taktile Reize sensitiver (Morrison 2013; Vandenbroucke 2014).

„Empathische“ Schmerz-mit-reaktionen wurden auf mehreren Ebenen des ZNS gefunden, von spinal bis kortikal, und haben sicherlich eine wichtige evolutionäre Bedeutung, um den eigenen Körper zu schützen (Riečanský 2019).

► **Therapeuten müssen sich dieser neurophysiologischen Mechanismen klar sein, um sich selbst zu schützen.**

Spiegelneurone sind die neurophysiologische Basis für Empathie (Avenanti 2005; Enticott 2008; siehe Abschn. 2.3). Sie wurden 1992 bei Affen gefunden, die Bewegungen beobachteten (di Pellegrino 1992; Rizzolatti 1996), und konnten auch bei Menschen in prämotorischen frontalen und parietalen Regionen des Gehirns nachgewiesen werden (Cattaneo 2009; Molenberghs 2009).

Ob der Ursprung der Spiegelneurone genetisch oder im assoziativen Lernen liegt, sei an dieser Stelle dahingestellt (Cook et al. 2014). Letztlich erhalten schon Säuglinge jede Menge an sensorischen und motorischen Informationen, die das assoziative Erlernen von Funktionen der Spiegelneurone ermöglichen.

Motorisches Lernen in seiner Gesamtheit ist jedenfalls eine Interaktion von Anlage und Erziehung, Genen und Umwelt, Evolution und Lernen (Elman 1996). Die Aktivierung von Spiegelneuronen durch Handlungsbeobachtung (**„Action Observation“, AO**) und motorische Vorstellung (**„Motor Imagery“, MI**), erleichtert das motorische Lernen (Cook et al. 2014; Ladda 2021). Zu dieser Thematik gibt es zahlreiche Publikationen, auf die an dieser Stelle verwiesen wird (z. B. Lotze und Halsband 2006; Mulder 2007; Cocquyt und Palombo 2023).

Diese beiden wichtigen Schritte (AO und MI) in einem Therapiekonzept sind jedoch keinesfalls ausreichend, da das Ziel ja eine Verbesserung der Alltagsaufgaben ist. Daher wurden im Rahmen der Therapie von Patienten mit Parkinson-Erkrankung folgende Schritte vorgeschlagen, die auf die Funktion der Spiegelneurone ausgerichtet sind (Tedeschi et al. 2024):

- **Handlungsbeobachtung (AO)**: Patienten sehen sich Videos oder Live-Demonstrationen bestimmter Bewegungen oder Aufgaben an. Dazu können Aktivitäten wie Gehen, Greifen oder Gleichgewichtsübungen gehören. Das Ziel besteht darin, das Spiegelneuronensystem durch genaues Beobachten der Aktionen zu aktivieren (Sarasso 2021).
- **Motorische Vorstellung (MI)**: Nach dem Beobachten der Aktion werden die Patienten angeleitet, die beobachteten Bewegungen mental zu üben, ohne sie physisch auszuführen. Diese mentale Übung hilft, die an der Aktion beteiligten Nervenbahnen zu stärken (Bowering 2014).
- **Körperliche Ausführung**: Die Patienten versuchen dann physisch, die beobachteten und mental geübten Aktionen auszuführen. Dieser Schritt hilft, das motorische Lernen zu festigen, das durch Beobachtung und Vorstellung eingeleitet wurde.

- **Feedback und Anpassung**: Während der physischen Ausführung der Bewegungen erhalten die Patienten Feedback von Therapeuten, um ihre Bewegungen zu korrigieren und zu verfeinern. Dieser iterative Prozess stellt sicher, dass das motorische Lernen genau und effektiv ist.
- **Integration in tägliche Aktivitäten**: Die erlernten Bewegungen und Übungen werden schrittweise in die tägliche Routine der Patienten integriert, um die zielorientierte Mobilität und Selbstständigkeit zu verbessern.

Auch hier kann man den Deming-Kreis (PDCA) erkennen (siehe Abschn. 1.5.2.3).

Das System der Spiegelneurone zeigt einmal mehr, wie bedeutend die Wechselwirkung zwischen Therapeut und Patient ist. Jede Bewegung – sei es die des Therapeuten oder die des Patienten – hat einen Effekt. Wir sehen eine Bewegung, und unsere Bewegungsvorstellung sowie die damit verbundene Bewegungsvorbereitung werden moduliert, wodurch bereits unsere eigene Bewegung beeinflusst wird.

Empathie in der Bewegungstherapie bedeutet daher nicht, einfach nur irgendwelche Bewegungen dem Patienten „vorzuturnen“, sondern zu versuchen zu verstehen, welche Informationen (optische, akustische, mechanische, manchmal auch multimodale) ein Patient braucht, um das therapeutische Ziel erreichen zu können.

Es bedeutet auch, permanent die Erwartungen des Therapeuten zu evaluieren und die Informationen an den jeweiligen Status des Patienten anzupassen.

In der Psychotherapie hat sich gezeigt, dass die Bewertung der Empathie des Therapeuten durch den Patienten eine hohe Aussagekraft über den TP hat (Elliott et al. 2018) und die Art und Weise sehr wesentlich für den Therapieerfolg ist (Leitner 1995). Es kann davon ausgegangen werden – und entspricht auch der praktischen Erfahrung –, dass dies auch für die Bewegungstherapie gilt.

Bewegt ein Therapeut seine mimische Muskulatur (ob bewusst oder nicht bewusst, spielt dabei keine Rolle), bewirkt er eine Aktivität in den Spiegelneuronen des Patienten. Zeigt er also ein fröhliches Gesicht, so impliziert dies eine fröhliche „Stimmung“ des Patienten, der dann leichter seine mimische Muskultur im Sinne von hochgezogenen Mundwinkeln bewegen und so tatsächlich eine depressive Grundstimmung beeinflussen kann (Demchenko 2023).

Depression beeinflusst aber nicht nur die mimische Muskulatur. Durch den emotionalen Kontext verändert sich die afferente Muskelaktivität, indem die dynamische Reaktion der Muskelspindel auch in der unteren Extremität zunimmt (Ackerley 2017). Das könnte dazu führen, dass der emotionale Zustand den Körper auf nachfolgende verhaltensgerechte Reaktionen vorbereitet.

Eine freundliche und fröhliche Stimmung während der Bewegungstherapie muss daher immer vorhanden sein. Die Qualität eines Therapeuten ist auch an seinem Gesichtsausdruck und dem seines Patienten abzulesen.

These 22: Wir behandeln wohltemperiert

Bewegungstherapie soll nicht nur in einer angenehmen Umgebungstemperatur, sondern auch maßvoll und ausgewogen, also in einer guten „wohltemperierten Stimmung“ stattfinden.

Das lateinische Wort „temperare“ bedeutet „richtig bemessen“, also „wohldosiert“. In der Musik werden die Töne nach definierten Regeln des Quintenzirkels gesetzt (Werckmeister 1698), in der Bewegungstherapie werden – jedenfalls empathisch – aktivierende und hemmende Impulse nach den Regeln der Trainingslehre angewandt (Frontera et al. 2005; Froböse 2015).

Die Dosierung ist in der Bewegungstherapie (und auch im Training) entscheidend für den Erfolg der Maßnahme – also ob und inwieweit ein Ziel erreicht wird. Es muss daher eine „wohltemperierte“ Belastung an die jeweilige individuelle Belastbarkeit angepasst werden, damit die entsprechenden Anpassungsprozesse stattfinden können. Eine genaue Analyse dieser beiden Faktoren ist erforderlich, um das definierte Ziel zu erreichen.

Wie „stark“ sind die Belastung und die Belastbarkeit? Die „Stärke“ hat aber keinesfalls nur eine rein mechanisch-physische, sondern auch eine psycho-soziokulturelle Dimension.

Belastung Belastung ist in einem einfachen Ursache-Wirkungs-Prinzip definiert als ein von außen auf den Menschen (Organismus) einwirkender Faktor, der je nach individuellen Fähigkeiten und Eigenschaften des Menschen zu individuellen Beanspruchungen führt (Rohmert 1975). Dieses Modell wird auch in den Richtlinien zur Arbeitsgestaltung weitestgehend übernommen und um individuelle Merkmale der Person erweitert (DIN EN ISO 10075; DIN EN ISO 6385).

Um eine physiologische Reaktion zu bewirken, muss die Belastung eine physiologische Reizschwelle überschreiten. Dieser Schwellenwert hängt von folgenden Parametern eines Reizes (einer Belastung, eines Trainings) ab:

- **Art**: Physikalisch (mechanisch, thermisch, optisch, elektrisch), chemisch, psychologisch
- **Ort**: Lokalisation der Applikation
- **Intensität**: Differenz zwischen äußerer Einwirkung und innerem Status
- **Dynamik:** Veränderung der Intensität pro Zeiteinheit
- **Dauer**: Wirkungszeit (t)
- **Frequenz**: Häufigkeit pro Zeit, auch abhängig von Pausendauer
- **Fläche**: Wirkungsfläche
- **Dichte**: Intensität pro Fläche

Die Relation zwischen Intensität und Dauer eines Reizes wird in einer **I/t-Kurve** beschrieben (Abb. 4.12). Dabei gilt grundsätzlich: Je länger die Dauer ist, desto niedriger muss die Intensität sein, um eine Reizwirkung auszulösen.

Der Schwellwert der Intensität für lang anhaltende Reize wird allgemein als „**Rheobase**“ bezeichnet und die Mindestdauer bei einer doppelten Rheobase-Intensität als „**Chronaxie**“. Diese beiden Kennzahlen beschreiben den Charakter einer I/t-Kurve, die auch abhängig von der Dynamik ist.

Eine weitere Gesetzmäßigkeit der „funktionellen Anpassung“ wird nach der **Reizstufenregel** nach *Wilhelm Roux* (1850–1924), einem deutschen Anatomen in Halle, beschrieben (Roux 1895):

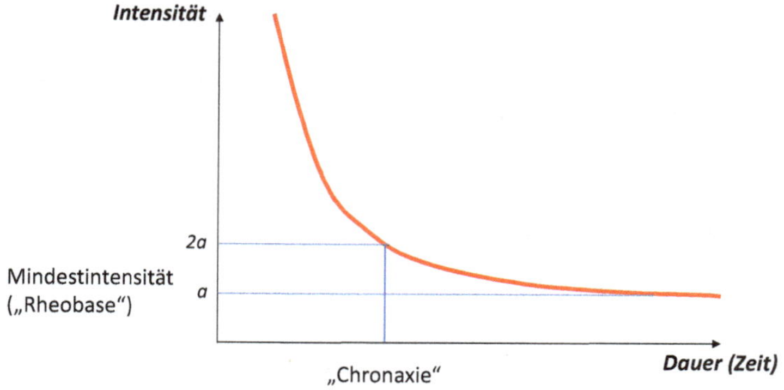

Abb. 4.12 Relation von Reizintensität und Reizdauer (I/t-Kurve). Je kürzer die Dauer eines Reizes ist, desto höher muss die Intensität (*a*) sein, um eine Reizantwort auszulösen. Rheobase: Mindestintensität bei langen Reizen; Chronaxie: Mindestdauer eines Reizes bei doppelter Rheobase

- **Unterschwellige Reize**: Verlust der Leistungsfähigkeit
- **Schwache überschwellige Reize**: Erhalten der Leistungsfähigkeit
- **Stark überschwellige Reize**: Erhöhen der Leistungsfähigkeit
- **Zu starke Reize**: Schädigung der Leistungsfähigkeit (Übertraining)

Im Rahmen der Bewegungstherapie können **vier Hauptbelastungsformen** unterschieden werden:

1. **Kraft**: Verbesserung der Muskelkraft
2. **Ausdauer**: Verbesserung Ausdauerfähigkeit (Wiederholungshäufigkeit)
3. **Koordination**: Verbesserung der intra- und intermuskulären Koordination
4. **Beweglichkeit**: Verbesserung der Flexibilität/Elastizität bindegewebiger Elemente (inkl. Bänder, Kapseln, Faszien, Sehnen)

Die im Sport zusätzlich beschriebene Schnelligkeit ist eine Funktion aus Kraft, Koordination und Beweglichkeit.

Belastbarkeit Die Belastbarkeit beschreibt die individuelle endogene Wirkung einer exogenen Belastung. Die Wirksamkeit einer Belastung hängt gleichzeitig von der individuellen Fähigkeit ab, auf eine Belastung zu antworten bzw. zu reagieren:

- Je geringer die Leistungsfähigkeit ist, desto geringer sind diese Schwellwerte.
- Je schneller die Anpassungsreaktionen erfolgen, desto schneller werden sie auch wieder abgebaut.

In diesem Sinn kann auch von einer Trainierbarkeit in Abhängigkeit von der Leistungsfähigkeit gesprochen werden (Weineck 2000). Die Belastbarkeit einer Person ist starken Schwankungen unterworfen und individuell sehr unterschiedlich. Die erforderlichen Pausen zur Regeneration und zur Anpassung sind ebenfalls sehr unterschiedlich für jede Person und für jedes Organsystem.

Die **Prinzipien** eines Trainings gelten auch für die Bewegungstherapie (Donath 2022; Liquori 2021).

Sie werden z. B. wie folgt eingeteilt:

- **Primäre Trainingsprinzipien**:
  - Prinzip der Individualität
  - Prinzip der Spezifität
  - Prinzip des Overload
- **Sekundäre Trainingsprinzipien** (als Teil des Overload-Prinzips):
  - Trainingswirksamer Reiz
  - Reversibilität
  - Belastungsfolge
  - Belastung – Pausen – Zyklisierung
  - Periodisierung (Mikro-, Meso-, Makrozyklus)
  - Variation
  - Progression

Es ist davon auszugehen, dass diese Prinzipien nicht nur für das jeweils intendierte Organsystem (z. B. Muskel-Sehnen-Faszien-System) gelten, sondern auch für die Wechselwirkungen mit dem ZNS. Der Einfluss der Trainingsintensität wirkt jedenfalls auch auf die Informationsverarbeitung im ZNS.

Untersuchungsergebnisse deuten darauf hin, dass die Menge der einer bestimmten Aufgabe gewidmeten Aufmerksamkeitsressourcen des ZNS nach hochintensiven Übungen abnahm und nach mittelintensiven Übungen zunahm (Kamijo 2004).

Bei Adaptationsprozessen durch körperliches Training (Bewegungstherapie) spielen auch die verschiedensten epigenetischen Prozesse eine Rolle (Ruple 2021; Nair 2024). Die Ergebnisse der zahlreichen Publikationen zur Epigenetik zeigen derzeit aber nur die Richtung der Forschung, um ein tieferes Verständnis dieser Adaptationsprozesse verständlich zu machen und um zukünftig in der therapeutischen Praxis daraus entsprechende Prinzipien abzuleiten.

Bewegungstherapie muss daher sowohl den empirischen als auch den evidenzbasierten Erfahrungen und Daten aufbauend „wohltemperiert" sein, um letztlich erfolgreich sein zu können. Da sich die wissenschaftliche Evidenz dynamsich verändert, muss sich auch jedes Konzept einer Bewegungstherapie dynamisch verändern.

► **Dazu zählen letztlich alle 22 aufgelisteten Thesenbereiche**.

Literatur

Abbott BC, Bigland B, Ritchie JM. The physiological cost of negative work. J Physiol. 1952; 117(3):380–90.

Ackerley R, Backlund Wasling H, Liljencrantz J, Olausson H, Johnson RD, Wessberg J. Human C-tactile afferents are tuned to the temperature of a skin-stroking caress. J Neurosci. 2014;34(8):2879–83.

Ackerley R, Aimonetti JM, Ribot-Ciscar E. Emotions alter muscle proprioceptive coding of movements in humans. Sci Rep. 2017;7(1):8465.

Adler S, Beckers D, Buck M. PNF in practice. An illustrated guide. Berlin Heidelberg: Springer; 1993.

Alexander RM. Tendon elasticity and muscle function. Comp Biochem Physiol A Mol Integr Physiol. 2002;133(4):1001–11.

Alvites R, Rita Caseiro A, Santos Pedrosa S, Vieira Branquinho M, Ronchi G, Geuna S, Varejão ASP, Maurício CA, Spurkland A. Peripheral nerve injury and axonotmesis: state of the art and recent advances. Cogent Med. 2018;5:1466404.

Ammer K, Bochdansky T, Ebenbichler G. Glossar. In: Bochdansky T, Ammer K, Ebenbichler G, Hrsg. Bewegung Gesundheit Medizin. Wie Bewegen Gesundsein beeinflusst. München: Elsevier; 2021

Armstrong RB. Mechanisms of exercise-induced delayed onset muscular soreness: a brief review. Med Sci Sports Exerc. 1984;16(6):529–38.

Avenanti A, Bueti D, Galati G, Aglioti SM. Transcranial magnetic stimulation highlights the sensorimotor side of empathy for pain. Nat Neurosci. 2005;8(7):955–60.

Basmajian J, DeLuca C. Muscles alive. Their functions revealed by electromyography. 5. Aufl. Baltimore: Wlliams & Wilkins; 1985. S. 126.

Bass CR, Planchak CJ, Salzar RS, Lucas SR, Rafaels KA, Shender BS, Paskoff G. The temperature-dependent viscoelasticity of porcine lumbar spine ligaments. Spine (Phila Pa 1976). 2007;15;32(16):E436–42.

Bassett DR Jr. Scientific contributions of A. V. Hill: exercise physiology pioneer. J Appl Physiol. 2002;93(5):1567–82.

Bateson G. Geist und Natur. Eine notwendige Einheit. ZphF. 1984;38(3):489–92.

Behm DG, Carter TB. Empathetic factors and influences on physical performance: a topical review. Front Psychol. 2021;12:686262.

Ben-Artzi TJ, Baziliansky S, Cohen M. The associations of emotion regulation, self-compassion, and perceived lifestyle discrepancy with breast cancer survivors' healthy lifestyle maintenance. J Cancer Surviv. 2026;20(2):369-378.

Berg KO, Maki BE, Williams JI, Holliday PJ, Wood-Dauphinee SL. Clinical and laboratory measures of postural balance in an elderly population. Arch Phys Med Rehabil. 1992;73(11):1073–80.

Berger P, Luckmann T. The social construction of reality. A treatise in the sociology of knowledge. London: Penguin Books; 1991.

Bernard C. Leçons sur les phénomènes de la vie communs aux animaux et aux végétaux. Cours de physiologie generale du Museum d'historire naturelle. Paris, London, Madrid: Libraire J-B. Baillière et fils; 1878.

Berwick RJ, Siew S, Andersson DA, Marshall A, Goebel A. A Systematic Review Into the Influence of Temperature on Fibromyalgia Pain: Meteorological Studies and Quantitative Sensory Testing. J Pain. 2021;22(5):473–86.

Bieuzen F, Bleakley CM, Costello JT. Contrast water therapy and exercise induced muscle damage: a systematic review and meta-analysis. Plos One. 2013;8(4):e62356.

Bily W, Jauker J, Nics H, Grote V, Pirchl M, Fischer MJ. Associations between patient-reported and clinician-reported outcome measures in patients after traumatic injuries of the lower limb. Int J Environ Res Public Health. 2022;19(5):3140.

Bochdansky T. Die dynamometrische Beurteilung der Muskelkraft bei konzentrischer und exzentrischer Muskelarbeit. Österr Z Physmed. 1994;4(Suppl):3–39.

Bochdansky T, Kollmitzer J, Ebenbichler G. The role of electromyography in the assessment of neuromuscular control. In: Lephart SM, Fu FH, Hrsg. Proprioception and neuromuscular control in joint stability Human Kinetics; 2000. S. 145–60.

Bochdansky T, Ammer K, Ebenbichler G. Das sensomotorische System – Modell einer Synthese. In: Bochdansky T, Ammer K, Ebenbichler G, Hrsg. Bewegung – Gesundheit – Medizin. Wie Bewegen Gesundsein beeinflusst. München: Urban & Fischer, Elsevier; 2021.

Boere K, Lloyd K, Binsted G, Krigolson OE. Exercising is good for the brain but exercising outside is potentially better. Sci Rep. 2023;13(1):1140.

Bordoni B, Simonelli M, Morabito B. The Other Side of the Fascia: The Smooth Muscle Part 1. Cureus. 2019b;11(5):e4651.

Borelli GA: De motu animalium, pars prima, 1680.

Bossé Y. Endocrine regulation of airway contractility is overlooked. J Endocrinol. 2014;222(2): R61–R73.

Bovend'Eerdt TJ, Botell RE, Wade DT. Writing SMART rehabilitation goals and achieving goal attainment scaling: a practical guide. Clin Rehabil. 2009;23(4):352–61.

Bowering KJ, Butler DS, Fulton IJ, Moseley GL. Motor imagery in people with a history of back pain, current back pain, both, or neither. Clin J Pain. 2014;30(12):1070–5.

Braune W, Fischer O. Der Gang des Menschen. Bd. 1. BS Hirzel; 1895.

Brichetti K, Mechsner F. Heilsame Architektur. Raumqualität erleben, verstehen und entwerfen. Bielefeld: transcript; 2019.

Brozovich FV, Nicholson CJ, Degen CV, Gao YZ, Aggarwal M, Morgan KG. Mechanisms of vascular smooth muscle contraction and the basis for pharmacologic treatment of smooth muscle disorders. Pharmacol Rev. 2016;68(2):476–532.

Buckthorpe M, Villa DF, Villa DS, Roi GS. On-field Rehabilitation Part 1: 4 Pillars of High-Quality On-field Rehabilitation Are Restoring Movement Quality, Physical Conditioning, Restoring Sport-Specific Skills, and Progressively Developing Chronic Training Load. J Orthop Sports Phys Ther. 2019;49(8):565–9.

Butti N, Urgesi C, McGlone FP, Oldrati V, Montirosso R, Cazzato V. To touch or to be touched? comparing appraisal of vicarious execution and reception of interpersonal touch. Plos One. 2024;19(5):e293164.

Cajochen C, Münch M, Kobialka S, Kräuchi K, Steiner R, Oelhafen P, Orgül S, Wirz-Justice A. High sensitivity of human melatonin, alertness, thermoregulation, and heart rate to short wavelength light. J Clin Endocrinol Metab. 2005;90:1311–6.

Calbet JA, Joyner MJ. Disparity in regional and systemic circulatory capacities: do they affect the regulation of the circulation? Acta Physiol. 2010;199(4):393–406.

Campbell A. Role of C tactile fibres in touch and emotion–clinical and research relevance to acupuncture. Acupunct Med. 2006;24(4):169–71.

Cannon WB. The wisdom of the body. New York: W W Norton; 1932.

Caputo CC, Pranjić M, Koshimori Y, Thaut MH. The effects of music-based patterned sensory enhancement on motor function: a scoping review. Brain Sci. 2025;15(7):664.

Carter S. An exploration of the agreement, inter- and intra-rater reliability, and reproducibility of three common methods used to measure minimum toe clearance with optical motion capture systems under three shoe conditions. Gait Posture. 2024;113:534–42.

Cascio CJ, Moore D, McGlone F. Social touch and human development. Dev Cogn Neurosci. 2019;35:5–11.

Cates A, Gordon KE. Motor learning alters vision, but vision does not alter motor learning. J Neurophysiol. 2024;132(3):781–90.

Cattaneo L, Rizzolatti G. The mirror neuron system. Arch Neurol. 2009;66(5):557–60.

Chacon C, Nwachukwu CV, Shahsavani N, Cowley KC, Chopek JW. Lumbar V3 interneurons provide direct excitatory synaptic input onto thoracic sympathetic preganglionic neurons, linking locomotor, and autonomic spinal systems. Front Neural Circuits. 2023;17:1235181.

Chaput M, Simon JE, Taberner M, Grooms DR. From control to chaos: visual-cognitive progression during recovery from ACL reconstruction. J Orthop Sports Phys Ther. 2024;54(7):431–9.

Chen B, Ji B, Gao H. Modeling active mechanosensing in cell-matrix interactions. Annu Rev Biophys. 2015;44:1–32.

Ciccone WJ 2nd, Bratton DR, Weinstein DM, Elias JJ. Viscoelasticity and temperature variations decrease tension and stiffness of hamstring tendon grafts following anterior cruciate ligament reconstruction. J Bone Joint Surg Am. 2006;88(5):1071–8.

Cocquyt CM, Palombo DJ. Emotion in the mind's eye: Imagination for adaptive cognition. Ann N Y Acad Sci. 2023;1526(1):59–72.

Cook R, Bird G, Catmur C, Press C, Heyes C. Mirror neurons: from origin to function. Behav Brain Sci. 2014;37:177–92.

Coote JH, Spyer KM. Central control of autonomic function. Brain Neurosci Adv. 2018. https://doi.org/10.1177/2398212818812012.

Couffignal L. Das logische Konzept der Kybernetik. In: Haseloff OW, Hrsg. Grundfragen der Kybernetik. Schriftenreihe Forschung und Information. Berlin: Colloquium Verlag OH Hess; 1971. S. 39–46.

Crapse TB, Sommer MA. Corollary discharge across the animal kingdom. Nat Rev Neurosci. 2008;9(8):587–600.

Cronin NJ, Peltonen J, Ishikawa M, Komi PV, Avela J, Sinkjaer T, Voigt M. Effects of contraction intensity on muscle fascicle and stretch reflex behavior in the human triceps surae. J Appl Physiol (1985). 2008;105(1):226–32.

Crouzier M, Baudry S, Vanwanseele B. Achilles Subtendons Stiffness Differ in People with and without Achilles Tendinopathy. Med Sci Sports Exerc. 2025; 1;57(8):1636–45.

Csoma B, Bikov A. The role of the circadian rhythm in dyslipidaemia and vascular inflammation leading to atherosclerosis. Int J Mol Sci. 2023;24(18):14145.

Demchenko I, Desai N, Iwasa SN, Gholamali Nezhad F, Zariffa J, Kennedy SH, Rule NO, Cohn JF, Popovic MR, Mulsant BH, Bhat V. Manipulating facial musculature with functional electrical stimulation as an intervention for major depressive disorder: a focused search of literature for a proposal. J Neuroeng Rehabil. 2023;20(1):64.

Demeco A, Zola L, Frizziero A, Martini C, Palumbo A, Foresti R, Buccino G, Costantino C. Immersive virtual reality in post-stroke rehabilitation: a systematic review. Sensors. 2023;23(3):1712.

Deming WE. Out of the Crisis. Cambridge: Massachusetts Institute of Technology; 1982.

Dickinson MH, Farley CT, Full RJ, Koehl MA, Kram R, Lehman S. How animals move: an integrative view. Science. 2000;288(5463):100–6.

Donath L, Faude O. Trainingsprinzipien. MSK Muskuloskelettale Physiother. 2022;26(02):81–5.

Dunai A, Novak M, Chung SA, Kayumov L, Keszei A, Levitan R, Shapiro CM. Moderate exercise and bright light treatment in overweight and obese individuals. Obesity (Silver Spring). 2007 Jul;15(7):1749–57

Dupuy O, Douzi W, Theurot D, Bosquet L, Dugué B. An evidence-based approach for choosing post-exercise recovery techniques to reduce markers of muscle damage, soreness, fatigue, and inflammation: a systematic review with meta-analysis. Front Physiol. 2018;9:403.

Eddinger TJ. Smooth muscle-protein translocation and tissue function. Anat Rec. 2014;297(9):1734–46.

Elliot AJ. Color and psychological functioning: a review of theoretical and empirical work. Front Psychol. 2015;6:368.

Elliott R, Bohart AC, Watson JC, Murphy D. Therapist empathy and client outcome: an updated meta-analysis. Psychotherapy. 2018;55(4):399–410.

Elman JL, Bates EA, Johnson MH, Karmiloff-Smith A, Parisi D, Plunkett K. Rethinking innateness: a connectionist perspective on development. Cambridge: MIT Press; 1996.

Enoka RM, Duchateau J. Translating fatigue to human performance. Med Sci Sports Exerc. 2016;48(11):2228–38.

Enticott PG, Johnston PJ, Herring SE, Hoy KE, Fitzgerald PB. Mirror neuron activation is associated with facial emotion processing. Neuropsychologia. 2008;46(11):2851–4.
Esch T, Stefano GB. The neurobiological link between compassion and love. Med Sci Monit. 2011;17(3):RA65–75.
Exner S. Ueber Sensomobilität. Pflüger Arch. 1891;48:592–613.
Ferrarello F, Bianchi VA, Baccini M, Rubbieri G, Mossello E, Cavallini MC, Marchionni N, Di Bari M. Tools for observational gait analysis in patients with stroke: a systematic review. Phys Ther. 2013;93(12):1673–85.
Fischer G, Bättig L, Stienen MN, Curt A, Fehlings MG, Hejrati N. Advancements in neuroregenerative and neuroprotective therapies for traumatic spinal cord injury. Front Neurosci. 2024;18:1372920.
von Foerster H. Der Anfang vom Himmel und Erde hat keinen Namen. Eine Selbstschaffung in 7 Tagen. Wien: Döcker; 1997.
von Foerster H, von Glasersfeld E. Wie wir uns erfinden. Eine Autobiografie des radikalen Konstruktivismus. 6. Aufl. Heidelberg: Carl Auer; 2022. S. 126.
Franklin DW, Wolpert DM. Computational mechanisms of sensorimotor control. Neuron. 2011;72(3):425–42.
Freeman RE. Strategic management: a stakeholder approach. Marshfield: Pitman; 1984.
Frieling H. Mensch und Farbe, Psychologische Bedeutung und Wirkung von Farben für Kontakt und Kommunikation. Wilhelm Heyne; 1972.
Friston K. Hierarchical models in the brain. PLoS Comput Biol. 2008;4(11):e1000211.
Froböse I, Wilke C, Hrsg. Training in der Therapie. Grundlagen. 4. Aufl. München: Elsevier, Urban & Fischer; 2015.
Frontera W, Dawson DM, Slovik DM. Exercise in rehabilitation medicine. 2. Aufl. Champaign: Human Kinetics; 2005.
Fu C, Xia Y, Wang B, Zeng Q, Pan S. MRI T2 mapping and shear wave elastography for identifying main pain generator in delayed-onset muscle soreness: muscle or fascia? Insights Imaging. 2024;15(1):67.
Gabella G. Cells of visceral smooth muscles. J Smooth Muscle Res. 2012;48(4):65–95.
Garrett WE Jr.. Muscle strain injuries: clinical and basic aspects. Med Sci Sports Exerc. 1990;22(4):436–43.
Gatt R, Vella Wood M, Gatt A, Zarb F, Formosa C, Azzopardi KM, Casha A, Agius TP, Schembri-Wismayer P, Attard L, Chockalingam N, Grima JN. Negative Poisson's ratios in tendons: an unexpected mechanical response. Acta Biomater. 2015;24:201–8.
Gennattasio A, Carter B, Maffei D, Turner B, Weinberger B, Boyar V. Reducing noise in the NICU. Adv Neonatal Care. 2024;24(4):333–41.
von Glasersfeld E. In: von Foerster H, von Glasersfeld E, Hrsg. Wie wir uns erfinden. Eine Autobiografie des radikalen Konstruktivismus. 6. Aufl. Heidelberg: Carl Auer; 2022.
Gleeson M, Bishop NC, Stensel DJ, Lindley MR, Mastana SS, Nimmo MA. The anti-inflammatory effects of exercise: mechanisms and implications for the prevention and treatment of disease. Nat Rev Immunol. 2011;11(9):607–15.
Goethe JW. Zur Farbenlehre. Books on Demand; 2016.
Götz-Neumann K. Gehen verstehen. Ganganalyse in der Physiotherapie. Stuttgart: Thieme; 2003.
Guarna M, Neri C, Petrioli F, Bianchi E. Potassium-induced release of endogenous morphine from rat brain slices. J Neurochem. 1998;70(1):147–52.
Hahn D. Der Muskel als ausführendes Zielorgan der Bewegung. In: Bochdansky A, Ebenbichler, Hrsg. Bewegung – Gesundheit – Medizin. München: Elsevier, Urban und Fischer; 2021.
Handwerker HG. Somatosensorik. In: Schmidt RF, Hrsg. Neuro- und Sinnesphysiologie. Berlin Heidelberg: Springer; 1998.
Herrera E, Sandoval MC, Camargo DM, Salvini TF. Motor and sensory nerve conduction are affected differently by ice pack, ice massage, and cold water immersion. Phys Ther. 2010;90(4):581–91.

Hill AV. The heat of shortening and the dynamic constants of muscle. Proc R Soc London B Biol Sci. 1938;126:136–95.
Hill AV, Long CNH, Lupton H. Muscular exercise, lactic acid, and the supply and utilisation of oxygen. Proc Royal Soc London Ser B Contain Pap A Biol Character. 1924;96(679):438–75.
Hobbs M, Rahman HT, Raj R, Mandalaneni K, Pemminati S, Gorantla VR. Compartment Syndrome of the Lower Limb in Adults and Children and Effective Surgical Intervention and Post-surgical Therapies: A Narrative Review. Cureus. 2024;24;16(6):e63034.
Hofstadter DR. Gödel, Escher, Bach. Ein endlos geflochtenes Band. Stuttgart: Klett-Cotta; 1985.
Holland JH. Complex adaptive Systems. Daedalus Proc Am Axademy Arts Sci. 1992;121(1):17–30.
Holland JH. Studying complex adaptive systems. Jrl Syst Sci Complex. 2006;19:1–8.
von Holst E, Mittelstaedt H. Das Reafferenzprinzip: Wechselwirkungen zwischen Zentralnervensystem und Peripherie. Naturwissenschaften. 1950;37(20):464–76.
Hora T. Tao, Zen and existential psychotherapy. Psychologia. 1959;2(4):236–42.
Hotfiel T, Freiwald J, Hoppe MW, Lutter C, Forst R, Grim C, Bloch W, Hüttel M, Heiss R. Advances in delayed-onset muscle soreness (DOMS): part I: pathogenesis and diagnostics. Sportverletz Sportschaden. 2018;32(4):243–50.
Hough T. Ergographic studies in muscular soreness. Am J Physiol. 1902;7:76–92.
Itten J. Kunst der Farbe. Subjektives Erleben und objektives Erkennen als Wege zur Kunst. Studienausgabe. Ravensburg: Otto Maier; 1991.
Jaeschke R, Singer J, Guyatt GH. Measurement of health status. Ascertaining the minimal clinically important difference. Control Clin Trials. 1989;10(4):407–15.
Jakubowski KL, Ludvig D, Perreault EJ, Lee SSM. Non-linear properties of the Achilles tendon determine ankle impedance over a broad range of activations in humans. J Exp Biol. 2023 Jul 1;226(14):jeb244863.
Jänig W. Das vegetative Nervensystem. In: Schmidt R, Thews G, Hrsg. Physiologie des Menschen. 22. Aufl. Berlin Heidelberg New York Tokyo: Springer; 1985.
Johansson JE. Über die Einwirkung der Muskelthätigkeit auf die Athmung und die Herzthätigkeit. Scand Arch Physiol. 1893;5:20–66.
Jola C, Sundström M, McLeod J. Benefits of dance for Parkinson's: the music, the moves, and the company. PLoS ONE. 2022;17(11):e265921.
Jose M, Munoz-Novoa M, Murphy AM. A reliable and valid assessment of upper limb movement quality after stroke: the observational Drinking Task Assessment. J Rehabil Med. 2024;56:jrm40362.
Joyner MJ, Casey DP. Regulation of increased blood flow (hyperemia) to muscles during exercise: a hierarchy of competing physiological needs. Physiol Rev. 2015;95(2):549–601.
Kalkhoven JT, Lukauskis-Carvajal M, Sides DL, McLean BD, Watsford ML. A conceptual exploration of hamstring muscle-tendon functioning during the late-swing phase of sprinting: the importance of evidence-based hamstring training frameworks. Sports Med. 2023;53(12):2321–46.
Kamijo K, Nishihira Y, Hatta A, Kaneda T, Wasaka T, Kida T, Kuroiwa K. Differential influences of exercise intensity on information processing in the central nervous system. Eur J Appl Physiol. 2004;92(3):305–11.
Kandinsky W. Über das Geistige in der Kunst. Bern: Benteli; 1952.
Kerman IA. Organization of brain somatomotor-sympathetic circuits. Exp Brain Res. 2008;187(1): 1–16.
Kiresuk TJ, Sherman RE. Goal attainment scaling: A general method for evaluating comprehensive community mental health programs. Community Ment Health J. 1968 Dec;4(6):443–53.
Kirkendall DT, Garrett WE Jr.. Clinical perspectives regarding eccentric muscle injury. Clin Orthop Relat Res. 2002;403(Suppl):S81–S9.
Klingler W. Temperature effects on fascia. In: Schleip R, Findley TW, Chaitow L, Huijing P, Hrsg. Fascia—The Tensional Network of the Human Body. 2012; S. 421–4.

Klingler W, Velders M, Hoppe K, Pedro M, Schleip R. Clinical relevance of fascial tissue and dysfunctions. Curr Pain Headache Rep. 2014;18(8):439.

Knott M, Voss D. Proprioceptive neuromuscular Facilitation. New York: Hoeber, medical division, Harper & Row; 1968.

Knott M, Voss D. Komplexbewegungen. Bewegungsanbahnung nach Dr. Kabat. Stuttgart, New York: Gustav Fischer; 1981.

Koba S, Kumada N, Narai E, Kataoka N, Nakamura K, Watanabe T. A brainstem monosynaptic excitatory pathway that drives locomotor activities and sympathetic cardiovascular responses. Nat Commun. 2022 Aug 29;13(1):5079.

Kobari T, Murayama T, Ikeda Y. Relationship between the amount of physical activity and brain structure in patients with chronic stroke. Neurol Res. 2024;46(8):781–6.

Kohler I. Experiments with Goggles. Sci Am Jstor. 1962;206(5):62–73.

Körding KP, Wolpert DM. Bayesian integration in sensorimotor learning. Nature. 2004;427(6971): 244–7.

Kressler J, Cowan RE, Bigford GE, Nash MS. Reducing cardiometabolic disease in spinal cord injury. Phys Med Rehabil Clin N Am. 2014;25(3):573–604.

Kubo K. Effect of short latency stretch reflex on passive and active muscle stiffness in the soleus muscle in vivo. Eur J Appl Physiol. 2022;122(5):1303–12.

Ladda AM, Lebon F, Lotze M. Using motor imagery practice for improving motor performance – A review. Brain Cogn. 2021;150:105705.

Lam M, Lamanna E, Bourke JE. Regulation of airway smooth muscle contraction in health and disease. Adv Exp Med Biol. 2019;1124:381–422.

Lamm C, Decety J, Singer T. Meta-analytic evidence for common and distinct neural networks associated with directly experienced pain and empathy for pain. Neuroimage. 2011;54(3):2492–502.

Lehmann JF, Masock AJ, Warren CG, Koblanski JN. Effect of therapeutic temperatures on tendon extensibility. Arch Phys Med Rehabil. 1970; 51(8):481–7.

Leitner LM. Optimal therapeutic distance: a therapist's experience of personal construct psychotherapy. In: Neimeyer RA, Mahoney MJ, Hrsg. Constructivism in psychotherapy. Washington, DC: American Psychological Association; 1995. S. 357–70.

Liguori G. American College of Sports Medicine (ACSM): ACSM's Guidelines for Exercise Testing and Prescription. 11. Aufl. Wolters Kluver; 2021.

Locke EA, Bryan JF. The effects of goal-setting, rule-learning, and knowledge of score on performance. Am J Psychol. 1966;79(3):451–7.

Lopes B, Sousa P, Alvites R, Branquinho M, Sousa AC, Mendonça C, Atayde LM, Luís AL, Varejão ASP, Maurício AC. Peripheral nerve injury treatments and advances: one health perspective. Int J Mol Sci. 2022;23(2):918.

Lotze M, Halsband U. Motor imagery. J Physiol Paris. 2006;99(4-6):386–95.

Machado MS, Machado ÁS, Guadagnin EC, Schmidt D, Germano AMC, Carpes FP. Short-term foot warming impacts foot sensitivity and body sway differently in older adults. Gait Posture. 2023;102:132–138

MacLean PD. Challenges of the Papez Heritage. In: Livingston, K.E., Hornykiewicz, O. (eds) Limbic Mechanisms. Boston: Springer; 1978. S. 1–15.

Magalhães T, Dinis-Oliveira RJ, Taveira-Gomes T. Digital health and big data analytics: implications of real-world evidence for clinicians and policymakers. Int J Environ Res Public Health. 2022;19(14):8364.

Mallette MM, Cheung SS, Kumar RI, Hodges GJ, Holmes MWR, Gabriel DA. The effects of local forearm heating and cooling on motor unit properties during submaximal contractions. Exp Physiol. 2021;106(1):200–11.

Margaria R. Positive and negative work performances and their efficiencies in human locomotion. Int Z Angew Physiol Einschl Arbeitsphysiol. 1968;25:339–51.

Marrone W, Andrews R, Reynolds A, Vignona P, Patel S, O'Malley M. Rehabilitation and return to sports after Achilles tendon repair. Int J Sports Phys Ther. 2024;19(9):1152–65.

Maturana HR, Varela FJ. Der Baum der Erkenntnis. Die biologischen Wurzeln menschlichen Erkennens. 9. Aufl. Frankfurt am Main: S. Fischer; 2021.

Maugeri G, D'Agata V, Trovato B, Roggio F, Castorina A, Vecchio M, Di Rosa M, Musumeci G. The role of exercise on peripheral nerve regeneration: from animal model to clinical application. Heliyon. 2021;7(11):e8281.

Mayall J. Looking back, Bluesbreakers, A hard road. 1966.

McCrum C, Oberländer KD, Epro G, Krauss P, James DC, Reeves ND, Karamanidis K. Loading rate and contraction duration effects on in vivo human Achilles tendon mechanical properties. Clin Physiol Funct Imaging. 2018;38(3):517–23.

McEwen BS. Protective and damaging effects of stress mediators: central role of the brain. Dialogues Clin Neurosci. 2006;8(4):367–81.

McEwen BS, Seeman T. Protective and damaging effects of mediators of stress. Elaborating and testing the concepts of allostasis and allostatic load. Ann N Y Acad Sci. 1999;896:30–47.

Meerwein G, Rodeck B, Mahnke FH. Farbe – Kommunikation im Raum. Berlin, Boston: Birkhäuser; 2007.

Mense S. Innervation of the thoracolumbar fascia. Eur J Transl Myol. 2019;29(3):8297.

Mersmann F, Bohm S, Arampatzis A. Imbalances in the development of muscle and tendon as risk factor for Tendinopathies in youth athletes: a review of current evidence and concepts of prevention. Front Physiol. 2017;8:987.

Mittelstaedt H. Reafferenzprinzip – Apologie und Kritik. In: Keidel WD, Plattig KH, Hrsg. Vorträge der Erlanger Physiologentagung 1970. Berlin, Heidelberg: Springer; 1971.

von Mohr M, Kirsch LP, Fotopoulou A. The soothing function of touch: affective touch reduces feelings of social exclusion. Sci Rep. 2017;7(1):13516.

Molenberghs P, Cunnington R, Mattingley JB. Is the mirror neuron system involved in imitation? A short review and meta-analysis. Neurosci Biobehav Rev. 2009;33(7):975–80.

Morelli SA, Lieberman MD, Zaki J. The emerging study of positive empathy. Soc Pers Psychol Compass. 2015;9:57–68.

Morrison I, Tipper SP, Fenton-Adams WL, Bach P. „Feeling" others' painful actions: the sensorimotor integration of pain and action information. Hum Brain Mapp. 2013;34(8):1982–98.

Moudon AV. Real noise from the urban environment: how ambient community noise affects health and what can be done about it. Am J Prev Med. 2009;37(2):167–71.

Mulder T. Motor imagery and action observation: cognitive tools for rehabilitation. J Neural Transm (Vienna). 2007;114(10):1265–78.

Myers CE, Interian A, Moustafa AA. A practical introduction to using the drift diffusion model of decision-making in cognitive psychology, neuroscience, and health sciences. Front Psychol. 2022;13:1039172.

Nair VD, Pincas H, Smith GR, Zaslavsky E, Ge Y, Amper MAS, Vasoya M, Chikina M, Sun Y, Raja AN, Mao W, Gay NR, Esser KA, Smith KS, Zhao B, Wiel L, Singh A, Lindholm ME, Amar D, Montgomery S, Snyder MP, Walsh MJ, Sealfon SC, MoTrPAC Study Group. Molecular adaptations in response to exercise training are associated with tissue-specific transcriptomic and epigenomic signatures. Cell Genom. 2024;4(6):100421.

Nickel R. Epiktet: Anleitung zum glücklichen Leben. Encheiridion (Handbuch der Moral). Übers. und hrsg. von Rainer Nickel (Sammlung Tusculum). Düsseldorf: Artemis & Winkler; 2006.

Niell CM, Stryker MP. Modulation of visual responses by behavioral state in mouse visual cortex. Neuron. 2010;65(4):472–9.

Nigg B, Herzog W. Biomechanics of the musculo-skeletal System. Chichester: Wiley & Sons; 1994.

Obst SJ, Heales LJ, Schrader BL, Davis SA, Dodd KA, Holzberger CJ, Beavis LB, Barrett RS. Are the mechanical or material properties of the Achilles and patellar tendons altered in tendinopathy? A systematic review with meta-analysis. Sports Med. 2018;48(9):2179–98.

Olausson H, Lamarre Y, Backlund H, Morin C, Wallin BG, Starck G, Ekholm S, Strigo I, Worsley K, Vallbo AB, Bushnell MC. Unmyelinated tactile afferents signal touch and project to insular cortex. Nat Neurosci. 2002;5(9):900–4.

Olausson HW, Cole J, Vallbo A, McGlone F, Elam M, Krämer HH, Rylander K, Wessberg J, Bushnell MC. Unmyelinated tactile afferents have opposite effects on insular and somatosensory cortical processing. Neurosci Lett. 2008;9;436(2):128–32.

Onambele GL, Narici MV, Maganaris CN. Calf muscle-tendon properties and postural balance in old age. J Appl Physiol. 2006;100(6):2048–56.

Ota K, Yokoyama H, Sasaki K. Influence of local temperature on motor unit behavior during rapid contractions in humans. Eur J Appl Physiol. 2025; 2. https://doi.org/10.1007/s00421-025-05796-0.

Papez JW. A proposed mechanism of emotion. Archives of Neurology and Psychiatry. 1937;38:725–43.

Patel TJ, Lieber RL. Force transmission in skeletal muscle: from actomyosin to external tendons. Exerc Sport Sci Rev. 1997;25:321–63.

Pawling R, McGlone F, Walker SC. High frequency heart rate variability is associated with sensitivity to affective touch. Physiol Behav. 2024;283:114600.

di Pellegrino G, Fadiga L, Fogassi L, Gallese V, Rizzolatti G. Understanding motor events: a neurophysiological study. Exp Brain Res. 1992;91(1):176–80.

Peltonen J, Cronin NJ, Stenroth L, Finni T, Avela J. Viscoelastic properties of the Achilles tendon in vivo. SpringerPlus. 2013;2(1):212.

Pernía-Andrade AJ, Wenger N, Esposito MS, Tovote P. Circuits for state-dependent modulation of locomotion. Front Hum Neurosci. 2021;15:745689.

Perry J. Gait analysis. Normal and pathological function. Thorofare: SLACK; 1992.

Ponkilainen V, Kuitunen I, Liukkonen R, Vaajala M, Reito A, Uimonen M. The incidence of musculoskeletal injuries: a systematic review and meta-analysis. Bone Joint Res. 2022;11(11):814–25.

Proske U, Tsay A, Allen T. Muscle thixotropy as a tool in the study of proprioception. Exp Brain Res. 2014;232(11):3397–412.

Rathinam C, Bateman A, Peirson J, Skinner J. Observational gait assessment tools in paediatrics – a systematic review. Gait Posture. 2014;40(2):279–85.

Riečanský I, Lamm C. The role of sensorimotor processes in pain empathy. Brain Topogr. 2019;32(6):965–76.

Rittelmeyer C. Studien zu einer empirischen Phänomenologie der Schulbau-Architektur. Z Padagog. 1990;36(4):495–522.

Rizzolatti G, Fadiga L, Gallese V, Fogassi L. Premotor cortex and the recognition of motor actions. Brain Res Cogn Brain Res. 1996;3(2):131–41.

Roach C, Love C, Allen T, Proske U. The contribution of muscle spindles to position sense measured with three different methods. Exp Brain Res. 2023;241(10):2433–50.

Rodríguez de Fonseca F, Navarro M. Role of the limbic system in dependence on drugs. Ann Med. 1998;30(4):397–405.

Rohmert W, Rutenfranz J. Arbeitswissenschaftliche Beurteilung der Belastung und Beanspruchung an unterschiedlichen industriellen Arbeitsplätzen. Bonn: Bundesministerium für Arbeit und Sozialordnung; 1975.

Rolfson O, Eresian Chenok K, Bohm E, Lübbeke A, Denissen G, Dunn J, Lyman S, Franklin P, Dunbar M, Overgaard S, Garellick G, Dawson J. Patient-reported outcome measures in arthroplasty registries. Acta Orthop. 2016;87(Suppl 1):3–8. Patient-Reported Outcome Measures Working Group of the International Society of Arthroplasty Registries.

Rolls ET. Emotion, motivation, decision-making, the orbitofrontal cortex, anterior cingulate cortex, and the amygdala. Brain Struct Funct. 2023;228(5):1201–57.

Ropohl G. Allgemeine Systemtheorie – Einführung in transdisziplinäres Denken. Berlin: Edition Sigma; 2012. https://library.oapen.org/bitstream/id/047d7375-77dd-49f7-9505-2015bbf23445/422388.pdf.

Roux W. Gesammelte Abhandlungen über Entwicklungsmechanik der Organismen von Wilhelm Roux. Leipzig: Engelmann W; 1895.

Ruple BA, Godwin JS, Mesquita PHC, Osburn SC, Vann CG, Lamb DA, Sexton CL, Candow DG, Forbes SC, Frugé AD, Kavazis AN, Young KC, Seaborne RA, Sharples AP, Roberts MD. Resistance training rejuvenates the mitochondrial methylome in aged human skeletal muscle. FASEB J. 2021;35(9):e21864.

Russell TG, Jull GA, Wootton R. The diagnostic reliability of Internet-based observational kinematic gait analysis. J Telemed Telecare. 2003;9(Suppl 2):S48–S51.

Sachse P, Beermann U, Martini M, Maran T, Domeier M, Furtner MR. The world is upside down – The Innsbruck goggle experiments of Theodor Erismann (1883–1961) and Ivo Kohler (1915–1985). Cortex. 2017;92:222–32.

Salazar MR. Hypertension, a linchpin between environmental noise exposure and the development of cardiovascular disease? J Clin Hypertens. 2023;25(2):165–7.

Saltin B. Metabolic fundamentals in exercise. Med Sci Sports. 1973;5(3):137–46.

Sanders KM. Regulation of smooth muscle excitation and contraction. Neurogastroenterol Motil. 2008;20(Suppl 1):39–53.

Sandrow-Feinberg HR, Houlé JD. Exercise after spinal cord injury as an agent for neuroprotection, regeneration and rehabilitation. Brain Res. 2015;1619:12–21.

Sarasso E, Agosta F, Piramide N, Gardoni A, Canu E, Leocadi M, Castelnovo V, Basaia S, Tettamanti A, Volontè MA, Filippi M. Action observation and motor imagery improve dual task in parkinson's disease: a clinical/fMRI study. Mov Disord. 2021;36(11):2569–82.

Schäfer I. Leitfaden „Goal Attainment Scaling" (Zielerreichungsskalen). Bielefeld: Fakultät für Gesundheitswissenschaften, AG 4 Prävention und Gesundheitsförderung, Universität; 2015. https://www.gesundheitsfoerderung-qualitaet.info/documents/6/download.

Schleip R, Klingler W. Active contractile properties of fascia. Clin Anat. 2019;32(7):891–5.

Schleip R, Gabbiani G, Wilke J, Naylor I, Hinz B, Zorn A, Jäger H, Breul R, Schreiner S, Klingler W. Fascia is able to actively contract and May thereby influence musculoskeletal dynamics: a histochemical and mechanographic investigation. Front Physiol. 2019;10:336.

Schneider DM, Mooney R. Motor-related signals in the auditory system for listening and learning. Curr Opin Neurobiol. 2015;33:78–84.

Schneider DM, Mooney R. How movement modulates hearing. Annu Rev Neurosci. 2018;41:553–72.

Schneider DM, Nelson A, Mooney R. A synaptic and circuit basis for corollary discharge in the auditory cortex. Nature. 2014;513(7517):189–94.

Schöllhorn W. Systemdynamische Betrachtung komplexer Bewegungsmuster im Lernprozess. Prozessorientierte Strukturierung der Entwicklung eines Bewegungsablaufs mit Hilfe biomechanischer Beschreibungsgrößen. Frankfurt/Main: Peter Lang; 1998.

Schöllhorn W, Perl J. Prozessanalysen in der Bewegungs- und Sportspielforschung. Verlaufsorientierte Ansätze zur Quantifizierung „neuer" Qualitäten in der Bewegungs- und Sportspielforschung. Spectrum der Sportwissenschaft. 2002;14(1):30–52

Scivoletto G, Miscusi M, Forcato S, Ricciardi L, Serrao M, Bellitti R, Raco A. The rehabilitation of spinal Cord injury patients in Europe. Acta Neurochir Suppl. 2017;124:203–10.

Selye H. The alarm reaction. Montreal: McGill News; 1937.

Selye H. Homeostasis and heterostasis. In: Day SB, Hrsg. Trauma: clinical and biological aspects. New York: Springer; 1975. S. 25–9.

Sherrington CS. The muscular sense. In: Schäfers Handbook of Physiology. 1898. S. 1003–25.

Shoemaker JK, Gros R. A century of exercise physiology: key concepts in neural control of the circulation. Eur J Appl Physiol. 2024;124(5):1323–36.

Slater AM, Barclay SJ, Granfar RMS, Pratt RL. Fascia as a regulatory system in health and disease. Front Neurol. 2024;15:1458385.

Smart KM, Ferraro MC, Wand BM, O'Connell NE. Physiotherapy for pain and disability in adults with complex regional pain syndrome (CRPS) types I and II. Cochrane Database Syst Rev. 2022 May 17;5(5):CD010853.

Soleimani M, Ghazisaeedi M, Heydari S. The efficacy of virtual reality for upper limb rehabilitation in stroke patients: a systematic review and meta-analysis. BMC Med Inform Decis Mak. 2024;24(1):135.

Stecco A, Giordani F, Fede C, Pirri C, De Caro R, Stecco C. From muscle to the myofascial unit: current evidence and future perspectives. Int J Mol Sci. 2023;24(5):4527.

Sterling P, Eyer J. Allostasis: a new paradigm to explain arousal pathology. In Fisher S, Reason J, Hrsg. Handbook of life stress, cognition and health. Chichester: John Wiley & Sons 1988. S. 629–49.

Stewart RF, Allen JK, Cavender JM. The strategic plan – LRPS report no. 168. Menlo Park: Long Range Planning Service, Stanford Research Institute,; 1963.

Stoll O. Systemtheorie aus der Sicht der sportwissenschaftlich-sozialwissenschaftlichen Teildisziplinen. Leipz Sportwissenschaftliche Beiträge. 2005;36(1):1–14.

Stott D, Forde D, Sharma C, Deutsch JM, Bruneau M Jr, Nasser JA, Vitolins MZ, Milliron BJ. Interactions with nature, good for the mind and body: a narrative review. Int J Environ Res Public Health. 2024;21(3):329.

Suhalka A, da Silva Areas FZ, Meza F, Ochoa C, Driver S, Sikka S, Hamilton R, Goh HT, Callender L, Bennett M, Shih HT, Swank C. Dosing overground robotic gait training after spinal cord injury: a randomized clinical trial protocol. Trials. 2024;25(1):690.

Tedeschi R, Platano D, Donati D, Giorgi F. Harnessing Mirror Neurons: A New Frontier in Parkinson's Disease Rehabilitation-A Scoping Review of the Literature. J Clin Med. 2024 Aug 2;13(15):4539.

Thaut MH. The discovery of human auditory-motor entrainment and its role in the development of neurologic music therapy. Prog Brain Res. 2015;217:253–66.

Tinetti ME. Performance-oriented assessment of mobility problems in elderly patients. J Am Geriatr Soc. 1986;34(2):119–26.

Tortoli E, Gokeler A, Tak I, Pellicciari L, Norte G. Is visual reliance increased in athletes after ACL injury? A scoping review. Sports Med. 2024;54(10):2531–56.

Touyz RM, Alves-Lopes R, Rios FJ, Camargo LL, Anagnostopoulou A, Arner A, Montezano AC. Vascular smooth muscle contraction in hypertension. Cardiovasc Res. 2018;114(4):529–39.

Turner-Stokes L. Goal attainment scaling (GAS) in rehabilitation: a practical guide. Clin Rehabil. 2009;23(4):362–70.

Vandenbroucke S, Crombez G, Loeys T, Goubert L. Observing another in pain facilitates vicarious experiences and modulates somatosensory experiences. Front Hum Neurosci. 2014;20(8):631.

Varela F.J., Maturana H.R. Uribe R.: Autopoiesis: The Organization of Living Systems, lts Characterization and a Model. Cybernetics Forum, special issue devoted to autopoiesis 1981 10, 2,3:7–13

Vester F. Die Kunst vernetzt zu denken. Ideen und Werkzeuge für einen neuen Umgang mit Komplexität. Ein Bericht an den Club of Rome. 2. Aufl. München: Deutsche Verlagsgesellschaft; 2019.

Vierordt Karl v. Grundriss der Physiologie des Menschen. 2. Aufl. Tübingen: Laupp´sche Buchhandlung, Laupp, Siebeck; 1862. S. 364–5. 4. Aufl. 1871. S. 445–6.

Vuilleumier P, Trost W. Music and emotions: from enchantment to entrainment. Ann N Y Acad Sci. 2015;1337:212–22.

Watzlawick P. Die erfundene Wirklichkeit. Wie wissen wir, was wir zu wissen glauben? 12. Aufl. München: Piper; 2021.

Watzlawick P. Vom Unsinn des Sinns oder vom Sinn des Unsinns. 13. Aufl. München: Piper; 2022a.

Watzlawick P. Wie wirklich ist die Wirklichkeit? Wahn, Täuschung, Verstehen. 2. Aufl. München: Piper; 2022b.

Watzlawick P, Beavin JH, Jackson DD. Menschliche Kommunikation. Formen, Störungen, Paradoxien. 13. Aufl. Bern: Hogrefe; 2017.

Weineck J. Sportbiologie. 7. Aufl. Balingen: Spitta Verlag; 2000.

von Weizsäcker V. Über die Sensibilität, insbesondere den Drucksinn, vom physiologischen Gesichtspunkte aus. Klin Wochenschr. 1923;2(46):2109–12.

Werckmeister A. Erweiterte Und verbesserte Orgel-Probe, Oder Eigentliche Beschreibung, Wie und welcher Gestalt man die Orgelwercke von den Orgelmachern annehmen, probiren, untersuchen und denen Kirchen liefern könne. Calvisius, Quedlinburg, 1698.

West CR, Crawford MA, Poormasjedi-Meibod MS, Currie KD, Fallavollita A, Yuen V, McNeill JH, Krassioukov AV. Passive hind-limb cycling improves cardiac function and reduces cardiovascular disease risk in experimental spinal cord injury. J Physiol. 2014;592(8):1771–83.

Wilke J, Behringer M. Is „delayed onset muscle soreness" a false friend? The potential implication of the fascial connective tissue in post-exercise discomfort. Int J Mol Sci. 2021;22(17):9482.

Wilke J, Schleip R, Klingler W, Stecco C. The Lumbodorsal fascia as a potential source of low back pain: a narrative review. Biomed Res Int. 2017;2017:5349620.

Wilke J, Vleeming A, Wearing S. Overuse injury: the result of pathologically altered myofascial force transmission? Exerc Sport Sci Rev. 2019a;47:230–6.

Wilke J, Hespanhol L, Behrens M. Is it all about the fascia? A systematic review and meta-analysis of the prevalence of extramuscular connective tissue lesions in muscle strain injury. Orthop J Sports Med. 2019b;7(12):2325967119888500.

Willits K, Amendola A, Bryant D, Mohtadi NG, Giffin JR, Fowler P, Kean CO, Kirkley A. Operative versus nonoperative treatment of acute Achilles tendon ruptures: a multicenter randomized trial using accelerated functional rehabilitation. J Bone Joint Surg Am. 2010;92(17):2767–75.

Yoo GE, Kim SJ. Rhythmic auditory cueing in motor rehabilitation for stroke patients: systematic review and meta-analysis. J Music Ther. 2016;53(2):149–77.

Zhang S, Roscoe C, Pringle A. Self-compassion and physical activity: the underpinning role of psychological distress and barrier self-efficacy. Int J Environ Res Public Health. 2023;20(2):1480.

Zhang Z, Su J, Tang J, Chung L, Page JC, Winter CC, Liu Y, Kegeles E, Conti S, Zhang Y, Biundo J, Chalif JI, Hua CY, Yang Z, Yao X, Yang Y, Chen S, Schwab JM, Wang KH, Chen C, Prerau MJ, He Z. Spinal projecting neurons in rostral ventromedial medulla co-regulate motor and sympathetic tone. Cell. 2024;187(13):3427–3444.e21.

Zhou X, Merzenich MM. Environmental noise exposure degrades normal listening processes. Nat Commun. 2012;3:843.

Zisis K, Pavi E, Geitona M, Athanasakis K. Real-world data: a comprehensive literature review on the barriers, challenges, and opportunities associated with their inclusion in the health technology assessment process. J pharm pharm sci. 2024;27:12302.

Zügel M, Maganaris CN, Wilke J, Jurkat-Rott K, Klingler W, Wearing SC, Findley T, Barbe MF, Steinacker JM, Vleeming A, Bloch W, Schleip R, Hodges PW. Fascial tissue research in sports medicine: from molecules to tissue adaptation, injury and diagnostics: consensus statement. Br J Sports Med. 2018;52(23):1497.

Epilog

Jetzt gibt es zwei Möglichkeiten:

1. Sie haben das Buch von vorn gelesen. Brauchen Sie dann jemanden, der Ihnen erklärt, was Sie gelesen haben und – zumindest aus Ihrer Sicht – ohnehin alles verstanden hat? Oder brauchen Sie eine Erklärung darüber, was Sie in welcher Art und Weise verstehen sollten? Das würde ja grundsätzlich dem Satz widersprechen, dass der Leser bestimmt, was er wie versteht.
   Also lesen Sie nicht weiter und machen Sie sich Ihre eigenen Gedanken – dann ist das Ziel und Zweck des Buches erreicht. Und genießen Sie beim Nachdenken *Das wohltemperierte Klavier* von Johann Sebastian Bach.
2. Sie beginnen das Buch von hinten zu lesen. Dann kann Ihnen niemand erklären, was Sie beim Lesen verstehen werden. Das müssen sie dann schon selbst erfahren. Also bleibt nur zu sagen: Viel Vergnügen beim Lesen. Und entspannen Sie sich zwischendurch beim *Wohltemperierten Klavier* von Johann Sebastian Bach.

Der Fortschritt der wissenschaftlichen Publikationen entwickelt sich sehr rasant. Möglicherweise sind einige der Aussagen des Buches bereits bei dessen Erscheinen nicht mehr aktuell, vielleicht dauert es auch ein wenig länger. Alle beschriebenen Modelle sind *„Töchter der Zeit"*. Daher muss an dieser Stelle eine klare „Interpunktion" im Sinne von Watzlawick gesetzt werden.

Es bleibt zu hoffen, dass viele Menschen beim Lesen an vielen Stellen des Buches Vergnügen hatten. Es würde mir sehr viel Vergnügen bereiten, von diesen Entwicklungen zu erfahren. Erfreut bin ich auch über produktive kontroversielle Diskussionen.

> *„Denn jede Reflexion bringt eine Welt hervor und ist als solche menschliches Tun eines Einzelnen an einem besonderen Ort."* (Maturana und Varela 2021, S. 32)

Vielen Dank dafür!

T. Bochdansky, *Bewegungssystem und Kommunikation*,
https://doi.org/10.1007/978-3-662-71737-0

FSC
www.fsc.org
MIX
Papier | Fördert
gute Waldnutzung
FSC® C083411

Zeitfracht Medien GmbH
Ferdinand-Jühlke-Straße 7
99095 Erfurt, Deutschland
produktsicherheit@kolibri360.de